生育力保护
与相关疾病诊治

主编 吴瑞芳 姜 辉

科学出版社

北 京

内 容 简 介

本书详细介绍了男性与女性生育力保护及生殖健康的相关内容，帮助在生育方面存在各种困惑的人们达到健康生育的目的。本书讲解了男性与女性生殖系统结构与功能、影响生育力及生育健康的因素、损害生育力的不良习惯与常见疾病、相关疾病患者的生殖保存、保留生育功能治疗后的生育管理、男性性功能障碍的预防等问题。

本书适合妇产科医师、从事生育力保护相关专业的医务人员、医学生参考学习，也可供育龄人群，特别是生育方面存在困惑的人们阅读。

图书在版编目（CIP）数据

生育力保护与相关疾病诊治 / 吴瑞芳，姜辉主编. 一北京：科学出版社，2021.10

ISBN 978-7-03-070112-1

Ⅰ.①生… Ⅱ.①吴…②姜… Ⅲ.①生育力－保护－研究②生殖医学－诊疗 Ⅳ.①R339.2

中国版本图书馆CIP数据核字（2021）第211896号

责任编辑：王海燕 / 责任校对：张 娟
责任印制：赵 博 / 封面设计：吴朝洪

科学出版社 出版

北京东黄城根北街 16 号
邮政编码：100717
http://www.sciencep.com

三河市春园印刷有限公司 印刷
科学出版社发行 各地新华书店经销

*

2021 年 10 月第 一 版 开本：787×1092 1/16
2021 年 10 月第一次印刷 印张：19 1/2 彩插：2
字数：468 000

定价：158.00 元
（如有印装质量问题，我社负责调换）

主编简介

吴瑞芳　主任医师，北京大学教授、博士生导师。系国家有突出贡献中青年专家，吴阶平医学研究奖、中国医师奖、公共卫生与预防医学发展贡献奖获得者。现任北京大学深圳医院妇产中心主任，国家子宫颈癌早诊早治示范基地主任。兼任中华预防医学会生育力保护分会主任委员，中国女医师协会妇产科专业委员会副主任委员，中国医师协会妇产科专业委员会委员，《中华妇产科杂志》编委等职。从事妇产科工作 40 年，擅长女性生殖内分泌疾病与妇科肿瘤的诊治。研究成果获 12 项省部级科技奖，在国内外学术刊物发表论文 200 余篇。

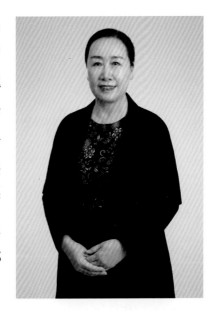

主编简介

姜辉 医学博士，主任医师、二级教授，博士生导师。北京大学医学部继续教育处处长，北京大学第三医院男科及人类精子库主任，百度健康男科中心主任，首批国家健康科普专家，国家辅助生殖技术评审专家，国家药监局医疗器械分类技术委员会专家。

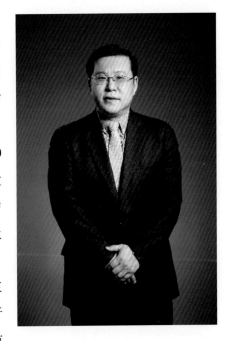

发表学术论文 200 余篇，主编及参编学术论著 10 余本、出版科普专著 10 本，先后获得科技部重点研发项目、国家自然科学基金等近 20 个项目支持，获得中华医学科技奖、教育部科技进步奖、华夏医学科技奖及北京医学科技奖等。

担任中国性学会会长，全球华人男科及性医学会主席，国际性医学会出版委员会委员，亚太性医学会执行委员，中华医学会男科学分会前任主任委员，中华预防医学会生育力保护分会副主任委员，北京健康教育协会副会长兼性生殖健康教育专业委员会主任委员，北京医学会男科学分会候任主任委员，北京预防医学会男性健康管理与疾病防控专业委员会主任委员。担任《中国性科学》杂志社社长，Asian Journal of Andrology、Basic and Clinic Androlog 和《中国生育健康杂志》副主编。

编 委 名 单

主　　编　吴瑞芳　姜　辉

副 主 编　田秦杰　吴　洁　刘建蒙　谭季春　曾荔苹

编　　者　（按姓氏笔画排序）

邓军洪　广州市第一人民医院

田　莉　北京大学人民医院

田秦杰　北京协和医院

朱文兵　中信湘雅生殖与遗传专科医院

刘建蒙　北京大学生育健康研究所

关　菁　北京大学人民医院

汤惠茹　北京大学深圳医院

阮祥燕　首都医科大学附属北京妇产医院

李付彪　吉林大学白求恩第一医院

杨继高　重庆市人口和计划生育科学技术研究院

吴　洁　南京医科大学第一附属医院

吴瑞芳　北京大学深圳医院

余颖娟　北京大学深圳医院

张　薇　北京大学深圳医院

张欣宗　广东省计划生育专科医院

姜　涛　大连医科大学附属第一医院

姜　辉　北京大学第三医院

姚吉龙　深圳市妇幼保健院

唐文豪　北京大学第三医院

曾荔苹　北京大学深圳医院

谭季春　中国医科大学附属盛京医院

薛　晴　北京大学第一医院

魏蔚霞　北京大学深圳医院

参编人员（按姓氏笔画排序）

丁仲军　于　洋　马　刚　王叶庭　王先龙　王宏斌　王珂楠
王璟琦　毛加明　尹韶华　孔　琳　邓　姗　石　华　石　亮
石玉华　史文娟　仕治达　付　凯　乔　治　刘　浩　刘　扬
刘文容　刘红明　刘群龙　孙中义　孙李斌　孙铁成　麦选成
杜　娟　李　昕　李　敬　李扬璐　李志强　李宏田　李萍萍
李福平　李静仪　杨镒釭　吴淑花　谷牧青　宋世德　张士龙
张秀娟　张斯文　陈　超　林浩成　欧阳斌　罗智超　周飞飞
周文珺　周玉博　周善杰　郑　磊　房建华　赵邦荣　赵铭佳
胡海翔　柳建明　钟晨怡　袁卓珺　徐子衿　高建军　唐松喜
浦丹华　黄卓敏　黄亮亮　蒋庆峰　程姣姣　程晋宝　傅龙龙
曾薇薇　谢文龙　蔡　贺　谭容容　薛波新　霍庆赟　穆玉兰

秘　书　余颖娟

绘　图　牛　君

　　随着当前社会环境和生活方式的变化，人类生育力出现下降趋势，不孕症的发病率逐年上升。在全球范围内，不孕症已成为医学家及科学家面临的临床问题。世界卫生组织在25个国家的调查结果表明，发达国家有5%～8%的夫妇受到不孕症的影响，一些地区不孕症的患病率高达30%；全世界不孕症的人数为5000万～8000万。估计每年新增约200万对不孕不育夫妇。中国人口生育率在2000—2010年也呈现缓慢下降的态势。生殖健康和生育力保护日益成为社会关注的焦点。生育问题关系到每个家庭，是社会与家庭稳定的重要因素。

　　生育力是指成年男性或女性所具有的生育子女的生理能力。

　　生育力问题涉及男女双方，且受环境等因素影响，女性实际生育数远低于其生理生育力。在人类生育力日益下降的今天，做好生育力保护就显得尤为重要。

　　生育力保护，即对可能引起男性与女性生育力下降的各种因素采取早防、早治，采取一些特殊的保护或保存措施，使存在不孕或不育风险的成年人或儿童的生殖内分泌与生育功能得到保护，以达到生育遗传学后代的目的。

　　当前，随着医学的发展和健康理念的更新，为实现健康中国的目标，不仅要依靠医务人员的努力，还需要让广大群众了解相关知识，增强自我保护意识，尤其是对一些年轻群体，更应普及生殖健康与生育力保护的相关内容。

　　《生育力保护与相关疾病诊治》一书，尽可能全面地介绍了男性与女性生育力保护及生殖健康的相关内容，重点介绍了男性与女性生殖系统结构和功能、影响生育力及生育健康的不良习惯与常见疾病、相关疾病患者生殖保存、保留生育治疗后的生育管理、男性性功能障碍的预防等。

　　该书由妇产科专家和男科专家撰写，作者均为临床一线的医师，具有丰富的临床实践经验，了解群众的需求。全书文字通俗易懂，解答了读者在生殖健康和生育力保护中经常遇到的问题和困惑。该书不仅适合相关学科的临床医师、医学生参考阅读，对普通人群也会有所帮助。

教授、主任医师、博士生导师

北京大学人民医院妇产科前任主任

北京大学妇产科学系名誉主任

中国医师协会妇产科医师分会副会长

中国女医师协会妇产科专业委员会主任委员

中国优生科学协会阴道镜和宫颈病理学分会（CSCCP）主任委员

《中华妇产科杂志》副总编

《中国妇产科临床杂志》主编

前　言

　　生育问题关系到每个家庭,是社会与家庭稳定的重要因素。由于环境因素与疾病的影响,育龄人群生育力呈下降趋势。生育问题日益增多,成为继肿瘤与心脑血管疾病之后,困扰人类的第三大健康问题。我们日常的一个微小的生活细节、一种不良的负性情绪、一次无保护的性生活和一种有害的生育行为都可能损害生育力,甚至造成不可逆转的终身损害。然而令人遗憾的是,凡涉及生育的话题,人们有时只会感叹生命的奇妙而忽略内外因素的损害,赞美母爱的伟大而忽略生育的风险,无法全面地认识生育功能的易损性,无法认识整个生育过程的风险及生育力保护的重要性。

　　为此,本书介绍了男性与女性生育力保护及生殖健康的相关内容,围绕中国人群生育力现状、男性与女性生殖系统结构与功能、影响生育力及生育健康的因素,对损害生育力的不良习惯与常见疾病、年轻肿瘤患者的生殖保存、恶性肿瘤保留生育功能治疗后的生育管理、男性性功能障碍的预防等问题展开论述。

　　本书的编写由中华预防医学会生育力保护分会多个学科的资深专家共同完成。中华预防医学会生育力保护分会于 2019 年 5 月成立,是国内第一个专门从事生育力保护事业的全国性学术团体。该分会汇聚了国内生育力保护相关领域学术上有较深造诣的专家学者,现有常委 23 人、委员 75 人、青年委员 67 人和学组成员 134 人。生育力保护分会学科领域涵盖了与生育力保护相关的各个学科,包括妇科肿瘤、妇科微创、围生医学、生殖医学、生殖内分泌、生殖外科、避孕与生育调节、男性学、泌尿科学、医学影像、心理学、公共卫生、流行病学、临床统计学和科学普及等。作为国家一级学会直属分支机构,中华预防医学会生育力保护分会致力于生育力保护领域学科建设,在传播生育力保护与生育健康科学思想、普及科学知识、促进学术繁荣、推动生育健康科技创新及人才培养等方面积极开展工作,为我国生育力保护相关学科发展和生育健康事业做出了贡献。

　　本书在运用通俗生动的语言及构思巧妙的插图等向读者介绍相关专业知识的同时,重点强化防病意识,推荐健康的生活方式与生育行为。

　　本书的出版,感谢中华预防医学会生育力保护分会顾问、德高望重的妇产科前辈魏丽惠教授在百忙之中为本书作序，感谢所有作者的辛勤付出！

我们希望通过本书，向读者传递保护生育力与保持生殖健康的知识，纠正不良生活习惯，避免不良生育行为，从而提高育龄人群的生育健康水平。

吴瑞芳

教授、主任医师、博士生导师

北京大学深圳医院妇产中心主任

国家子宫颈癌早诊早治示范基地主任

中华预防医学会生育力保护分会主任委员

中国女医师协会妇产科专业委员会副主任委员

姜　辉

教授、主任医师、博士生导师

北京大学第三医院男科及人类精子库主任

中国性学会会长

中华预防医学会生育力保护分会副主任委员

北京健康教育协会副会长

《中国性科学》杂志社社长

Asian Journal of Andrology 副主编

目　录

第三篇　人类生殖力的损伤与生育力评估

第四篇　影响生育力的常见疾病及处理

1

第一篇

生殖健康与生育力保护的
概念与伦理原则

第 1 章

绪　　论

第一节　生育力的概念

人的一生从出生到死亡，根据其生理特点可以人为地分成几个阶段。其中自出生到满1 周岁之前为婴儿期（其中自胎儿娩出，脐带结扎时至 28 天之前为新生儿期），自 1 周岁至满 3 周岁之前为幼儿期。婴儿期、幼儿期身体持续发育，但生殖系统却处于静止状态。直至 14 ～ 16 岁，性腺即男性的睾丸和女性的卵巢开始发育，分泌性激素。性激素也就是我们通常说的荷尔蒙，男性睾丸主要分泌雄性激素，女性卵巢主要分泌雌性激素。有了性腺的发育及性激素的分泌，人体便进入了生命的第三个阶段——青春期。性激素的作用使青春期男孩和女孩的身体发生不同的变化，这个差异性变化称为第二性征。第二性征的出现是人体进入青春期的标志，在雄激素的作用下，男孩皮肤变粗糙，肌肉变发达，出现胡须，喉结渐凸显，音调低沉。女性由于雌激素的作用，乳房发育，皮下脂肪沉积，特别是在胸部、腹部、臀部、阴阜和大阴唇处沉积，发音高调。同时男性与女性生殖器官迅速发育成熟，从而具有生殖功能。接下来是性成熟期，进入性成熟期的成年男性与成年女性所具有的生育子女的生理能力就是生育力。生育力是人类与生俱来的生理功能，它使人类得以世代繁衍，生生不息。

女性生育年龄从性发育开始历时 30 余年，生育年龄女性的特点是性功能活跃、生育力旺盛。正常情况下，除妊娠期、哺乳期外，女性的整个生育年龄卵巢都在发生周期性排卵和分泌性激素，生育年龄男性的睾丸则持续产生精子。成熟卵子与精子相遇，条件适宜，便可受孕。人类生育力虽然与生俱来，是生理性的，但是在漫长的生命周期中极易受内外环境等多种因素的影响而遭受损害。因此，人类的实际生育数远低于生理生育力。

第二节　中国人群生育力现状及面临的挑战

人类的生育年龄阶段是生命中最长的一个时期，女性长达 30 年以上，男性则更长。随着年龄的增长，人类的生育力呈现自然下降趋势，因此有其最适合生育的年龄，也就是最佳生育期。女性的最佳生育期为 23 ～ 29 岁，25 岁生育力达到高峰，30 岁卵巢功能就开始减退，35 岁生育力已经下降到 50%，38 岁锐减到高峰期的 25%，40 岁以上生育力不足年轻时期的 5%，此后生育力进一步下降，随着绝经期的到来而最终停止。男性的生育力随着年龄增长下降得比较缓慢。男性 25～30 岁为最佳生育阶段，直到 40 岁以上，男性的精子数量、活力及形态才会发生明显的改变，此时精子的基因突变概率也会逐渐增加。相比女性的卵子，男性的精子更容易受外界环境和自身心理不良因素的影响，凡是能影响精子产生、成熟及运输的因素都会影响男性的生育力。人类的生育力受多种因素的影响，即使具有完全正常生育力的成年男性和女性有正常性生活，且未采取任何避孕措施，在 3 个月内自然妊娠率也仅为 50%，6 个月为 72%，1 年的累计妊娠率才达 80%～85%。随着现代社会人们生活压力增大，更由于环境污染、食品卫生、疾病与各种有害因素对生育力的损害，育龄人群的生育问题日益增多，生育力呈现下降趋势。

一、我国生育水平及生育模式的特点

我国自 20 世纪 70 年代起实施控制生育的政策，在 2011 年以前实施严格的计划生育政策。2011 年 11 月对夫妻双方均为独生子女的家庭放开生育限制，允许其生第二个孩子。2013 年 12 月对夫妻双方中一方为独生子女的家庭也放开生育限制，允许其生第二个孩子。2015 年 10 月进一步提出全面放开生育限制的二孩政策，自 2016 年 1 月 1 日起正式实施。目前，在国家全面放开二孩、三孩的生育政策下，高龄、有生育要求的人群数量增多，使生育力保护的社会需求进一步增加。"以防为主、防治结合"是医疗卫生工作的重要指导方针，实施生育力保护，预防生育力的损害，对保持生殖健康尤为重要。

我国人口生育率在 2000—2010 年保持缓慢下降的态势，此后呈持续下降趋势。我国生育率下降的第一位因素是婚姻状态，第二位因素是育龄女性的年龄结构。从生育的年龄来看，目前我国育龄女性平均初婚年龄推迟，平均生育年龄也不断推迟。"开始较晚、结束也较晚"的特点，有别于西方低生育水平国家生育"开始较晚、结束较早"的生育模式，生育年龄、间隔、孩次向着"晚、稀、少"的方向转变。从地域来看，城市生育水平低，乡村生育水平高，城镇居中。就经济状况与文化背景而言，多孩生育主要集中于低收入家庭和受教育程度低的女性。

二、人群生育力呈现下降趋势

据世界卫生组织（WHO）估计，全球 10%～15% 的育龄夫妇受到生育力下降带来的不孕不育的困扰。2017 年，我国一项针对 7 个省、自治区、直辖市的人群调查显示，在生育年龄人群中不孕不育夫妇所占比例高达 10%～15%，估算超过 5000 万人。生育力下降还表现在妊娠率降低、不孕率增加、流产率增加、子代先天发育异常增加和活产率下降。越来越多的人需要借助辅助生殖技术生育儿女，因此国内涌现出大量生殖医学专科医院，生殖中心的数量也以惊人的速度增长，表明生育力下降影响了越来越多的育龄夫妇。生育问题关系到每个家庭，是社会与家庭稳定的重要因素之一。不孕不育不仅是一个重要的医学问题，而且是需要引起高度重视的社会问题。

三、影响人群生育力的因素

人群生育力下降是我们面临的不可回避的巨大挑战。引起人类生育力下降的因素包括不良生活习惯，如吸烟、酗酒、营养过剩或营养不良；不利的环境因素，如电磁辐射、空气污染、高温和高空作业；人为的不良因素，如药物、手术或医源性生殖功能下降；疾病的影响，如甲状腺疾病、遗传性疾病、自身免疫性疾病和性传播疾病；以及某些特殊人群，如获得性免疫缺陷综合征（AIDS）人群、青春期非婚妊娠女性。除此之外，推迟生育是生育力下降不可忽视的重要因素。处于最佳生育年龄时人的生育力强，生育风险也低。近 10 年来我国女性平均生育年龄从 26 岁推迟到 28 岁。大中城市女性平均生育年龄为 29 岁，很多人超过 30 岁，高龄生育的比例逐渐增加。

女性卵母细胞质量随年龄增长而下降，"高龄"是人类生育力的无情杀手。不明原因的不孕症在 20 ～ 30 岁女性中罕见，但却多见于 35 岁以上女性。35 岁以上女性，虽大多仍能自然受孕，但胎儿异常的比例明显增加。目前，在希望生育的高龄女性增多的趋势下，虽可借助先进的辅助生殖技术达到妊娠的目的，但有很大比例的不良妊娠结局，使很多人难以如愿。在高龄女性生育力降低的同时生育风险也相应增加，如妊娠并发症、胎儿畸形、早产等。

人们的婚姻与生育观念对生育力的影响不可忽视。婚姻与生育观念受多种因素的影响，其中年龄、生活状态、家庭规模、生育意愿、教育背景及女性的经济地位都是影响人们做出是否生育决定的因素。一个家庭或夫妻生育意愿构成的影响因素还包括经济文化背景、社会经济地位；家庭规模、是否满意的家庭关系；初婚年龄；对后代的性别偏好；心理健康、性健康和生殖健康教育；避孕措施的选择、节育手术与堕胎的原因；镇痛分娩、前次妊娠结局及新生儿存活状况等。对育龄女性进行心理健康评估，发现良好的心理健康相关因素，如满意的家庭关系、良好的经济状况与个人条件、有能力控制生育，都对做出生育的选择起到正面作用。相反，低水平心理健康相关的因素包括居住地在经济落后地区、结婚年龄小于 20 岁、社会经济地位低和较低的受教育程度，不利于生育的相关社会问题还包括未成年孕产妇、吸毒、人类免疫缺陷病毒（HIV）感染、同性恋、性别偏好、延迟结婚与离婚率的影响等。

人类面临生育力下降的挑战，使生育问题成为继心脑血管疾病和肿瘤之后困扰人类的第三大健康难题，因而引起了国内外的广泛关注与高度重视。

（吴瑞芳）

第 2 章

生殖健康的概念与内涵

人们追求健康的生活、健康的体魄与健康的心智。什么是健康呢？首先是身体健康，没有疾病。但是"没有疾病"并不等于"健康"。早在 1948 年世界卫生组织（WHO）成立之初，就把"健康不仅是没有疾病和不虚弱，而且是身体、心理和社会三方面的功能完满状态"写进《世界卫生组织宪章》。1989 年 WHO 进一步把健康定义为"在躯体、心理、社会适应和道德四个方面皆健全"，也就是说一个人健康，应具有强壮的体魄、积极乐观的精神、与自然环境保持协调的关系及良好的社会适应能力。同样，生殖健康也包括生理、心理、社会适应三个方面，即身体、精神和社会适应能力等方面均处于良好状态，而不仅仅指没有疾病或不虚弱。

1994 年，国际人口与发展大会就生殖健康的概念及其定义达成了国际共识，即生殖健康指关乎生殖系统及其功能和生殖过程所涉及的一切事项上，身体、精神和社会方面的全面健康状态，而不仅仅是没有疾病或不虚弱。根据这一定义，生殖健康意味着人们能够有满意和安全的性生活，有生育力，并在法律规定的限度内有自由决定是否生育、何时生育及生育间隔的权利。这隐喻着成年男性和女性拥有获知及选择安全、有效、能负担得起和可接受的计划生育措施，以及获得适当的生殖保健医疗服务，使女性得以安全地经历妊娠和分娩，夫妻得到生育健康婴儿最好的机会。

生殖健康的需求涉及生命周期的各阶段，从幼儿生殖系统疾病防治、避孕与计划生育、产前保健、围生期处置、产后康复、堕胎和并发症管理，到生殖道感染与性病的防治、有害生育力的治疗措施及延续，再到绝经后患生殖系统癌症的风险等，均与生殖健康和生殖保健密切相关。

因此，生殖健康的范畴包括通过预防和解决生殖相关问题，促进生殖健康或可带来益处的各种方法、技术和保健服务。针对诸如重男轻女、性别选择、性暴力和女性生殖器损伤等，加强生殖保健服务对生殖健康将产生积极的影响。

一、完善的生殖健康计划与实施中的不尽如人意

如上所述，早在 20 多年前国际上就已经针对"生殖健康"做出了完善的定义并制订出美好的目标，各个国家也纷纷针对自己的国情、财力制订出管理措施和控制指标，并且孕

产妇与围生儿死亡率被广泛用于评价一个社会的健康水平与公共卫生资源使用公平性。然而实际的实施情况却与预期有着巨大的差异。别说是全生命周期管理，仅围绕妊娠与分娩这一最关键时期，孕产妇获得有效保健的比例也远远不够。在经济不发达的国家与地区，特别是年轻女性，生殖健康状况令人担忧。据估计，世界上 50% 以上 25 岁以下的女性和 80% 生活在发展中国家的年轻女性得不到必要的生殖保健，而年轻女性，特别是青春期女性，正是易于受到伤害而更需要保护的人群。青春期的女性无论是流产还是分娩，并发症的发病率和病死率都较高。尤其是受教育程度较低的年轻女性，更容易受未婚先孕或婚前性行为的影响，因此迫切需要采取行动。针对女性生殖保健出现严重不足的情况，国内外医学家和社会学家进行了大量调查，试图找出原因，以便采取针对性的措施，改善人群生殖健康状况。

二、关于生殖健康认识上的误区

生殖健康与身体健康同样重要。如前所述，生殖健康强调在生命所有阶段与生殖功能相关的健康问题上和贯穿整个生育过程的身体、心理和社会适应性的良好状态，而不仅仅是没有疾病。生殖健康的主要内容包括人们是否能够进行负责、满意和幸福的性生活；能够知情选择并使用安全、有效和可接受的节育措施；能够按照意愿选择是否生育、何时生育及生育间隔；夫妻能否获得妊娠前评估、妊娠期保健、安全地度过妊娠及分娩期，并获得健康的婴儿。

由于生殖功能受多种因素的影响，保持生殖健康需要"用心呵护"，专业保健是必不可少的。然而，长期以来人们往往把生育问题看作是与生俱来的自然过程，而未给予足够的重视。加之传统文化与习俗的影响及科普宣传教育的缺失，使人们对生殖器官及生殖健康相关知识知之甚少。曾经在相当长的一段时期内，性教育被污为淫秽和罪恶，而无人敢于涉足。有关生殖健康知识的匮乏，还表现在医学生与医务工作者也仅仅是针对生育问题和疾病进行诊疗，对相关的人群研究数据较少，从而造成男性与女性的生殖健康问题常不能得到专业的处理，特别是对慢性病的诊疗，甚或同样疾病的相同手术在不同医疗机构所获得的疗效也差别巨大。此外，相当大比例的生殖系统疾病患者并未求医诊疗。通过对育龄女性的流行病学调查显示，25 ～ 59 岁女性生殖系统疾病患病率高达 80% 以上，以生殖系统感染最多，生殖系统感染性疾病终身累积患病率接近 100%。长期患病未予以治疗的原因有经济问题，但更多的是思想观念和健康意识的缺乏。

三、生育相关的风险

生育行为是人类繁衍后代、延续生命所必需的，从妊娠期到分娩期再到产褥期，是一个很自然的过程。人们对生育的认识，通常突出歌颂女性生育之伟大、赞美新生命之美好，却常忽略生育伴随的风险。

是不是在生育过程中发生风险的概率十分低呢？答案是否定的。生育的风险被严重低估了。据 2017 年我国公布的统计数据显示，孕产妇死亡率为 19.6/10 万；WHO 公布的统计数据显示，全世界每天约 830 名女性死于妊娠或与分娩相关的并发症。

母婴安全是生殖健康的核心内容，妊娠期与分娩期是最易突发危险和出现母婴意外甚至危及生命的两个时期。毫不夸张地说，当一对夫妇选择了生育，同时也就选择了承担生育风险，就相当于选择了 2/10 000 的死亡概率。妊娠期间，为适应胎儿生长发育的需要，妊娠女性全身器官出现一系列生理变化。如果这些变化超出生理的范围，或者本身患有慢性病不能耐受妊娠所引起的各种变化，妊娠女性和胎儿就会出现病理情况，给母儿带来风险。虽然现代社会医疗保健水平有了很大的提高，但是孕产妇仍然时常处于危险之中。

生育相关的可能危及孕产妇生命的风险包括：①妊娠特有的疾病，如异位妊娠、自然流产或人工终止妊娠并发感染中毒性休克、妊娠剧吐并发韦尼克脑病（维生素 B_1 严重缺乏引发的代谢性脑病）、妊娠高血压疾病、HELLP 综合征、妊娠肝内胆汁淤积症、妊娠期急性脂肪肝、前置胎盘、胎盘早剥、胎盘植入、产后出血、羊水栓塞、瘢痕子宫或子宫发育不良引起的子宫破裂、产褥感染和产褥期抑郁症等；②妊娠女性原有疾病在妊娠期加重，如心脏病、糖尿病、病毒性肝炎、血小板减少性紫癜及甲状腺功能亢进危象等；③发生于妊娠期的疾病，如急性阑尾炎、急性胰腺炎、心脑血管疾病（动脉夹层、主动脉窦破裂、脑血管畸形）等。

在当前我国实施全面放开生育三孩政策下，高龄孕产妇比例增加。高龄女性生育的风险增大，表现在随着年龄增长生育力下降，免疫力减弱，流产率明显增加；高龄妊娠女性妊娠并发症增多，如妊娠高血压疾病、心脏病、肾脏疾病、糖尿病等；随着年龄增长，妇科疾病也开始增多，如子宫肌瘤、子宫腺肌病、宫颈癌、子宫内膜癌、卵巢癌等；同时随着年龄增长，遗传物质发生畸变与异常的概率也增加，唐氏综合征患儿的发生率随妊娠女性年龄增长而成倍增加。

妊娠期出现的特殊症状需要进行鉴别。妊娠期表明情况正常的症状包括：①胎动，妊娠 16 周，妊娠女性可以察觉出胎儿的活动；②白带增多，妊娠女性白带比妊娠前增多，越到后期越明显，这是妊娠期雌激素分泌增多的结果；③便秘及尿频，因孕激素作用妊娠女性会出现便秘，妊娠子宫压迫附近的直肠和膀胱引起便秘和尿频，一般通过饮食调节便能改善。

妊娠期出现的须严密观察的信号：①水肿，妊娠女性水肿多为生理性。若水肿范围较大，扩至全身并伴有心悸、气短、尿少、口唇或甲床发绀等症状，则为病理性，如因心脏病、肾炎、妊娠高血压综合征等引起的水肿。②呕吐，妊娠女性呕吐是早孕反应的主要表现。如果呕吐逐渐加重、变频繁，食后即呕吐，不能进食，并出现脱水、头晕、尿少等症状，可能是严重的妊娠反应，或是妊娠合并高血压疾病的表现。③贫血，一部分妊娠女性会出现颜面稍白，轻度头晕，这是生理性贫血，增加营养或服用铁剂均可奏效。如果贫血程度较重，且伴有心悸、乏力等症状，多属病理性贫血。④黄疸，少数妊娠女性可出现暂时生理性黄疸，但程度较轻，持续时间短，无其他伴随症状。如果黄疸逐渐加深，伴有呕吐、食欲缺乏、乏力、肝区压痛等症状，需要除外合并肝炎。

预示妊娠期危险的信号：①阴道出血。妊娠早期阴道出血伴下腹坠或腰痛，多见于流产、异位妊娠、葡萄胎；妊娠后期阴道出血，常为前置胎盘和胎盘早剥引起，须紧急处理；宫颈疾病引起的出血，如宫颈息肉、宫颈癌；另外，绒毛膜羊膜炎也可表现为少量阴道出血。②腹痛。妊娠期排尿时疼痛，有烧灼感或排尿困难，伴有恶寒、发热，多为泌尿系统感染，是妊娠期常见的并发症；子宫肌瘤红色变性，常出现腹痛伴发热；妊娠中晚期不伴宫缩的下腹痛，需引起高度重视，可见于盆腔感染、子宫破裂、外科合并症（急性阑尾炎、胰腺炎）等。③腹部肿块，可见于卵巢肿瘤、肠道肿瘤、泌尿系统肿瘤、腹膜后肿物。④头晕、头痛、心悸、气促或意识障碍，可见于妊娠高血压疾病、心脑血管疾病等。

四、围生期风险防控

围生期孕产妇较高风险源自此期不确定因素多，随时可能发生生理妊娠与病理妊娠间相互转化及正常分娩与异常分娩间相互转化，需要紧急处理的情况较多，突发情况必须立即处理，如中央性前置胎盘出血、胎盘早剥、产前子痫、子宫破裂、产后出血、羊水栓塞、急产、脐带脱垂、胎儿窘迫。以上情况一旦出现，病情凶险，变化急剧，可危及生命，但如果抢救成功，又因其无基础疾病而预后良好。

围生期孕产妇相关风险的特殊性还在于其面对人群的特殊性。首先，孕产妇本人及其家属对于妊娠可能的风险和孕产妇病情多变的特点常认识不足，有时甚至几乎没有认知。当面对突发风险常会产生疑问：一直进行产检为什么没发现？漏诊？发现晚了？处理是否恰当？

因此，产科风险防控十分必要。需要建立健全具有完善法律、法规的医疗环境；加强培训，提高医务人员的业务能力；严格执行医疗规范与操作常规；及时准确、真实、完整地记录病情变化；及时有效地与孕产妇及其家属沟通，取得配合。另外，在妊娠前对备孕女性身体情况进行全面评估，做好妊娠期保健和健康宣教，围生期要严密监护，以便有更多机会及早发现问题和隐患，从而预防与控制生育相关的风险。

（吴瑞芳）

第 3 章

生育力保护学科范畴与任务

随着医学的发展和新技术的涌现，学科研究领域不断拓宽，出现了许多新的学科分支。生育力保护是近年来备受关注的一个多学科交叉研究领域。

一、生育力保护的学科范畴

随着医学的发展和健康理念的更新，"预防为主、防治结合"成为医疗卫生工作的重要指导方针。由于环境因素与疾病的影响，育龄人群生育力呈现下降的趋势，生育问题日益凸显。据调查显示，中国育龄夫妇中不孕症发生率为 10%～15%。加之目前国家实施全面放开三孩的生育政策，高龄有生育需求的人群增多，生育力保护的社会需求增加。因此实施生育力保护，预防生育力损害尤为重要。

生育力保护是指对可能引起男性与女性生育力下降的各种因素采取早防早治及一些特殊的保护或保存措施，使存在不孕或不育风险的成年人或儿童的生殖内分泌与生育功能得到保护，或者是保存其生殖潜能，以达到生育遗传学后代的目的。

在生育力保护这一新兴的医学研究领域，维护育龄人群的生育健康是一项需要多学科专家合作，长期关注和研究的重要课题。生育力保护涉及的学科专业包括妇科肿瘤、妇科微创、围生医学、生殖医学、生殖内分泌、生殖外科、避孕与生育调节、男性学、泌尿外科学、医学影像、心理学、公共卫生、流行病学、临床统计学等。

二、生育力保护领域的主要工作任务

生育力保护领域的主要工作任务如下。①育龄人群生育力损害相关疾病的预防：调查育龄人群生育现状，研究疾病、环境因素及生活方式对生育力的影响，发现损害生育力的主要因素，针对存在的问题提出解决方案及提交有关部门制订相关政策的建议。②通过科普宣传对公众进行生育力保护的健康教育：增强人群相关知识知晓率与防病意识，推荐健康的生活方式与生育行为，纠正不良生活习惯，避免不良生育行为，从而预防损害生育健康的相关疾病，提高育龄人群生育健康水平。③相关交叉学科针对热点问题协同研究：研究和推广生育力保护新技术、新方法；建立年轻肿瘤患者和损害生育力相关疾病生殖保存的医疗规范，实现有需求患者的生殖保存；通过生殖外科手段重建生殖系统疾病患者的生育力；在实施避孕及人工终止妊娠过程中保护其生育力。④对医务工作者的专业培训：进行生育力保护相关知识再教育，提高医疗服务能力。

　　鉴于育龄人群生育力保护领域热点问题的提出及各交叉学科协同研究的需求，以及生育力保护适宜技术推广及专业人才培养的需要，并有利于学术交流，目前专注于人群生育力保护的学术团体应运而生。国际上专门针对生育力保护相关问题进行研究的学术组织——国际生育力保护协会（ISFP）已成立 10 余年，引领该领域研究与临床工作，促进学术研究与学科发展。我国于 2019 年 5 月成立了首个由多学科专家组成、专注于生育力保护的学术团体——中华预防医学会生育力保护分会。该学会在进行生育力相关研究与学术推广的同时，针对人群进行科学普及与健康教育，增强民众对生育力保护相关知识的知晓率与防病意识；对医务人员进行专业培训，提高服务能力，从而提高育龄人群的健康水平。

三、常见损害生育力疾病的生育力保护与生殖保存

（一）年轻肿瘤患者的生殖保存

　　肿瘤放疗、化疗将损害卵巢功能，如血液系统恶性肿瘤、乳腺癌等在确诊恶性肿瘤、开始针对肿瘤的放化疗之前，紧急行卵巢刺激胚胎冷冻、卵子冷冻、未成熟卵体外成熟等技术，则癌症患者得以保存生殖功能。还可在肿瘤放疗、化疗前通过手术取部分卵巢组织于体外冷冻保存，待肿瘤治疗结束后移植回体内，以保留患者的生殖和内分泌功能。肿瘤化疗期间给予促性腺激素释放激素激动剂（GnRH-a）药物可有效保护卵巢功能。

　　随着肿瘤早期诊断和治疗的进展，儿童癌症幸存者增加，冻存性腺以保存接受性腺毒性治疗的青春期前患者的生殖潜能的方法得到了越来越多的应用。

（二）恶性肿瘤保留生育治疗后的生育管理

　　卵巢肿瘤实施保留生育功能的手术、子宫内膜癌孕激素逆转癌变、宫颈癌广泛宫颈切除等患者，在肿瘤治疗结束有生育要求时要进行生育的管理，包括血常规、尿常规、肝功能、肾功能、心电图、胸部 X 线片等一般检查；盆腔检查、阴道分泌物、生殖器 B 超，弓形虫，巨细胞病毒、单纯疱疹病毒、风疹病毒等生殖健康指标的专科检查；精液分析、乙肝标志物、血生化等特殊检查。排除了不宜妊娠或需要推迟妊娠的情况后，给予监测排卵，指导性生活时间，必要时采取辅助生育措施帮助受孕，于妊娠全程给予监护的同时，还要严密随访肿瘤复发的迹象，以保证患者的安全。

（三）女性生殖系统疾病的生育力保护

　　生育力的保护包括多囊卵巢综合征（PCOS）、子宫内膜异位症、性传播疾病、生殖道炎症等的药物治疗；弥漫性子宫腺肌病、弥漫性子宫肌瘤病、输卵管疾病、宫腔病变等损害生育功能的疾病，恢复生育力的手术。

（四）青春期的生育力保护

　　青春期或少女孕妇终止妊娠手术的生育力保护；先天性性发育不全，如先天性肾上腺皮质增生症、生殖系统发育异常等疾病的早发现与早治疗。

（五）内环境紊乱与其他内分泌腺功能异常

　　人体作为一个有机的整体，各器官系统之间有着密切的联系。其他内分泌腺功能异常，如甲状腺、肾上腺、胰腺等内分泌腺的功能异常，通过影响下丘脑 - 垂体分泌的调节激素，干扰生殖器官的发育与功能调节；心理压力、不良生活习惯及过度肥胖与消瘦，也可导致人体内环境紊乱而损害生育力。

（吴瑞芳）

第 4 章
生殖健康与生育力保护的重要意义

　　人类的生产活动包括生产资料的生产和人类自身的生产，后者使人类社会得以存在与延续未来。可以说，人口是一个国家国力的重要支撑和标志。然而，当今许多发达国家人口生育率持续下降，人类的自身生产问题面临"低生育陷阱"的困境，这对各国政府来说，都是一个棘手的难题。由此带来了人口老龄化、劳动力不足、社会需求锐减、政府财政负担增加等诸多社会问题。我国的情况也不容乐观。在我国全面放开生育二孩政策已实施 5 年之际，人口出生率下降和老龄化进程并未得到延缓。一方面，在以往控制生育政策下长期避孕且高龄妊娠女性有更高的生育风险；另一方面，适龄男女在新的婚姻与生育观念影响下希望生育的人数下降。相关部门在 2019 年 1 月发布的数据表明，我国人口负增长时代即将到来，由低生育率导致的高度老龄化将会给社会经济带来多重挑战。

　　为什么现在的年轻人不愿意生育孩子？低生育率的原因是什么？怎样摆脱低生育困境？各国科学家做了大量调查，提出许多建设性意见。陷入"低生育困境"的各国政府也想尽办法采取多种措施，如从制度法规上保护女性权益、加强生殖保健、减轻年轻人生活压力、解决教育和住房问题等，以鼓励居民多生育。

　　从生殖健康的角度出发，为解决人口生育力下降的问题，各国组织对女性生殖健康问题进行调查，针对早婚早孕、不良医疗条件下人工终止妊娠、引发生育力下降疾病的早诊早治等提出相应的应对措施，并通过人群生育力现状的社会人口学分析，以及对生育率的年龄别差异、城乡与地区的差异、不同经济状况与文化背景的差别的分析，针对性调整人口管理政策。

　　如前所述，1994 年 9 月 5 ～ 13 日在开罗召开的国际人口与发展大会通过了《国际人口与发展大会行动纲领》，该会议通过把生殖健康作为人的基本权利，并就其完整的定义达成共识。多国政府也就此展开调查，以落实使人们获得满意而安全的性生活、保持生育能力、可自由决定生育问题及选择计划生育方法、获得适当的医疗保健与生育健康婴儿的权利。

（吴瑞芳）

第 5 章
基于公共卫生视角的生育力保护

第一节　人群生育力概述

公共卫生是现代医学的重要学科，与临床医学和基础医学共同保障人类健康。临床医学侧重诊断并治疗已发生的个体疾病，基础医学侧重探究并阐明疾病发生的机制，公共卫生学则侧重人群保健和疾病预防以促进全人群健康。公共卫生视角下的人群生育力更关注群体生育水平与质量，常用以下指标来衡量，如总和生育率、出生人口数、人口出生率、出生缺陷发生率、孕产妇死亡率和婴儿死亡率等。某年的总和生育率是指假定同时出生的一代女性，按照该年的年龄别生育率及其一生的生育经历，平均每人一生可能生育的子女数。该指标可综合反映当前生育水平并常用于预判将来的人口规模。一般认为，维持现有人口稳定的总和生育率为 2.1（即更替水平），通俗讲就是，500 名女性在其有生之年需生育 1050 个孩子才能维持现有人口不增不减。但该值不是一成不变的，与出生性别比、生育模式及女性年龄别死亡率等因素有关。更替水平是 2.1 而不是 2.0，是因为通常出生人口中女婴占比稍低且一些子代可能会较早夭折，当这些女性和她们的配偶（共计 1000 名）陆续离世后，还有 1000 余名子代留世且留世的子代中约 500 名女性能够进入育龄期继续生育，维持人口平衡、世代延续。人口出生率是某年某地区的出生人口数（活产儿数）除以同期该地区平均人口数，一般以"‰"表示。出生缺陷发生率反映出生人口素质，孕产妇死亡率和婴儿死亡率反映生育安全情况。

在保障生育安全、提高出生人口素质方面，中华人民共和国成立 70 年来取得了显著成绩。孕产妇死亡率稳步下降，由 1949 年前的 1500/10 万，下降到 2018 年的 18.3/10 万。婴儿死亡率也明显下降，由 1949 年前的 200‰，下降到 2018 年的 6.1‰。出生缺陷防治成效显著，一些重大出生缺陷，如神经管畸形的发生率已降至较低水平，出生缺陷导致的儿童死亡率也明显下降。

人口增长与社会发展息息相关，为适应不同阶段社会发展的需要，我国的生育政策几经调整。中华人民共和国成立后人们的生活条件和生育安全状况得到改善，受传统观念的影响，人群生育水平居高不下，人口进入"高出生、低死亡、高增长"模式。1970 年我国总和生育率高达 5.9，人口总数也由中华人民共和国成立初期的不足 6 亿增长至 8.3 亿。

随着人口数量的激增，人口与资源之间的矛盾日益突出，不利于当时的经济和社会发展。1970 年，国家开始倡导"晚 - 稀 - 少"的生育政策，鼓励大家"晚婚晚育、延长生育间隔、少生子女"。至 1980 年总和生育率已降至 2.2 左右，可见收效显著。1978 年中国共产党十一届三中全会后，为适应经济发展，制定了到 2000 年将人口总数控制在 12 亿的人口发展目标，并开始实施独生子女政策，提倡"一对夫妇只生育一个孩子"，政策的具体内容和执行情况在不同地区、不同民族有一定的差异。

独生子女政策实施了 40 余年，为控制人口数量、提升人口质量、促进经济社会高速发展做出了重要贡献。现阶段我国的总和生育率已长期低于更替水平，仅 1.5 ～ 1.6，人口呈现"低出生、低死亡、低增长"模式，并出现了新的亟待解决的人口问题，主要表现为生育率低、人口老龄化、劳动力人口减少、出生性别比失衡等。为解决这些问题，2013 年和 2015 年，国家相继出台了"单独二孩"和"全面二孩"政策。这两项政策的落实释放了累积的生育需求，但具体效果与预期仍有一定的差距，这可能与育龄女性数量减少、生育意愿下降等有关。目前国家高度重视生育力保护和人群生育力提升，符合当下人口国情和国家长远发展。这一目标的实现需国家、社会、家庭和个人多方努力，共同将我国人群生育力维持在一个合理水平。

第二节　提升人群生育力的意义

从国家层面而言，提升人群生育力系关国家富强、民族振兴和人民幸福。20 世纪 80 年代我国开始实行改革开放，社会经济长足发展，取得了举世瞩目的成绩，这与人口红利的作用不无关系。人口红利是指一个国家的劳动年龄人口占比较大，而少年儿童和老年人口的抚养负担相对较低，人口结构有益于经济和社会发展，国家经济整体呈高储蓄、高投资、高增长的局面。考虑到人口演变规律，上述人口红利是无法长期存在的。少年儿童成年前是"负担"，成年后则成为国家主要劳动力。受限于多年来较低的生育水平，我国 15 ～ 59 岁劳动年龄人口数量于 2011 年达峰值（9.4 亿）后便开始逐年下降。与此同时，改革开放初期庞大的劳动年龄人口现已或即将步入老年，我国的老龄化问题日益严重。有报道显示，2018 年我国 60 岁及以上人口占比高达 17.9%，其中 65 岁及以上人口占比达 11.9%（国家统计局，2019）。老龄化是全球性人口发展趋势，一些发达国家早在几十年前就已进入老龄化社会，老龄化程度也高于我国，或可借鉴其应对经验和方法。但我国的老龄化问题具有自身特殊性，老年人口绝对规模居世界首位，且与发达国家的"边富边老"和"先富后老"不同，属于"未富先老"，增加了解决问题的挑战性。生育水平过低、劳动力短缺、人口老龄化等问题，客观上要求采取对策以提升人群生育力、优化人口年龄结构、延缓人口老龄化。提升人群生育力不仅能够为国家未来发展储备人力，维持国际竞争力，还有助于拉动内需，刺激母婴、教育、房地产等相关行业的发展，提升当前经济活力。

从家庭层面而言，生育适宜数量的子女有益于婚姻稳定和家庭幸福。一方面，我国家庭养老观念形成已久，由子女照料的老年人幸福感相对较高；另一方面，兄弟姐妹相伴成长可减弱孩子的孤独感，增强责任意识，有益于孩子的身心健康和长远发展。虽然曾经实施的独生子女政策是当时历史条件下的必然举措，但事情通常具有两面性，有利也有弊。

不可否认，独生子女政策时期出现的"4+2+1"家庭模式（即 1 个家庭由 4 位老人、1 对夫妻和 1 名子女组成）逐渐显现出一些问题或弊端，如失独家庭、父母养老及独生子女自身的家庭生活问题等。国家实施全面三孩政策，有益于改善家庭结构，提升家庭抗风险能力，促进子女健康成长。

国富与民强相辅相成。国家强盛是人民幸福生活的保障，个人与家庭幸福是社会和谐、民族复兴的基础。作为个体，每个家庭可以自主决定生育时间和生育数量；作为国家的一分子，生育子女不仅是个人和家庭的决策，还被赋予了社会责任方面的内涵。国家应对按照政策生育的家庭提供支持与保障。支持性配套服务宜围绕"愿意生""能够生""生得好""生得安全"和"养得好"等环节进行配置，以在全社会形成生育友好型氛围，提升人群生育力。相关保障涉及国家政策、基础设施、财政投入、卫生服务，特别是妇幼卫生服务体系与能力建设及社会支持等。

第三节　国家政策保障

国家政治稳定、社会有序是保障人群生育力的基础。此外，国家生育政策及相关法律法规或制度也会影响人群生育力。

一、生育政策

我国现行的生育政策是全面三孩政策，即所有夫妇，无论区域、城乡、民族，都可以生育 3 个孩子。且如今生育三孩不再需要审批，由家庭自主安排生育。全面三孩政策为有生育意愿的家庭提供了制度上的许可，释放了一定的生育需求，有益于提升人群生育力。有研究称，目前生育政策对生育率的影响力有所下降，而社会经济因素、文化观念等生育意愿相关因素对生育率的影响在增强。有研究显示，全面二孩政策实施 9 个月后（约 2016 年 7 月）效应显现，经产妇及高龄产妇占比上升，截至 2017 年 12 月全国因政策实施累计增加出生人口约 540 万；但 2017 年一孩生育规模较 2016 年减少近 20%，且 2017 年和 2018 年我国出生人口总量并未增加。整体来看，虽然二孩、三孩政策有效，但实际效果低于预期。累积生育需求的集中释放在经历上升期、平台期之后可能会进入下降期。因此，国家宜密切监测人口动态变化，了解人群生育意愿，并适时考虑是否进一步放宽生育政策。

二、法律法规与制度保障

（一）妇幼健康法制建设与政策体系的完善

妇女儿童健康是全民健康的基础，国家有系列法律法规与政策保障妇女儿童健康。《中华人民共和国宪法》第四十九条规定："婚姻、家庭、母亲和儿童受国家的保护。"相关法规如《中华人民共和国母婴保健法》《中华人民共和国人口与计划生育法》《中华人民共和国妇女权益保障法》《中华人民共和国未成年人保护法》等进一步细化了妇女儿童健康权益。国务院制定的《中华人民共和国母婴保健法实施办法》和《计划生育技术服务管理条例》又明确了相关政策措施，有效推进各级政府部门和全社会支持妇幼健康事业。

配套的相关政策措施日趋完善，陆续出台了《中国妇女发展纲要（2011—2020 年、

2021—2030 年)》《中国儿童发展纲要(2011—2020 年、2021—2030 年)》《国民经济和社会发展第十三个五年规划纲要(2016—2020 年)》《国民经济和社会发展第十四个五年(2021—2025 年)规划和 2035 年远景目标纲要》及《"健康中国 2030"规划纲要》等系列重要文件。这些政策性文件明确了妇幼健康核心指标和重点政策措施,并将其纳入 各级政府考核目标,有效推动相关工作落到实处。

(二)女性劳动权与生育权保障

女性生育角色特殊,在求职、就业和工作中处于相对弱势地位。一些女性可能因职业发展压力而推迟甚至放弃生育。我国出台了系列法律法规保障妇女劳动权益,如《中华人民共和国劳动法》《中华人民共和国就业促进法》《中华人民共和国社会保险法》《中华人民共和国妇女权益保障法》和《女职工劳动保护特别规定》等,保障女性与男性一样享有平等的就业权,并对女职工妊娠期保护、产假时间、生育待遇等做出具体规定。

2012 年出台的《女职工劳动保护特别规定》,将产假由原来的 90 天调整为 98 天,难产者增加产假 15 天;多胞胎生育者,每多生育一个婴儿,增加产假 15 天。目前多数地区还规定,符合政策生育的女职工可享有 30 ~ 90 天奖励假,配偶可享有 7 ~ 25 天陪产假且不影响工资福利待遇。此外,符合政策生育的女职工,可以将带薪年休假等假期与产假合并使用,增加产后休息时间,有益于鼓励生育三孩,促进家庭和谐。《中华人民共和国社会保险法》明确规定了生育保险的内容。全面二孩政策实施后,人力资源和社会保障部会同有关部门出台了《关于做好当前生育保险工作的意见》,从生育保险待遇、费率调整、生育津贴支付、基金使用效率等方面进行规范,以减轻养育负担,发挥生育保险制度的保障功能,维护全面二孩政策下参保职工的合法权益。

(三)促进婴幼儿照护服务发展

2019 年 4 月国务院办公厅印发《关于促进 3 岁以下婴幼儿照护服务发展的指导意见》,该文件提出"家庭为主,托育补充;政策引导,普惠优先;安全健康,科学规范;属地管理,分类指导"等基本原则。强调通过落实产假政策、提供科学养育指导等加强对家庭婴幼儿照护的支持和指导,通过完善住宅区和公共场所的婴幼儿照护服务设施建设、规范发展多种形式的婴幼儿照护服务机构等,为有需求的家庭提供婴幼儿照护服务,并从政策支持、用地保障、队伍建设、信息支撑和社会支持 5 个方面提供保障。要求到 2025 年,基本健全与婴幼儿照护服务相关的政策法规和标准规范体系,基本形成多元多样覆盖城乡的婴幼儿照护服务体系,使得婴幼儿照护服务水平明显提升。

第四节　环境与基础设施保障

自然和社会环境影响人群生育力。改善环境质量有益于减少与环境污染相关的生殖健康问题。许多环境污染物为内分泌干扰物,可干扰体内正常激素功能,直接或间接影响生殖健康,增加不孕不育、流产、早产、死胎死产或出生缺陷等不良妊娠结局的发生风险,并可能影响子代近远期健康。构建生育友善的社会环境,如在公共场所增设无障碍设施和母婴设施、推动托幼机构建设并规范托幼服务等,有益于提高人群生育意愿。

人群生育水平的提升也离不开完善的基础设施。广覆盖的各种通信设施,使得沟通效率显著增加，一方面有益于多渠道开展健康宣教，生育健康相关信息得以更快速、全面地传递给育龄群体；另一方面人们在遇到生育及其他健康问题时，也可以更方便地远程咨询相关专家。四通八达的公路铁路网，显著改善了医疗保健服务的可及性，使偏远地区的孕产妇能够更便捷地到医疗机构进行产前检查和住院分娩，保障了住院分娩的全面推广。

第五节　妇幼健康投入保障

保障妇幼健康是提升人群生育力的基础，妇幼健康事业的发展离不开中央和地方各级财政的支持。2016—2018 年，中央财政划拨 84.8 亿元支持全国 561 个妇幼保健机构建设。2018 年中央财政投入 415.5 亿元用于基本公共卫生服务项目，加上地方财政的配套支持，人均补助经费提高到 55 元。此外，自 2016 年以来中央财政投入约 11 亿元，支持"生殖健康及重大出生缺陷防控研究"，聚焦生殖健康相关疾病、出生缺陷防治和辅助生殖技术等我国生殖健康领域突出问题。工欲善其事，必先利其器。妇幼健康基础设施的完善、基本公共卫生服务的优化、重大健康困境的突破及持续增加的财政投入，为落实全面三孩政策提供了软硬件保障。

我国妇幼健康事业任重道远。全面三孩政策实施后，儿童保健和儿科医疗需求增加，当前我国儿科医师紧缺，儿科诊疗尺度及医疗机构缺乏等问题尚待有效解决。相关部门宜重视儿童保健与医疗工作，增加投入、提高待遇、培养人才、完善体系，护卫儿童健康成长。

第六节　国家妇幼卫生服务体系保障

提升人群生育力离不开国家卫生服务体系，尤其是妇幼健康服务体系的保障。不仅要保障孕产妇和新生儿的安全与健康，还要重视儿童保健、青春期保健、妇女保健和生殖保健等，以利于下一代的生育健康。

一、孕产保健

全面三孩政策实施后，35 岁以上的高龄产妇比例增加。高龄妊娠女性妊娠风险会增加，但我国孕产妇和婴儿死亡及早产等不良妊娠结局的发生情况没有明显改变，说明我国的孕产保健服务水平是比较好的。目前我国孕产保健服务内容已覆盖从妊娠前到产后的各时期。例如开设妊娠前咨询门诊，为计划妊娠者提供生育力评估和备孕指导等。开设妊娠女性学校，培育科学孕育观，普及健康知识，提升健康素养、训练相关技能等。建立母子健康手册，为妊娠女性免费进行 5 次产前检查，提供孕产期营养、心理等专科服务，并推行妊娠风险分级管理，对患妊娠期糖尿病、高血压等的高危孕产妇开展专案管理等。多项举措并行保障分娩的安全、健康和舒适：实施农村孕产妇住院分娩补助项目等，全面普及住院分娩（住院分娩率已超过 99%），为降低孕产妇和新生儿死亡率做出了重要贡献；加强薄弱地区产科服务能力的提升，保障母婴安全；倡导自然分娩，控制无指征剖宫产，既降低初产妇再次生育的风险，又有益于产妇与子代健康；积极开展分娩镇痛、导乐分娩、分娩陪伴等服务，改善产妇分娩体验。产后保健及产后康复服务也日趋多元，除免费提供产后 1 周访视和产后 42 天检查，以及指导母乳喂养和产后避孕等基本保健外，还鼓励开展并规范产后乳腺保健、盆底功能康复等个性化产后康复服务，保障产妇产后健康的同时，提高其恢复速度和效果，降低育龄人群的生育焦虑。此外，国家为所有孕产妇免费筛查获得性免疫缺陷综合征、梅毒和乙型病毒肝炎并阻断其母婴传播，满足感染孕产妇的生育需求，保障子代健康。

二、儿童保健

保障儿童健康关系到人群生育力水平，更关系到国家长远发展。国家应重视儿童保健工作，关注新生儿保健和儿童健康管理。

新生儿保健伴随婴儿出生后的每个重要成长环节，包括为几乎全部新生儿提供早期基本保健及必要时开展新生儿复苏、救治危重新生儿等。对身娇体弱的早产儿进行专案管理，开展早产儿袋鼠式护理等，改善早产儿生活质量。新生儿出生 42 天后，儿童保健工作人员会进行家庭访视，指导家长做好新生儿喂养、护理和疾病预防，提醒其发现异常或疾病后及时处理和就诊。

儿童健康管理的主要内容：定期免费提供健康检查和健康指导（1 岁以内每年 4 次，2～3 岁每年 2 次，4～6 岁每年 1 次），包括体格检查、生长和心理发育评估、听力和视力筛查等健康检查，以及母乳喂养、辅食添加、意外伤害预防、口腔保健等健康指导；实施儿童免疫规划，目前免费接种的疫苗可预防脊髓灰质炎、乙型病毒肝炎等 15 种常见传染病；开展儿童近视、口腔疾病及自闭症等心理问题的筛查和防治，加强儿童白血病等严重疾病的救治管理等；多方面改善儿童营养，一方面通过实施儿童营养改善项目提升贫困地区儿童营养状况，另一方面加强儿童肥胖监测和预防；近年来愈加重视儿童早期发展服务，以促进儿童体格、心理、认知、情感和社会适应能力的全面发展。

三、青春期保健

青春期的生殖健康水平及性与生殖健康相关知识储备，与青少年日后健康性行为的建立和良好生育力的维护密切相关。我国主要通过学校和社区开展青春期保健工作，如在学校和社区大力开展生殖健康、获得性免疫缺陷综合征防治等方面的宣传教育，以提高青少年的性与生殖健康水平；鼓励并指导青少年合理膳食、积极运动，以控制体重，提升身体素质；注重青春期心理健康教育，帮助青少年更好地认识自我和适应社会等。近年来，越来越多的妇幼保健机构开设了青春期保健门诊，提供更为专业的青春期保健服务和健康咨询指导。

四、女性保健

育龄女性健康直接影响人群生育力。育龄女性保健的主要内容：开展健康教育，提升自我保健能力并树立个人是健康第一责任人意识；对女性常见疾病（如生殖道感染、子宫肌瘤、乳腺及宫颈肿瘤等）进行筛查，并完善筛查、诊疗与随访的衔接；加强女性职工职业健康防护，推进对女性职工在妊娠、生育、哺乳等特殊生理期的劳动保护；明确女性职工禁忌从事的劳动范围，如经期禁忌从事第二级以上的低温和冷水作业、体力劳动强度第三级以上的作业、第三级以上的高处作业等；改善女性职工劳动安全卫生条件，加强劳动安全卫生保健培训。

五、生殖保健

做好生殖保健，防患于未然，有利于"低成本 - 高效益"提升人群生育力。生殖保健的主要内容：加强生殖健康教育，提升育龄人群的生殖保健意识和能力；积极推进计划生育服务技术转型，提供基本避孕节育服务和生育相关服务；改善避孕药具发放的可及性和有效性，如设置自动发放机，地点选择在取用方便且人流相对较少的地方；开展咨询门诊、讲座，制作宣传册、宣传视频等，普及备孕知识，增加计划妊娠者的受孕概率；并宣传避孕药具的正确使用方法，提高避孕成功率，减少非意愿妊娠导致的人工流产，以及与反复人工流产相关的不孕症等问题。

此外，辅助生殖技术水平的提高，为广大不孕不育夫妇带来了福音。国家在支持辅助生殖技术发展的同时，严格把控开展相应诊疗服务的医疗机构的准入门槛，规范诊疗流程，解决行业乱象，切实保障不孕不育家庭的相关权益。

六、出生缺陷综合防治

提升人群生育力，需提高出生人口数量，也需提升出生人口素质，有效防治出生缺陷。出生缺陷不是一种特定疾病而是诸多疾病的总称，是指孩子出生前发生的身体结构、功能或代谢异常，如神经管畸形、智力发育障碍、苯丙酮尿症等，其发生与遗传和环境等因素有关。出生缺陷给家庭和社会带来很大的经济与心理负担。目前国家通过三级预防策略综合防治出生缺陷。一级预防干预对象为婚前及孕前育龄男女，干预措施包括加强出生缺陷防治健康宣教，积极推进婚前保健服务，免费提供婚前医学检查和孕前优生服务，免费为有生育计划的女性增补叶酸以预防神经管缺陷等。二级预防干预对象为妊娠女性，主要通过加强人员培训和网络建设，逐步扩大产前筛查和产前诊断覆盖面，减少唐氏综合征、重型珠蛋白生成障碍性贫血等重大出生缺陷患儿的出生。三级预防针对新生儿特别是出生缺陷患儿，如筛查苯丙酮尿症、先天性甲状腺功能减退症、听力障碍、新生儿先天性心脏病等，并逐步扩大筛查覆盖面；加强出生缺陷救治保障，先天性心脏病、血友病、唇腭裂、尿道下裂、苯丙酮尿症 5 种出生缺陷疾病已被纳入大病保障治疗范围，其他一些结构畸形及遗传代谢病患儿也享有医疗费用补助。

第七节　社会与家庭支持

提升育龄人群的生育意愿，改善低生育率现状，除了国家层面的制度保障、财政保障和健康保障外，还需要社会与家庭的支持，营造生育友好的社会氛围，潜移默化影响个人与家庭的婚育观念。

用人单位宜保障职工符合政策的生育需求及相关福利待遇，如消除就业性别歧视，不直接或间接对女职工合理的生育需求设限，全面落实产假政策等；同时应协助其处理好生育与工作之间的关系，积极为职工的婴幼儿照护创造便利条件，有条件的单位可采取弹性工作制、增设母婴空间、提供福利性婴儿照护服务等。社区和公共场所宜完善基础设施，为妊娠女性及母婴创造安全、适宜的环境；鼓励社会力量开办质优价廉的婴幼儿照护服务机构，逐步形成全日托、半日托、临时托等多样化、多层次的婴幼儿照护服务体系，满足多样的家庭需求。

此外，宜持续营造性别平等的社会氛围，男性也要积极承担家务、照顾子女，关心妻子在妊娠期、哺乳期的身心健康并及时疏解她们的心理压力，让她们处处感受到关爱与支持；倡导父母为儿女们的家庭提供力所能及的人力、物力和财力方面的帮助、提供经验和情感方面的支持及帮助儿女们平衡生育、生活与工作。

（刘　扬　刘建蒙）

第6章
生殖健康与生育力保护的伦理原则

一、概　述

前面章节我们介绍了生殖健康的概念，它是《世界卫生组织宪章》中健康定义的延伸，指生殖系统、生殖功能和生殖过程全方位的健康状态，包括身体、心理和社会三个维度，而不仅仅指没有疾病或不虚弱。首先，生殖健康意味着人们有能力生育，并有能力自主调节生育；女性能够安全孕产；子代能够安全出生并健康成长。其次，生殖健康意味着人们可以享有满意而且安全的性生活，并能自主决定是否生育，以及何时生育和生育几个孩子。在生殖健康方面，我国取得了显著成绩。2005—2018 年，我国孕产妇死亡率从 47.7/10 万降至 18.3/10 万，婴儿死亡率从 19.0/10 万降至 6.1/10 万。但随着社会经济的发展，当前阶段总和生育率仍低于世纪之交的水平。生殖健康不仅是健康问题，也是关乎社会和谐和经济发展的重要问题，它不仅涉及个人、家庭和社会层面，甚至可以跨越国界、洲界、遍及全世界。生殖健康的影响主要表现在两个方面：一是调节和控制生育的能力，二是防止性传播疾病的侵害。

我国在以控制人口增长、提高人口质量为宗旨的计划生育实践方面取得了显著成效。

1979 年，我国出台独生子女政策，鼓励并要求一对夫妻生育一孩，以降低人群生育率，控制人口数量，促进经济和社会的可持续发展。随着这一政策的实施，出生率显著下降，社会资源与人口之间的矛盾得到了有效缓解，但同时也出现了出生性别比长期偏高及人口老龄化加剧的情况。需要指出的是，在独生子女政策实施后，国家结合具体情况，多次对这一政策予以适度调整。20 世纪 80 年代末期，允许部分农村地区夫妇生二孩；2000 年前后允许夫妻双方均为独生子女的夫妇生二孩；2014 年起允许夫妻双方有一方为独生子女的夫妇生二孩；2016 年起，国家实施全面二孩政策，标志着独生子女政策时代的结束。过去40 余年，伴随着严格的计划生育政策，我国经济社会经历快速发展阶段，如今的总和生育率已经低于世纪更替时的水平。站在新的时代起点，审视我国生殖健康工作，实现以计划生育为主，向计划生育与生殖健康并重过渡，是社会共识。

性传播疾病是影响生殖健康最常见、最直接和最主要的因素。人体外生殖器官（包括女性的外阴和阴道、男性的阴茎头和尿道口）通常存在着正常的微生物群落，这些微生物群落之间所保持的相对平衡状态可以有效帮助外生殖道抵御常见的非特异性致病微生物入侵，从而有助于保护男性和女性的生殖健康。但值得注意的是，外生殖器是一个近乎暴露的器官，也是一个极易发生感染的部位。我国传染病监测系统数据显示，梅毒报告发病率从 2000 年 6.4/10 万增至 2013 年 32.9/10 万；另外，2015 年新发 15 岁以上人类免疫缺陷病毒（HIV）感染人数超过 11.5 万，感染人数超过 5000 例的省份达到 9 个。性传播疾病一方面会增加不孕风险，对于已经妊娠者，如果得不到及时的诊断和治疗，很可能导致严重的不良妊娠结局，如流产和死胎。

生育力是指男女双方通过自主性交孕育胎儿的能力，包括女性排卵、男性排精、精卵结合受精、胚胎发育和妊娠分娩等一系列过程，这些过程均需在体内完成，是自然的生命孕育活动。女性生育力是指女性能够产生卵母细胞、成功受精并孕育胎儿的能力。男性生育力则是指男性可以产生精子并能让其配偶成功受精的能力。生育力是人类绵延、文明传承的基本动力，是助力人类社会和经济进步的根本保障。随着经济社会发展，生育年龄后延、环境污染 [如细颗粒物（PM2.5）的暴露加重]，以及恶性疾病低龄化等多种因素交织，人们的生育问题日益增多，给个体生育力带来了负性影响，群体生育力整体呈现下降趋势。因此，采取生育力保护措施刻不容缓。

生育力保护是指通过手术、药物或辅助生殖技术给存在不孕或不育风险的育龄男性或女性提供帮助，保护其生殖内分泌功能，并顺利生育婴儿。随着全球生育力下降和高龄生育问题越来越突出，个体层面的生育力保护已经成为世界范围内生殖医学专家研究的热点问题。针对辅助生殖技术，国家有关部门曾先后出台了包括《人类辅助生殖技术管理办法》《人类辅助生殖技术规范》和《人类辅助生殖技术和人类精子库伦理原则》在内的多项规定，但现行法律法规对辅助生殖技术的要求尚不明确，特别是没有对精子或卵子冷冻的适应证做出规定。《人类辅助生殖技术管理办法》指出，人类辅助生殖技术指运用医学技术和方法对不孕夫妇的配子、合子、胚胎进行人工操作，以达到成功受孕目的的技术，包括人工授精和体外受精 - 胚胎移植技术及其衍生技术两大类。据此可知，精子和卵子保存技术都属于辅助生殖技术范畴，但《人类辅助生殖技术规范》指出，不得对不符合国家人口和计划生育法规和条例规定的夫妇和单身女性实施人类辅助生殖技术，这意味着我国未婚单身女性无法通过辅助生殖技术进行卵子冷冻。从技术层面讲，卵子冷冻避免了胚胎冷冻所带来的伦理、法律或者宗教等方面的问题，对于某些需要保存生育力的女性而言，卵子冷冻是目前较为适用的方法。对于因个人、职业或经济因素而推迟生育的健康已婚女性而言，随着年龄增长，生育力逐渐下降，各种不良妊娠结局的发生风险也显著增加，故提前进行卵子冷冻，可以在一定程度上为女性尤其是高龄女性的生殖健康提供一份保障。综上，我国法律法规及相关条文虽未明确卵子冷冻的适用情况，但其支持基于医疗目的的卵子冷冻，而对于想要在育龄期进行卵子冷冻的单身女性来说，目前尚不具备可行性。

辅助生殖技术日趋成熟，应用辅助生殖技术应严格遵循相关伦理原则。

二、伦 理 原 则

（一）有利原则和不伤害原则

有利原则，也就是做有利的事并将益处最大化，是支持医学发展和指导临床实践的最基本准则。不伤害原则是指临床诊疗或科学研究实践不应具有对受试者身心造成伤害的可能性，同时也不允许对供受者造成实际伤害。生育力保护，即辅助生殖，作为一种新兴的助孕技术，很可能会带来生理上的损伤。相对于男性通过自慰便可取出足够数量的精子而言，手术取出女性卵巢组织或卵母细胞是一个较为繁复且存在一定风险的过程（图 6-1）。取卵及服用促排卵药物可能存在损害女性卵巢正常功能，进而影响女性近远期健康的可能。对于高龄已婚女性来说，风险会更高。卵子冷冻的目的是保存女性生育力，但倘若使用促排卵药物或取卵过程对其今后的生殖健康造成了不可逆损害，那么卵子冷冻技术的实施不但没有帮助到患者，反而造成了更为严重的后果，这种情况对于单身女性而言尤为重要，这或许正是我国明令禁止对单身女性实施取卵手术的原因之一。实际上，在实施卵子冷冻的预备阶段就已经违反了伦理学中"不伤害"这一基本原则。另外，肿瘤治疗技术的进步使得细胞毒性药物治疗后的生育力保存越来越受到关注。对于患有某种严重疾病特别是癌症的患者来说，保留生育力的期望度通常很高。为此，有必要在综合考虑患者年龄、肿瘤分级及癌症在后代中遗传风险的大小等情况后，采取最适宜的生育力保护方法，为患者谋取最大的收益。

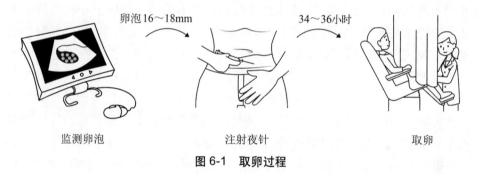

图 6-1　取卵过程

（二）保护子代原则

通过生育力保护技术即辅助生殖技术出生的子代与自然受孕出生的子代享有同等的法律权利和义务，父母对经由辅助生殖技术出生的子代（包括有出生缺陷的孩子）负有伦理、道德和法律上的责任和义务。辅助生殖技术的实施对母亲和胎儿都具有一定风险。实施辅助生殖技术通常要移植多个胚胎，因此可能增加与多胎妊娠及多胎分娩有关的不良结局的发生风险，如剖宫产、早产、低出生体重、婴儿死亡、出生缺陷和致残等。值得注意的是，即便是单胎婴儿，经由辅助生殖技术出生者的低出生体重发生风险也相对较高。移植单个胚胎已被证明具有较高的妊娠率和活产率，故在缺乏限制胚胎移植数量的强制性政策情况下，伦理的约束和监督作用显得尤为重要。

辅助生殖技术是否影响子代远期健康尚缺乏有力的科学证据。辅助生殖取卵、卵子冷冻及复苏等相关操作都有可能对卵子本身造成损伤，因此不能排除其对子代健康可能造成不良影响。截至目前，辅助生殖技术进入临床应用的时间尚短，通过辅助生殖技术出生的孩子年龄尚小，评价辅助生殖技术对子代远期健康影响的条件尚不成熟，还需要更长时间的随访观察，以确定其生物学效应。在这个过程中，如何科学评价辅助生殖各项技术的安全性和有效性是重中之重。随着科学证据的累积，如果证实某项具体技术或某个实施环节会对子代产生或可能产生不可逆的生理或心理损害，医务人员有权利和义务及时停止该项技术。综上所述，如果辅助生殖技术有可能对子代造成生理或心理伤害，那它就违反了生殖医学伦理学"保护子代"这一基本原则。对于要求进行生育力保护的癌症患者来说，最大的伦理问题便是应用此技术是否会给子代带来较高的遗传风险，这是患者和医务人员都很关注的焦点。从现有科学证据看，尚不能明确癌症父母的后代具有更高罹患癌症的风险，因此癌症遗传风险不应作为拒绝向癌症患者实施辅助生殖手术的理由，但在实施前有必要结合具体情况，对手术风险做出更为科学的评估，并告知患者。从另一方面看，癌症患者过早死亡会使孩子失去父亲或母亲，这对孩子来说是不公平的。有观点认为，父母一方早逝会加重孩子的抚养和成长负担，故让很有可能会过早死亡的父母进行生育是不道德的，但大多数伦理学家认为，这不足以成为拒绝为癌症患者实施生育力保护的理由，在实施生育力保护技术时也要考虑患者的人权。

（三）社会公益原则

生育力保护作为一种新生的助孕技术，应严格遵照国家有关法律法规，辅助生殖相关临床实践和科学研究工作也不应违反伦理、道德。例如，在开展辅助生殖技术的过程中不能实施非医学需求的性别鉴定、生殖性克隆技术，更不能将异种配子和胚胎用于人类。随着经济社会的快速发展和医疗保障制度的不断完善，人均寿命延长，老龄化问题越来越突出。已婚女性通过卵子冷冻延后生育年龄，使短期内出生人口数量减少，在一定程度上更加剧了人口老龄化问题，同时也降低了代际繁衍频率，影响人口新老更替。众所周知，低死亡率与低出生率是造成人口老龄化的重要原因。从 2021 年 5 月发布的我国第 7 次人口普查结果来看，年龄超过 60 岁的人口达 18.7%，表明我国老龄化形势比较严峻。人口老龄化会带来社会经济发展动力不足、生产效率降低及生育力下降等问题，基于这一视角，从社会公益考量，有必要从国家政策层面对卵子冷冻等生育力保护技术给予一定程度的约束。再者，大量研究表明 23 ～ 29 岁是女性最佳生育年龄，延后生育使高龄产妇人数越来越多，而高龄妊娠会增加子痫前期、产后出血等不良事件的发生风险，同时子代发生早产、低出生体重等不良结局的风险也会增加，基于这一视角，从社会公益考量，在尊重女性自主生育权的同时，对女性及其子代的生活质量也应予以关注。综上，对女性实施卵子冷冻手术在一定程度上与伦理学的社会公益原则相矛盾。

（四）知情同意原则

生育力保护作为一种特殊的医疗行为，必须经患者同意并签署知情同意书后才能实施。从伦理的角度来看，寻求保护生育力的主要原因是保障将来可能无法生育夫妇的个人自主权。由于夫妇双方和他们的后代都牵涉其中，使得风险评估变得更为复杂。理想情况下，是否对患者实施生育力保护技术应该由一个团队来决定，这个团队应包括不同领域的专家，如生殖内分泌学家、病理学家和心理学家。这些专家在对患者的生理和心理进行全面评估进而决定是否实施生育力保护的基础上，还需要以签署书面知情同意书的形式来保障患者的知情权。此外，如果在临床工作或科研实践中需要引入新技术，实施生育力保护的医务人员还有责任和义务告知患者相关事项，包括实施生育力保护的必要性、具体程序和步骤、可能发生的风险、成功率和术后恢复的费用等。在实践中，对于癌症患者实施生育力保护对其保留生育力具有重要意义，主要是因为癌症化疗药物对卵巢通常具有毒副作用，会导致卵巢储备减少、生育力下降。精子和胚胎冷冻技术虽已趋于成熟，但卵母细胞和卵巢组织冷冻技术仍处于起步阶段。尽管有学者报道了一些利用复苏冷冻卵子或冷冻卵巢组织而成功妊娠的案例，但冷冻卵巢复苏、卵巢移植后仍有部分患者无法恢复生育力，故在实施生育力保护前应向患者明确告知这种不确定性可能带来的风险。综上，由于卵子冷冻技术仍有许多关键问题尚待解决，在实施生育力保护的过程中尤其要注重患者的知情权，切实做好书面知情同意书的签署工作。

（五）保密原则

生育力保护与其他助孕技术一样，应严格遵循保密原则。为最大限度保障患者个人隐私安全，即使是开展一项科学研究，研究者也不可在受试者不知情或知情但不同意的情况下将受试者的姓名、身份证号等个人信息告知第三方；在研究过程中，若需受试者个人相关信息用于标识其身份，则一律以代码表示；为最大限度保障个人信息安全，研究结束后相关纸质材料或电子数据库应在严格审查后妥善保存。研究采集到的相关数据应由专人负责管理，非项目人员不能接触研究数据；利用数据开展统计分析，应删除所有个人可识别信息；未经项目组事先授权，任何个人或机构不得访问数据库。研究负责人应严格按照伦理要求做好数据安全和保密工作。此外，坚持保密原则不仅是对受试者或患者本人的尊重，也是保护其子代权益和利益的内在需求。若涉及赠卵，为切实保护供方和受方及子代的合法权益，应遵循"互盲"原则，即供方和受方保持绝对的"互盲"，供方和实施人类辅助生殖技术的医务人员保持"互盲"，供方和后代保持"互盲"。医疗机构和医务人员应履行好保密义务，充分告知供方相关管理规定，并签署书面知情同意书，受方及医务人员无权查阅可证实供方身份信息的资料，供方也无权查阅可证实受方及其后代身份信息的资料。对于一些青春期以前就因罹患恶性肿瘤而需要开展生育力保护的患者，如果患者尚不能独立承担法律责任、签署知情同意书，可由患者及其监护人联合签署知情同意书，待患者成年、能够独立承担相应法律责任、能够理解生育力保护的意义和风险时，再次签署知情同意书。

（六）严防商业化原则

生育力保护技术在当今的医疗大环境下既有机遇又有挑战。开展生育力保护的医疗机构，应严格遵循相关法律法规（图 6-2），做好生育力保护技术监管工作。为严防商业化，禁止因商业目的而滥用、泛用生育力保护技术；禁止以营利为目的的供精行为，供精应是完全出于自愿的人道主义行为；严禁通过商业广告形式招募捐精者，要以社会能够接受、文明得体的方式扩大募集群体，从而完善精子库。配子捐献者补偿等问题特别是对卵子捐献者的经济补偿，一直是媒体激烈报道的焦点，也是学术辩论的热点。有观点认为捐卵者所获得的经济补偿应该与捐卵者所承担的取卵手术的风险成正比，但随着有的国家人类配子逐步转化为商品（即配子"商品化"），有学者基于伦理学的视角反对向卵子捐赠者支付报酬。针对这一问题，各国相关管理条例不断演变且差别较大。美国生殖医学会认为，从伦理角度来看，女性捐卵治疗不孕症的经济补偿是合理的，并指出补偿应依据捐赠过程相关的误工、交通和其所承担的医疗风险"而并不是捐赠者的个人特征来确定。

（七）伦理监督原则

医学伦理委员会对生育力保护技术的实施应全程予以严格监督，所有以科学实验为目的的生育力保护技术都应在获得医学伦理委员会正式批准后才能予以实施。医学伦理委员

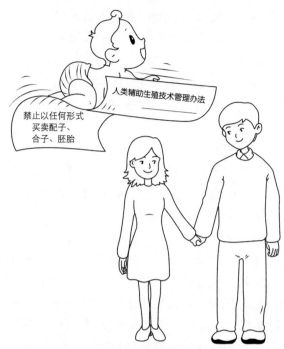

图 6-2   合法合理使用辅助生殖技术

会委员组成应涵盖多个学科，包括医学（如生殖、癌症及遗传学等）、伦理学、心理学及护理和社会科学领域。医疗机构设立完善的生殖医学伦理委员会是发展辅助生殖技术的基础。生殖医学伦理委员会的职责：对人类辅助生殖技术的开展及相关科学研究活动进行监管，对生殖医学进行伦理宣教，并对辅助生殖技术实施过程中所遇到的伦理问题进行审查、质询、论证并提出建议。具体而言，生殖医学伦理委员会首先要审查相关医疗政策和实践行为，包括监督人类辅助生殖技术实施的每个环节，并对任何违反伦理原则的情况及时进行处理。生殖医学伦理委员会还应对高新技术的使用适宜性进行评估，这一职能对促进医疗技术改进与成熟越来越重要。此外，生殖医学伦理委员会还应为解决医疗纠纷提供咨询，为临床诊疗和特殊技术的应用提供伦理道德相关的咨询服务。最后，生殖医学伦理委员会还应为医务人员、患者和社区居民提供医学伦理教育和培训服务。

（尹韶华   李宏田）

第二篇

生殖系统解剖与生理

第 7 章

女性生殖系统发育与生理功能

第一节 生殖器官的发育

胎儿性分化与生殖器官发育是一个复杂的过程。在性分化之前，胚胎原始性腺及生殖器官始基已初步形成。其后的分化、发育取决于性染色体。女性生殖器官的发育分为性未分化与分化两个阶段。

一、性未分化阶段

性未分化阶段(胚胎 6 ～ 7 周前)，男女胚胎具有相同的原始性腺、内生殖器与外生殖器。

(一) 原始性腺形成

性腺是由生殖细胞和体细胞共同组成。生殖细胞的前体细胞是原始生殖细胞(primordial germ cell，PGC)，它们是在个体发育的早期由上胚层细胞特化形成的。人胚胎的原始生殖细胞约在胚胎期第 16 天形成，最初形成的原始生殖细胞只有几十个，它们比周围的细胞体积大，具有典型的干细胞特征及高表达多能性基因。性腺中的体细胞来自生殖嵴 (genital ridge)，生殖嵴是由中胚层发育形成的，位于体腔的背侧。因此，原始生殖细胞形成以后要经过长距离的定向迁移才能到达生殖嵴，与生殖嵴体细胞共同发育为性腺。约在胚胎第 4 周时，胚胎原始生殖细胞出现在靠近卵黄囊壁的内胚层，它们从这里开始，沿着背肠系膜迁移到相当于第 10 胸椎水平处的体腔背部的间质。到达此区域的原始生殖细胞开始诱导中肾和体腔上皮邻近的间胚叶细胞增殖，形成一对生殖嵴 (图 7-1)。生殖嵴表面覆盖一柱状体腔上皮，称为生发上皮。胚胎在第 6 周时，生发上皮内陷并增生成条索状垂直伸入生殖嵴的间胚叶组织中，形成性索，部分性索细胞包围着每个原始生殖细胞。

(二) 内生殖器始基形成

内生殖器始基形成略晚于原始性腺。约在胚胎第 6 周时，源于原肾的中肾(mesonephros)和中肾管 (mesonephric duct) [又称沃尔夫管 (Wolffian duct)] 逐渐下行并开口于原始泄殖腔。此时，在中肾管外侧，体腔上皮向外壁中胚叶凹陷成沟，形成中肾旁管(paramesonephric duct)，又称米勒管 (Müllerian duct)，中肾旁管头部于体腔开口，尾端下行并向内跨过中肾管，双侧中肾旁管在中线融合。此时，胚胎同时含有中肾管和中肾旁管两种内生殖器官始基。

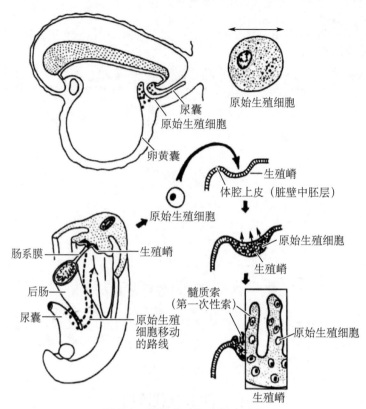

图 7-1   原始生殖细胞与生殖嵴

（三）雏形外生殖器形成

约胚胎第 5 周形成雏形外生殖器。原始泄殖腔两侧组织成褶，并在中线上部融合，形成生殖结节（genital tubercle）。尿直肠隔（urorectal septum）将原始泄殖腔褶分隔成前后两部分：前方为尿生殖褶（urogenital fold），后方为臀褶（anal fold）。尿生殖褶两侧再生一对隆起，称阴唇阴囊隆起（labioscrotal swelling）。

二、性分化阶段

直到胚胎第 12 周，临床才可以明显区分性别。性分化取决于睾丸决定因子和雄激素。

（一）性别决定

性别分化是生物界最普遍的一种现象。人类在几千年之前就开始关注性别分化现象，但是直到 1900 年孟德尔定律被发现，人们才逐渐认识到哺乳类动物个体性别是由其染色体组成决定的。人类有 23 对染色体（2n=46），其中 22 对为常染色体，1 对是性染色体，即女性的染色体为 44+XX，男性的染色体为 44+XY，属于 XY 型性别决定。X 染色体和 Y 染色体在形态上有很大差异，Y 染色体很小，只有 X 染色体的 1/3 左右，而且编码的基因也非常有限。雄性个体是异配性别（heterogametic sex），可产生含有 X 或 Y 的两种雄配子，而雌性个体是同配性别（homogametic sex），只产生含有 X 的一种配子。受精时，X 与 X 结合为 XX，发育成雌性；X 与 Y 结合为 XY，发育成雄性，性比为 1∶1。

自从 1959 年发现 Y 染色体与雄性性别决定有关之后，人们推测 Y 染色体上可能存在着指导睾丸分化的基因，这种基因在人类被命名为睾丸决定因子（testis-determining factor, TDF）。1990 年 Sinclair 等在 Y 染色体短臂上找到了一个足以引起雄性化的更小区段。根据它在染色体上的位置，将其命名为 Y 染色体性别决定区（sex-determining region of Y, SRY），即 *SRY* 基因。

（二）性腺分化

哺乳类动物的性腺由生殖嵴发育形成。原始生殖细胞定向迁移到生殖嵴以后，生殖嵴在发育过程中有两种选择，在不同的性染色体构成的情况下，既可以发育为卵巢（ovary），也可以发育为睾丸（testis）。人胚胎的生殖嵴是在胚胎第 5 周左右形成，位于背壁中线两侧，即背肠系膜的两侧。生殖嵴在形成过程中与中肾相连，其中外侧分化为中肾，内侧间质不断增殖，向腹膜腔突出，形成两条生殖嵴，也称性腺原基。在胚胎第 6 周末，男性和女性的生殖系统在外形上仍无差别，但是细胞和分子水平的微小差异可能已经产生。从胚胎第 7 周开始，男性和女性的生殖系统在外形上开始出现分化。

在哺乳类动物中，性别是由未分化性腺中体细胞的分化决定的。在性别决定过程中，雄性个体的性腺体细胞开始表达 *SRY* 基因，在 *SRY* 基因的作用下体细胞分化成支持细胞（Sertoli cell）。支持细胞形成后就会快速聚集，形成管状结构，并包裹生殖细胞，形成睾丸索或精索结构。在青春期，这些与生殖细胞相连的睾丸索变得空心化，分化成生精小管（seminiferous tubule）结构。

雌性个体中没有 *SRY* 基因，约在胚胎第 12 周，原始性腺发育。原始生殖细胞分化为初级卵母细胞（primary oocyte），体细胞分化为卵巢的颗粒细胞，与源自间质的卵泡膜细胞围绕卵母细胞构成原始卵泡（primordial follicle），形成卵巢。此后，卵巢沿生殖嵴逐渐下降，到达盆腔内的特定位置。

（三）内生殖器衍变

哺乳类动物在胚胎发育过程中会形成中肾的结构，但是它没有肾的泌尿功能，而是在胚胎发育的后期退化。伴随中肾的发育，出现两套管状结构，分别为副中肾管（又称米勒管）和中肾管（又称沃尔夫管）。但是在性别分化完成以后，不同性别的个体只保留了其中一种结构，另外一种退化。

在雄性个体性别分化完成后形成的睾丸支持细胞可分泌一种糖蛋白，称为抗米勒管激素（anti-Müllerian hormone，AMH），又称米勒管抑制因子（Müllerian inhibiting factor, MIF），可使副中肾管退化。同时睾丸间质细胞合成的少量雄激素能够诱导中肾管进一步分化成输精管、附睾、射精管及精囊等结构。

在雌性个体中，颗粒细胞不能合成 AMH，因此中肾旁管不会发生退化。在胚胎第 9 周，双侧中肾旁管头部形成输卵管，原先的体腔上皮内陷仍然存在，成为输卵管向盆腔的开口。双侧中肾旁管尾部彼此融合，其间的纵行间隔消失，形成子宫阴道原基，该原基生成子宫的下部，随着它的增大而接近水平部，形成成人子宫的宫底和大部分子宫体。在胚胎第 9 周，子宫体和子宫颈之间出现一缩窄。子宫内膜和子宫肌层的基质由生殖索周围的间充质发生而来。而与尿生殖窦（urogenital sinus）相连部位的子宫阴道管腔内充满上皮细胞，其部分来自尿生殖窦。混合的上皮细胞团凸入尿生殖窦，称为副中肾管结节。尿生殖窦上端细胞增生，形成实质性的窦 - 阴道球，并进一步增殖形成阴道板（vaginal plate）。阴道板逐渐扩展，增大了子宫和尿生殖窦之间的距离。同时，阴道板将尿生殖窦分为两部分，上部分化成膀胱与尿道，下部分化成真正的尿生殖窦和阴道前庭。自胚胎第 11 周起，阴道板中心部分细胞退化，发生腔化，形成阴道。

（四）外生殖器发育

在内生殖器官分化同时，睾丸间质细胞分泌的雄激素在雏形外阴细胞内 5α- 还原酶作用下，转变为二氢睾酮，并与其相应受体结合，使生殖结节分化为阴茎，阴唇阴囊隆起发育成阴囊。若无睾酮的作用，生殖结节逐步缓慢增大，形成阴蒂，同时尿生殖褶形成小阴唇；阴唇阴囊隆起发育成大阴唇（图 7-2）。

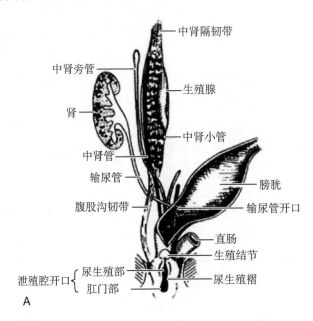

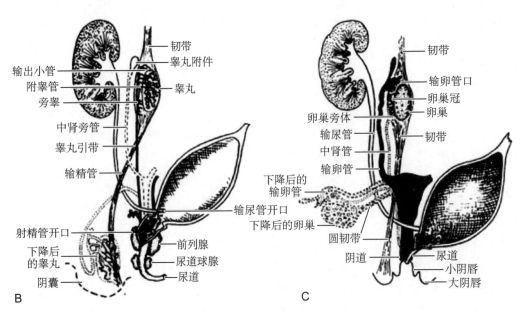

图 7-2 生殖器官发育模式图

A. 未分化期；B. 男性；C. 女性

（薛 晴 徐子衿）

第二节　性腺的发育与功能

一、性腺的发育

女性性腺发育是一个复杂的过程，分为原始性腺形成和性分化两个阶段。

（一）原始性腺形成

胚胎第 5 周初，卵黄囊处的原始生殖细胞沿后肠肠系膜迁移到体腔背部的间质中，诱导中肾和体腔上皮邻近的间胚叶细胞增殖，形成一对生殖嵴。生殖嵴表面覆盖一层柱状体腔上皮，称为生发上皮。胚胎第 6 周时，生发上皮内陷并增生成条索状垂直伸入生殖嵴的间胚叶组织中，形成性索。此期，男女胚胎均有相同的原始性腺，处于性未分化期。

（二）性分化阶段

性染色体决定性腺进一步分化。男性 Y 染色体短臂 IAIA 区有一个 Y 染色体性别决定区（sex determining region of Y，SRY），其可编码睾丸决定因子（testis-determining factor，TDF）诱导睾丸形成。若胚胎细胞不含 Y 染色体，约在胚胎第 12 周，原始生殖细胞逐渐分化成初级卵母细胞，源自体腔上皮的性索皮质的扁平细胞发展为颗粒细胞，与源自间质的卵泡膜细胞一同围绕卵母细胞，构成原始卵泡细胞，并形成卵巢。此后，卵巢沿生殖嵴逐渐下降，到达盆腔内特定位置。

二、卵　　巢

卵巢（ovary）（图 7-3）左右对称分布于子宫两侧，是女性产生和排出卵子并分泌性激素的性腺器官。

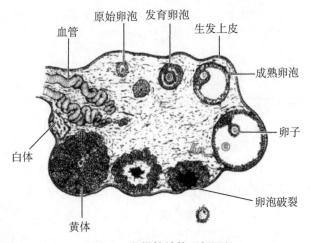

图 7-3　卵巢的结构（切面）

（一）卵巢的解剖

1. 形态　卵巢呈扁椭圆形，位于输卵管伞端的后下方。卵巢的内侧（子宫端）以卵巢固有韧带与子宫相连，外侧（盆壁端）以卵巢悬韧带（骨盆漏斗韧带）连接于骨盆壁，两侧的韧带有固定卵巢的作用。卵巢前缘中部有血管、神经等出入，称为卵巢门（hilum of ovary）。

卵巢的大小和性状随年龄不同有较大差异。青春期以前，卵巢表面光滑；青春期开始出现排卵后，表面呈灰白色，由于其内包含不同发育时期的卵泡，表面逐渐凹凸不平，呈"葡萄"状；育龄期女性的卵巢约 4cm×3cm×1cm 大小，重 5～6g，绝经后女性的卵巢逐渐萎缩。

2.解剖组织学　卵巢的表面无腹膜覆盖，由单层立方上皮覆盖，此上皮称为生发上皮，上皮下有一层致密纤维组织，称卵巢白膜；白膜向内为卵巢实质。卵巢实质可以分为外层的皮质与内层的髓质两部分。皮质为卵巢的主体，其内含有数以万计、大小不等的各级卵泡、黄体和它们退化形成的残余结构及间质，并具有分泌雌激素的作用；髓质在卵巢的中心部位，无卵泡，与卵巢门相连，其内含有疏松的结缔组织与丰富的血管、神经、淋巴管，并有少量平滑肌纤维与卵巢悬韧带相连接。

（二）卵巢的功能

1.卵泡发育过程和排卵　胚胎期，卵巢皮质内即储存了大量的原始卵泡；从青春期开始，这些卵泡会逐渐成熟，不断发育，女性在出生后不会再有新的卵泡形成。

（1）卵泡发育：主要包括卵巢周期前卵泡形成与发育及卵巢周期中卵泡发育和成熟。①卵巢周期前卵泡形成与发育。原始的生殖细胞来自卵黄囊的内胚层，于胚胎第 5 周到达生殖嵴，不断进行有丝分裂，细胞数目增多、体积增大，称为卵原细胞（oogonium），约 60 万个。自胚胎第 11～12 周开始，卵原细胞先后进入第一次减数分裂，称为初级卵母细胞。在胚胎第 16～20 周时生殖细胞数目达到高峰，两侧卵巢最多可含 600 万～700 万个。随后生殖细胞发生不可逆转的闭锁，出生时约剩 200 万个，至青春期只剩下约 30 万个，此过程不依赖促性腺激素，其机制尚不清楚。②卵巢周期中卵泡发育和成熟。女性进入青春期后，卵泡的发育、成熟过程则需要依赖促性腺激素的刺激。通常每月会发育一批卵泡（3～11 个），一般只有一个优势卵泡可以完全成熟并排出卵子，其余的卵泡在发育的不同阶段通过细胞凋亡机制而自行退化，女性一生中一般只有 400～500 个卵泡发育成熟并排卵，占总数的 0.1% 左右。

根据卵泡的形态、大小、生长速度和组织学特点，卵泡的发育过程可以分为原始卵泡、窦前卵泡、窦状卵泡和成熟卵泡 4 个阶段。原始卵泡发育远于月经周期起始之前，原始卵泡发育到窦前卵泡需要 9 个月以上，从窦前卵泡发育到成熟卵泡需经历持续生长期（1～4级卵泡）和指数生长期（5～8 级卵泡），约 85 天。卵泡的发育在结构及功能上需经历复杂的过程，一般卵泡生长的最后阶段约 15 天，是月经周期的卵泡期。

1）原始卵泡（primordial follicle）：胚胎 16 周至出生后 6 个月，单层梭形颗粒细胞包绕初级卵母细胞形成原始卵泡，直径约 0.05mm，是女性的基本生殖单位，也是卵细胞储备的唯一形式。原始卵泡可以在卵巢皮质内处于休眠状态数十年。

2）窦前卵泡（preantral follicle）。初级卵母细胞增大，外周出现透明带，其周围包绕的梭形前颗粒细胞分化为单层柱状颗粒细胞。颗粒细胞的胞膜突起可穿过透明带与卵子的胞膜形成缝隙连接，这些胞膜的接触为卵子的信息传递和营养提供了一条通道。随着卵泡的发育，包绕卵母细胞的颗粒细胞由单层逐渐增殖至 6～8 层（600 个细胞以下）；卵泡基底膜附近的梭形细胞包绕形成卵泡膜的内外两层，即卵泡内膜和卵泡外膜。窦前卵泡的直径为 0.12～0.20mm，出现卵泡生长发育所必备的 3 种特异性受体：卵泡刺激素（follicle-stimulating hormone，FSH）、雌激素（estrogen，E）和睾酮（testosterone，T）受体。

3）窦状卵泡（sinusoid follicle）：颗粒细胞在雌激素和 FSH 的协同作用下产生卵泡液，随着颗粒细胞间积聚的卵泡液增加，最后融合形成卵泡腔，卵泡增大，直径达 0.5mm，称为窦状卵泡。窦状卵泡发育的后期，相当于前一卵巢周期的黄体晚期及本周期卵泡早期，此时血清中的雌激素及孕激素水平很低，解除对下丘脑、垂体的负反馈抑制作用，血清 FSH 水平上升，超过一定阈值后，卵巢内有一组能对 FSH 反应的窦状卵泡群进入了"生长发育轨道"，这种现象称为募集（recruitment）。约在月经周期第 7 天，在被募集的发育卵泡群中，FSH 阈值最低的一个卵泡，优先发育为优势卵泡，其余的卵泡逐渐退化闭锁，这个现象称为选择（selection）。在 FSH 的作用下，窦状卵泡的颗粒细胞获得黄体生成素（LH）受体，并在黄体生成素的协同作用下产生大量雌激素。月经周期第 11 ~ 13 天，优势卵泡增大至 18mm 左右，分泌雌激素量增多，使血清雌激素量达到 300pg/ml 左右，此时成熟卵泡形成。

4）成熟卵泡（mature follicle）：是卵泡发育的最后阶段，又称赫拉夫卵泡（Graafian follicle）。这一时期卵泡的卵泡液急骤增加，卵泡腔及卵泡体积显著增大，直径可达 18 ~ 23mm，此时卵泡向卵巢表面突出，准备排卵，其结构从外到内叙述如下。

卵泡外膜：由致密的卵泡间质组织形成，与卵巢间质无明显界线。

卵泡内膜：由卵巢皮质层间质细胞衍化而来，细胞呈多边形，较颗粒细胞大，含丰富血管。

颗粒细胞：细胞呈立方形，细胞间无血管存在，营养来自外周的卵泡内膜。

卵泡腔：颗粒细胞分泌的大量清亮的卵泡液将卵细胞和周围的颗粒细胞挤到卵泡一侧，形成卵泡腔。

卵丘：颗粒细胞包绕卵细胞，突出于卵泡腔，形成卵丘。

放射冠：直接围绕卵细胞的卵丘颗粒细胞呈放射状排列而得名。

透明带：在放射冠与卵细胞之间有一层很薄的透明膜，其是由颗粒细胞产生并分泌的黏多糖物质形成，称为透明带。

（2）排卵（ovulation）（图 7-4）：卵母细胞及包绕它的卵丘颗粒细胞一起排出卵巢的过程称排卵。排卵前，成熟卵泡可分泌大量雌二醇，血液循环中雌二醇水平达到对下丘脑起正反馈调节作用的峰值（$E_2 \geqslant 200pg/ml$），从而促使下丘脑分泌、释放大量的促性腺激素释放激素（gonadotropin releasing hormone，GnRH），进而刺激垂体分泌、释放大量的促性腺激素（gonadotropin，Gn），并出现 LH/FSH 峰值。在 LH 峰的作用下初级卵母细胞排出第一极体完成第一次减数分裂，成熟为次级卵母细胞。LH/FSH 排卵峰激活卵泡液内蛋白溶解酶活性，溶解卵泡壁隆起的尖端部分，形成排

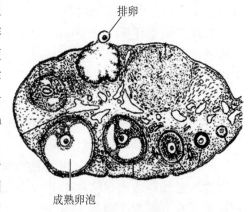

图 7-4　排卵

卵孔（stigma）。同时，排卵前卵泡液中前列腺素显著增加，排卵时达到高峰。前列腺素可促进卵泡壁释放蛋白溶酶，也能够促使卵巢内平滑肌收缩，有助于排卵。LH 峰是即将排

的可靠指标，出现于卵泡破裂前 36 小时。排卵多发生于下次月经来潮前 14 天左右。卵子可由两侧卵巢轮流排出，也可由一侧卵巢连续排出。当排卵发生时，次级卵母细胞及周围的颗粒细胞一起排出，进入输卵管。精子进入卵细胞后，次级卵母细胞进行第二次减数分裂，并释放出第二极体，最终形成单倍体的卵子。排卵后 15 ～ 18 小时卵子受精能力最强，并能维持受精能力，最长达约 30 小时，随后卵子开始出现变性，受精能力迅速减弱甚至消失。

（3）黄体形成及退化：排卵后卵泡液逐渐流出，卵泡腔内的压力逐渐下降，卵泡壁随之塌陷，形成许多皱襞，卵泡壁的卵泡颗粒细胞和内膜细胞在 LH 排卵峰的作用下黄素化，形成颗粒黄体细胞及卵泡膜黄体细胞，黄体细胞的直径明显增大。周围结缔组织形成的卵泡外膜及向内侵入卵泡壁的卵泡颗粒细胞和内膜细胞共同形成黄体，这两种黄体细胞内含有胡萝卜素，使黄体外观呈黄色，该色素含量的多少决定黄体颜色的深浅。排卵后 7 ～ 8 天（相当于月经周期第 22 天左右）黄体体积和功能达到高峰，直径达 1 ～ 2cm，约占卵巢体积的 1/3，并不同程度地凸现在卵巢表面，成熟的黄体能够分泌雌激素和孕激素。正常黄体功能的建立需要排卵前理想的卵泡发育，特别是 FSH 刺激，以及一定水平的持续性 LH 维持。

若排出的卵子受精，则黄体在胚胎滋养层细胞分泌的绒毛膜促性腺激素作用下增大，转变为妊娠黄体，至妊娠 3 个月末才退化。此后胎盘形成并分泌甾体激素维持妊娠。

若卵子未受精，黄体在排卵后 9 ～ 10 天开始退化，其机制尚未完全明确，可能与其分泌的雌激素溶解黄体作用有关，其作用由卵巢局部的前列腺素和内皮素 -1 介导。正常的月经周期内，黄体功能可维持 12 ～ 16 天，平均为 14 天。黄体退化时黄体细胞逐渐萎缩变小，血管减少，细胞萎缩，周围的结缔组织及成纤维细胞侵入黄体，组织纤维化，外观色白，称白体。黄体退化后不再分泌雌激素、孕激素及抑制素，所以 4 ～ 6 天后即可出现月经来潮，与此同时，卵巢中又有新的卵泡发育，开始新的周期。

2. 卵巢性激素的合成及分泌　卵巢合成及分泌的激素主要为雌激素、孕激素及少量雄激素。由于这些激素的结构与胆固醇相似，都有一个亲脂性四环含碳化合物的基本骨架，即环戊烷多氢菲环核（perhydrocyclopentanophenanthrene），又称甾体核，故此类激素称为甾体激素（steroid hormone）。排卵前，雌激素由卵泡膜细胞及颗粒细胞共同合成；排卵后，黄体细胞分泌大量的雌激素及孕激素，参与卵巢功能及下丘脑、垂体功能的调节。

（1）甾体激素的生物合成与分泌：卵巢甾体激素生物合成需要多种羟化酶及芳香化酶的作用，其合成过程包括一系列对胆固醇按次序的修饰，导致侧链去除，烯键位置的变化及加上羟基，总体是从胆固醇到孕烷、雄烷，最后变成雌烷家族。

卵巢甾体激素的合成由卵泡膜细胞及颗粒细胞共同完成。在 LH 的刺激下，卵泡膜内胆固醇经线粒体内细胞色素 P450 侧链裂解酶催化，形成孕烯醇酮（pregnenolone），这是性激素合成的限速步骤。孕烯醇酮进入细胞质，通过Δ4 和Δ5 两条途径合成雄烯二酮（androstenedione，A），A 经 17β- 羟类固醇脱氢酶催化，形成睾酮（testosterone，T）。黄体酮是通过Δ4 途径合成的（图 7-5）。卵泡膜细胞在 LH 的作用下以胆固醇为原料合成孕激素再转化成雄激素，这一过程在不同大小的卵泡中均能进行。卵巢雌激素的合成是由卵泡膜细胞和颗粒细胞在 FSH 及 LH 的作用下共同完成的：卵泡膜细胞合成睾酮和雄烯二酮透

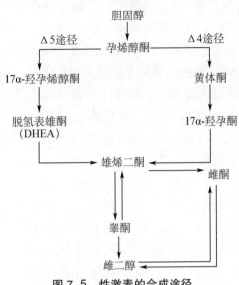

过基底膜从卵泡膜细胞进入颗粒细胞，在 FSH 作用下，颗粒细胞中的芳香化酶被激活，将睾酮和雄烯二酮转变为雌二醇和少量雌酮，进入血液循环和卵泡液。

（2）甾体激素的代谢：甾体激素可与血浆蛋白结合，使其分为结合和非结合两种形式。97% 以上的睾酮和雌二醇与血浆蛋白结合，包括与睾酮雌二醇结合球蛋白（testosterone-estradiolbinding globulin，TEBG）的特异结合和与白蛋白的非特异性结合。

图 7-5　性激素的合成途径

通常在血液中测得的是甾体激素的总浓度。一般认为非结合部分是生物学上的重要部分，因为它经毛细血管床可自由地弥散进入组织；与蛋白结合部分则是甾体激素的主要储存库。与白蛋白结合的部分，由于其低亲和力和快速解离率，被看作是等同于游离的和有生物活性的甾体。关于甾体激素和血浆蛋白结合的生物学意义，迄今尚无实验证明它有助于甾体激素进入细胞，但有学者认为与特异蛋白结合可能起到调节游离形式甾体量多少的作用，从而调节激素的反应性。

甾体激素主要在肝内代谢。雌二醇的代谢产物为雌酮及其硫酸盐、雌三醇、2- 羟雌酮等，主要经肾排出；有一部分经胆汁排入肠内可再吸收入肝，即肝肠循环。孕激素主要代谢为孕二醇，经肾排出体外；睾酮代谢为雄酮、原胆烷醇酮，主要以葡萄糖醛酸盐的形式经肾排出体外。

（3）卵巢性激素分泌的周期性变化

1）雌激素：卵泡开始发育时分泌雌激素量很少；至月经第 7 天卵泡分泌雌激素的量迅速增加，并于排卵前形成高峰。排卵后卵泡液中的雌激素会释放至腹腔，使血液循环中的雌激素出现暂时下降。在排卵后 1 ～ 2 天，黄体开始分泌雌激素，使血液循环中雌激素又逐渐上升。排卵后 7 ～ 8 天黄体成熟时，血液循环中雌激素第二高峰形成，此峰低于排卵前第一高峰。此后，黄体萎缩，雌激素水平急剧下降，于月经期前达最低水平。

2）孕激素：以黄体酮为主，黄体酮又称孕酮。在卵泡期早期，卵巢不合成黄体酮，排卵前成熟卵泡的颗粒细胞在 LH 排卵高峰的作用下黄素化，激活胆固醇侧链裂解酶、17α- 羟化酶等，使胆固醇转化为黄体酮，并开始分泌少量黄体酮。排卵后由于血管侵入颗粒细胞层，使黄体颗粒细胞内合成黄体酮的胆固醇增加，进而黄体酮分泌逐渐增加并释放至血液循环。至排卵后 7 ～ 8 天黄体成熟时，分泌量达最高峰，以后逐渐下降，到月经来潮时降至卵泡期水平。

3）雄激素：女性雄激素主要来自肾上腺；卵巢也能分泌部分雄激素，包括睾酮、雄烯二酮和脱氢表雄酮。卵巢内膜细胞是合成分泌雄烯二酮的主要部位，卵巢间质细胞和门细胞主要合成与分泌睾酮。排卵前在黄体生成素的作用下，卵巢合成雄激素会有所增加，一方面可促进非优势卵泡闭锁，另一方面可提高性欲。

（4）卵巢性激素的作用：甾体激素具有脂溶性，其游离形式主要通过扩散方式进入细胞内，与靶细胞内特异受体结合，使后者在结构上发生构象变化，从而成为有活性的分子，再与特定基因上的元件结合，发挥激活或抑制基因表达的调控作用。一个基因被激活后，RNA 聚合酶转录基因中的遗传信息，形成前信使核糖核酸（pre-mRNA），经剪切为 mRNA 后进入胞质，在核糖体上翻译成基因编码的蛋白，再经过后加工过程，最后形成有生物学功能的蛋白，发挥相应的生物效应。

1）雌激素的生理作用：作用比较广泛，雌激素受体除分布于女性生殖道及乳腺外，还存在于肝、骨骼、心脏、血管等器官。就女性的生殖系统而言，雌激素的主要作用如下。①子宫内膜：雌激素使内膜间质和腺体增殖和修复。②子宫肌：雌激素促进子宫平滑肌细胞的增生肥大，使肌层增厚；增进血供，促使和维持子宫发育；增加子宫平滑肌对缩宫素的敏感性。③宫颈：雌激素使宫颈口松弛、扩张，宫颈黏液分泌增加，性状变稀薄，富有弹性，易拉成丝状，有利于精子通过。④输卵管：雌激素促进输卵管肌层发育及上皮的分泌活动，并可加强输卵管肌节律性收缩的振幅，有利于卵细胞或受精卵向子宫方向运动。⑤雌激素使阴道上皮基底层细胞增生、分化、成熟及表浅上皮细胞角化，黏膜变厚，并增加细胞内糖原含量，使阴道维持酸性环境。⑥外生殖器：雌激素使阴唇发育、丰满、色素加深。⑦第二性征：雌激素使乳腺管增生，乳头、乳晕着色，促使其他第二性征的发育。⑧卵巢：雌激素协同促性腺激素促进卵泡发育。⑨下丘脑、垂体：雌激素通过对下丘脑、垂体的正负调节，控制促性腺激素的分泌。⑩代谢作用：雌激素促进水钠潴留；促进肝高密度脂蛋白合成，抑制低密度脂蛋白合成，降低循环中胆固醇水平，维持血管张力，保持血流稳定；维持和促进骨基质代谢，对肠道钙的吸收、肾脏钙的重吸收及钙盐、磷盐在骨质中沉积均具有促进作用，以维持正常骨质。

2）孕激素的生理作用：孕激素通常在雌激素作用的基础上发挥作用，其主要生理功能如下。①子宫内膜：孕激素使增殖期子宫内膜转化为分泌期内膜，为受精卵着床及其后的胚胎发育做好准备。②子宫肌：孕激素降低子宫平滑肌兴奋性及其对缩宫素的敏感性，从而抑制子宫收缩，有利于胚胎及胎儿宫内生长发育。③宫颈：孕激素使宫颈口闭合，黏液变黏稠，形成黏液栓阻塞宫颈口，阻止精子及微生物进入。④输卵管：孕激素使输卵管上皮纤毛细胞和宫腔黏液的分泌减少，抑制输卵管肌节律性收缩的振幅。⑤阴道上皮：孕激素加快阴道上皮细胞脱落。⑥乳房：孕激素促进乳腺腺泡发育。⑦下丘脑、垂体：孕激素在月经中期具有增强雌激素对垂体 LH 排卵峰释放的正反馈作用；在黄体期对下丘脑、垂体有负反馈作用，抑制促性腺激素分泌。⑧代谢作用：孕激素促进水钠排泄。⑨体温：黄体酮对体温调节中枢具有兴奋作用，可使基础体温在排卵后升高 0.3 ～ 0.5℃。临床上可以此作为判断是否排卵、排卵日期及黄体功能的标志之一。⑩孕激素与雌激素的协同和拮抗作用：一方面，孕激素在雌激素作用的基础上，进一步促进女性生殖器和乳房的发育，为妊娠做好准备，两者有协同作用；另一方面，雌激素和孕激素又有拮抗作用，雌激素促进子宫内膜增生及修复，孕激素则限制子宫内膜增生，并使增生的子宫内膜转化为分泌期子宫内膜。其他拮抗作用表现在子宫收缩、输卵管蠕动、宫颈黏液变化、阴道上皮细胞角化和脱落，以及水钠潴留与排泄等方面。

3）雄激素的生理作用。①对女性生殖系统的影响：自青春期开始，雄激素分泌增加，促使阴蒂、阴唇和阴阜发育，促进阴毛、腋毛生长。但雄激素过多会对雌激素产生拮抗作用，如减缓子宫及其内膜的生长和增殖，抑制阴道上皮的增生和角化。长期使用雄激素，可出现男性化的表现。雄激素还和性欲有关。②对机体代谢功能的影响：雄激素能促进蛋白合成，促进肌肉生长，并刺激骨髓中红细胞的增生。在性成熟前，雄激素促使长骨骨基质生长和钙的保留；性成熟后雄激素可导致骨骺关闭，使生长停止。雄激素可促进肾远曲小管对水钠的重吸收并保留钙。

3. 卵巢分泌的多肽物质　卵巢除分泌甾体激素外，还分泌一些多肽激素、细胞因子和生长因子。抑制素是一种由卵巢颗粒细胞分泌的异二聚体蛋白质激素，完整的抑制素分子是一个分子量约为 32kDa 的分子，由 2 个不同的亚单位（α 和 β）经二硫键连接而成。β 亚单位再分为 βA 和 βB，形成抑制素 A 和抑制素 B。抑制素 B 的主要作用是通过对 FSH 的负反馈作用调节配子发育，通过对它的检测，可以监测女性的性腺功能。此外，卵巢还可以分泌白细胞介素 -1、肿瘤坏死因子 -α、胰岛素样生长因子、血管内皮生长因子、表皮生长因子、成纤维细胞生长因子、转化生长因子、血小板衍生生长因子等细胞因子和生长因子，其通过自分泌或旁分泌形式也参与卵泡生长发育的调节。

（薛　晴　李　昕）

第三节　性腺轴及其功能调节

正常的生殖内分泌功能是保证人类良好生殖功能的基础之一。在脑部存在 2 个调节生殖功能的重要器官，即下丘脑和脑垂体，两者与女性的排卵周期存在动态的反馈关系，一方面是下丘脑 - 垂体生殖激素对卵巢功能的调节，另一方面是卵巢激素对下丘脑 - 垂体生殖激素的反馈调节，这一体系称为下丘脑 - 垂体 - 卵巢轴（hypothalamic-pituitary-ovarian axis，HPO）（图 7-6）。

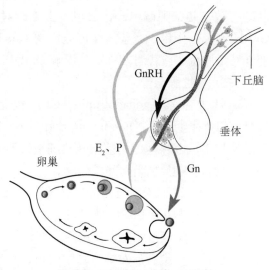

图 7-6　下丘脑 - 垂体 - 卵巢轴

一、中枢生殖调节激素

（一）促性腺激素释放激素

下丘脑能产生多种神经肽类激素，经血液到达腺垂体，调节腺垂体相应激素的合成和分泌，其中促性腺激素释放激素（gonadotrophin releasing hormone，GnRH）是与生殖内分泌调控关系最为密切的激素。

GnRH 是 8 号染色体短臂上的基因编码的十肽激素，由 10 种氨基酸（焦谷氨酸、组氨酸、色氨酸、丝氨酸、酪氨酸、甘氨酸、亮氨酸、精氨酸、脯氨酸等）组成。天然 GnRH 在血液中降解迅速，半衰期仅为 2 ～ 4 分钟，因此在血液中几乎检测不到。

GnRH 的神经元大部分集中于下丘脑弓状核，弓状核内部固有的节律决定了 GnRH 呈现出间歇而规律的脉冲式分泌。卵巢周期的不同时期 GnRH 脉冲的频度与幅度是不同的。在月经周期的前半周期 GnRH 的脉冲频率约为 60 分钟 1 次，月经后半周期，由于孕激素的作用，GnRH 的脉冲频率延长为 90 ～ 120 分钟 1 次。

GnRH 分泌神经元与其他神经元交互连接，因此，多种神经递质、激素及生长因子可交互作用并调节 GnRH 释放。GnRH 分泌调节机制尚未完全阐明，已知的因素有以下几种。

1. 性激素的反馈调节　GnRH 的分泌还受来自血流的激素信号的调节，如垂体促性腺激素和卵巢分泌的雌激素、孕激素的反馈调节，包括促进作用的正反馈和抑制作用的负反馈。反馈调节又分为长反馈、短反馈和超短反馈。长反馈是指性腺分泌到循环中的性激素的反馈作用，性腺激素分泌过度增多时，可抑制下丘脑 - 垂体激素的分泌，使其分泌减少；反之，性腺激素分泌过分减少时，则可促进下丘脑 - 垂体激素的分泌，使其分泌增加。短反馈是指垂体促性腺激素的分泌对 GnRH 分泌的反馈作用，超短反馈是指 GnRH 对其本身的抑制作用。通过这些负反馈调节，机体生殖内分泌环境的稳态得以维持。

2. 神经调控　中枢神经系统通过边缘系统、新皮质、中脑等区与下丘脑有复杂的神经联络，体内外的各种刺激通过神经通路影响下丘脑的脉冲式分泌。位于视交叉前区内接受雌激素的 γ- 氨基丁酸（γ-aminobutyric acid，GABA）神经元对 GnRH 分泌的反馈可能起作用。下丘脑中分泌的亲吻肽（kisspeptin）对正常的 GnRH 分泌也起着重要的作用。

3. 局部神经递质的调控　脑内多种神经递质都能影响 GnRH 的脉冲式分泌。GnRH 脉冲释放受儿茶酚胺中介，去甲肾上腺素对 GnRH 起刺激作用，而多巴胺及 5- 羟色胺对 GnRH 起抑制作用，儿茶酚胺可能影响 GnRH 释放的频率及幅度，药物或精神因素可能改变儿茶酚胺合成或代谢，进一步影响 GnRH 脉冲释放从而改变垂体功能。

（二）促性腺激素

促性腺激素（gonadotropin，Gn）包括卵泡刺激素（follicule-stimulating hormone，FSH）和黄体生成素（luteinizing hormone，LH）。FSH 和 LH 在下丘脑促性腺激素释放激素的调控下，由腺垂体促性腺激素细胞，即腺垂体嗜碱性细胞分泌，腺垂体对 GnRH 的脉冲式刺激起反应，也呈脉冲式分泌。

FSH 和 LH 均为糖蛋白激素，糖蛋白激素为异二聚体，由 2 个非共价键连接的亚单位 α 和 β 组成，其中 α 亚基均是相同的，β 亚基根据激素的独特生物特异性有所不同。

FSH 和 LH 经过细胞内作用后大部分与受体分离而继续运行至血液循环中，部分 Gn 可与相应组织受体结合后发挥生物学作用，其余的经肝代谢，肝将 Gn 的涎酸部分分解去除，剩余的经肾排泄。LH 代谢和排泄较快，半衰期为 30 分钟。FSH 半衰期为 3 小时。

垂体 Gn 的分泌主要受 GnRH 的调控，脉冲分泌的 GnRH 刺激 LH 和 FSH 分泌，持续的 GnRH 作用则抑制 LH 和 FSH 分泌。此外，Gn 还受中枢神经系统的神经递质调控，以及卵巢激素的反馈调节。

1. 雌激素的调节　雌激素的负反馈调节可以从下丘脑和垂体两个水平发挥作用。在卵泡早期，一定水平的雌激素负反馈作用于下丘脑，并降低垂体对 GnRH 的反应性，从而实现对垂体 Gn 脉冲式分泌的抑制。在卵泡期晚期，随着卵泡发育成熟，高水平的雌激素能够增强垂体对 GnRH 的敏感性，正反馈刺激 FSH 峰和 LH 峰。在黄体期，雌激素可协同孕激素负反馈作用于下丘脑。

2. **孕激素的调节**　在排卵前，低水平的孕激素可增强雌激素对 Gn 的正反馈作用。在黄体期，高水平的孕激素能够通过降低 GnRH 脉冲频率负反馈抑制 Gn 分泌。

3. **卵巢其他激素的调节作用**　雄激素能抑制垂体合成分泌 Gn 的 α 亚基和 LH 的 β 亚基，但不影响 FSHβ 亚基的基因表达。抑制素是由卵巢的颗粒细胞和腺垂体促性腺激素细胞分泌的一种肽类激素，能选择性抑制 FSH 基因表达，减少 FSH 的合成与分泌。

Gn 通过与 Gn 受体结合发挥其生殖调节作用，Gn 受体主要表达于性腺组织。在女性 FSH 受体主要存在于卵巢颗粒细胞，LH 受体则存在于女性卵泡膜细胞和黄体细胞。Gn 最重要的功能是促进卵泡的生长发育，调节各类性激素的合成和分泌。FSH 是卵泡发育必需的激素，主要生理作用是促进窦前卵泡及窦状卵泡的生长发育；激活颗粒细胞芳香化酶，促进雌二醇的合成与分泌；调节优势卵泡的生长发育和非优势卵泡的闭锁；在卵泡晚期与雌激素协同，诱导颗粒细胞生成 LH 受体，为排卵及黄素化做准备。LH 的主要生理作用是在卵泡期刺激卵泡膜细胞合成雄激素，为雌二醇的合成提供底物；LH 峰是诱发排卵的关键因素，LH 在排卵前促使卵母细胞进一步成熟及排卵；在黄体期维持黄体功能，促进孕激素、雌激素合成与分泌。

二、卵巢类固醇激素

类固醇激素（steroid hormone）均来自胆固醇，故而得名。生殖内分泌类固醇激素主要包括雌激素、孕激素及雄激素。

（一）雌激素

雌激素是女性体内最重要的性激素之一，天然存在的雌激素有雌二醇（estradiol，E_2）、雌酮（estrone，E_1）和雌三醇（estriol，E_3）。女性体内大部分雌激素由卵巢合成分泌，少部分由肾上腺皮质分泌。

卵巢雌激素的合成是在卵泡膜细胞和颗粒细胞两种细胞的参与下完成的。卵泡膜细胞上存在许多 LH 受体，LH 与受体结合后，通过第二信使环磷酸腺苷（cAMP）促进胆固醇向雄烯二酮转化。一部分雄烯二酮在膜细胞内可以转化为雌二醇，生成的雌二醇由内膜细胞进入血液循环；但大部分雄烯二酮则由膜细胞提供给颗粒细胞。颗粒细胞表面存在大量的 FSH 受体，FSH 通过激活第二信使 cAMP 促进颗粒细胞芳香化酶表达，从而促进雌二醇生成。颗粒细胞表达的芳香化酶可将进入颗粒细胞的雄烯二酮转化为雌二醇。由颗粒细胞合成的雌二醇主要进入卵泡液。另外，成熟的颗粒细胞也表达 LH 受体，LH 也促进颗粒细胞内雌二醇的合成。因此，单独的膜细胞或颗粒细胞都不能生成雌二醇，雌二醇需要卵泡膜细胞、颗粒细胞两种细胞，以及 LH 和 FSH 两种促性腺激素的协同作用，故雌激素的合成又称两细胞 - 两促性腺激素学说（two-cell，two-gonadotropin hypothesis）（图 7-7）。

雌二醇在血液中主要以结合形式存在，只有约 2% 以游离形式存在，37% ～ 38% 与特异的 β 球蛋白性激素结合球蛋白（sex hormone binding globulin，SHBG）结合，60% 与白蛋白结合。雌酮与雌二醇主要与白蛋白结合，与 SHBG 的结合力非常弱。雌激素主要在肝

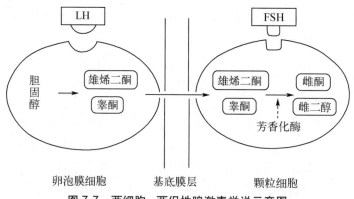

图 7-7　两细胞 - 两促性腺激素学说示意图

内代谢，雌二醇和雌酮的代谢产物是雌三醇，雌三醇与葡萄糖醛酸或硫酸盐结合后，大部分经由尿液排出体外，小部分由胆汁排出，参与肝肠循环。"雌激素的肝肠循环"，即雌激素经过肝时与胆汁一同排入肠道，进入肠道内的雌激素可被再次吸收入血而再次被利用，余下极少部分未被肠道吸收的雌激素从肠道排泄出去。

人体内主要有 2 种雌激素受体，即雌激素受体 α（ER-α）和雌激素受体 β（ER-β）。雌激素受体广泛分布于全身各组织器官，除生殖道及乳腺外，肝、肾、心血管系统、脑等组织器官也含有雌激素受体。

雌激素在体内具有广泛的生理学作用，它的主要作用是促进和维持女性生殖器官的发育及第二性征的出现。3 种雌激素中雌二醇作用最强，雌酮次之，雌三醇最弱。雌激素参与调控卵泡生长发育，主要作用于卵泡膜细胞和颗粒细胞。雌激素促进颗粒细胞有丝分裂，上调颗粒细胞 FSH 和 LH 受体，同时激活芳香化酶，进一步促进雌激素合成。雌激素在优势卵泡选择机制中占重要地位。一方面，雌激素在卵泡内与 FSH 相互作用，提高卵泡对 FSH 的敏感性；另一方面，雌激素对垂体 FSH 分泌有负反馈抑制作用。卵泡早中期，随卵泡发育和雌激素分泌的增加，FSH 分泌下降。分泌雌激素能力强的并对 FSH 敏感的卵泡被选择为优势卵泡。而分泌雌激素能力较差的卵泡，FSH 分泌减少时使 FSH 敏感性差的卵泡闭锁。

（二）孕激素

孕激素主要包括黄体酮和 17α- 羟孕酮等，它们都是其他类固醇激素合成的重要中间产物。其中，黄体酮是黄体分泌的主要类固醇激素。

黄体酮主要在黄体卵泡膜细胞和黄体颗粒细胞中合成，低密度脂蛋白（low density lipoprotein，LDL）中的胆固醇是黄体酮合成的重要底物。卵泡期，颗粒细胞周围缺乏毛细血管供给 LDL，卵泡液中也缺乏 LDL，因此，此时的颗粒细胞不能分泌黄体酮。排卵后，卵泡黄素化，同时黄体内毛细血管增生，颗粒细胞可以获取大量的 LDL，进而大量合成黄体酮。人绒毛膜促性腺激素（hCG）能促进黄体细胞 LDL 受体表达，从而促进黄体酮合成，增强黄体功能。在月经周期的黄体期，黄体颗粒细胞和卵泡膜细胞分泌大量黄体酮，使血液中孕激素水平显著升高，排卵后 6 ～ 8 天达峰值。若卵子未受孕，月经前，黄体功能衰竭，黄体细胞分泌黄体酮的能力下降，孕激素水平也逐渐下降至卵泡期水平。

　　孕激素分泌入血后，大部分与皮质类固醇结合蛋白结合，少数以游离形式存在。黄体酮主要经肝代谢，孕二醇是其代谢产物。孕二醇与葡萄糖醛酸结合，经尿液排出。

　　人体内存在两种孕激素受体，即孕激素受体 A（progestin receptor A，PR-A）和孕激素受体 B（progestin receptor B，PR-B）。在转录水平上，雌激素诱导孕激素受体（PR）生成，孕激素则可以在转录和翻译两个水平上降低它的生成。其虽为同一基因表达，却是由不同的启动子引发转录的结果，构成了一个复杂的转录调节系统。孕激素受体均与某些附加蛋白相关，便于与激素结合发挥受体活性。

（三）雄激素

　　卵巢内生成的雄激素主要为雄烯二酮，仅有少量的睾酮及脱氢表雄酮（dehydroepian-drosterone，DHEA）等，主要由卵巢膜间质细胞分泌。雄激素是由孕烯醇酮合成雌激素过程中的关键中间产物。由孕烯醇酮转化为雄激素有两条途径：一条途径是在 17α- 羟化酶（CYP17）、17，20- 裂解酶（CYP17）和 3β- 脱氢酶（3β-HSD）作用下，孕烯醇酮经羟化、裂解、脱氢逐步转化为脱氢表雄酮和雄烯二酮；另一条途径是先在 3β-HSD 作用下脱氢，再经 CYP17 作用羟化、裂解生成雄烯二酮（图 7-5）。

　　雄激素在体内主要以结合形式存在，只有少部分以游离形式存在，约 97% 的睾酮与性激素结合球蛋白（sex hormone binding globulin，SHBG）结合。雄激素主要经肝代谢，经尿液排出。

　　雄激素是合成雌激素的重要前体，也是维持女性生殖功能的重要激素之一。腋毛和阴毛的生长依赖于雄激素的作用，雄激素对维持女性性欲也非常重要。雄激素过多会影响卵泡的正常生长发育，进而影响排卵，最终导致月经不调甚至不孕。目前最常见的生殖内分泌疾病——多囊卵巢综合征，主要临床特点即为高雄激素血症或高雄激素临床表现（多毛、皮肤痤疮等）。

三、性腺轴在月经周期中的调控作用

　　月经周期的长短取决于卵泡生长发育的速率和质量，即卵泡期的长短。在一次月经周期的黄体萎缩后，雌激素、孕激素水平降至最低，对下丘脑和垂体的抑制解除，下丘脑又开始分泌 GnRH，使垂体 FSH 分泌增加，促进卵泡发育，分泌雌激素，子宫内膜发生增殖期变化。随着雌激素逐渐增加，其对下丘脑的负反馈增强，抑制下丘脑 GnRH 的分泌，使垂体 FSH 分泌减少。随着卵泡逐渐发育，接近成熟时卵泡分泌的雌激素达 200pg/ml，并持续 48 小时以上，对下丘脑和垂体产生正反馈作用，形成 LH 和 FSH 峰，两者协同作用，促使成熟卵泡排卵。排卵后循环中 LH 和 FSH 急剧下降，在少量 LH 和 FSH 作用下，黄体形成并逐渐发育成熟。黄体主要分泌孕激素，也分泌雌二醇，使子宫内膜发生分泌期变化。排卵后第 7 ～ 8 天循环中的孕激素达到高峰，雌激素也达到又一高峰。由于大量孕激素、雌激素的共同负反馈作用，又使垂体 LH 和 FSH 分泌相应减少，黄体开始萎缩，雌激素、孕激素分泌减少，子宫内膜失去性激素支持，发生剥脱而导致月经来潮。雌激素、孕激素减少解除了对下丘脑和垂体的负反馈抑制，FSH 分泌增加，卵泡开始发育，下一月经周期重新开始，如此周而复始（图 7-8）。

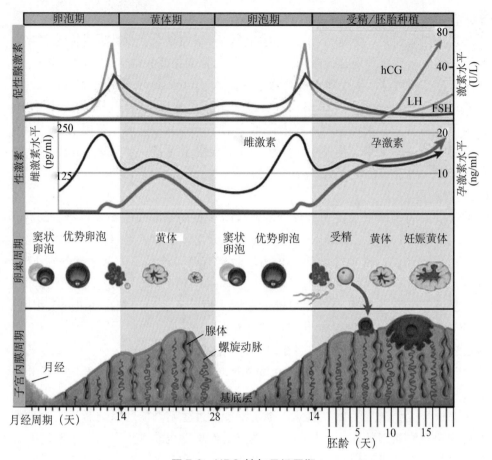

图 7-8　HPO 轴与月经周期

（薛　晴　徐子衿）

第8章

男性生殖系统发育与生理功能

第一节 男性生殖系统解剖

一、睾 丸

男性的睾丸位于阴囊内，呈椭圆形，表面光滑，左、右各一，一般情况下左侧睾丸的位置会比右侧略低。

（一）睾丸的一般结构

睾丸是男性非常重要的内生殖器官，表面有一层坚厚的纤维膜，称为白膜。睾丸后缘白膜增厚折叠深入睾丸内形成睾丸纵隔，将睾丸实质分成 100～200 个锥形的睾丸小叶。每个睾丸小叶内含有 2～4 条生精小管，生精细胞是构成这些生精小管的上皮细胞，能产生精子。

睾丸中生精小管汇集成精直小管，精直小管再交织成睾丸网，精子在睾丸聚集，并最终通过输出小管进入附睾。

（二）睾丸的主要细胞

睾丸中最主要的细胞是生精细胞，它完成了睾丸的主要功能——产生精子。生精细胞镶嵌在支持细胞上，支持细胞为其提供营养支持，还吞噬消化生精细胞的代谢产物，参与形成血 - 睾屏障，起到保护作用，同时支持细胞分泌的抑制素，可以一定程度反映生精能力。生精细胞之间存在间质细胞，间质细胞产生雄激素。此外，还有一些具有收缩功能的类肌细胞，类肌细胞收缩促进精子排出。

（三）睾丸的血供、淋巴管和神经

睾丸的血管、神经和淋巴管主要位于睾丸后面，与附睾和输精管的起始段相接触。睾丸的主要血供为睾丸动脉，其旁边有精索上神经，负责支配睾丸的感觉及相关功能。睾丸内的淋巴管主要集中于白膜上，大部分汇入腰淋巴结。

二、附 睾

（一）附睾的形态和结构

附睾外形如月牙，由上向下贴附于睾丸的后缘，附睾是由睾丸输出小管弯曲盘绕交汇

而成。附睾由上向下可分为附睾头、附睾体和附睾尾，附睾头是由众多输出小管盘绕形成，输出小管逐渐交汇融合形成附睾体部，最终汇聚成一条细小的附睾管，为附睾尾部。附睾管向上移行为输精管。

（二）附睾的功能

附睾由多数曲折、细小的管子构成，一面连接着输精管，一面连接着睾丸的精曲小管。精子在附睾继续生长为成熟的精子。

（黄亮亮　邓军洪）

三、输　精　管

输精管是一对弯曲的细管，起于附睾尾端，沿睾丸后缘上行进入精索。精子从睾丸产生后，经过蜿蜒漫长的附睾管后进入输精管。输精管的内径比附睾管更大，也更直，位于精索后内侧，在阴囊表面可以摸到。男性做绝育手术即在此部位结扎输精管。

输精管经腹股沟管进入盆腔，沿膀胱的两边向后走行，在膀胱的后面，输精管和精囊汇合，形成射精管。

四、射　精　管

射精管由输精管和精囊汇合而成，穿过前列腺再汇入尿道。平时射精管在尿道的开口关闭，以保证尿液不会倒流入射精管。精子到达射精管，完成射精。精囊液里的果糖是精子的重要营养物质。性高潮时，射精管剧烈收缩，精子被射出。

（欧阳斌　邓军洪）

五、精　　囊

精囊像睾丸一样左、右各一，不仅是储存精子的地方，也可以分泌精囊液，营养精子。

（一）精囊的形态和结构

精囊又称精囊腺，为长椭圆形的囊状器官，位于前列腺的后上方、膀胱底的后方、输精管壶腹的外侧，表面凹凸不平，长 4 ～ 6cm，容量为 2 ～ 4ml，呈前后扁平的棱锥形囊体（图 8-1）。精囊由迂曲的管道组成，其下端细直为排泄管，与输精管壶腹部末端汇合成射精

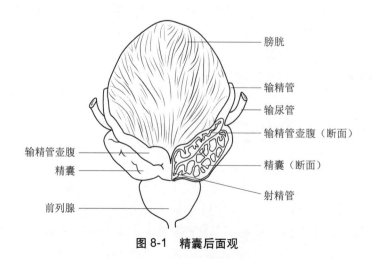

膀胱

输精管

输尿管

输精管壶腹（断面）

输精管壶腹

精囊

精囊（断面）

前列腺

射精管

图 8-1　精囊后面观

管。射精管长约 2cm，由前列腺底穿入前列腺，开口于精阜上，也是输送精子的一部分通道。

（二）精囊的功能

精囊不仅仅是储存精子的地方，精囊有管腺，可以分泌精囊液，是男性附属性腺之一。精囊的分泌物是精浆的主要来源，它与前列腺、尿道球腺的分泌物，以及储存在附睾尾部和输精管内的精子共同混合成精液。精囊分泌弱碱性的淡黄色液体，内含果糖、前列腺素等成分，果糖为精子的运动提供能量。对精液进行分段化验表明，最后射出的一部分精液是精囊分泌物和少量的精子。同其他部分的精液相比，这些精子是不运动的或者少运动的，且常是形态异常的，如精子尾部畸形。精囊内的精子很可能是由于在性静止期内精液流入精囊腺，频繁射精的男性精囊内精子很少。性静止期越长，精囊内积存的精子数目越多，精子的质量越差。精囊分泌物中果糖含量很高，是精子排出体外后运动的主要能量来源。精液中的前列腺素，过去认为来自前列腺分泌物，因而命名为"前列腺素"，现已证明其来自精囊。精囊分泌物中有多种前列腺素，有的使子宫颈松弛，有的能增强精子运动及穿过宫颈黏液，从而提高受精率。精囊分泌物中的凝固酶可以使射出的精液暂时凝固，以限制精子活动，节约能量而有利于后续的受精。

六、前 列 腺

前列腺是男性独有的器官，是男性附属性腺中最大的实质性器官，内有尿道和射精管穿行。

（一）前列腺的形态和结构

前列腺为不成对的实质性腺体，形状如板栗，底朝上，与膀胱相贴，尖朝下，抵至尿生殖膈，前面贴于耻骨联合，后面依靠直肠，位置固定不活动（图 8-2）。前列腺上端横径约 4cm，垂直径约 3cm，前后径约 2cm，重约 20g。前列腺表面包裹着薄而坚韧的固有膜，与前列腺鞘之间有静脉丛、动脉及神经的分支。

前列腺由 5 部分组成，分别为前叶、中叶、后叶和左、右两侧叶。前叶甚小，位于尿道的前方；中叶呈楔形，又称前列腺峡，位于尿道的后方，两侧叶之间。老年人前列腺增生通常在中叶明显。后叶位于射精管、中叶和两侧叶的后方，很少发生肥大，却是前列腺

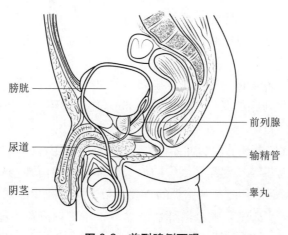

图 8-2　前列腺侧面观

癌的好发部位。两侧叶紧贴尿道侧壁，侧叶肥大从两侧挤压尿道，使尿道变得狭长，引起严重的排尿不畅。

前列腺的中间有尿道穿过，前列腺疾病首先影响尿道的通畅性，可引起尿频、尿急、排尿费力和小便滴沥等症状。小儿前列腺很小，性成熟期迅速生长，到了老年，腺组织逐渐退化，腺内结缔组织增生，形成前列腺增生。前列腺与输精管、精囊紧密相邻，输精管与精囊下端汇合成射精管，射精管由上部进入前列腺，并开口于前列腺中间的隐窝之中，这是为什么前列腺疾病常累及精囊甚至附睾和睾丸。

（二）前列腺的功能

前列腺的生理功能主要可概括为 4 个方面。第一，外分泌功能。前列腺是男性最大的附属性腺，它可分泌前列腺液，其是精液的重要组成成分，对精子正常的功能具有重要作用。前列腺液是一种乳白色浆液性液体，也是精液的主要组成部分，呈弱酸性，富含蛋白水解酶、纤维蛋白溶酶，有液化精液的作用。前列腺液中还含有高浓度的锌、枸橼酸和酸性磷酸酶，也是精子运动与受精不可或缺的物质。第二，内分泌功能。前列腺可分泌一种还原酶，将睾酮转化为具有生理活性的双氢睾酮。双氢睾酮在前列腺增生的发病过程中起至关重要的作用。通过阻断这种还原酶，可减少双氢睾酮的产生，使增生的前列腺组织萎缩，起到治疗作用。第三，控制排尿功能。前列腺包绕尿道，与膀胱颈贴近，构成了近端尿道壁，其环状平滑肌纤维围绕尿道前列腺部，参与构成尿道内括约肌。发生排尿冲动时，伴随着逼尿肌的收缩，内括约肌松弛，使尿液顺利排出。第四，运输功能。前列腺实质内有尿道和两条射精管穿过，射精时前列腺和精囊的肌肉收缩，可将输精管和精囊中的内容物经射精管压入后尿道，进而排出体外。综上所述，前列腺具有重要的生理功能。

（三）前列腺的日常护理

1. **多饮水**　成年男性每天要喝 2 ～ 2.5L 水，做到多排尿、稀释尿液。高浓度的尿液会对前列腺产生一定的刺激，长期的不良刺激造成前列腺损害。

2. **少憋尿**　一旦膀胱充盈有尿意，就应小便，憋尿容易引起膀胱内压升高、尿液反流，增加尿路感染的风险，长期憋尿、尿液积存也可能会引起膀胱结石、肾积水等。

3. **性生活要适度**　预防前列腺增生，需要从青壮年开始注意，性生活要适度，不纵欲，也不禁欲。性生活频繁会使前列腺长期处于充血状态，以致引起前列腺增大。过分禁欲也会引起前列腺胀满不适感，同样对前列腺不利。正常青壮年男性一般每周 2 ～ 3 次性生活比较合适。

4. **热水坐浴**　前列腺炎的主要表现为尿频、尿急、小腹与会阴部胀痛不适，热水坐浴可以缓解盆底肌肉和前列腺的紧张，促进会阴部的血液循环，减缓前列腺炎的不适症状。水温控制在 40 ～ 50℃为宜。

5. **保持会阴部清洁**　男性的阴囊伸缩性大，阴囊皮肤分泌汗液较多，加之会阴部通气差，若再伴有包皮过长、包茎等，更容易藏污纳垢，细菌会乘虚而入，从而导致前列腺炎、附睾炎等。坚持清洗会阴部是预防前列腺炎的重要环节，也可减少配偶发生妇科疾病的风险。

6. **多运动避免久坐**　久坐影响会阴部血液循环，增加前列腺炎坠胀疼痛等不适感，应避免久坐、长时间开车与骑自行车。坚持体育锻炼，多做收腹提肛运动，吸气时收腹缩肛门，呼气时放松，有利于预防前列腺疾病。

7. 摒弃不良饮食习惯　平时宜多进食蔬菜水果、谷物粗粮，保持大便通畅，减少便秘。多吃些对前列腺有益的食物，如番茄、木耳、蘑菇、猪肉、牛肉、鱼、豆制品及谷物等，少食辣椒、生姜等辛辣、刺激性强及油腻的食物。

8. 保持乐观的心态　慢性前列腺炎患者，常因久治不愈出现焦虑、悲观、烦躁等负面情绪，过大的精神压力，既影响正常的生活和工作，也在很大程度上影响疾病的治疗效果。虽然慢性前列腺炎发病率高、病程长、易反复，发病机制较为复杂，但随着医学的发展，新的药物和治疗方法不断面世，在过去被认为是不可医治的疾病，已一一被攻克。保持乐观向上的心态，树立战胜疾病的信心，积极配合治疗，就会加快疾病的治愈。

（柳建明　邓军洪）

七、精子功能解剖

精子是男性的生殖细胞，是一种特殊的细胞。不同动物的精子形态差别很大。人的精子形如蝌蚪状，长约 $60\mu m$，分为头、尾两部分，头部主要由核、顶体及后顶体鞘组成，尾部又称鞭毛。电子显微镜下，可将精子顶体分为外膜、内膜和顶体基质。顶体基质含有多种与受精相关的顶体酶。精子获能并发生顶体反应后激活顶体酶。在精子穿越卵丘细胞和放射冠时透明质酸酶水解细胞外基质，穿越透明带时顶体蛋白酶水解透明带蛋白。通过抑制获能和顶体反应，阻止顶体酶释放可抑制受精。精子尾部分为 4 部分，即颈段、中段、主段和末段，其中有轴丝和线粒体等细胞器。轴丝是运动性细胞器，线粒体能够提供能量，借此使精子主动游向卵子而受精。鞭毛的摆动需要腺苷三磷酸（ATP）酶水解 ATP 以提供运动所需的能量。人体呼吸道内纤毛有类似结构，在一种特殊的疾病——不动纤毛综合征，即表现为呼吸道疾病合并男性不育。

人的睾丸产生精子，并释放入附睾，刚产生的精子绝大部分是不会运动的，在移行过程中才逐渐具备前向运动能力和受精能力。精子在发育成熟的过程中，细胞核缩小，有利于精子运动。随着精子形态的变化，精原细胞与精母细胞中的组蛋白逐渐被鱼精蛋白替换，成熟精子的核蛋白主要是鱼精蛋白，鱼精蛋白与精子受精能力和胚胎发育有关。精子中鱼精蛋白的含量常用来衡量精子的成熟程度。

附睾上皮细胞及其分泌的物质构成附睾腔内独特的微环境。附睾液少而黏稠，具有物理性的限制作用，附睾液内含有制动素，使精子处于静止状态，有利于精子储备能量。受精能力包括精子与卵丘颗粒细胞层相互作用的能力、精子与卵透明带相互作用的能力及精子与卵母细胞相互作用并与其融合的能力。精子的细胞核进入卵母细胞与卵母细胞的雌性原核靠拢，融合形成一个新的合子，完成受精。并非所有的精子都是正常精子，只有能穿越宫颈黏液或在体外能与卵透明带结合的精子才是正常的精子。

男性一次射精可能有几千万甚至上亿条精子，其中只有不到 100 个精子能够通过女性的阴道、宫颈管、子宫腔、输卵管，成功到达输卵管壶腹部的受精部位。进入输卵管壶腹部的精子已经获能，具备与卵子相互作用和产生顶体反应的能力。最终只有一个精子能跟卵子结合，发育成胎儿。

（石　华　邓军洪）

第二节 男性生殖系统发育与功能

一、性别决定与性分化

人体每个细胞内有 23 对染色体，包括 22 对常染色体和 1 对性染色体。性染色体包括 X 染色体和 Y 染色体。含有 1 对 X 染色体的受精卵发育成女性，而具有 1 条 X 染色体和 1 条 Y 染色体者则发育成男性。这样，女性正常的性染色体组成是 XX，男性是 XY。研究证实，位于 Y 染色体短臂上的 SRY 在人胚胎的第 7 周表达，使原始性腺分化成睾丸。在无 Y 染色体时，胚胎性腺向卵巢方向分化。

生殖嵴是睾丸、卵巢发生的原基。人胚胎第 6 周，生殖嵴表面的上皮向下方间充质内增生，形成许多指状的上皮细胞索，称初级性索，此时还不能分辨出睾丸或卵巢的形态特征。人胚胎第 4 周，在近尿囊处的卵黄囊内胚层细胞出现一些大而圆的细胞，称原始生殖细胞。胚胎第 6 周，原始生殖细胞沿着后肠的肠背系膜逐渐迁移到生殖嵴内，并进入初级性索中，以后发育为精原细胞或卵原细胞。

（一）睾丸的形成

未分化性腺分化为睾丸还是卵巢主要取决于原始生殖细胞和生殖嵴细胞有无 Y 染色体。具有 Y 染色体的个体，生殖腺分化为睾丸；当个体没有 Y 染色体时，生殖腺则分化为卵巢。人胚胎第 7 周时，在 SRY 基因的产物睾丸决定因子的影响下，初级性索继续增生，并伸入生殖嵴的髓质，形成许多放射状排列的睾丸索。至胚胎第 8 周时，表面上皮和睾丸索之间的间充质形成一层较厚的结缔组织，即白膜，它将睾丸索与表面上皮隔开。随后睾丸索分化为生精小管、直精小管和睾丸网。生精小管之间的间充质分化为睾丸间质。生精小管在青春期前没有变化明显的管腔，其管壁由两种细胞组成，即来自表面上皮的支持细胞和来自原始生殖细胞的精原细胞。

（二）睾丸的下降

胚胎第 8 周时，生殖腺位于腹腔后壁上部，其尾端有一条由中胚层形成的纵索，称引带，引带末端与阴囊隆起相连。以后随着胚体迅速增长，引带相对缩短，导致生殖腺下降。至胎儿第 12 周时，睾丸降至骨盆边缘。胎儿第 28 周时，睾丸通过腹股沟管股环，腹膜形成鞘突包在睾丸的周围，于第 32 周时，鞘突随同睾丸一起降入阴囊中，鞘突成为鞘膜腔，然后鞘膜腔和腹腔之间的通道逐渐封闭。

（三）睾丸的发育

青春期前睾丸很小，单侧容积仅 1 ～ 2ml，仅稍大于婴儿期。睾丸开始增大的平均年龄为 11.5 岁（9.5 ～ 13.5 岁），实际上只比女性的乳房开始发育年龄晚 6 个月至 1 岁。在青春期开始后睾丸体积迅速增大，到 15 岁时平均容积为 13.5ml，18 ～ 20 岁时可达 15 ～ 25ml。

二、青春期发育

性分化只是性成熟过程的一个阶段，只有第二性征充分发育和获得生育力才完成了性成熟的全过程，这一过程称为青春期。通过青春期发育，性器官发育成熟，第二性征突显男女两性的差别，男性有精子形成，女性出现排卵和周期性月经，从而具有生育力。青春

期发育是下丘脑 - 垂体 - 性腺轴系发育的最后阶段。早在胚胎 80 天时，下丘脑内侧底部的促性腺激素释放激素（GnRH）神经元就开始活跃，引起垂体促性腺激素细胞合成和分泌黄体生成素（LH）和卵泡刺激素（FSH），此时下丘脑 - 垂体 - 性腺轴系的负反馈调节关系尚未建立，GnRH、LH 和 FSH 处于低水平。幼儿期 LH 和 FSH 维持在低水平，直至青春期启动。

（一）青春期内分泌的变化

青春期是从儿童期到成年期的过渡阶段，也是性功能从不成熟到成熟的时期。

青春期的启动是一个复杂的过程，受神经和内分泌因素的调控，还受遗传、种族、社会因素、环境、情绪、营养和疾病等的影响。青春期的启动从两个独立的发育过程开始，分别是性腺功能初现和肾上腺（皮质）功能初现。

男性性腺功能初现是指男性进入青春期后，下丘脑 - 垂体 - 性腺轴被激活，促使睾丸发育成熟产生精子，产生雄激素。肾上腺皮质功能也与性成熟有关。在青春期前 1 ～ 2 年，腺垂体促肾上腺皮质激素（ACTH）分泌增多，使肾上腺皮质雄激素分泌显著增加，这段时期称为肾上腺（皮质）功能初现。肾上腺皮质雄激素主要为脱氢表雄酮、硫酸脱氢表雄酮及雄烯二酮。阴毛、腋毛的出现代表肾上腺（皮质）功能初现。临床上，性腺功能不全的患者，在青春期仍有阴毛和腋毛生长，而肾上腺皮质功能低下的患者，则几乎没有阴毛和腋毛，说明青春期阴毛与腋毛的生长与肾上腺皮质功能有关，而与性腺功能可能无明显的依赖性关系。目前认为，性腺功能初现和肾上腺功能初现是两个独立的过程，两者之间不存在因果关系。

青春期前，与其他生长较迅速的器官相比，生殖器官的发育非常缓慢。进入青春期后，在内分泌激素的影响下，生殖器官迅速发育成熟，并出现体格形态及第二性征的明显变化。伴随着这些生理变化，心理和行为方面也会出现明显的改变。这些表现与下丘脑 - 垂体 - 性腺轴的活动及其他内分泌激素的作用直接相关。

1. 促性腺激素　青春期性成熟过程开始的标志是在夜间出现与快速眼动睡眠相一致的 GnRH 分泌脉冲，在 GnRH 的作用下，诱发出加大的 LH 和 FSH 脉冲式分泌，并持续至青春期中期。到了青春期后期，日间也出现分泌脉冲，但脉冲的幅度比夜间小，至成年后，脉冲分泌峰的昼夜差别消失。成年男子 90 ～ 120 分钟有 1 个 LH 脉冲，24 小时平均有 12 个分泌脉冲。

青春期开始后，垂体促性腺激素细胞对 GnRH 兴奋作用的敏感性增高。如果给青春期前的儿童注射外源性 GnRH，血浆 LH 水平无增高或只有轻微增高，若给青春期已启动的儿童注射，则 LH 水平增高 3 ～ 5 倍。在男孩，垂体促性腺激素细胞对 GnRH 兴奋的这种与性成熟相关的增强反应，与之相似。

2. 其他垂体激素　青春期开始后，男孩由于缺乏高浓度 E_2 的刺激，催乳素（PRL）水平无明显变化。

生长激素（GH）水平在青春期后显著升高，主要是脉冲幅度增高，脉冲频率没有显著变化。GH 水平升高约在身体直线生长加速的峰高速度时达到高峰，然后逐渐下降。

3. 性腺分泌的激素　睾丸间质细胞合成的性激素主要是睾酮（T），其他还有少量雄烯二酮（△4A）、雌烯二醇、双氢睾酮（DHT）和雌二醇（E_2）。此外，睾丸和肾上腺皮质产生的△4A 在外周组织可转化为睾酮，但只占睾酮总产量的 5%。青春期前男孩和女孩的血浆睾酮水平都低于 0.3mmol/L（10ng/dl），青春期中期，血浆睾酮水平上升至 8.0mmol/L（240ng/dl），之后继续升高，至青春期后期，可达 17mmol/L，只略低于成年男子的水平。

（二）青春期性器官及身体的变化

1. **男性生殖器官的发育** 睾丸是最重要的男性生殖器官，在青春期前睾丸容积不超过 3ml，发育也很不完全。进入青春期后，睾丸迅速发育增大，至青春期末可增至 20ml 左右。在体积增大的同时，睾丸生精小管长度、弯曲度也迅速增长，精原细胞不断分裂繁殖，最后发育成精子。伴随着睾丸的发育，附睾、精囊、前列腺等附属性器官也迅速发育，并分泌液体，与精子混合后形成精液。幼儿期睾丸间质中绝大多数是未分化的间质细胞，随着 LH 水平升高，间质细胞也分化成成年型间质细胞，分泌雄激素。雄激素直接影响男性的生殖器官发育及第二性征的出现。

2. **第二性征的变化** 在雄激素作用下，青春期开始出现男性第二性征，主要表现为骨骼粗壮、肌肉发达有力、胡须和阴毛长出、喉结突出、声音变粗等男性特有的体貌特征。在男孩，反映雄激素作用及第二性征发育的标志为生殖器和阴毛，生殖器发育的最初征象是睾丸增大。目前被广泛接受的评价第二性征发育阶段的方法是坦纳（Tanner）分期法。

（1）生殖器（G）

Ⅰ期（G_1）：青春期前状态，睾丸长径＜ 2.5cm（＜ 4ml 容积）。

Ⅱ期（G_2）：睾丸和阴囊开始长大，睾丸长径＞ 2.5cm，阴囊皮肤变红，是性发育开始的征象。

Ⅲ期（G_3）：阴茎开始生长，变粗、变长，睾丸和阴囊进一步生长，睾丸长径＞ 3cm，阴囊颜色变深，出现皱褶。

Ⅳ期（G_4）：阴茎头发育，阴茎的长度和周径进一步增加，睾丸长径＞ 3.5cm，阴囊皮肤颜色进一步加深，褶皱增多。

Ⅴ期（G_5）：完成生殖器的发育，以后不再进一步生长，睾丸长径＞ 4cm。

（2）阴毛（PH）

Ⅰ期（PH_1）：青春期前状态，无阴毛出现。

Ⅱ期（PH_2）：阴茎根部出现少数直或弯曲的较长软毛，毛色较浅。

Ⅲ期（PH_3）：毛色加深，变长和增粗，并向上扩展至耻骨联合。

Ⅳ期（PH_4）：阴毛增多，毛的色素、粗细和长度已具备成人阴毛的特征。

Ⅴ期（PH_5）：阴毛继续增长，可扩展至股内侧部，但未向上延伸到腹白线，呈倒三角形。

3. **身体的变化**

（1）身体的直线生长加速：青春期性发育过程伴有身体的直线生长加速，男孩身体生长开始的时间约在 G_4 期达到 PH_4 期，此时的平均生长速度为每年 10cm。整个身体生长过程女孩身高增加 20～25cm，男孩增加 25～30cm。男孩的最终身高一般比女孩高 10～15cm。身体生长的原动力是性激素，睾酮和 E_2 刺激软骨细胞合成胰岛素生长因子 -1（IGF-1），使软骨细胞增殖，加速毛细血管和血管周围间质细胞增生及钙盐沉积，从而促进骨骺成熟和骨骼生长。

（2）身体其他部位的变化：在青春期前，瘦体量、骨量和体脂量男孩和女孩是相同的，青春期后，男子的瘦体量和骨量分别为女子的 1.5 倍，而女子的体脂量为男子的 2 倍。这是因为男子的肌细胞数目多，体积较大。男子的肌量占体重的 54%，女子只占体重的 42%。女子的体脂量在青春期前约占体重的 16%，青春期后约占体重的 24%，这一部分增加的脂肪称为性脂肪，主要分布于乳房和臀部。

（三）精子的形成过程

精子的生成是在睾丸的生精小管内完成的，生精小管由生精细胞和支持细胞构成。精原细胞是原始的生精细胞，紧贴于生精小管的基膜上。青春期开始后，在睾丸分泌的雄激素和腺垂体分泌的卵泡刺激素的作用下精原细胞开始分裂，出现生精周期。精子的生成是一个连续的过程。首先，精原细胞进入增殖期，通过多次有丝分裂变为初级精母细胞。然后，初级精母细胞经第一次减数分裂形成次级精母细胞，染色体数目减少 50%，为 22 条常染色体和 1 条 X 或 Y 性染色体。随即进行第二次成熟分裂形成精子细胞，此时染色体数目不再减半。最后，靠近管腔的精子细胞经过一系列形态的变化，形成成熟的精子，释放入生精小管管腔内。新生成的精子自身没有运动能力，被输送至附睾进一步成熟，需停留 18 ~ 24 小时后，才获得运动能力。

生精细胞分化及产生功能成熟的精子，其过程很长。在此期间各种分化的步骤常由于各种因素的干扰而发生改变，造成精子形成过程中的遗传损伤和结构异常。在减数分裂中，尽管有各种保护措施，如 DNA 配对、DNA 修复等，但还时常会发生易位和非整倍体。不育症患者的精子中，除总的染色体双体数目增多外，性染色体双体的数目显著增高。因此，不育男子中有相当一部分患者是由于生精细胞分裂阻滞在减数分裂期，这些患者绝大多数为染色体异常配对和等位基因分离。在精子形成的过程中，正在成熟的生精细胞也是极易产生遗传和结构缺陷的。在精子形成时，DNA 的修复能力已降低，此时组蛋白从核小体上被替换下来，能导致单倍体基因组 DNA 的损伤。

（麦选成　张士龙）

第三篇

人类生殖力的损伤
与生育力评估

第 9 章

女性生育力评估

第一节 定 义

什么是女性生育力？简单地说，就是一名女性成为母亲的潜力。成为一名母亲，包括 3 个方面：排卵、受精、孕育胎儿。因此，评估女性的生育力，需要从卵子产生、排出，卵子在输卵管内受精，受精卵运送至子宫腔、着床并且生长发育的整个过程进行评估（图 9-1），也就是我们经常说的"种子"（受精卵）、"道路"（通畅的输卵管）和"土壤"（子宫）。具体来说，评估过程包括年龄、卵巢储备功能、输卵管通畅性、子宫对胚胎容受性及全身因素 5 个方面。

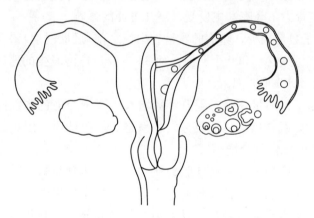

图 9-1　卵巢排卵、卵子受精、胚胎着床的过程

第二节 评估指标

一、年 龄

年龄是评估女性生育力最重要、最直接的指标，也是首先要评估的指标。

女性的最佳生育年龄是 23 ～ 29 岁。随着年龄增长，生育力会逐渐下降，不孕的比例会增多。

在 30 多年前，多个国家的科学家联合进行了一项长达 100 多年的观察，这是目前为止历时最长、规模最大的一项研究。这项研究发现，在 25 岁以后，女性的生育力就开始下降，30 岁时约下降 6%，35 岁时约下降 14%，40 岁时约下降 1/3。

随着年龄增长，女性不孕的概率也逐渐升高。小于 35 岁的女性不孕的概率 < 20%，40 岁时约为 40%，而到了 45 岁，80% 的女性会出现不孕。

年龄增长，除了导致女性妊娠的概率下降，还会影响妊娠的结局，如自然流产和死胎的比例会相应增加，而得到一个足月、健康的孩子的比例会下降。35 岁以后，自然流产的比例会明显增加；而超过 45 岁的女性妊娠后，可能会有 50% 的人发生自然流产。因此，高龄女性会出现"受孕难、易流产"的现象。

自然妊娠的女性，会因为年龄增长而出现生育力减退，接受辅助生殖技术的女性会不会有所改善呢？答案是不会。科学研究表明，在接受人工授精的情况下，31 岁以下的女性，有 3/4 左右能妊娠，而 35 岁以上的女性就只有 50% 能妊娠。高龄女性流产的比例也会增加，45 岁以上的女性，超过 50% 的人会流产。虽然近 10 年科学技术不断进步，但是流产的比例并没有降低。

女性的生育年龄越高，孩子患先天性疾病的风险就越高。例如唐氏综合征，在年轻的母亲中发生的概率很低，约每 1000 个人里面出现 1 例；但到了 35 岁，约每 350 人就出现 1 例；到了 49 岁，比例就会大幅度增加，约每 25 人就出现 1 例。

由于在 35 岁以后，女性的妊娠率下降，妊娠期和分娩期的并发症明显升高，而胎儿出现疾病和死亡的概率也上升，因此一般将 35 岁以上的女性称为生育高龄女性。年龄的增长为什么会导致女性生育力下降呢？主要受以下几方面的影响。

首先，是因为卵子数量减少。卵泡的数目在出生之前（胚胎时期）最高，然后就逐渐减少。在 18 岁以后，约每个月减少 1000 个卵泡，而 35 岁以后卵泡减少的速度更快。到了围绝经期，卵巢中只剩下约 1000 个卵泡。

其次，是因为卵子的质量下降。随着年龄增长，卵子的染色体数目会发生变化，卵细胞中的一些细胞器，如线粒体的功能也会发生减退。简单地说，因年龄大，卵子老化，所以其质量下降，流产的比例就会增高。

再次，年龄增长还影响子宫接受胚胎的能力。子宫孕育胚胎，需要很多条件，如给胎儿提供养分、氧气，调节胎儿生长发育的激素等。高龄女性由于子宫血流减少，与妊娠有关的雌激素受体、孕激素受体减少，所以供给胎儿的养分、对胎儿的支持作用会减少，会影响妊娠。

最后，由于年龄的增长，女性患妇科疾病，如子宫肌瘤、子宫内膜息肉、输卵管堵塞、子宫内膜异位症等的概率也会增加。除此之外，高龄女性还有可能合并高血压、糖尿病等慢性内科疾病，这些疾病都会对生育力产生不利的影响。

上面这些因素，都有可能导致妊娠率降低、流产率升高。因此，年龄可以作为独立的因素，影响最终的生育结局。

二、卵巢储备功能

前文已经提到，卵巢的功能主要包括两个方面：①卵子的数目；②卵子的质量。但这两个因素都没有办法准确地被测量。所以在临床上，医师一般是通过血液的指标和超声检查评估卵巢的储备功能。这就提到了一个新的概念：卵巢的储备功能。在卵巢中，并不是所有的卵泡都是成熟的卵泡，绝大部分卵泡是还没有发育成熟的原始卵泡，这些原始的卵泡要一步一步发育成卵母细胞才能够受精（图 9-2）。这就是卵巢储备功能概念的来源。

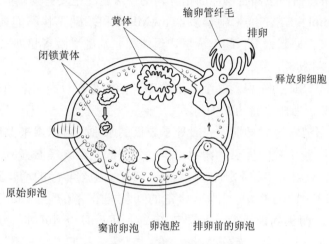

图 9-2　卵泡发育及排卵

卵巢是产生卵子的基地，要评估它的功能，第一要有数量，第二要有质量。所以评估卵巢的储备功能，卵泡数量是基础。卵泡数目最多的时候是在胎儿期(妊娠的第 4～5 个月)，有 600 万～700 万个。之后就迅速减少，到出生时只剩下 200 万个，到月经初潮的时候约有 30 万个，之后每个月减少约 1000 个。当卵泡消耗殆尽，也就意味着卵巢功能的终结。

卵泡的质量也是卵巢储备功能的一个重要指标。随着年龄增长，卵泡细胞质量和功能下降，导致胚胎质量下降，流产率增加。

研究表明，女性在 32 岁以后，卵巢储备功能下降的速度开始加快，37 岁以后下降速度则更快。主要是对以下人群评估卵巢的储备功能：①年龄超过 35 岁；②曾经做过卵巢手术的女性；③家族里面有过早绝经（＜ 40 岁）情况的女性；④不孕的原因不明确；⑤曾经接受过放疗或者化疗的女性；⑥有吸烟史的女性。

评估卵巢的储备功能意义在于：第一，判断女性还有没有生育的潜力；第二，赶在卵巢储备功能明显下降之前进行干预和指导甚至治疗，使更多的有生育要求的家庭能够获得一个健康的孩子。

如何评估卵巢的储备功能呢？

首先，我们要先了解一下卵泡的发育过程中几个重要的激素。卵泡的发育主要受性腺轴的卵泡刺激素（follicle-stimulating hormone，FSH）的影响。卵泡发育的过程中，会分泌雌激素和其他激素，这些激素对性腺轴会产生一些抑制信号。随着年龄增长，卵泡数目减少，卵巢分泌的雌激素等相关的激素也会减少，对性腺轴抑制的信号就会减弱。性腺轴接收不到这些抑制信号，就会认为卵巢在"偷懒"，它就会分泌更多的 FSH，希望促使卵巢工作。在卵巢功能衰退的早期，卵巢中还有一部分能够工作的卵泡，这些卵泡受 FSH 的刺激作用就会发育。卵泡发育就产生了雌激素，因此这个时候雌激素的水平是正常的，或者轻微升高的。因为受 FSH 的号召，卵泡提早开始发育，所以整个月经周期就缩短了。月经周期变短是卵巢功能开始衰退的一个信号。到了卵巢功能衰退的晚期，几乎没有可以发育的卵泡，再多的 FSH，也号召不出发育的卵泡，此时 FSH 越来越高，而雌激素越来越低。这就是通过检测激素水平判断卵巢功能的原理。

在临床上，用来评估卵巢储备功能的指标，比较常用的主要有基础卵泡刺激素（FSH）、基础雌二醇（estrodiol，E_2）、抗米勒管激素（AMH）和基础窦状卵泡数（AFC）；其他指标还包括 FSH/LH 值、抑制素 B、超声测量卵巢体积、基础雌激素和外源性刺激试验等。

（一）基础卵泡刺激素

上面已经提到过 FSH 的作用。这个基础 FSH，指的是在月经来潮的第 2 ～ 3 天，也就是医师说的卵泡早期，抽血化验的 FSH 水平。

基础 FSH，在卵泡发育的早期，一般处于较低的水平，可以用来做后期的参照，因此称基础 FSH。但是随着年龄的增长，卵泡减少，分泌的雌激素等激素减少，对性腺轴的抑制减弱，性腺轴就会分泌更多的 FSH，所以基础 FSH 会随着年龄的增长而升高。

通常认为基础 FSH ≤ 10U/L，卵巢储备的功能是正常的；如果连续 2 个月 FSH 在 10 ～ 15U/L，就提示卵巢功能不良；如果连续 2 个月 FSH > 40U/L，说明卵巢功能已经衰竭。

基础 FSH 不是一个很敏感的指标，它通常比较滞后。因为一般情况下，当基础 FSH 开始升高时，卵巢的储备功能已经明显下降。而且在不同的月经周期里，它会波动。所以不能单凭这一项指标来评估卵巢功能。在评价时还需要参考雌二醇的水平。

（二）基础雌二醇

基础雌二醇（estrodiol，E_2）是指月经来潮的第 2 ～ 3 天检查的血清 E_2 的水平。女性的血液中有 3 种雌激素，E_2 的活性是最强的，也是生育年龄女性最主要的雌激素。E_2 由卵泡产生，卵泡越多，长得越大，它的值就越高，所以可以用它来监测卵泡的生长发育和卵巢的储备。如果卵巢中卵泡减少，分泌的 E_2 减少，其对性腺轴的抑制作用就会减弱，FSH 就会升高。一般情况下，卵泡在月经将要来潮或来潮时才开始发育，但如果 FSH 升高，就相当于提前吹响了卵泡发育的"集结号"，卵泡就会提前发育。卵泡发育时分泌的雌激素就会增加，所以在月经来潮的第 2 ～ 3 天抽血检测的时候，就会发现 E_2 水平升高。升高的 E_2 会对性腺轴产生抑制，所以 FSH 就会下降。在这种情况下，我们会看到基础 E_2 升高，但基础 FSH 是正常的，这就说明卵巢的储备功能虽然已经开始降低，但是还处于早期。如果卵巢功能进一步降低，就需要更高的 FSH 来刺激卵泡的发育，在这种情况下，FSH 和 E_2 都会升高。那么，如果卵泡都耗竭了，FSH 会升得很高，但是卵巢已经没有工作能力了，所以没有卵泡发育，也就没有 E_2 的产生，因此这个时候，E_2 是降低的。所以，基础 FSH 和基础 E_2 这两个指标要综合分析，才能比较准确地评估卵巢的储备功能。

基础 E_2 升高多少才提示卵巢功能减退，目前国内的标准还不统一，一般认为要 > 60pg/ml。

（三）基础 FSH/LH 值

基础 FSH/LH 值是指月经来潮的第 2 ～ 3 天抽血检查 FSH 和 LH，然后计算它们之间的比值。在卵巢储备功能下降时，FSH 升高比 LH 升高早，所以基础 FSH/LH 值会比原来升高。一般来说比值 > 3，就提示卵巢储备功能下降。

（四）抗米勒管激素

抗米勒管激素（anti-Müllerian hormone，AMH）是由比较小的卵泡（我们称为窦前和小窦卵泡）分泌的。卵泡超过 8mm 时就不再分泌 AMH。所以 AMH 代表的是小卵泡的数量。而小卵泡就是将要发育的卵泡，所以 AMH 可以用来评估卵巢的储备功能。一般女性在 18 岁左右 AMH 的值是最高的，之后就随着年龄增长而慢慢下降。达生育年龄的女性中，AMH 是比较恒定的，一般不受月经周期的影响，因此任何一天都可以进行检测。特别是对于闭经的患者，AMH 比其他指标更为可靠。

卵巢储备功能正常的女性，AMH 的值一般为 1.1 ～ 7ng/ml（10 ～ 50pmol/L）。如果 AMH 的值很低，那么就提示卵巢储备功能减退。但 AMH 也不是越高越好，因为值越高，反映小卵泡的数目越多。如果 AMH 太高，在进行试管婴儿的过程中就容易出现卵巢高反应，或者是发生卵巢过度刺激。在多囊卵巢的患者中，因为有很多不成熟的小卵泡，所以 AMH 也是升高的。

AMH 不会受外来性激素的干扰，比较客观、准确，检测方法也比较方便，所以应用越来越广泛。不论是正常的女性，还是不孕的女性，接受过卵巢肿瘤、子宫内膜异位症手术的患者，以及接受过放疗、化疗的患者，都能够用它来评估卵巢的储备功能。

（五）抑制素 B

抑制素 B（inhibin B，INH-B）也是由小卵泡产生的。小卵泡越多，它的值就越高，所以它也可以反映卵巢的储备功能。顾名思义，INH-B 就是起抑制作用的激素，它的主要作用是抑制 FSH 分泌。当卵巢功能减退时，INH-B 的分泌逐渐减少，对 FSH 的抑制作用也就降低，所以 FSH 就逐渐升高。INH-B 在月经周期不是恒定的，其值在月经期（也就是卵泡发育早期）最高，到了黄体期就降得很低，测不出来。

INH-B 下降比 FSH 升高要早，所以它比基础 FSH 和基础 E_2 更加敏感。但是它在月经周期中会变化，并且受外源性的性激素、避孕药等多种因素的影响，所以临床上应用不多。

（六）窦状卵泡数

基础窦状卵泡数（antral follicle count，AFC）是指月经来潮的第 2 ～ 3 天通过阴道超声检查到的直径在 2 ～ 10mm 的小卵泡（窦卵泡）的数量。它也能反映卵巢中剩余的原始卵泡的数量。

一般认为，卵巢储备功能正常的女性，双侧卵巢的 AFC 为 10 ～ 30 个。如果＜ 5 个，则提示卵巢储备降低。AFC 也并不是越高越好，一侧的卵巢 AFC 达到 12 个，就要考虑是不是有多囊卵巢。如果超过 30 个，在做试管婴儿的时候就容易出现高反应或卵巢过度刺激。如果在超声检查时发现有比较大的卵泡，直径超过 10mm，就应该同时抽血检查 E_2。如果 E_2 也比较高，那就说明这是一个已经发育了的卵泡。在月经早期出现已经发育了的卵泡，并且 AFC 又很少，就说明卵巢储备功能已经很差了。

基础 AFC 比基础 FSH 更加敏感，并且超声检查没有创伤，比较方便，成本也比较低，所以更容易被大家接受。在所有的超声检查指标中，AFC 的准确性是最高的。不过，它只能反映卵子的数量，不能反映卵子的质量。

（七）卵巢体积

基础状态的卵巢体积（ovarian volume，OV）是指在月经来潮时第 2 ～ 3 天，通过阴道超声检查、计算得到的卵巢体积。

一般正常的卵巢体积为 4 ～ 6ml。卵巢体积的大小跟卵泡的数目有关，所以卵巢体积越小说明卵泡数目就越少。如果卵巢体积< 3ml，提示卵巢反应低下。

卵巢体积与卵子的数量有关，但并非卵巢越大，卵子就一定越多。而且卵巢体积也不能反映卵子的质量，所以它并不是一个很可靠的指标。

评估卵巢的大小，还有一个更为简便的指标，其是平均卵巢直径。它是测量一侧卵巢两个相互垂直平面的最大径线，取其平均值。一般来说平均卵巢直径< 20mm，说明卵巢的储备功能低下。

（八）卵巢基质血流

由于窦状卵泡没有单独的血管供应营养物质和激素，所以要靠卵巢基质的血流（ovarian blood flow，OBF）传送这些物质。测量卵巢的血流可以应用超声检查，包括二维超声和三维超声。一般来说，血流越丰富，血流的阻力越小，卵泡越容易发育、成熟；如果血流的阻力很高，或者是血流少，就说明卵巢功能下降甚至衰竭。三维超声分辨率更高，更容易探测到细小的、低速的血流，因而准确性更高。

但是，卵巢基质血流减少一般发生在卵巢功能减退的晚期，因此，它不能作为早期评估的指标。而且超声检查的仪器设备没有统一标准，所以临床上这个检查做得比较少。

（九）外源性刺激试验

在评估卵巢功能的时候，还可以使用一些药物来进行卵巢刺激试验，包括氯米芬刺激试验、外源 FSH 卵巢储备试验、GnRH-a 刺激试验等。这 3 个试验通过外源性的性激素来刺激性腺，使 FSH 的分泌增加。卵巢储备功能正常的女性，能够产生正常的抑制信号，所以 FSH 会下降。但是在卵巢储备功能不足的患者中，由于抑制信号不足，FSH 就会明显升高。刺激试验在临床上应用比较少，主要是针对做试管婴儿的患者。

（十）卵巢活检

卵巢活检是从卵巢上取一小块组织进行病理检查，了解里面有多少卵泡。曾经有科学家对 60 位不孕的女性做过此研究。结果发现，随着年龄的增长，卵泡的密度会下降。也就是说，年轻的患者卵泡会更密集一些；年龄大的患者，卵泡会更稀疏一些。但是在与输卵管堵塞而导致不孕的患者进行比较之后，发现年龄对卵泡密度的影响并没有太大的意义。卵巢活检就像“管中窥豹”，并不全面，因为卵泡的分布本身就是不均匀的。所以，这种有创伤的活检，不适合用来评估卵巢储备功能。

（十一）基因检测

我们知道人的生物学特点是由染色体决定的，染色体又是由基因组成的，所以基因是人体的“幕后指挥”。有一些比较特殊的基因，如 *FMR1*、*FOXL2* 等，对卵泡的生长和发育具有很重要的作用。例如缺失了 *FMR1* 基因，卵巢就容易发生早衰；又例如携带 *FOXL2* 基因，卵泡可能就没有那么容易耗竭。所以某些基因也可以作为评估卵巢储备功能的指标，但就目前来说，基因诊断主要是针对家族中有卵巢早衰、过早绝经，并且怀疑和遗传有关的患者，一般人不需要检测。

上面我们分析了十一种检测卵巢储备功能的方法，会存在这么多的检测方法的原因，其实就是目前还没有公认的、最佳的检测方法。因为卵巢储备本身会受年龄、药物、压力、疾病、肥胖等多种因素的影响，个体之间会有很大的差异，所以很多指标也没有统一的标准值。因此对于检查结果，首先应该明白它不是绝对的，应该适当地解读，综合分析，不要带给患者过多的心理负担，产生负面的影响。

三、输卵管通畅性

输卵管首先是一个运输的通道。精子从阴道、子宫到达输卵管，然后停留在一个相对宽敞的部分，这部分称为壶腹部，在这里等待卵子的到来。女性在排卵以后，输卵管伞端就像一只灵巧的"手"，它用"手指"把卵子抓住，然后运送到壶腹部，进行受精，所以输卵管又是一个受精的场所。等精子和卵子结合，受精成功以后，输卵管又通过管腔中细微的运动，将受精卵输送回子宫腔。然后，受精卵就定居于子宫腔中进行生长发育。输卵管除了在结构上是一个通道，它还有很多复杂的生理功能，也会随着月经周期产生一些变化，这些生理功能和变化组成一个十分精妙的系统，使得人类能够繁衍生息。

因此，输卵管在妊娠中起着非常重要的作用，约每 10 名不孕的女性就有 3～4 名是因为输卵管的问题。在临床上我们经常可以见到由盆腔炎、子宫内膜异位症、手术等原因引起的输卵管阻塞、粘连或缺失。

评估输卵管是否通畅的方法如下。

最简单的方法就是使用子宫输卵管通液。它是最早用来检查输卵管是否通畅的方法之一。医师通过一个小导管，向子宫里注入一些液体（图 9-3），然后根据注入液体的多少、有没有阻力、会不会倒流，以及患者是不是会感觉到疼痛等情况主观判断输卵管是否通畅。这个方法相对简单、安全，费用比较低，也不需要特殊的器械，所以是一个容易开展的方法。

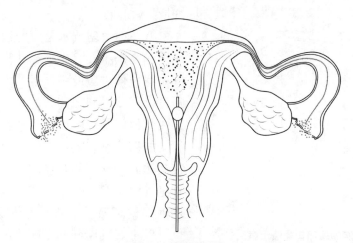

图 9-3　输卵管通液

但是子宫输卵管通液也有一些缺点。首先，它是通过医师和患者的主观感觉来判断输卵管是否通畅。单凭感觉，准确性自然就低。如果医师感觉到没有阻力，患者也没有感觉到疼痛，就认为输卵管是通畅的。但是女性有两条输卵管，这时候就无法分辨到底是一侧通畅，还是两侧都通畅。如果医师感觉到阻力很大，患者也觉得有明显疼痛，一般就会判断输卵管阻塞，但是并不能知道到底阻塞在哪个部位。所以一般来说，通液术是条件比较有限的基层医院才使用的，或者用于比较年轻的、不孕时间比较短的患者中。

相较于通液术，子宫输卵管 X 线造影会更准确一些。子宫输卵管造影术是目前用来评估输卵管是否通畅的主要方法。它的原理与通液术很接近，不同的是，它向子宫腔注入的是造影剂，然后通过 X 线透视和拍片判断输卵管是否通畅。与通液术相比，它能得到图像，所以判断会更客观、更准确。从图像上可以看见子宫腔的形态是否正常，输卵管是否堵塞，以及阻塞的具体部位。造影术比较简便、安全，费用不高，所以是一个相对有效的、广泛使用的检查。有些人会担心：X 线照射会不会影响妊娠？答案是不会。单次 X 线照射的剂量非常低，一般来说，不会对人体或卵子产生负面的影响。不过，少数患者会对造影剂出现过敏反应，所以在造影之前，要判断患者是否对造影剂过敏。

随着超声技术的发展，超声下进行子宫输卵管微泡造影术也可以作为了解输卵管通畅性的较好的检查方法。在超声下，医师经宫腔注入微泡造影剂之后，观察气泡经过输卵管时的超声声像的改变，以判断输卵管是否阻塞及阻塞的具体部位。与 X 线造影术相比，超声造影没有放射性的暴露，也没有过敏反应，所以更加安全，准确性也更高。超声造影同时还可以观察到双侧卵巢的体积及卵泡，所以可以同时评估卵巢功能。如果应用三维超声图像重建技术进行造影，结果就更加准确。

另外，利用磁共振进行输卵管造影。磁共振的好处在于没有辐射，同时磁共振扫描通过重建可以获得三维立体图像，判断输卵管的通畅性会更为准确，而且也可以清晰地显示子宫和卵巢的形态，所以是一个非常有前景的检查手段。但是因为目前还开展得不多，临床上积累的经验还比较少，并且磁共振设备比较昂贵，在基层医院无法普及。

以上说的都是通过感觉或图像的方法，间接判断输卵管是否通畅。那么有没有能够直接判断的方法呢？当然有。随着医疗技术的不断发展，目前已经有了微创的腹腔镜、输卵管镜和宫腔镜。

第一种微创技术是腹腔镜，是在腹腔切开一个或几个小孔，将直径 0.5～1cm 的镜子和操作器械伸进腹腔中，通过电视摄像系统，医师可以直接看到输卵管的外观，以及积水、粘连或其他问题，然后向子宫腔中注入蓝色的液体。如果输卵管是通畅的，蓝色的液体就会直接从输卵管伞端的开口流出来，肉眼就能直接看见（图 9-4）。如果输卵管是阻塞的，医师就可以根据画面看到蓝色液体积聚于哪个部位，也可以直观判断到底是哪个部位阻塞。所以目前来说，这是最直接、最有效、最准确的方法，

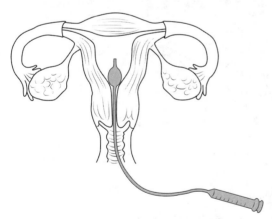

图 9-4 腹腔镜输卵管通液示意图

被称为"金标准"。在腹腔镜下，除了可以观察输卵管以外，医师还可同时观察子宫、卵巢和盆腔的情况，可以做出非常全面的判断（图 9-5）。同时，医师还可以针对看到的病变进行适当的手术治疗。

既然腹腔镜手术有这么多的优点，是否可以不做以上检查，直接做腹腔镜手术呢？答案是否定的。首先这个方法是有创伤的，要在腹部打几个小孔。同时还需要麻醉，所以风

险会比其他的检查更高。它还需要昂贵的腹腔镜设备，并且要求医师熟练掌握腹腔镜技术，所以并不是每个医院都能够开展，费用也比较昂贵。因为有创伤，手术之后恢复的时间会相对长一些。因此，腹腔镜并不是评估输卵管是否通畅的首选方法。一般来说，只有当不孕的病史比较长，怀疑有子宫内膜异位症，合并有卵巢、输卵管、子宫等其他病变时，才会建议首选腹腔镜检查。

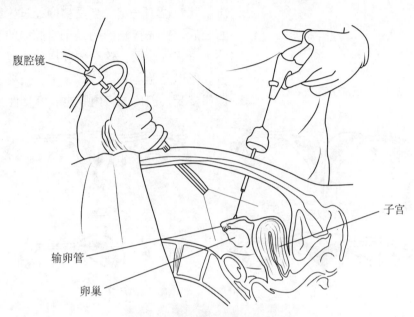

腹腔镜

子宫

输卵管

卵巢

图 9-5　腹腔镜妇科手术示意图

第二种微创技术是输卵管镜。顾名思义，输卵管镜就是用来检查输卵管内部的镜子。它可以直接伸进输卵管，通过电视摄像系统，医师可以看见管腔是否通畅，是否有阻塞、狭窄，以及是否有积水、息肉等。它的优点在于，对管腔内部的情况不仅一目了然，还能够同时对一些病变进行治疗。但是输卵管镜非常纤细，易损耗，设备昂贵，需要娴熟的手术医师操作，限制了其在临床上广泛应用。

还有一种微创技术是宫腔镜下插管通液。宫腔镜下经过双侧输卵管开口插管通液，可以间接了解输卵管的通畅性。它的缺点就在于，它只能看到宫腔里面，不能看到宫腔外面。液体到底有没有通过输卵管伞端开口流出，宫腔镜通液是判断不了的。因此，它的准确性并不高，还需要比较昂贵的设备和费用，所以不常用。

四、子宫对胚胎容受性

前面两个部分我们讲了卵巢的排卵，以及受精卵经过输卵管的输送，现在来到了子宫腔内。受精卵能否在子宫腔内定居就要看子宫是否能够接受它、容纳它，这又是一个新的概念：子宫对胚胎的容受性。

正常的子宫像一个倒放的梨子，约鸡蛋大小（图 9-6）。在子宫的发育过程中，如果没有顺利发育，就有可能会出现各种形状（图 9-7）。例如，鞍状子宫、中隔子宫、双角子宫、单角子宫，甚至是不发育的幼稚子宫。对于这些形态各异的子宫，一般来说我们可以通过

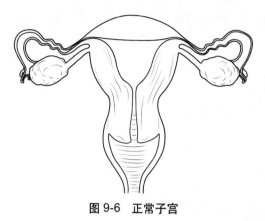

图 9-6 正常子宫

超声、造影、磁共振检查，或者是宫腹腔镜检查来判断。

如果子宫的形态不正常，就有可能不适合受精卵定居，影响胚胎的生长发育。如果这个子宫形态是正常的，那么受精卵是否就可以正常存活、生长呢？也不一定。当受精卵经过输卵管进入子宫腔后，首先接触到的是子宫腔内的表面，我们称为子宫内膜层，这个内膜层就是接受胚胎的地方。所以胚胎能否"住"下来，还要看能否被内膜层接受。因此子宫内膜也有容受性（图 9-8）。

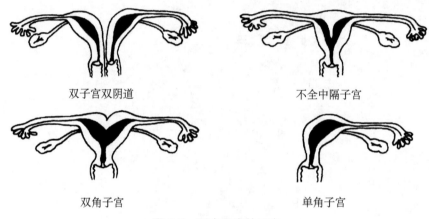

双子宫双阴道

不全中隔子宫

双角子宫

单角子宫

图 9-7 形态异常的子宫

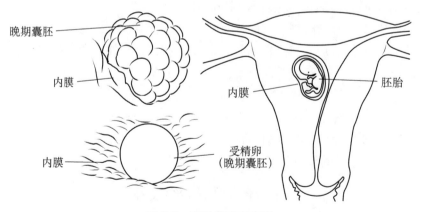

晚期囊胚

内膜

内膜

内膜

胚胎

受精卵（晚期囊胚）

图 9-8 胚胎着床示意图

子宫内膜的容受性，首先表现在它只有一个特定的时期容许胚胎定植。只有内膜与胚胎的发育同步进行时，胚胎才能够着床定居。这个着床的时机，称胚胎种植窗，是在排卵后一个比较短的时间里。

内膜的容受性评估主要是通过经阴道超声检查。通过经阴道超声，可以看到子宫内膜的形态和厚度，这是最常用和最主要的指标。一般来说，超声下当子宫内膜呈现三条线一样的征象时（三线征），胚胎会更容易着床。其次，内膜的厚度也非常重要。如果"土壤"太薄，显然是不利于"种子"发芽；如果"土壤"太厚，也会产生一些负面的影响。所以这个"土壤"（子宫内膜）必须要有一个合适的厚度，一般来说 8 ～ 14mm 是最好的。除外，还可以通过超声的三维重建将子宫内膜的容积计算出来。如果容积太小，显然其也是不适合"种子"的生长的。当子宫内膜容积＜ 2ml 时，胚胎的定植成功率很低。

有了"土壤"，还需要养分，这个养分就是子宫的血流。通过超声检查可以观察到子宫内膜的血流供应。充足的血流，才能够提供足够的养分滋养胚胎的生长发育。因此血流越丰富，阻力越小，就越有利于胚胎着床。

人体对所有的外来物都会产生自然的排斥，这是身体正常的防御反应，目的是抵抗疾病的入侵。那么子宫是如何对抗外来物的呢？通过它的收缩运动，可以将外来物从宫腔排出去。对于母亲的子宫来说，胚胎也是一个外来物。但是孕育胎儿是一个正常的生理过程，人体对这个过程进行了非常精妙的调控。正常的月经周期，在卵泡的发育阶段，子宫的收缩运动是很频繁的。到了卵泡差不多成熟的时候，收缩的频率就下降了。排卵以后，收缩就消失了，子宫处于一个静止的状态。这对于胚胎的着床是至关重要的，为胚胎的定居提供了一个稳定的环境。

前面提到，先天的子宫形态异常对胚胎的生存是不利的。那么，后天疾病或其他因素的影响，导致子宫形态异常，也同样不利于胚胎的存活。

第一种最常见的是子宫肌瘤。每 3 ～ 4 名女性之中，就有 1 名患有子宫肌瘤。它多数发生于 30 ～ 50 岁的女性。子宫肌瘤影响生育的原因：第一，它会引起宫腔变形，影响精子、受精卵的输送或是胚胎的定植；第二，对子宫来说，它是多余的，会引起子宫收缩；第三，一般来说，子宫肌瘤患者，雌激素的水平都比较高，高雌激素会造成宫腔内环境的改变，因此不利于妊娠。

不同部位的子宫肌瘤对生育的影响也不一样（图 9-9），影响最大的是黏膜下子宫肌瘤，也就是直接长在内膜下面的肌瘤。肌瘤越靠外，越不影响宫腔的形态，与内膜之间的距离越远，对生育的影响就越小。如果肌瘤长的位置比较特殊，如堵住输卵管开口，或者堵住了宫颈口，对生育的影响也比较大。对生育影响大的肌瘤，妊娠之前最好切除；影响很小的，

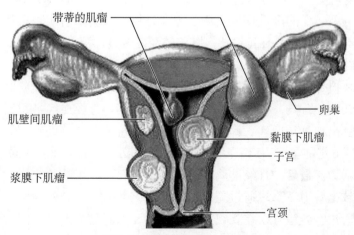

图 9-9　不同部位的子宫肌瘤

可以先不处理。

怎样才能检查出子宫肌瘤呢？最常用的是超声检查。在超声下，可以看到肌瘤是一个还是多个，肌瘤大小，生长部位，对宫腔有没有影响。如果肌瘤比较多或者比较小，那么磁共振检查就能更好地发现并分辨它。长于黏膜下的肌瘤，还可以通过宫腔镜在直视下进行观察、明确诊断和进行切除。

第二种常见的疾病是子宫内膜息肉。它会影响宫腔形态，因此可能会影响妊娠。目前研究发现，约 1/4 的子宫内膜息肉会随着月经自行脱落，所以不一定非要进行手术切除。但是在不孕症的女性当中，它可能会对生育造成影响。相关的研究发现，一些小的息肉如果一直存在，哪怕月经是正常的，也有可能会影响女性的生育。这可能是因为宫腔形态的改变，或者是宫腔内环境的改变造成的。因此，对于不孕症的妇女来说，应该切除子宫内膜息肉，这样可以提高妊娠的概率，降低流产的概率。高龄女性如果怀疑有子宫内膜息肉，妊娠前就应该检查清楚并且接受治疗。

检查子宫内膜息肉的方法中，超声也是最常用的手段。最准确的当然是通过宫腔镜检查，直视下看到底有没有息肉，它是诊断子宫内膜息肉的"金标准"。在宫腔镜下还能够进行子宫内膜息肉切除，这也是治疗子宫内膜息肉的首选方法。

此外，宫腔粘连一般是由子宫内膜受到损伤导致宫腔一部分或者全部粘在一起。如果将子宫比作胎儿居住的房子，宫腔粘连就相当于这个房子变小、变窄，变得不适合居住。因此会引起不孕、流产或早产。

宫腔粘连的患者多数会表现为月经量变少，经期变短。但也有一部分人没有症状，而是通过检查发现的。一般来说，超声检查不太容易发现宫腔粘连，除非是比较明显的粘连带，或者较大范围的粘连。三维超声通过三维成像对宫腔粘连的诊断会更准确。诊断的"金标准"是宫腔镜。在镜下，不但可以明确有没有粘连，还可以观察到粘连在哪里，粘连得严重不严重，是致密的粘连，还是比较疏松的粘连等。在宫腔镜下可以很直观地判断粘连的程度，同时也可以进行治疗。

研究表明，盆腔子宫内膜异位症也是一种影响子宫内膜的容受性疾病。有经验妇科医师的三合诊检查及超声检查可以初筛此症。腹腔镜检查是最直观、最准确的"金标准"。根据手术中观察到的情况，可以对子宫内膜异位症进行分期，也可以对术后生育力进行评分。分期主要是用来判断病变的严重程度，评分主要是用于预测术后能否自然妊娠。如果评分较高的患者年龄不大，不孕的时间不长，以前曾经妊娠过，那么就很有机会能够自然妊娠，不需要去做试管婴儿。

剖宫产瘢痕缺损是因为在瘢痕形成的过程中，局部结构可能比较薄弱，因此子宫肌层出现了中断、不连续。首先，缺损的部位就像一个憩室，月经血容易积聚在这里，排出不顺畅，所以经常会出现月经期延长、淋漓不尽，甚至可能会影响妊娠。这是因为月经周期的改变会影响宫颈分泌的黏液，使精子不容易通过。其次，长期出血会在局部产生炎症反应，也会影响精子的活力。最后，月经淋漓不尽，经期延长，会影响性生活。因此，剖宫产瘢痕缺损也可能导致生育力下降。通过超声、造影、磁共振、宫腔镜检查，都可以判断有没有缺损的存在。通过宫腔镜可以在直视下进行观察，判断最为准确，同时也可以对一部分患者进行治疗。

宫颈是精子进入宫腔的通道，也是胎儿从子宫腔娩出的通道。如果宫颈在妊娠期没有宫缩的情况下不能很好地保持闭合的状态，那么就相当于胎儿出去的大门打开了，胎儿就会过早地娩出。这称作宫颈功能不全。一般来说，多数发生于妊娠第 3～7 个月，在没有腹痛和宫缩的情况下，宫口扩张，结果造成流产或者早产。如果以往妊娠时曾经出现过这样的情况，那么就要注意了，要在妊娠前评估有没有宫颈功能不全。医师会通过宫颈扩张棒、子宫输卵管造影及 B 超等检查进行判断。

总体来说，评估子宫对胚胎的容受性，主要依靠影像学检查。其中超声检查是目前最常用的评估方法。经过超声的筛查，如果有必要，可以再进一步通过磁共振、宫腔镜或腹腔镜进行评估。

五、全身因素

全身因素也会影响生育力。在妊娠前要了解有没有不适合妊娠的情况，如先天性心脏病、遗传病、免疫性疾病或肿瘤、内分泌性疾病等。因此，要综合评估女性的全身状况，能否承受妊娠、分娩的过程。

第三节 生育力评估的意义

通过以上分析可以知道，每个女性的生育力存在很大的差异，也容易受到很多因素的影响。生育力的改变，既影响了妊娠、分娩，也影响了生活质量。

据报道，在实施二孩政策以后，我国符合生育条件的约有 1.4 亿对夫妇，其中 60% 的夫妇女方年龄超过 35 岁。面对如此广大的人群需求，做好生育力评估，一是为了保障女性的生殖健康，减少妊娠期和分娩期的并发症；二是为了降低下一代出生缺陷的风险，让更多的家庭生出健康的孩子。因此，生育力评估的意义十分重大。

随着医疗技术的不断发展，科学家对影响生育力的各个因素的研究越来越深入，评估女性生育力的指标也越来越多。年龄、基础 FSH、基础 AFC 是比较常用的指标，而 AMH、INH-B、基因检测则是近年来研究较多、较热门的指标。总体来说，生育力受遗传、环境等多种因素的影响，目前没有哪一项指标能够独立、全面、准确地评估女性的生育力，还需要多项指标综合评估来提高准确性。

在临床工作中，对于不孕、有月经改变的，或者有围绝经期症状的女性，首先应当详细地询问病史，根据患者的病情、经济条件及医院能开展的相关检测，为患者提供更合理的建议，选择适当的检测方法，对生育力进行综合评估。在完成评估之后，根据患者自身的条件，给予合适的指导和治疗，减轻患者的经济负担和心理压力，帮助她们获得理想的生育结局。

尚未生育的女性，应该尽量在合适生育的年龄解决生育问题，避免高龄生育带来的围生期风险；而医务人员在治疗疾病的过程中，也要尽可能保护女性的生育力。随着科学的发展，技术的进步，将来会研究出更准确、更简便、更有效的手段来评估女性生育力。

（曾薇薇　姚吉龙）

第 10 章

男性生育力评估

第一节 定 义

男性生育力是指人群中育龄男性能够使其配偶在一定时间内，获得自然妊娠的能力或概率。评价的金标准就是精子顺利地和卵子结合，女性获得妊娠。在临床上，男科医师会参考检测指标对男性生育力进行评估，如精液常规检查、精子形态学分析、精子功能学分析等。其中，精液常规检查具有简便、直观、可操作性强等特点，能够基本反映精液质量，对男性不育的诊断及治疗具有重要的意义。

第二节 评估指标

一、精液检查

（一）精液样本的采集

当男科医师开出精液常规检查后，男性需要配合医师进行精液采集。排精室一般靠近男科实验室，以确保精液标本能够在短时间内转运至实验室进行检测。在进行精液样本采集前，应禁欲 2～7 天，不足或超过这个时限都可能对精子的检测结果造成影响。如果需要多次留样检测，则每次的禁欲时间应尽可能保持一致。

如果存在特殊情况，无法在实验室提供的排精室进行采样，也可以在家中或其他方便的处所进行精液采集。但需要注意以下几点：①由于普通的乳胶避孕套可能影响精子的活力，因此工作人员会事先给予采样容器，而不使用普通避孕套留取精液，如果有特殊情况，也应使用专门为采集精液设计的无粉无毒避孕套；②性交中断的方法是不可行的，因为这样很容易丢失部分精液，并且易受阴道分泌物的污染，影响结果的准确性；③在采集精液样本后，应将样本容器温度保持在 20～37℃，并在 1 小时内转运至实验室。

（二）精液常规检查

精液采集顺利完成后，男科实验室的工作人员会首先对精液的外观、体积等理化性质进行初步评估，再分析精子浓度、活力和总数等，最后评估精子的形态，至此就基本完成了一次精液常规的分析。卵子对精子的挑选可算得上"万里挑一"，只有高质量的精子才能顺利通过卵子的"面试"。那么，究竟什么样的精液才算高质量的呢？

1. 精液外观　正常液化精液呈灰白色、均质、半流体状，具有一种特殊的刺激性腥味。精液清亮、透明，常见于无精子症或少精子症的男性，若精子浓度非常低，精液可呈透明状；长时间未排精者，精液可略带黄色，精液呈黄色可见于黄疸患者、服用维生素或某些药物的患者；精液呈红褐色或带血，称为血精，常见于精囊炎、前列腺炎等生殖系统疾病，也可见于结石、肿瘤，如前列腺癌、输精管的微小损伤等。

2. 精液体积　每次射精的精液体积应≥ 1.5ml。精液体积大时，患者可能存在附属性腺的活动性炎症；精液体积小则可见于射精管阻塞、先天性双侧输精管缺如及精囊发育不良、不完全逆行射精等。如果精液体积很少或没有，还需要注意精液采集的方法是否正确。

3. 精液液化和精液黏稠度　刚射出的精液呈半固体凝胶团块状，在室温下放置几分钟后，精液便会从凝固状态转变为液体状态，呈均质、稀薄状，这一过程称为精液液化。在室温下，精液通常在 15 分钟左右完全液化，若超过 60 分钟仍未液化，则称为精液液化不完全或不液化。若精液不液化，精子则无法游动，就更不可能一路"勇往直前"与卵子结合。当精液液化后，可通过观察精液的拉丝长度评估其黏稠度，正常精液的拉丝长度应不超过 2cm，若超过则视为黏稠度异常。同样，精液黏稠度异常可影响精子活力及穿透能力，并且往往与精液液化不全同时出现，难以区别。

4. 精液 pH　精液的酸碱度常用 pH 来表示，正常参考值为 7.2 ～ 8.0。精液 pH 反映不同附属性腺分泌液 pH 的平衡状态，过酸或过碱都会影响精子的活动和代谢。精液 pH > 8.0 考虑泌尿生殖道炎症，< 7.0 则多为射精管阻塞的信号。

5. 精子计数　包括精子浓度和精子总数。精子浓度指单位体积精液中的精子数量，而精子总数指一次完整射精的精液中的精子数目，即精子浓度 × 精液体积。

精子浓度的正常参考值下限为 15×10^6/ml。精子总数的正常参考值：每次射精的精子总数下限为 39×10^6 个。每次射精的精子总数和精子浓度通常与妊娠时间及妊娠率相关，是受孕的重要预测因子之一。精子总数可以评估睾丸产生精子的能力和男性输精管的通畅程度，而精子浓度常受精囊和前列腺分泌液量的影响，并不能作为衡量睾丸功能的特异性指标，因此，精子总数比精子浓度更有意义。

6. 精子活力　即精子的运动能力，一般指精液中呈前向运动的精子所占的百分比。一般将精子活力分为 3 级：①前向运动（PR），精子主动地呈直线或沿一大圆周运动，不管其速度如何；②非前向运动（NP），所有其他非前向运动的形式，如以小圆周泳动、尾部动力几乎不能驱使头部移动或只观察到精子尾部摆动；③不动（IM），没有运动。

正常情况下，精子总活力（PR+NP）≥ 40%，前向运动（PR）精子≥ 32%。精子活力下降则称为弱精子症，与男性生育力下降关系密切。

7. 精子形态　正常的精子"有头有尾"，包括头、颈、尾（中段、主段和末段）。正常精子头部外形应光滑、轮廓规则，正看其呈扁卵圆形，侧看似梨形；尾部细长而规则，约为头部长度的 10 倍。外形整体看来像一只小蝌蚪。男性精液中并不是所有的精子都形态正常，通常含有一定数量的异常形态精子，包括头部缺陷（大头、小头、锥形头、圆头等）及颈部和尾部缺陷，总之形态不一，千姿百态。正常情况下，男性精液中正常形态精子应≥

4%，异常形态率增高将影响精子的运动能力和受精能力。

（三）精子功能指标测定

精液常规检查是临床诊疗男性不育症的最常用、最简便、直观的辅助检查，但这些指标参数只是在一定程度上反映出达到自然妊娠所要求的最低精子质量，却不能反映精子功能是否正常，是否拥有正常的受精能力。因此，有必要选用特殊功能实验对精子功能进行测定。

1. **精子存活率**　镜下观察精子时，可以见到不动的精子，但不动的精子并不意味着它是死精子，此时，便需要利用精子存活率检测判断精子的存活情况。通过检测精子膜的完整性来评估精子存活率，一般使用染料拒染法或低渗膨胀试验来检测精子膜是否完整。显微镜下计数 200 个精子，精子存活率应 > 58%，低于这个值将影响受孕。

2. **顶体完整性检测**　正常精子头上戴着一顶帽子，称为顶体，其内含有多种与受精相关的水解酶，可谓是敲开卵子的"开门红包"，在精子受精过程中起着重要的作用。顶体结构或功能缺陷可导致受精率降低或不受精。常用检测方法为荧光标记的豌豆黄凝集素（PSA）法。PSA 与顶体内容物结合，在荧光显微镜下，正常完整的顶体占精子头部的 1/2 ～ 3/4，呈很强的荧光。

3. **精子与透明带结合试验**　精子进入卵子后，还需"稳固自己的地位"，即与卵子透明带牢牢结合。那么，利用精子与透明带结合试验，即使用与透明带竞争结合率的方法，或半透明带竞争结合率的方法，将一个卵子平均切割成两半，一半与患者精子培养，另一半与正常对照的精子培养，计算并比较结合率，便可评估这份精液样本与透明带的结合能力。

4. **精子包被抗体检测**　有时，精液内部也可出现"叛徒"，即抗体的存在，可用免疫珠试验方法或混合抗球蛋白反应（MAR）进行检查。MAR 可同时检测 IgG 和 IgA 抗体，50% 或更多的活动精子与抗体结合时，精子穿透宫颈黏液和体内受精有显著抑制倾向。颗粒若仅黏附于尾尖，则与生育力降低无关，因为有生育力的男性也存在这种情况。

5. **精子细胞核成熟度与 DNA 损伤检测**　精子细胞核携带遗传物质，可以说是精子的核心成分，如精子细胞核的 DNA 损伤或功能异常，则会直接影响受精和胚胎的发育。通过计算正常 DNA 精子百分比可判断精子 DNA 损伤的程度，不同的检测方法正常值可不同。

当前所有精子功能试验对预测男性生育力的准确性有限，需要进行更多的研究来探讨精子功能异常与男性不育的关系，明确男性不育症的病因、诊断及治疗，提高男性生育力的预测能力。

（朱文兵　周文珺）

二、生殖激素

生殖激素是与生殖系统密切相关的激素。男性生殖系统的核心是睾丸，除睾丸外还有附睾、前列腺、精囊等附属性腺，而生殖系统作为身体的重要组成部分，其正常的功能受到性腺轴的调节。

（一）男性性腺轴

下丘脑、垂体、睾丸这 3 个非常重要的器官共同组成了性腺轴，对生殖系统进行综合调控。

1. 下丘脑分泌促性腺激素释放激素（GnRH）　下丘脑是性腺轴的"司令"，它释放的 GnRH 能促使垂体分泌相应的激素，但是一般情况下我们不检查 GnRH，因为这种激素降解很快，释放入血后十几分钟就会被降解。临床上一般用人工合成的 GnRH 以检测垂体的功能，如果使用 GnRH 后垂体分泌的激素明显增加，说明病变在下丘脑，如果没有明显变化，则说明病变在垂体。

2. 垂体分泌卵泡刺激素（FSH）、黄体生成素（LH）及催乳素（PRL）　垂体能够分泌 FSH、LH、PRL，其中 FSH、LH 能促进睾丸产生雄激素和精子，对睾丸的功能起着至关重要的作用。

3. 睾丸分泌睾酮（T）　人体内的雄激素有多种，如睾酮、双氢睾酮、硫酸脱氢表雄酮、雄烯二酮等，其中 95% 为睾丸分泌的睾酮，雄激素能促进阴茎、阴囊、睾丸、前列腺、精囊等发育，除此之外，还能促进喉结、阴毛、腋毛发育，声音变得低沉喑哑。

睾丸还分泌抑制素（INH），INH 能够负反馈抑制垂体，避免 FSH 过多分泌。

另外，还有经胆固醇转化的黄体酮（P）和经芳香化酶转化的雌二醇（E_2）。黄体酮是睾酮的前体物质，E_2 是睾酮（T）代谢的产物，它们的产生顺序是 $P \rightarrow T \rightarrow E_2$，虽然 P、$E_2$ 不是性腺轴分泌的，但是与生殖系统密不可分，所以也是临床常用的检测项目，临床上常说的性激素 6 项就是指 FSH、LH、PRL、P、T 和 E_2。

生殖内分泌功能主要受下丘脑 - 垂体 - 睾丸轴调节，下丘脑通过分泌 GnRH 调节垂体释放 FSH、LH，FSH、LH 作用于睾丸后引起 T 分泌，促进睾丸发育，而 T、INH、E_2 对下丘脑、垂体激素的合成和分泌又具有反馈调节作用。下丘脑、垂体与睾丸之间相互调节，相互影响，形成完整而又协调的生殖内分泌系统。

（二）生殖激素

生精细胞的发育与分化依赖于机体正常的生殖内分泌功能，通过生殖内分泌激素检查可以了解与精子发生关系最为密切的下丘脑 - 垂体 - 睾丸轴的功能。为了查明不育的原因，就要进行生殖激素检测，判断到底是哪个环节出了问题，以便明确影响男性生育力的原因。

1. FSH、LH、PRL、T、E_2 基础值均正常，基本上可以除外生殖内分泌疾病，但不能完全排除生精小管及附属性腺病变。如果伴有无精子或精浆果糖低，提示生精小管损害或梗阻性无精子性。

2. FSH、LH、T 均低，这种低促性腺激素性性腺功能减退症一般为下丘脑、垂体功能降低，继发睾丸功能降低，常见的有特发性低促性腺激素性性腺功能减退症（IHH）、卡尔曼综合征及后天性垂体、下丘脑器质性病变或损伤与青春期延迟等。

3. FSH、LH 升高，T 和 T/LH 降低，这种高促性腺激素型性腺功能低下提示原发性睾丸功能衰竭，如克兰费尔特综合征、放射线和药物等损伤睾丸引起的无精子症。

4. PRL 明显升高，FSH、LH 低或正常低限，并伴有性欲低下、阳痿、少精等，为高催乳素血症，有垂体瘤或垂体微腺瘤的可能，应做蝶鞍 CT 或 MRI 检查，以便早期发现垂体瘤。

5. FSH、LH、T、E_2 正常或升高，性分化异常，外生殖器呈女性，男性乳房增生，提示睾丸女性化。

6. 某些男性性腺功能低下的患者，特别是性分化异常者，尚需检查肾上腺皮质功能和睾酮代谢产物，以确定是否有各种先天性甾体激素合成酶缺陷，如 21- 羟化酶缺陷、17α-

羟化酶缺陷、5α- 还原酶缺陷。

总之，下丘脑、垂体、睾丸通过神经递质及内分泌激素相互作用、相互调节形成一个完整而又协调的生殖内分泌调控系统，保证男性生殖活动的正常进行。

（赵邦荣　陈 超）

三、附属性腺功能的检查

男性的性腺主要指睾丸，睾丸有两个非常重要的功能。一是产生精子，让男性能够繁衍后代；二是产生雄激素，雄激素是激发和维持男性第二性征的物质基础。睾丸虽是男性生殖系统的核心，但附属性腺，包含附睾、精囊、尿道球腺、前列腺，也是生殖系统不可缺少的组成部分。

男性的正常精液是一种混合物，由睾丸和附睾的分泌液及悬浮其中的精子与前列腺、精囊和尿道球腺的分泌物混合而成，包括精子和精浆两部分。精浆占精液的 95% 以上，是运输精子的介质，并且能激发精子的活动力，还含有维持精子生命的必需物质。在精浆中，精囊液约占 2/3，前列腺液约占 1/3，其余器官分泌液约占 5%。精浆主要成分是水，约占精浆总量的 90% 以上，其余化学成分主要有糖类、脂类、蛋白质、无机离子及其他成分。

（一）反映附属性腺功能的指标

1. 附睾的功能指标　精浆中的游离左旋肉毒碱、中性 α- 葡糖苷酶、甘油磷酸胆碱主要由附睾分泌，反映附睾功能。

2. 前列腺的功能指标　精浆中的锌、γ- 谷氨酰基转肽酶、枸橼酸、酸性磷酸酶主要由前列腺分泌，反映前列腺功能，与精子的活力和代谢有关。

3. 精囊的功能指标　精浆中的果糖、前列腺素主要由精囊分泌，反映精囊功能，果糖是精子能量代谢的主要来源，与精子活率有关，可以在精子射出后继续为精子提供能量，做好精子的"后勤保障"。

至于尿道球腺，它的主要功能是在性兴奋时分泌少量黏液，起润滑尿道和女性阴道的作用，重要性相对较小，目前尚无特异性检测指标。

（二）男性附属性腺功能状态的评估

通过以上这些功能指标，我们就可以评估男性附属性腺的功能状态，也可评估不育的发病原因。中性 α- 葡糖苷酶活性的高低反映附睾分泌功能，即附睾有炎症时，中性 α- 葡糖苷酶含量下降；中性 α- 葡糖苷酶为零或极低时，应考虑输精管梗阻或缺如。果糖含量的多少反映精囊的分泌功能，即精囊炎症、不完全逆行射精、雄激素不足时，果糖含量下降；糖尿病时果糖含量较高；果糖为零或极低时，应考虑精囊缺如或射精管阻塞。酸性磷酸酶活性高低反映前列腺的分泌功能，即前列腺炎时，精浆中酸性磷酸酶含量下降。

检测精浆中各种生化标志物的含量，可以帮助鉴别输精管是否阻塞及阻塞部位。精浆中无果糖和中性 α- 葡糖苷酶或含量极低，则表示射精管阻塞或输精管、精囊缺如；精浆中无中性 α- 葡糖苷酶或含量极低，果糖含量正常，则表示输精管阻塞或精囊缺如；精浆中各种生化标志物的含量正常，则表示精道通畅，可能是生精功能问题。

总之，男性生殖系统中的睾丸产生的精子是男性生育力的核心，而附睾、前列腺、精囊等，对精子起着支持、营养、活化等重要作用，是实现自然生育的有力保障。

（赵邦荣　陈　超）

四、遗传学检测

随着婚育年龄的推迟及国家三孩政策的放开，高龄妊娠引起了人们的关注。而随着诊断技术的发展，男性不育的病因学研究也越来越深入，导致男性不育的原因也得到了更多的发现和解释，尽管如此，仍有约 30% 的原因未知，其中绝大多数与遗传学有关。染色体异常、相关基因变异、基因多态性及非整倍体等都可能是导致男性不育的遗传性病因。按照发病机制，遗传性疾病可以分为染色体病和基因病。染色体病又分为常染色体病和性染色体病，基因病又分为单基因病和多基因病。目前检测男性不育遗传性病因的实验室诊断技术主要包括染色体核型分析、Y 染色体微缺失检测及基因突变、基因多态性及非整倍体的检测等。一般来说，染色体检查主要分析染色体数目及结构的变化，代表了"面"，而基因检测主要分析基因序列的变化，代表了"点"。两者之间检测原理完全不同，且不可相互替代。

（一）染色体核型分析

人类染色体核型分析是最常用的男性生殖遗传学检查技术之一，大部分已知的染色体疾病都可以根据人类染色体核型分析结果得以确诊。人类染色体核型分析通常是提取血液中的淋巴细胞进行分析。正常男性的染色体核型为 46,XY。常见的男性不育染色体病有以下 5 种。

1. 47,XXY　也称克兰费尔特综合征。克兰费尔特综合征是导致男性无精子症最常见的遗传学因素。部分克兰费尔特综合征患者有典型的临床表现：小而硬的睾丸，无精子症，男性乳房发育。其他一些特征有身材高大、智力低下、静脉曲张、肥胖、糖尿病、白血病、性腺外的生殖细胞肿瘤和乳腺癌发病率增高，但大部分患者不一定出现典型的临床表型。克兰费尔特综合征患者有染色体数目异常，47,XXY 核型占 80%，其余核型有 48，XXXY、48，XXYY、49，XXXYY、46,XY/47,XXY 等，随着 X 染色体数目增加，表型不断增强，主要表现为机体发育严重畸形和智力低下，嵌合体通常症状较轻。40%～70% 的患者临床表现为无精子症的非嵌合克兰费尔特综合征，患者通过睾丸显微取精术能获得精子，少数患者可表现为隐匿精子症或重度少精子症。许多克兰费尔特综合征患者可通过辅助生殖技术获得子代。

2. 47,XYY　又称 YY 综合征或超雄综合征，是染色体数为 47 条，性染色体为 XYY，常染色体正常的疾病。XYY 男性的表型是正常的，患者身材高大，身高常超过 180cm，偶尔可见隐睾，睾丸发育不全并患有精子形成障碍及生育力下降与尿道下裂等，但大多数男性可以生育。典型特征：体长，可能有智力低下，患白血病风险增高，可能有攻击性和反社会行为。精液分析结果变异较大，一般为少弱精子症或无精子症。

3. 46,XX　此类患者多数具有正常的男性内、外生殖器，至少 10% 的患者有尿道下裂或外生殖器两性畸形，部分患者出现男子乳房女性化。性激素检测结果为 FSH 和 LH 升高，T 正常或降低。睾丸活检显示无精子生成。

4. 染色体结构异常　主要有易位、倒位、缺失、重复、插入、环状染色体等。导致染色体结构异常的遗传学基础是染色体断裂，以及断裂后染色体断端的异常重接。随着分子细胞遗传学技术的发展，用常规的染色方法不能或难以发现的染色体结构异常，也能得以发现并诊断。当染色体结构异常，患者产生不平衡精子时，多数胚胎通常很难存活，将导致流产或死胎。

5. 染色体多态性 主要表现为异染色质的变异，特别是含有高度重复 DNA 的结构异染色质。研究表明，染色体多态性对精子数目不具有明显的作用，对体外受精 - 胚胎移植（俗称试管婴儿）患者的临床妊娠率、早期流产率、胎儿活产率无明显影响。因此，倾向于染色体多态性是一种正常的变异。如果能对具有染色体多态性的人群进行家系调查，检查其家人的染色体情况，了解其父母的生育情况，将有助于分析染色体多态性的遗传作用。

（二）Y 染色体微缺失检测

Y 染色体是男性独有的染色体，现在很多医院针对男性不育患者开展了 Y 染色体微缺失检测，这是因为很多研究资料都显示，Y 染色体微缺失是造成男性无精子症和严重少精子症的重要原因之一。目前 Y 染色体微缺失检测主要检测 Y 染色体上的无精子因子（AZF），一般检测 3 个区，即 AZFa 区、AZFb 区及 AZFc 区。AZFa 区缺失患者几乎均表现为完全的唯支持细胞综合征，也就是说睾丸没有生精细胞；AZFb 区缺失患者主要表现为生精阻滞，也就是说生精细胞在某个阶段停止生长，无法形成成熟的精子；AZFc 区缺失最常见，临床表现和组织学表型多样，可从正常精子到无精子症。目前 Y 染色体微缺失检测的方法包括多重定性聚合酶链反应、实时荧光聚合酶链反应、荧光原位杂交法、基因芯片技术等。

（三）基因突变检测

随着医学测序技术的发展和外显子文库的完善，许多导致男性不育的疾病，如先天性双侧输精管缺如（CBAVD）、低促性腺激素性性腺功能减退症、部分特殊类型的畸形精子症、非梗阻性无精子症（NOA）等，已被证明是由许多不同的基因突变导致。基因病分为单基因病和多基因病，其中单基因病表型相对单一，多基因病表型多样，基因突变的检测方法主要为 DNA 测序。目前，高通量测序技术成为市场主流。可根据不同的临床表型进行不同的基因检测。如有必要，则可选择人类全外显子测序。

（四）人类基因多态性

人类基因多态性对阐明人体对疾病的易患性、毒物的耐受性、药物代谢差异及遗传性疾病的分子机制有重大意义；与致病基因连锁的多态性位点可作为遗传病的诊断标记，并为分离克隆致病基因提供依据；病因未知的疾病与候选基因多态性的相关性分析，可用于辅助筛选致病易感基因。目前关于人类基因多态性的检测方法包括限制性片段长度多态性（RFLP）、单链构象多态性（SSCP）、等位基因特异性寡核苷酸探针法、PCR-DNA 测序等，结果分析应咨询专业遗传学医师。

（石 亮）

五、睾丸活检

睾丸活检是男性不育症病理检查的主要方法，对精子缺乏和内分泌所见正常者特别适用。睾丸活检能直接评价生精功能及生精障碍的程度、间质细胞的情况，为评估生育力提供直接资料，是男性不育症的诊断、治疗措施的选择和预后判断必要的方法之一。

　　睾丸活检通常有两种方法：开放活检和睾丸穿刺活检。开放活检被认为是获取睾丸组织、评价精子发生的金标准。但是，开放活检存在一些并发症，如血肿、感染，以及对睾丸血供的影响导致睾丸萎缩等，使其应用受到限制。睾丸穿刺活检技术以其微创、痛苦小、恢复快、并发症少、易于被患者接受而得到快速普及。有研究表明，睾丸穿刺活检诊断的准确程度与开放活检的一致率达 95% 以上。睾丸活检病理诊断也有两种方式，一种为形态学功能诊断，另一种为定量性诊断。形态学功能诊断依据生精小管内细胞成分及间质成分的改变做出相应诊断，包括正常生精功能、生精功能低下、精子成熟停滞、生精细胞不发育和生精小管硬化和间质纤维化等类型。定量性诊断方法分析生殖细胞成分，以及精子发生与精子浓度的相互关系，其中 Johnsen 评分方法应用较广。

　　通过睾丸活检，临床医师就能够准确判断病情，决定治疗方案，帮助患者实现生育的愿望。

（石　亮）

第 11 章

影响生育力的因素

第一节 影响女性生育力的因素

一、年 龄

受教育、文化等多方面因素的影响，晚婚晚育的女性越来越多。2017 年我国育龄女性的平均初婚和初育年龄分别为 25.7 岁和 26.8 岁，而上海、北京等一线城市的女性初婚、初育年龄则更高。年龄是影响女性生育力的重要生理因素。虽然人人享有自主决定生育时间的权利，但这一权利需要在自然规律的制约下理性行使。想要拥有一个健康、可爱的孩子应及早进行生育规划。随着年龄的增长，生育力会下降。

（一）年龄如何影响生育力

年龄对女性生育力的影响要高于男性，这与女性生殖细胞的发育特点有关。

从卵细胞数量来看，女性的卵泡总储备在胚胎期就已建立，此后便开始"只减不增"。每个女性出生时卵巢中有 100 万～ 200 万个尚未成熟的卵泡，随着细胞凋亡等，其逐渐减少，到达青春期时就只有 30 万～ 50 万个了。进入青春期后，在一系列相关激素的调控下女性开始形成月经周期，且平均每个月有多个卵泡开始发育，但通常只有 1 个（少数有 2 个）优势卵泡可以发育成熟并排出卵细胞，其余则退化凋亡。经过这样的周期性损耗，37 岁左右卵巢中约有 2.5 万个卵泡。50 岁时卵泡还剩 1000 个左右，此时大多数女性开始进入更年期，月经周期紊乱，最终停止。如果停经超过 12 个月，说明卵泡基本耗竭，自然生育力也基本丧失。

从卵细胞质量来看，低龄（＜ 20 岁）或高龄（＞ 35 岁）女性的卵母细胞分裂时出现错误的概率增加，更容易产生遗传物质异常的卵子。这样的卵子受精后通常不能长时间存活，少部分会发育成染色体异常的胎儿。因此，年龄过低或过高的女性发生流产或生育染色体异常如唐氏综合征（有 3 条 21 号染色体）患儿的风险会增加。

从女性整体健康状况来看，年龄过低女性的卵巢、子宫等生殖器官尚未完全成熟，激素分泌也不太稳定，不利于胚胎持续健康发育，相对更容易发生流产、早产、生育低出生体重儿等不良妊娠结局。年龄过高的女性身体功能逐渐减退，患各种各样疾病的概率也会增加，很多疾病及其治疗过程对生育力的损伤较大，并且高龄女性发生妊娠期高血压和糖尿病等的风险也较高，这些因素都会增加受孕及健康分娩的难度。

（二）最佳生育年龄的选择

女性成功妊娠并顺利生下健康婴儿不仅需要精卵结合形成受精卵，还需要为胚胎生长发育提供适宜的条件。虽然人口学上女性的育龄期为 15 ～ 49 周岁，但由上文可知，从生理角度考量，年龄过低（＜ 20 岁）或过高（＞ 35 岁）都不是生育的最佳时机。大多数女性 23 ～ 29 岁时生育相关激素的周期性分泌趋于稳定，排卵及月经周期比较规律，备孕时间相对较短，妊娠成功率相对更高。而且此时女性的生殖系统已发育成熟，整体健康状况也多处于一生中的最佳阶段，比较适宜生育。但这一阶段恰好也是女性学业和事业发展的关键时期，每个人的人生选择和价值追求不同，鱼与熊掌无法兼得时，希望能权衡长远利弊后做出适合自己的最优选择。

（三）超过 35 岁妊娠的风险

医学上将分娩年龄超过 35 岁的产妇定义为高龄产妇，高龄产妇通常是医护人员的重点关照对象，并会被告知一系列的妊娠期注意事项和可能的不良结局。一些产妇会被吓得惶惶不可终日，一些产妇则参照某些"过来人"（健康分娩的高龄产妇）的经验不以为然。那么超过 35 岁妊娠的风险到底有多大呢？正如前文所述，随着年龄的增长，女性卵子的数量和质量都会降低，整体健康状况也有所下降。与年轻产妇相比，高龄产妇妊娠后更容易发生流产、妊娠并发症或合并症、早产等不良妊娠结局，还会增加子代低出生体重、出生缺陷等风险。但需要注意，这种风险的增高是相对的，如 39 岁女性生育唐氏综合征新生儿的概率是 29 岁女性的 10 倍，听起来有些吓人，但实际上也仅有 1% 的可能性。随着医疗技术的进步，高龄产妇妊娠的风险较以前有所下降。很多孕产期问题得以有效预防或解决，一些先天性疾病也可以通过产前诊断早期发现，为选择提前终止妊娠或出生后及早治疗提供了可能。因此高龄妊娠不必过于紧张，但需要有良好的"医从性"，遵循医嘱做好妊娠期体重、营养、用药等各方面管理，定期进行产检等，为自己和新生儿的健康提供保障。

二、遗 传 因 素

女性生殖细胞产生于胚胎期，遗传因素影响其生育力。卵巢早衰是指女性在 40 岁以前发生卵巢功能衰竭，是影响女性生育力的严重疾病之一，其发病呈现一定的家族聚集性。影响卵巢早衰的可能遗传机制较多，最常见的是 X 染色体异常，如典型的特纳综合征（即先天性卵巢发育不全），为一条 X 染色体完全或部分缺失所致，另外，X 三体综合征也可能与卵巢早衰有关。此外，分子生物学和转基因动物模型研究发现，某些 X 染色体或常染色体基因异常也可能影响卵巢功能，如特异性敲除 *Rps26* 基因后，小鼠出现卵泡发育受阻、卵母细胞凋亡，进而发生卵巢早衰。由于特定基因突变在患者中的发生率基本都低于 10%，且在不同种族间差异较大，尚不能确定某基因突变与卵巢早衰的因果关系。

尽管影响女性生育力的遗传机制尚未完全明确，但对于有卵巢早衰或其他影响生育力的疾病家族史的女性，计划妊娠前最好到正规医疗机构进行生育力评估，并寻求妊娠及生育指导，帮助自己实现生育子女的愿望。

三、环境因素

（一）内分泌干扰物

环境因素显著影响女性生育力。环境中有害物质特别是环境内分泌干扰物（environmental endocrine disrupter，EED）可干扰体内正常激素合成、分泌及调控等环节，直接或间接影响女性生殖健康，引起不孕、不育、妊娠期并发症，以及流产、早产、死胎、死产、出生缺陷等诸多不良妊娠结局，甚至影响子代近远期健康。

环境内分泌干扰物损害生殖系统，导致生育力低下的机制尚不明晰。动物实验和流行病学研究发现，增塑剂双酚 A 可以增加雌性小鼠卵母细胞减数分裂出错的比例，形成非整倍体卵子，而卵子的非整倍体性是流产、出生缺陷、子代神经发育迟滞的主要原因。另有研究指出，妊娠期过高的雄激素暴露，会增加子代（女性）成年期发生多囊卵巢综合征的风险，患有多囊卵巢综合征的女性发生无排卵性不孕、卵巢过度刺激综合征及妊娠期并发症的概率高于正常女性。研究还发现，成年女性长期暴露于有机氯杀虫剂环境中，可导致月经周期缩短，长期暴露于某些有激素活性的新型杀虫剂环境中，则会导致月经周期延长，提示 EED 可能会扰乱月经周期，进而影响女性生育力。

EED 的种类非常广泛，可以是来自动植物及微生物的天然化合物，如大豆异黄酮、香豆雌酚、玉米赤霉烯酮、动物雌激素等；也可以是人工合成化合物，如己烯雌酚、己烷雌酚等人工合成雌激素，以及二噁英、多氯联苯、双酚 A、邻苯二甲酸酯类、镉等环境污染物。随着工业的发展，女性在日常生活中很容易接触到影响其生殖系统和胎儿生长发育的 EED，如牛奶、多脂鱼等富含脂类的食物容易通过食物链富集二噁英、多氯联苯等永久性有机污染物；面粉、大米、海产品等精制食品则在制作过程中可能被镉污染；而农业生产中使用的杀虫剂、除草剂，以及城市环境中使用的除虫剂等，其成分大多属于 EED；另外，我们平常使用的润滑油、冷却剂、黏合剂、塑料餐盘，以及化妆品中大都含有不同剂量的 EED。虽然当今社会人们越来越重视环境保护，但我们已很难逃离被 EED 污染的生活环境。

当然，EED 对生殖健康的损害与暴露时间和剂量有关，我们不必因噎废食，过度恐慌。但需要在生产和生活中做好防护，避免不必要的暴露。生命早期暴露于 EED 会显著增加成年期患生殖系统疾病的风险，损害生育力。因此，妊娠女性、婴幼儿、青少年等敏感人群更应加强防护，减少暴露。全社会应该动员起来保护环境免受 EED 污染，并通过深入研究和健康教育减少个体 EED 的暴露，保护女性生殖健康，提高人群生育力。

（二）职业环境

现代社会，女性就业率越来越高，从事的职业类型也趋向多元，工作环境中存在的一些理化因素、生物因素，以及不健康的工作模式及轮休制度等都可能损害女性生殖健康和生育力，影响胎儿质量和出生人口素质。

对于从事农业劳动的女性，农药（大多数属于 EED）是危害其生殖健康的重要因素，长期接触农药容易出现月经失调、不孕、自然流产、死胎、死产及异位妊娠等，其子代也更易发生低出生体重和出生缺陷。从事铁路行业的女性因长期轮班作业，长时间暴露于噪声、振动等危险因素，发生月经异常、罹患各种妇科疾病的风险显著增加。化工行业的一线生产女工容易接触到多种有毒、有害化学物质，如铅、苯、汞、二硫化碳、二甲基甲酰胺、己内酰胺及汽油等，损伤生殖系统，引发月经异常、不孕、不育，以及多种不良妊娠结局；妊娠期过量的铅暴露还会影响子代智力发育，过量的苯暴露则可增加子代发生儿童白血病的风险。金融行业等白领职业女性常见的工作时间过长、压力过大、久坐不动、锻炼不足等问题，同样会影响生殖健康。另外，职业女性多面临家庭和事业的双重负担，过大的工作压力容易导致精神紧张、焦虑、抑郁等，进而引发月经失调、痛经及不孕等问题。而妊娠期特别是妊娠早期暴露于过大的职业压力，会增加妊娠期高血压、先兆子痫、早产，以及生育低出生体重儿等的风险。

当然，谈及职业有害因素与生殖健康的关系时，还应考虑该因素的性质和强度（浓度）、接触时间及个体的敏感性等。因此，用工单位应严格按照规定做好职业卫生监测和安全防护，确保有害因素降至规定标准以下，并定期组织职工进行健康体检，保障女性生殖健康。而从事相关职业的女性，也应该提高自我防护意识和能力，积极维护自身权益，莫因工作损害了自己的生育力和身体健康。

四、医源性因素

（一）放化疗与生殖健康

女性生殖健康也受疾病和医源性因素的影响，常见的影响女性生育力的生殖系统疾病在第 12 章将有详细地阐述，此处重点介绍间接影响或其治疗手段影响女性生育力的疾病。近年来，女性癌症发病率逐年升高且呈年轻化趋势，癌症治疗技术的进步极大延长了患者的生存时间，但长期的放疗和化疗通常会严重损伤女性生殖系统，影响青春期及育龄期女性的生育力。当然，生殖系统损伤的严重程度与放射线照射的剂量和部位，化疗药物的种类、剂量、用药时间和方法等有关。因此，在制订女性癌症患者的治疗方案时，应充分考虑患者的年龄和生育需求，在条件允许的情况下，最大程度保存其生育力。另外，一些自身免疫性疾病（如系统性红斑狼疮）和血液系统疾病在育龄女性中发病率也较高，采用化疗手段进行治疗时同样需要考虑其对生殖系统的损伤。

罹患上述或其他可能影响生育力的疾病的女性，应合理安排生育时间。如果未来疾病进展或治疗方式可能造成自然生育力受损，可考虑提前冷冻胚胎或卵母细胞等以保存生育力，待疾病治愈后或身体条件适宜时再通过辅助生殖技术实现做母亲的愿望。

（二）备孕期及妊娠期用药

很多备孕期或妊娠期女性常会纠结，能不能用药，该用什么药？首先，如果准备妊娠，不管正在用什么药，是内服的，还是外用的，是处方药，还是非处方药，都要一一告知医师。医师会根据病情及药物特点给出相应建议，切不可自行停药、换药或调整剂量。毕竟母亲是胎儿生长发育的依靠，如果母亲的身体健康不能保证，即使避开了药物的不良影响，婴儿的健康也很难保证。

一些药物如沙利度胺、异维 A 酸等确实对胎儿有很大的伤害，很容易导致出生缺陷，但如果患有需要上述药物治疗的疾病，建议先严格避孕，以治病为主，待疾病痊愈后再考虑生育问题。而事实上日常服用的很多药物对妊娠及胎儿的影响并不明确，考虑到妊娠早期是胎儿神经系统、器官及四肢等发育的关键时期，如果患者的病情较轻，能采用非药物方式缓解或控制，可以咨询医师后酌情减量或停药。但对于一些严重疾病，如需要药物控制的重症哮喘、重度抑郁症等，最好和医师商量最佳用药方案，在控制病情的前提下尽可能减少对受孕能力和胎儿的伤害，并在妊娠期坚持用药，以免病情恶化。

很多女性还会关注妊娠前及妊娠期疫苗接种问题，一方面接种疫苗可以提升自身免疫力，避免妊娠期感染某些病毒影响胎儿健康，另一方面还可以增强婴儿出生后对相应病毒的抵抗力。但含有活病毒的疫苗可能会对胎儿造成危害，因此不要在妊娠期接种，而且最好接种4周后再考虑妊娠。不管是何种疫苗，最好在咨询医师后再考虑是否接种，并且在进行妊娠前咨询时，也要将近期的疫苗接种情况告知医师。目前有两种灭活疫苗推荐在妊娠期接种。一是流行性感冒疫苗，妊娠期免疫力会有所降低，相对容易患流行性感冒甚至肺炎，增加流产、早产或其他妊娠期并发症的风险，另外，刚出生的婴儿更容易感染流行性感冒病毒，但他们出生6个月后才能接种流行性感冒疫苗，母亲在妊娠期接种疫苗后胎儿也会形成抗体，进而也可增强婴儿抵抗流行性感冒的能力。二是百白破疫苗，不论你以前是否接种过该疫苗，医师通常都会建议你在妊娠期再次接种，以降低婴儿出生后感染百日咳等严重疾病的危险。

五、其他因素

除上述直接影响女性自然生育力的因素外，一些社会因素如生育政策、社会经济、婚育观念及文化习俗等，则可能通过影响生育意愿而间接影响女性生育行为。

当今社会，少生优生的观念已深入人心，生养孩子投入的时间和经济成本越来越大，很多人迫于经济压力和职业发展，选择不生二孩，甚至不生孩子。另外，女性通过教育和就业实现了经济独立，婚育观念也逐渐变得多元，越来越多的女性选择晚婚甚至不婚。另外，由于社会生活、性观念及生育政策的限制，很多女性意外妊娠后选择人工流产，部分女性甚至多次行人工流产，给身体健康和生殖健康带来较大损害，以致生育力降低甚至丧失，未来"想生却不能生"。近年来，相关部门大力宣传避孕知识，免费发放避孕药具，加之国民受教育程度普遍提高，避孕意识和避孕能力明显增强，减少了意外妊娠和人工流产的风险，有利于保障女性生殖健康，保护其生育力，但也在一定程度上导致了人群生育率下降。

传统文化因素也可能影响生育行为，使出生人口数出现短期小幅度波动。例如受"羊年不宜生子"等生肖偏好的影响，不少家庭选择在2015年（农历羊年）推迟生育，导致单独二孩政策实施后2015年出生人口数不升反降，2016年出生人口数明显升高。

（刘　扬　周玉博）

第二节　影响男性生育力的因素

一、生活方式

（一）保护精子不是温度越高越好

经常会有人说为什么总感觉睾丸是凉凉的，这样产生的精子是不是不活跃，是不是肾虚，是不是得补补？其实不然。男性的睾丸之所以在体外，就是要为精子提供一个有利的环境，正常睾丸生精的温度要低于体温 1～2℃，34～35℃是非常适宜的，所以睾丸有时摸起来是凉凉的。温度过高反而会损害精子，主要表现为精液内精子密度降低，活动能力下降，畸形精子增多，精液的受精能力降低等，导致不育症。如果持续 2 天发热，温度在 40℃以上，甚至可能导致一段时间不产生精子。阴囊的皮肤呈褶皱状，就像一个可以收缩的袋子，将睾丸装在里面，当体温降低时，阴囊皮肤就会收缩，将睾丸包裹在里面，减少散热，不让睾丸的温度过低；当体温升高时，阴囊的皮肤就会松弛，增大了散热的面积，很快降低睾丸内温度，就会出现上面说的凉凉的感觉，所以睾丸就像一个恒温器，保持着睾丸内舒适的生精环境。在生活中可以造成睾丸高温的情况如下。

1. 泡热水澡　泡热水澡的水温一般约为 40℃，桑拿的温度会更高，而有的人非常喜欢泡热水澡，甚至一天一泡，睾丸直接与热水接触，会使睾丸内的温度迅速增高，阴囊很难进行快速的调节，每次超过 30 分钟时，精子质量会显著降低，次数越多，损伤越大。所以不能经常在高温环境下待很长时间，如泡热水澡、蒸桑拿及泡温泉等，根据自己的情况冲凉水澡是个很好的选择。但是也不用过于担心，偶尔泡热水澡或蒸桑拿等并不会对生精功能产生严重影响。

2. 穿紧身裤　很多男性因为个人喜好或为了展现身材，喜欢穿紧身裤，这就相当于给睾丸加了暖宝宝，不仅紧身还保温。紧身裤将阴囊部包紧，睾丸在外力作用下紧缩，使散热面积减少，而散发的少量热量又不易排出，导致睾丸温度逐渐升高。除此之外，紧身裤还会阻碍睾丸局部血管的血液循环，同样影响睾丸散热。所以对于备孕的男性来说，穿宽松、舒适的裤子更加易于让妻子受孕。

3. 计算机　计算机本身散热会产生很大热量，久坐玩计算机会使睾丸局部温度过高，空气不流通，睾丸散热效果也不好。

4. 季节变化　国内外一些调查显示，春季精子的密度、活力及正常形态精子的比例明显高于其他季节。夏季由于气温的影响，不成熟的精子比例也会提高。

所以，在生活中我们要注意尽量避免睾丸高温，少泡热水澡、蒸桑拿，注意自己的穿衣，不能久坐，适当活动，保证精子在一个良好的环境中生长，才能获得高质量的精子。

（于　洋）

（二）吸烟有害传代

我国古代没有关于烟草种植和吸烟的记载，烟草应该是在明清年间传入我国。时至今日，香烟在我国已经成为高消耗品。吸烟是社会问题，吸烟、吸二手烟对身体的伤害已经有明确的研究结果。

据调查，我国吸烟人数已经超过 3 亿，每年因吸烟引起的相关疾病所致死亡人数超过了 100 万。研究显示，烟草烟雾中已知的致癌物达 69 种之多，这些致癌物可引发体内部分关键基因突变，导致细胞癌变和恶性肿瘤发生。越来越多的研究表明，吸烟可以导致肺癌、喉癌、食管癌、胃癌、肝癌、肾癌和膀胱癌等恶性肿瘤，以及心脑血管疾病、糖尿病和消化道系统疾病。

2018 年，中国性学会和中国男科（不育）联盟联合设计并发起，北京大学第三医院牵头组织北京、上海、广东、浙江等全国 16 个省份的 25 家医疗单位共同开展了吸烟男性生育健康状况调查，并发布了《中国吸烟男性生育健康调查报告》。报告显示，97.6% 的受调查者认为吸烟有害健康，86.89% 的人认为吸烟会引起肺部疾病，只有不到 50% 的受调查者了解吸烟影响生育健康。被调查者中 51.37% 的男性吸烟，其中 39.3% 的人每天吸烟超过 10 支，60.3% 的人烟龄超过 5 年。在不孕、不育的患者中，54.86% 的男性吸烟。由此可见，"吸烟有害健康"虽然已经成为共识，但吸烟对男性生育力的影响还未引起足够的重视。

1. 吸烟对精液质量的影响　衡量精液质量的指标主要有精液量、精液 pH、精子密度、精子数量、精子存活率和正常精子形态率等。有调查发现，32.34% 的吸烟男性精液存在异常，主要表现为精液量减少、精子数量减少、密度降低、存活率降低，以及正常形态的精子比例下降等。据报道分析，这可能是烟草中的尼古丁等生物碱、镉等造成氧化损伤、精子细胞易损伤性增加、自我修复能力下降等多重因素相互作用的结果。有研究显示，精子畸形率与吸烟者每天吸烟的数量有关，每天吸烟 10 支以下和 10 ~ 20 支相比，精子的畸形率相差 5%，但当每天吸烟 20 ~ 30 支时，精子畸形率会明显增高。有报道指出，重度吸烟者中，烟龄时间长的男性精子畸形率增高显著。

2. 吸烟对精子 DNA 的影响　精子 DNA 的完整性对正确传递遗传信息至关重要，精子 DNA 损伤可导致不育或流产。调查表明，出现自然流产和胚胎停育的女性当中，配偶吸烟的比例分别为 57.8% 和 51.4%，吸烟者每天吸烟的数量增加，造成自然流产的比例也相应增高，并且烟龄越长，胚胎停育的比例也会越高。吸烟不仅能影响精液常规检查指标，还会直接损害精子，导致精子 DNA 结构的改变。例如，烟草中的尼古丁能够导致精子中双链 DNA 断裂，同时，烟草浓聚物及其代谢产物中含有诱导基因突变的物质，这些物质可使精子对酸性诱变剂的敏感度增高，造成精子 DNA 链断裂增加，导致精子 DNA 完整性降低。

3. 吸烟对性激素的影响　男性睾丸组织对香烟中的有害物质非常敏感，长期吸烟可对睾丸及附睾微循环，以及内环境的物质交换造成干扰，从而可能导致睾丸水肿、淤血或萎缩。长期大量吸烟可导致睾丸间质细胞和支持细胞出现异常，睾丸静脉中的睾酮含量和雄激素结合蛋白浓度降低。重度吸烟还可导致阴茎动脉收缩，睾丸及附睾血流动力学改变，影响精子形成。此外，人体的下丘脑 - 垂体 - 睾丸生殖轴存在反馈调控平衡机制，使激素分泌水平能够保持在一定正常范围。而烟草中的尼古丁等生物碱可对此平衡产生干扰作用，使吸烟男性体内激素水平发生改变，导致男性生育力降低。

（李付彪）

（三）莫因酒文化影响后代

我国古代医学就曾发现，醉酒入房会伤身，古语讲"酒后不入室"，把酒后行房视为性事大忌。醉酒既可使性功能紊乱，又可使精液质量下降而影响优生。

现代医学证明，酗酒能诱使生殖细胞染色体发生突变，导致胎儿罹患酒精中毒综合征。由于这类胎儿大多是夫妻在周末度假时无节制狂欢纵欲的结果，国外医学界称其为"星期天胎儿"，多表现为身体畸形、生长发育迟缓、中枢神经系统发育障碍等。因此，在计划孕育下一代时，要尽量避免饮酒。

1. 酒精对精子的影响　长期大量饮酒和酒精中毒可导致精液参数异常，随着饮酒量的增加，精子浓度、精子活力和精子正常形态率下降，使精子畸形率明显增高，从而降低男性生育力。酒精可引起精子头端破裂、中段膨胀或尾部蜷缩等形态改变，由于酒精可对睾丸生精上皮造成一定损害，只有少量精母细胞可发育为成熟的精子。研究资料显示，酒精对精子的影响与开始饮酒的年龄、饮酒量和持续时间有关，18 岁以前就开始饮酒要明显大于 18 岁以后饮酒的危害，长期饮酒的男性正常形态精子的百分比明显低于不饮酒者，慢性酒精中毒的男性精子存活率低于 80%。此外，短期大量饮酒比长期少量饮酒更容易造成损伤。

2. 酒精对性器官的影响　研究表明，70% ～ 80% 酒精中毒的男性存在睾丸萎缩症状，睾丸容积甚至可缩小 50%，酒精性肝硬化患者睾丸重量也会明显减轻。有统计显示，这些酒精性睾丸萎缩者 50% ～ 70% 是不育症患者。

3. 酒精对性激素的影响　研究证实，酒精具有性腺毒性作用，长期酗酒特别是急性酒精中毒的男性，会出现性激素水平紊乱。男性醉酒可使雌激素转换增加。正常男性的雌激素来源于肾上腺及睾丸内雄激素的代谢转化，但酗酒雌激素转换功能的亢进，造成雌激素水平增加，形成高雌激素血症。同时，酒精可影响雄激素的合成，乙醇及其代谢物乙醛可对睾酮的转化生成产生抑制作用，并促使生成部分黄体酮类代谢物，这些代谢物是雄激素合成过程中的抑制剂，从而减少男性雄激素水平。如果血液中睾酮含量不足，可出现性欲减退、精子畸形和阳痿，从而导致男性生育力下降。

（刘　浩）

二、环境污染

随着世界工业化进程的迅猛发展，带来了空气污染、水污染、土壤污染、核污染等全球性的环境污染。以空气污染中的雾霾为例，2012 年北京雾霾天气持续 124 天；2013 年雾霾首次被国家纳入"自然灾情"。这些都证明空气污染的严重性。环境污染可对人体健康造成影响，特别是危害男性生育力。

与我们生活最密切的环境污染就是空气污染。空气污染物的主要成分有大量的二氧化硫、氮氧化物、粒子状污染物等，其中粒子状污染物对人类健康危害是最严重的，长时间接触会发生积累性损害，影响生殖健康。有学者做过相关的动物实验，连续接触细颗粒物 60 天的大鼠，它们的精子数量明显下降，并且有较高的畸形率，睾丸组织中生精小管结构紊乱，这种来源于汽车尾气的细颗粒物对大鼠生殖功能的损害是显而易见的。

（李付彪）

三、化学因素

金属及其化合物与人类生活息息相关，一些金属离子是机体必需的，同时有些也会对人的身体产生危害。古代就有发生金属危害人类健康的事件。事实上，丹药中含有大量的铅和汞。经过相关学者几十年的研究，发现至少有几十种金属，它们具有不同程度的生殖系统毒性。其中对男性生殖系统造成损害的有铅、汞、铝、铜、镉、锰、镍、铬、钒及砷等。

（一）铅及其化合物

一方面，铅可以通过血 - 睾屏障直接作用于睾丸。接触铅的人体精液中铅的浓度明显高于其他人，这类人精子的质量会出现明显的改变，主要表现为精子数目减少、精子畸形率增加和精子活动力减弱。另一方面，铅间接通过下丘脑 - 垂体 - 睾丸生殖轴作用于睾丸。铅主要破坏促性腺激素释放激素的释放，使血清中卵泡刺激素、黄体生成素和睾酮含量降低。不仅如此，也有学者提出，铅对精子造成的毒性影响最终可能会带给其妻子和他们的后代，容易出现流产、异常妊娠及胎儿异常的情况。

（二）汞及其化合物

汞的毒性体现在很多方面，汞能通过皮肤、呼吸道和消化道吸收。汞的无机化合物品种很多，应用广泛，仪表、灯具、医疗、颜料、涂料及药物等行业均有涉及。血液中的汞最初分布于红细胞及血浆中，以后到达全身各处，汞对男性生育力的影响主要体现在它们可通过血 - 睾屏障，进而影响性功能。有机汞化合物比无机汞化合物在睾丸内蓄积得更多，吸收速度更快，因此对睾丸的损伤更严重。

（三）铝及其化合物

铝是人们日常生活接触较多的金属物质。体内铝含量升高到一定程度会产生相应的毒副作用，其对男性生殖系统的影响也在进一步研究中。曾有学者做过铝中毒大鼠的实验，结果显示，雄性大鼠的精子出现了畸形，并且出现染色体畸变，死胎率升高。

（四）美发剂

随着人们生活水平的日益提升，人们对美的追求也更加多元化。染发、烫发已经是男性日常生活的一部分，尤其是部分年轻人，喜欢将头发染成喜欢的颜色。这些用于染发的美发剂中包含大量化学物质，虽然现在好多都以植物成分为噱头，但是大家在日常生活中还是要密切关注自己的生活和身体状态，选择适合自己的美发方式和美发产品。曾有学者研究某品牌美发剂对小鼠精子畸变的影响，结果显示其对精子畸变的影响与染发剂中毒物剂量有直接关系。

（五）有机磷农药

作为农业生产中常见的农药种类，有机磷农药对人体具有非常大的毒性。广大的生产工人、农业作业者等都大量接触。已经有明确的研究发现，接触有机磷农药与精子数量和密度的下降有关，而且对前向运动精子、精子存活率和精子正常形态率均有影响，从而导致精液质量下降。还有相关学者报道过，农业杀虫剂、除草剂也可能会导致男性生殖力下降。这些有毒试剂通常被应用于水果、蔬菜和粮食的生产及运输过程中，给我们的食品安全带来一定的安全隐患。

（六）苯及同系有机溶剂

甲苯、二甲苯是我们比较熟悉的，我们的许多生活用品都离不开它们，如油漆、印刷物、鞋、橡胶及五金制品等。国内外有许多这些物质对生殖力影响的研究，动物实验表明，高浓度的苯类物质可影响精原细胞分化，从而导致精子畸形。国外也有学者报道，接触乙烯甘醇醚的油漆工患少精子症和无精子症的概率升高，并且他们的畸形精子比例也大幅度上升，会出现大头、小头和双头精子。有学者做过更细致的研究，接触农药和油漆的男性主要表现为精子密度降低，而接触有害金属的男性主要表现为精子活力降低。这些研究都告诉我们这些物质直接影响男性的生殖力。

（七）甲醛

甲醛是一种大家熟知的污染物，它对身体的影响和伤害是多方面的，而且是非常严重的，并且具有生殖毒性。对于新婚夫妇，入住新房之前，建议对室内的甲醛及其他有害气体进行检测和净化，入住前房屋的空置时间应尽量长。除此之外，应保持室内良好的通风条件，尽量让有毒气体快速地挥发；有条件的家庭可以选择空气净化器，不仅可以清除有毒气体，同样可以清除细颗粒物，净化器用过一段时间后也要清洗；有些绿色植物有吸附、除尘的功能，可以在室内适量放置。不仅妊娠女性、婴儿及儿童需要安全的室内环境，男性同样需要安全的室内环境以保护自身的生殖力。

（刘　浩）

四、物理因素

随着科技水平的逐步提高，互联网时代的逐步繁荣，手机等电子产品已经成为"生活必备品"。人们在不断追求科技进步的同时，一种无形的损伤也悄然出现。不管是手机、计算机，还是常见的家用电器，均存在着一种无形的伤害——辐射，这种伤害看不见，摸不着，看似不存在，却实实在在存在。这些设备在使用过程中，其能量是以电磁波的形式发射到空间的一种电磁辐射。一般包含两个方面，一种是天然电磁辐射，包含紫外线、红外线及地磁场等，另一种是人工电磁辐射，包含常用的计算机、手机、雷达及高压输变电线等。并不是所有的辐射都对生殖功能产生危害，达到一定能量是长期积累下才有可能产生危害。

（一）手机

手机已经成为日常生活的必需品，不管是上班，还是吃饭、睡觉，都可以手机不离身。手机待机情况下辐射量是非常小的，而在使用时辐射量会比较高，尤其是电话在接通的一瞬间会产生很大的辐射量。所以手机还是尽量远离身体，接通电话时先远离头部或使用耳机通话是有效的措施。虽然辐射量很小，并不能达到对人体有害的辐射量，但近距离长期接触也会使精子的质量下降，而引起不育。

（二）计算机

计算机是家电中最主要的低频辐射源之一，不过当距离增加时，辐射量会迅速衰减，计算机的安全距离为 40cm 以上，尤其是尽量离机箱远一些，有的人喜欢将笔记本电脑放在腿上，这一方面会增加睾丸的温度，另一方面会增加辐射量，对精子的危害是很大的。在使用计算机时要注意避免长时间使用，保持一个舒适的姿势，注意适当休息与活动；眼与显示屏的距离要达到 40 ～ 50cm，屋内光线要适宜，不能过暗或过亮，避免光线直接照射到显示屏上，这样才不会对精子产生损伤。

（三）其他

还有很多电磁辐射物品都需要我们注意，如电视机、电吹风、电磁炉、微波炉，以及工作中的打印机，还有在职业中接触到的高压线、变电站、电视信号的发射塔等，在平时生活、工作中要与这些物品保持一定的安全距离，正在备孕的男性应尽量少接触这些物品。

（李付彪）

五、生物因素

（一）注意卫生远离感染

从小我们就受到教育，饭前便后要洗手。现在可以再加一条，便前也要注意卫生，因为泌尿生殖道是与人体内部相通的，是比较容易感染的通道，如感染支原体、衣原体、淋球菌及病毒等。生殖系统感染也是一种常见的疾病，而且经常是"难言之隐"，有的患者悄悄去不正规的医院治疗，反而会造成更大的伤害。当过度疲劳、精神压力过大、身体抵抗力下降时，病原微生物容易入侵，感染睾丸及附睾就会引起睾丸炎、附睾炎，表现出附睾及睾丸的肿胀及疼痛，直接破坏睾丸组织，引起精子质量下降。

1. 非淋球菌性尿道炎　是指由淋球菌以外的其他病原体引起的一种传染病，其病原体常为支原体、衣原体等。临床上有尿路感染的症状，男性常表现为尿频、尿急、尿痛，但症状较轻，也有的没有任何临床表现，主要传播方式为性接触传播。尤其值得注意的是，如果发现阴囊肿大、变硬及触痛，要及时就诊，严重的会引起附睾阻塞而使精子无法射出，从而导致男性不育。累及睾丸时会出现睾丸炎的症状，睾丸炎对生育的影响很大，分为急性睾丸炎和慢性睾丸炎。急性睾丸炎由于睾丸血供丰富，抵抗力较强，血行感染较少，主要为直接感染。当细菌感染时，睾丸发生实质性肿胀，由于受坚韧的睾丸白膜的限制，张力增高使睾丸血供受损，致使生精小管上皮受损，还促进了睾丸脓肿的形成和继发性的睾丸萎缩。慢性睾丸炎多为急性睾丸炎治疗不彻底转变而来，造成炎性浸润，使生殖细胞变性、脱落，生精小管透明样变性或硬化。需要在医师的指导下采取药物治疗，尽早治疗，保护生精功能，同时要注意多休息、加强营养、增加抵抗力。

2. 腮腺炎后睾丸炎　常见的腮腺炎后睾丸炎一般是由副黏病毒引发流行性腮腺炎后的3～4天出现的病毒性睾丸炎。睾丸炎发病急，多发生于单侧，患者睾丸具有明显的疼痛，可伴有发热、寒战、恶心及呕吐等全身症状，质地变硬。腮腺炎后睾丸炎常引起睾丸萎缩，使精子数量减少甚至导致无精子症。一旦在腮腺炎后发现睾丸有肿大或疼痛的情况，要尽快就医，以保护生育力。使用抗生素治疗是无效的，需要在医师指导下用药，卧床休息，根据病情给予退热或镇痛等对症治疗。

（二）如何预防生殖系统感染

首先要增强体质，养成良好的生活习惯，坚持体育运动，增强自身的免疫力，生活、饮食要规律，劳逸结合，避免过度疲劳。注意保持会阴部卫生，性生活卫生，经常换洗内裤，男性也要经常清理阴部，保持阴部环境干燥、卫生。还要积极自查，发现睾丸有肿块或疼痛时，要及时到医院做检查，以免耽误病情。

（李付彪）

六、医源性因素

（一）备孕前不能随意用药

众所周知，备孕前有很多的注意事项，如口服叶酸、戒烟、戒酒、合理饮食、保持身体健康等。同时也知道不能随意用药，但到底什么样的药物能用、什么样的药物不能用就不是很清楚了，所以最后变成一个原则，即能坚持就尽量不用。其实大可不必，有些药物即使在妊娠期间应用也是安全的，所以我们知道哪些常用的药物可用就无须过于担心了。

1. 抗生素　是我国家庭的必备药，不管什么样的感冒、发热就先吃抗生素，显然是不对的，对备孕也会起到负面的影响。一般来说青霉素类的药物是安全的，对男性而言，口服头孢类药物也没问题，这其实就解决了大部分细菌感染的问题。但病毒引起的感冒却不建议口服抗病毒药物，其会对精子产生不良影响。其他类别的抗生素对精子的影响如下。①大环内酯类，如红霉素、螺旋霉素、麦迪霉素等可致精子发育停顿和有丝分裂减少，使精子被杀伤或被杀死，存活的精子活动力也明显下降。②氨基糖苷类，可阻断初期精母细胞的减数分裂，影响精子生成。③磺胺类，如复方磺胺甲噁唑，使用不当可抑制睾丸功能，使精子数目减少，活动能力明显下降。④柳氮磺吡啶，可致精液缺乏，精子数量减少，活力降低。⑤呋喃妥因、呋喃唑酮，可抑制精子生成。⑥呋喃西林及其衍生物，可抑制睾丸细胞糖类的代谢，以致精子减少。⑦抗真菌药，如酮康唑，可抑制睾丸合成睾酮，引起男性乳房发育和性欲减退、阳痿。

2. **镇静催眠药**　现今社会压力大，失眠的现象已经困扰了很多年轻人，长期使用或滥用镇静催眠药（如地西泮、氯氮、苯巴比妥等）的男性可出现性欲下降、阳痿、射精障碍等症状。应用抗精神失常药物时也需注意，如长期大量使用氯丙嗪可致阳痿、射精困难、睾丸萎缩及男性乳房发育；奋乃静、三氟拉嗪及丙米嗪可引起射精困难、性欲减退；阿米替林、多塞平可使阴茎海绵体的充血消退，长期大量服用引起血管普遍收缩，使阴茎勃起无力，导致男性阴茎勃起功能障碍与异常勃起等。

3. **抗肿瘤药**　有些患者正在罹患肿瘤，但还想要一个孩子，那么就需要高度注意，因为很多抗肿瘤药物是对生殖系统有害的，建议患者到医院进行专科咨询，以利于生育健康的婴儿。这里只介绍一些常见的药物：烷化剂，如环磷酰胺、塞替派、苯丁酸氮芥、氮芥、白消安等，可引起生殖细胞不可逆损害甚至无精子症，其中环磷酰胺应用广泛；抗代谢药，如甲氨蝶呤、阿糖胞苷，有抑制精子生成的作用；抗肿瘤植物成分药，如秋水仙碱、长春碱及长春新碱等，有抑制精子生成的作用。

4. **中药**　并非像常说的那样，中药就不会有不良反应，某些传统中药的有效成分具有明显的抑制性功能的不良反应，如五味子乙醇提取物可以抑制雄鸡性功能；扶桑花、印度马兜铃等中药具有抗生育作用；雷公藤、樟脑、麝香、复方汤剂（玄参、天冬、寒水石、黄柏）能影响生精功能和降低精子活力。尤其是雷公藤，可引起睾丸的一系列变化，造成精子发生障碍，精母细胞和精子细胞脱落；生精小管支持细胞也有明显的超微病理变化，使精子减少，活动力低下，引起男性不育。

由于精子的发生与成熟的时间约为 3 个月，所以一般患者在用药期间和停药 3 ～ 6 个月不宜让妻子妊娠，以免影响子代的健康。

（二）医源性损伤对生育的影响

有些盆腔或生殖系统的手术引起的副损伤或并发症会引起男性不育。例如，儿童期疝气手术可能会引起输精管损伤，造成输精管梗阻，婚后发现无精子症。某些睾丸肿瘤手术也不可避免地损伤睾丸组织，使精子质量下降而引起不育。尿道、膀胱手术会引起神经损伤，而致射精功能障碍。

手术的损伤有时可以通过技术的提高或新的疗法避免，但有时却因某些疾病不得不采取损伤精子的治疗方案，这是需要我们高度注意的，因为在治疗前是可以采取一些补救措施的。很多恶性肿瘤的患者需要进行放疗、化疗，但治疗的同时也对男性的生育力产生了极大的负面影响，有些是暂时的，而有些则是永久的。尽管这些放疗、化疗对生育力的作用取决于剂量和治疗周期，但不能可靠地预测哪些患者或在何种程度上恢复生精功能。有些患者接受治疗后会患无精子症，从而导致生育后代的机会渺茫。因此有生育要求的男性肿瘤患者，可以在开始放疗、化疗前进行精子冷冻保存。

已经接受了这些治疗的患者该怎么办呢？大多数接受放疗、化疗的男性在第 1 个疗程后 50 ～ 60 天患无精子症。对无精子症的患者仅能采取睾丸穿刺的方法，这些男性中约 50% 在睾丸内发现精子，结合试管婴儿仍可以正常生育。Dabaja 和 Schlegel 报道，在对 93 名接受过化疗的 NOA 患者，其中 30 名患者同时接受过放疗，共实施手术 114 次，48%（55/114）的患者成功检索到精子，40% 的夫妇发生临床妊娠。治疗淋巴瘤男性的获精率为 44%，而生殖细胞肿瘤治疗后，获精率为 70%。虽然大部分患者可以找到精子，但遗传缺陷仍可能传给后代。因此，肿瘤患者进行遗传咨询尤为重要。首先，后代可能会增加发生类似肿瘤病症的风险。其次，尽管存在争议，但事先接触化疗药物可能会增加遗传损伤的风险，导致自然流产或胎儿发育不良的发生率更高。

（于　洋）

七、疾　病

某些系统性或全身性疾病对生殖功能会产生一些负面影响，有些具有直接的损伤作用，有些是间接的，随着疾病的发展而受到一些影响，所以在一些疾病治疗前或治疗中，有生育要求的夫妇需要了解并做好相关准备。

（一）糖尿病

在门诊中经常会遇到患糖尿病的男性咨询糖尿病是否会影响生育的问题，担心子代也会患糖尿病。糖尿病是目前常见的慢性疾病，给人们的正常生活带来了很多影响，其中对生育力具有一定的危害。首先，血糖增高会影响内分泌功能，使性激素减少，男性的性欲降低，除此之外，糖尿病会引起神经系统损伤，使阴茎的触觉感受下降，减少勃起的血流供应，严重者会出现阳痿，而神经功能损伤也会引起膀胱及尿道的自主神经功能障碍，在性高潮后，由于膀胱括约肌的收缩功能下降，精液会反流到膀胱中，引起逆行射精。除了性功能方面，糖代谢异常也会使精子的能量代谢出现问题，影响精子的质量，造成不育。所以对已经确诊糖尿病的男性，必须积极治疗，严格按照医师制订的方案控制饮食，服用降糖药物，血糖得到改善后，性功能及精子质量也会得到一定程度的改善。此外，糖尿病有一定的遗传风险，其子代的发病风险会增加，但并不是说子代一定会患糖尿病，所以备孕的男性也不必过于担心，注意妊娠期女性的饮食及子代出生后的饮食习惯也会显著降低子代患糖尿病的风险。

（二）慢性呼吸系统疾病

支气管扩张、慢性鼻窦炎及慢性支气管炎等慢性呼吸系统疾病有时与精子鞭毛异常（如纤毛不动综合征）或与附睾分泌功能障碍的杨氏综合征相关，后者也见于患有纤维囊性病的男性，有时会合并输精管缺如或精囊发育不全。

（三）遗传性疾病

很多遗传性疾病都可以传给下一代，如常见的耳聋、珠蛋白生成障碍性贫血及多囊肾等。这些疾病本身并非都会损伤生育力，产生不良影响，但很多都有明确的遗传基因及遗传倾向。患有这类疾病首先要到医院进行必要的检查，针对性地进行遗传学检查，对确定的遗传性疾病可以采用胚胎植入前遗传学诊断技术（三代试管）选择正常的胚胎进行移植，以降低子代的遗传风险。

（于　洋）

第三节 健康的生活方式与生育行为

一、健康的生活方式

尽管生活方式与健康的关系已是老生常谈，相信还是会有很多人因为各种压力、诱惑无法坚持健康生活。不过，如果你的家庭生育计划已提上日程，还是需要克服困难，尽量选择健康的生活方式。当然也不必过于担心，不是说必须严格自律、身体绝对健康才能生育，但如果你努力改善生活方式和健康状况，对于成功妊娠，以及顺利生下健康婴儿都将是一种助推。另外强调一点，生育婴儿是夫妻双方共同的责任，改善生活方式自然也需要两个人的努力才更加有效。大家可以对照下文审视一下自己的日常行为，有则改之，无则加勉。

（一）远离烟草拒绝二手烟

众所周知，吸烟有害健康。烟草中的有害物质不仅会损伤肺，还容易损害生殖系统，且其生殖毒性会随吸烟量的增加而增大（Dechanet et al.，2011）。男性吸烟会影响精子的生成、运动和形态，造成 DNA 损伤，降低精子质量，增加男性不育的风险；女性吸烟会破坏卵泡微环境，抑制卵泡正常生长，改变雌孕激素水平，影响胚胎正常定植等，甚至可能引起卵巢早衰，导致受孕概率下降甚至不孕。在接受体外受精等辅助生殖技术治疗时，吸烟者成功受孕的概率也低于不吸烟者。如果妊娠女性在妊娠期吸烟，则会增加流产、死胎、早产等风险，甚至可能损害子代的生殖系统，导致其日后出现生育问题。值得注意的是，无论是主动还是被动吸烟都可能损害健康。

当然，戒烟虽是益事，但并非易事。最好的办法就是自始至终远离烟草，不在成瘾的边缘试探。对于有生育需求的吸烟者，应尽早戒烟，若戒烟困难，则可寻求专业人员的帮助。如果家庭中仅有男性吸烟，应尽量避开配偶及子女，使他们免受被动吸烟的危害。

（二）控制酒精与咖啡因摄入

我们常说戒烟限酒，但如果你准备妊娠或已经妊娠，最好也戒酒。对于女性而言，酒精可能会通过干扰体内激素水平抑制卵泡生成，并影响卵子成熟、排卵、胚胎的植入和发育等过程。对于男性而言，则可能会干扰睾酮的分泌、减少精子的生成等。饮酒量越多对生育力的损害越大，备孕时间也会延长。经常饮酒的女性接受辅助生殖技术治疗时，获卵数明显减少，成功受孕的概率也会下降。另外，母亲血液中的酒精成分可以透过胎盘屏障。妊娠期，特别是妊娠早期饮酒会增加流产及子代发生出生缺陷的风险。

咖啡因对生殖健康的影响还没有一致的结论。目前相关系统综述得出的结论多为阴性，即咖啡因对生育力、妊娠结局及体外受精的成功率无明显影响。但妊娠期大量摄入咖啡因的健康效应，特别是对咖啡因敏感人群的影响仍需进一步研究。需要注意的是，咖啡因不仅存在于咖啡及咖啡制品中，巧克力、茶及其他软饮料中也含有不同浓度的咖啡因。

因此，有生育需求的女性，在备孕前及妊娠后，应尽量不饮酒，不管是白酒、啤酒，还是其他含酒精饮品，并根据个人体质和生活习惯合理控制咖啡因摄入。

（三）健康饮食

健康均衡的饮食是维持身心健康的基础，也是良好生育力的保障。一些女性过于追求纤细体形，导致体重过低、脂肪含量不足，可能会进一步出现不排卵和下丘脑性闭经。而女性若超重或肥胖，其患妊娠期高血压、妊娠期糖尿病、娩出巨大儿的风险则会增加。超重、肥胖也会影响男性的精子质量和射精数量，增加男性不育的风险。不规律饮食对身体健康和生育力的危害更大，如神经性厌食和暴饮、暴食的女性，即使体重恢复正常，也可能出现闭经或月经量过少的现象，而由此导致的营养不良还会扰乱其正常排卵，增加流产等不良妊娠风险，影响子代健康。对于妊娠期女性，更应该按照饮食指导规律饮食，摄入足够且均衡的营养，维持适宜的维生素、矿物质等水平，保持合理的体重和妊娠期增重。这对孕产妇和子代健康都具有重要意义。

食物与健康的关系受种族、遗传、环境等多种因素的影响。常言道"吾之蜜糖，彼之砒霜"，很难说哪一种食物或饮食方式适合所有人，如鸡蛋虽好，但如果你对鸡蛋过敏或实在讨厌鸡蛋的味道，也没必要强求自己，可以选择其他食物来满足自己的营养需求。网络上关于饮食与健康的各种信息令人眼花缭乱，真假难辨，建议大家不要偏听、偏信，最好参照最新版《中国居民膳食指南》给出的原则来审视和调整自己的日常饮食。《中国居民膳食指南》的具体内容大家可以根据需要自行学习，这里有几点要跟大家一起分享。一是糖类对于健康，特别是女性受孕来说非常重要，但尽可能选择纯天然粗加工的食物，如全麦、糙米、马铃薯等，减少蛋糕、糖果及含糖饮料等的摄入，这有助于维持血糖平衡和体内激素的正常分泌，提升自然生育力。二是脂肪的营养价值千差万别，橄榄油、菜籽油、牛油果、坚果中富含的单不饱和脂肪酸，以及多脂鱼、豆类、玉米油中含有多不饱和脂肪酸对健康有益，可以作为日常摄入脂肪的主要来源；很多人都知道反式脂肪酸对健康有害，也会在购买食品时查看营养标签，但实际上标示零反式脂肪酸并不意味着真的没有，我国《食品安全国家标准预包装食品营养标签通则》（GB28050—2011）规定，如果100g或100ml食品中的反式脂肪酸含量不高于0.3g就可以标示为"0"。假如你一次食用过多的含人造奶油、起酥油的蛋糕、曲奇等，很容易就会摄入过量的反式脂肪酸。因此零食虽然好吃，但少吃怡情，多吃伤身。三是尽量选择全脂牛奶，有研究发现，相比于脱脂牛奶，长期喝全脂牛奶的女性不孕的风险更低。当然如果你体重偏高需要减重，那么喝全脂牛奶的同时最好少吃一些肉或甜食以控制总的热量摄入。

（四）适量运动

运动会影响个人的整体健康状况，当然也包括生育力。合适的运动方式、适宜的运动量及规律的运动习惯，不仅可以降低个体罹患肥胖、妊娠期高血压、糖尿病等风险，还可以缓解心理压力，有益于整体身心健康水平和生育力的提高。不运动的人则容易出现超重甚至肥胖、免疫力低下、身体素质较差，进而影响生殖健康。而过量运动，特别是长时间剧烈运动也会对生育力造成一定损害，降低受孕概率，延长备孕时间等。

一个好的运动习惯不仅有助于生育，也会让你终身受益。如果你在运动方面的自律性不强，最好先从制订一份适合自己的锻炼计划开始，包括选择自己喜欢并擅长的锻炼方式，根据自己的作息规律安排锻炼时间，根据自己的体质特点选择合适的锻炼强度等。最好能和自己的爱人或朋友一起，这样更容易长期坚持。

（五）及时疏解心理压力

心理压力，以及焦虑、紧张、抑郁等不良情绪对生育力的影响尚无定论。但长期处于应激状态对自主神经系统、内分泌系统及免疫系统等都有不利影响，长此以往可能会带来很多健康问题。特别是对于多次备孕失败的夫妇，随着备孕时间的延长，夫妻双方焦虑、抑郁的发生率会明显增加，甚至会引起男性勃起障碍、女性性欲下降等问题，进一步加重其不孕、不育的情况。研究发现，不孕、不育的患者在心理压力缓解、心情愉悦的状态下，自然妊娠或体外受精通常更容易成功。因此，对于已经尝试妊娠但尚未成功的夫妻，不要过于焦虑而忘记了生活中的其他乐趣，暂时放下妊娠的执念，多花一些时间来陪伴彼此，放松享受性爱纯粹的欢愉而非仅仅是将其作为妊娠的手段，说不定更容易心想事成，得到一个健康的宝宝。

日常生活中应通过良好的生活习惯和积极的社交活动及时疏导负面情绪，保持心理健康。对于患有不孕、不育症或正在接受辅助生殖技术治疗的患者，应对自己和配偶保持信心，夫妻间互相鼓励，放松心情。必要时可积极寻求专业医师的心理疏导和帮助，同时家人和朋友也应尽可能给予他们理解和支持。

二、健康的生育行为

（一）科学避孕

如果你暂时没有生育计划，也没有为妊娠做准备，最好在性生活中坚持科学避孕。一来，可以避免意外妊娠后因人工流产而影响日后的生育力；二来，假设你在没有备孕的情况下妊娠，通常不会提前补充叶酸等维生素，如果恰好整体健康状况不是很好，会增加妊娠期并发症，以及子代发生出生缺陷等风险，并且还可能扰乱你当前的工作和生活计划，徒增很多烦恼。

提高避孕意识，掌握避孕方法，是减少意外妊娠、实现"生育自由"的重要保障。当前主要通过干预排精、排卵、受精、着床等环节实现避孕，常用的，如避孕套物理阻断受精，不仅避孕效果较好，还能预防获得性免疫缺陷综合征等性传播疾病，但对乳胶过敏及患有宫颈糜烂、阴道炎者禁用；对于身体健康状况较好、无生殖系统疾病且长期无生育计划者，也可通过手术，如输精管结扎阻断精子排出体外，放置宫内节育器干扰受精卵着床及囊胚发育等方式避孕。对于新婚女性、不宜结扎和放置宫内节育器或其他避孕方法失败者，还可通过口服避孕药干扰排卵、受精等过程实现避孕。口服避孕药的成分多为雌激素、孕激素，需长期规律服用，一旦漏服可导致避孕失败或出现阴道出血等不良症状，另需注意，若同时服用其他药物可能会减弱避孕效果或影响其他药物药效。当发生无防护性行为、避孕套破裂等情况后，可通过在 72 小时内服用紧急避孕药或 5 天内放置宫内节育器等措施紧急避孕。需要指出的是，除严格禁欲外，任何避孕方法均不能保证 100% 避孕成功。不同人群应根据自身情况选择合适的避孕药具，并在使用前认真学习其使用方法，提高避孕成功概率，减少意外妊娠风险。此外，计划生育部门应加强健康宣教，改善免费避孕药具的可及性，提高人们的避孕意识、知识和能力。

（二）避免不安全人工流产

一些女性意外妊娠后会选择人工流产，部分女性由于种种原因甚至会选择到非正规医院手术或采用自行服药等不安全人工流产手段。而人工流产是导致不孕、不育的重要因素之一，多次不安全的人工流产危害更大。人工流产手术会损害生殖系统，引发子宫内膜炎等疾病，多次或过度刮宫还可能引发宫腔粘连、输卵管及卵巢四周粘连，堵塞输卵管，阻碍受精和胚胎着床,进而导致不孕或自发性流产;另外,流产后身体虚损,若休息不够、保护不当,罹患感染及其他疾病的风险还会增加。因此,发生性行为前女性应注意自我保护,男性应尊重爱护自己的伴侣,做好避孕措施。若发生意外妊娠需要人工流产,应选择正规医院,并注意术后休养,避免流产后并发症的发生,促进身体早日恢复。

(三)健康的性生活

近年来,获得性免疫缺陷综合征等性传播疾病发生率逐渐增高,并呈现低龄化趋势,严重影响青少年及育龄人群的生殖健康和身心健康。保证性安全和性健康,避免多性伴侣及性乱行为,性伴侣越少,感染获得性免疫缺陷综合征等性传播疾病的风险越低。另外,倘若对性伴侣的健康状况不完全了解,应避免发生危险性行为。家长、学校和社会应加强对青少年和性活跃群体的性教育,引导其树立正确的性观念。

(四)合理安排生育时间积极备孕

年龄对男性和女性的生育力均有影响,对于有生育需求的夫妇,应提前规划好自己的生育时间,做好充分的备孕准备,包括调整生活方式、保持适宜体重、补充叶酸等维生素,必要时进行遗传咨询和生育指导,以及平衡好自己的工作和生活等,尽量做到天时地利人和,提高成功受孕并生育健康宝宝的概率。另外,生育间隔对于女性健康和子代健康,以及养育子女的时间、精力和经济成本都有影响,因此有生育二孩需求的家庭应合理安排生育间隔,对保障孕产妇身心健康、子代健康成长、家庭美满和谐具有重要的意义。

(刘 扬 周玉博)

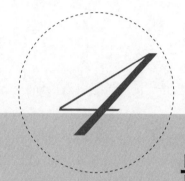

第四篇

影响生育力的常见疾病及处理

第 12 章
影响女性生育力的常见疾病及处理

第一节 盆腔子宫内膜异位症

一、概 述

子宫内膜异位症（endometriosis, EMS），简称内异症，是指子宫内膜组织（腺体和间质）在子宫腔被覆内膜及子宫以外的部位出现、生长、浸润，反复出血，继而引发疼痛、不孕、结节或包块等症状的女性疾病。EMS 是生育年龄女性的多发病、常见病，甚至是白领人群的职业病，常见于记者、舞蹈演员、运动员，可能与月经期间过度劳累、活动过多有关。EMS 病变广泛，形态多样，极具侵袭性和复发性，具有性激素依赖的特点。

EMS 的发病机制并不十分清楚，目前以 Sampson 经血逆流种植为主导理论，逆流至盆腔的子宫内膜需经黏附、侵袭、血管形成等过程得以种植、生长、发生病变；在位内膜的特质起决定作用，即"在位内膜决定论"。其他发病机制包括体腔上皮化生、血管及淋巴转移学说及干细胞理论等。

（一）临床分类

临床上根据表现和术中发现及病理结果，将 EMS 分为如下几种。

1. 腹膜型 EMS 或腹膜 EMS 最常见，即盆腔腹膜的各种 EMS 种植病灶，主要包括红色病变（早期病变）、棕色病变（典型病变）及白色病变（陈旧性病变）。

2. 卵巢型 EMS 或卵巢子宫内膜异位囊肿 也较常见，卵巢子宫内膜异位囊肿内长久陈旧出血、流不出去、淤积在一起形成黑色或褐色巧克力样液体，临床上又称卵巢巧克力囊肿。

3. 深部浸润型 EMS（deep infiltration endometriosis, DIE） 指病灶浸润深度 ≥ 5mm，包括位于子宫骶韧带、直肠子宫陷凹、阴道穹、阴道直肠隔、直肠或结肠壁的 EMS 病灶，也可以侵犯至膀胱壁和输尿管。其可以随月经而不断长大，影响种植部位的功能，引起相关症状。

4. 其他部位的 EMS 包括瘢痕 EMS（腹壁切口及会阴切口），以及其他少见的远处 EMS，如肺、胸膜等部位的 EMS，较罕见。

（二）典型的临床表现

1. 盆腔疼痛：70%～80% 的患者有不同程度的盆腔疼痛，包括痛经、慢性盆腔痛（CPP）、性交痛、肛门坠痛等。痛经多为继发性，进行性加重。临床表现中也可有月经异常，包括月经量多、持续时间长等。妇科检查典型的体征是子宫骶韧带痛性结节及附件粘连包块，是导致痛经的主要原因，也是女性就诊的主要症状。

2. 累及其他器官时的特殊症状：肠道 EMS 常有消化道症状，如腹泻、便秘、便血、排便痛、肠痉挛、肠梗阻。膀胱 EMS 常出现尿频、尿急、尿痛甚至血尿。输尿管 EMS 常发病隐匿，多以输尿管扩张或肾积水就诊，甚至出现肾萎缩、肾功能丧失。需要在相关科室仔细鉴别。

3. 不孕：近 50% 的患者存在不孕。

4. 盆腔结节及包块。

5. 血清 CA125 水平升高：CA125 检测对 EMS 诊断有一定提示意义，但特异性不高，CA125 水平升高更多见于重度 EMS、盆腔有明显炎症反应、合并子宫内膜异位囊肿破裂或子宫腺肌病者。

（三）诊断

根据 EMS 的典型临床症状和体征，结合影像学检查（彩超、MRI），EMS 的诊断并不难，但其确诊需要腹腔镜下对病灶形态的观察和组织病理检查。非手术诊断指标包括疼痛（痛经、CPP、性交痛，70%～80%）、不育、盆腔检查（17%～44%包块）、超声检查，以及血清 CA125 检测 5 项，任何 3 项指标阳性都有很高的阳性预测值。

二、子宫内膜异位症对生育力的影响

EMS 与盆腔炎是临床上导致不孕的最常见两大原因。EMS 不一定导致不孕，即使是严重的 EMS，仍可能自然受孕，70% 的轻度至中度 EMS 女性在未接受治疗的情况下也会自然妊娠。育龄女性 EMS 发病率为 5%～10%，而不育患者中 EMS 发病率则高达 25%～50%；并且无论疾病的程度如何，高达 30%～50% 的 EMS 患者可能会发生不孕。不孕症女性中 EMS 的发病率是有生育力女性的 6～8 倍。

在不明原因的不孕患者中，腹腔镜检查可发现 9%～50% 存在 EMS 病灶。有研究显示，即使是轻度的 EMS 患者，自然妊娠率也会显著下降（每周期妊娠率为 2%～10%，正常女性为 20%～25%）。体重指数低、吸烟、饮酒都是 EMS 的高危因素。

为什么 EMS 容易导致不育呢？确切机制并不清楚，但可能其从多个方面影响生育，如盆腔解剖异常、粘连、盆腔炎症、免疫系统功能改变和胚胎种植能力受损。患有 EMS 的女性也可能合并内分泌功能和排卵障碍，如未破卵泡黄素化综合征、卵泡发育受损、黄体功能不足，以及早发或多发 LH 峰。其机制也常相互叠加，加重不孕的结局。

（一）EMS 对解剖与功能的不良影响

EMS 常引起盆腔组织广泛粘连，即卵巢、输卵管及伞端粘连（EMS 很少侵犯输卵管肌层和黏膜，输卵管多保持通畅）、输卵管变硬、扭曲、僵直，影响蠕动；伞端闭锁，可引起排卵、拾卵或精子输卵管内运送障碍；盆腔组织的粘连，可导致输卵管功能异常，影响对卵子的捕捉。EMS 病灶可在卵巢表面产生瘢痕、包裹等，导致无法排卵或成熟卵泡排不出来。

以痛经和月经量过多为主要表现的子宫腺肌病，则对胚胎的植入与发育影响更大，导致妊娠率显著下降。

（二）EMS 对内分泌和排卵的不良影响

EMS 通过异常的雌激素动态变化，可阻断卵泡的发育及释放过程，卵泡提前破裂，导致异常卵泡发育，引起不排卵（17% ～ 27%）或黄体功能不足（30%）；卵母细胞的质量下降，受精率降低。

EMS 常合并高催乳素血症和黄体功能不足，发生率为 25% ～ 45%。催乳素有抗性腺激素的作用，主要抑制 FSH 分泌，而 FSH 减少可导致卵巢内 LH 受体合成减少，导致卵巢对 LH 不敏感，使黄体生成不良，黄素化卵泡不破裂（LUF）发生率为 24.7%，较无 EMS 患者显著增高。卵泡颗粒细胞内 LH 受体数目减少，使卵泡对 LH 反应迟钝。

（三）EMS 对免疫功能的影响

目前认为 EMS 也是一种免疫性疾病，EMS 患者中更多出现 T 细胞改变、抗原特异性 B 细胞激活，抗子宫内膜抗体升高，可抑制精子运动，并干扰受精卵着床（整合素 α ν β3 下降）；非特异性 B 细胞激活。

（四）EMS 对盆腔局部环境的影响

EMS 患者腹水量增加，蛋白酶、白介素（IL-1、IL-6）和肿瘤坏死因子（TNF2）升高（特别是在红色病变期）；前列腺素水平增加，巨噬细胞增加。前列腺素水平上升可影响卵泡生长、排卵，干扰卵子适时释放，干扰输卵管运动，影响黄体功能；前列腺素水平可增加子宫收缩，导致流产，还可引起慢性盆腔痛，减少性交次数和受孕概率。

（五）卵母细胞和胚胎质量

EMS 患者卵泡液中的黄体酮与细胞因子的浓度发生改变，导致卵母细胞质量和随后的胚胎发育及胚胎着床能力均下降。

（六）子宫腺肌病对生育的影响

子宫腺肌病是影响术后妊娠的独立因素。子宫肌层内存在子宫内膜腺体和间质，在激素的影响下发生出血、肌纤维结缔组织增生，形成弥漫性病变或局限性病变，也可形成子宫腺肌瘤（adenomyoma）。病灶内部可以出现含咖啡色液体的囊腔，如果囊腔直径＞ 5mm，则称为囊性子宫腺肌病，会影响胚胎着床。患者容易出现痛经、月经量多、性交痛等，导致生育力下降。

三、子宫内膜异位症对生育力影响的评估

目前对 EMS 严重程度的分期，使用最多的是美国生殖医学学会（American Society for Reproductive Medicine，ASRM）分期，即 1996 年第 3 次修订的美国生育学会（American Fertility Society）的子宫内膜异位症分期（r-AFS，表 12-1），但此分期方法对患者的妊娠结局、疼痛症状、复发无很好的预测性。

近年来，推荐使用子宫内膜异位症生育指数（endometriosis fertility index，EFI）用于预测 EMS 合并不孕患者腹腔镜手术分期后的自然妊娠情况，评分越高，妊娠概率越高。预测妊娠结局的前提是男方精液正常，女方卵巢储备功能良好，且不合并子宫腺肌病，该指数的优点是考虑到不育患者的年龄、不育时间、生育史等重要相关因素，并将输卵管的最

表 12-1　子宫内膜异位症的分期

I 期（微小病变，minimal）：1 ~ 5 分；II 期（轻度，mild）：6 ~ 15 分；III 期（中度，moderate）：16 ~ 40 分；IV 期（重度，severe）：> 40 分

异位病灶			< 1cm	1 ~ 3cm	> 3cm
腹膜	表浅		1 分	2 分	4 分
	深部		2 分	4 分	6 分
卵巢	右侧	表浅	1 分	2 分	4 分
		深部	4 分	16 分	20 分
	左侧	表浅	1 分	2 分	4 分
		深部	4 分	16 分	20 分
子宫直肠陷凹封闭			部分		完全
			4 分		40 分
粘连			< 1/3 包裹	1/3 ~ 2/3 包裹	> 2/3 包裹
卵巢	右侧	膜状	1 分	2 分	4 分
		致密	4 分	8 分	16 分
	左侧	膜状	1 分	2 分	4 分
		致密	4 分	8 分	16 分
输卵管	右侧	膜状	1 分	2 分	4 分
		致密	4* 分	8* 分	16 分
	左侧	膜状	1 分	2 分	4 分
		致密	4* 分	8* 分	16 分

* 如果输卵管伞端被完全包裹，将评分改为 16 分。

低功能评分系统（least function scoring system）放在重要位置，结合 r-AFS 子宫内膜异位症评分和 r-AFS 总分，从而更全面地评估了与不孕相关的原因与预后（表 12-2）。

表 12-2　子宫内膜异位症生育指数

病史因素		术中情况	
年龄		最低功能得分	
≤ 35 岁	2 分	评分 7 ~ 8 分	3 分
36 ~ 39 岁	1 分	评分 4 ~ 6 分	2 分
≥ 40 岁	0 分	评分 1 ~ 3 分	0 分
不育年限		AFS 子宫内膜异位症病灶评分得分	
≤ 3 年	2 分	评分 < 16 分	1 分
> 3 年	0 分	评分 ≥ 16 分	0 分
生育史		AFS 总分得分	
继发不孕	1 分	评分 < 71 分	1 分
原发不孕	0 分	评分 ≥ 71 分	0 分
生育指数（EFI）= 病史因素总分 + 手术情况总分			

北京协和医院随访 175 例患者腹腔镜手术后的生育结局发现：EFI 为 9 ～ 10 分的患者术后 3 年的累积妊娠率可达 70%，EFI 在 4 分以下者 3 年累积妊娠率在 10% 以下。

四、改善子宫内膜异位症患者的生育力的措施

改善 EMS 生育结局的方法可分为咨询管理、手术治疗、药物治疗及辅助治疗（如辅助生殖技术治疗）等。排除了其他不孕因素，单纯药物治疗无效的 EMS 不孕患者，可行腹腔镜检查，以评估 EMS 病变类型、分期并进行 EFI 评估；根据 EFI 评分给予患者生育指导。

（一）咨询管理

要积极宣传 EMS 对女性身体和生育的不良影响，积极治疗，缓解 EMS 导致的慢性盆腔痛、痛经、月经紊乱，鼓励适时婚育，减少非意愿性流产。对想生育的夫妻，努力排除其他可能导致不育的因素，鼓励积极试孕。

（二）手术治疗

手术治疗的目的是去除病灶，恢复解剖，增加妊娠概率。有生育要求的患者采用保守性手术，即病灶切除术，包括卵巢巧克力囊肿与腹膜病灶，保留患者的生育功能，手术尽量切除肉眼可见的病灶，剔除卵巢子宫内膜异位囊肿及分离粘连。保守性手术以腹腔镜作为首选。手术要点如下。

1. 全面评估盆腔状况　包括病变范围和分期、粘连情况等。手术要尽量切除病灶，分离粘连，恢复盆腔解剖。目前的研究显示，对于 ASRM 分期为 Ⅰ ～ Ⅱ 期的患者，手术能增加术后妊娠率；尚无循证医学证据表明，手术对 Ⅲ ～ Ⅳ 期 EMS 患者术后生育力有明显改善。

2. 腹膜型 EMS　应尽量切除或破坏病灶，达到减灭病灶的目的。可进行烧灼、汽化或切除。

3. 卵巢内膜异位囊肿　直径超过 4cm 时，建议剔除囊肿，在手术过程中要尽量保护正常的卵巢组织，术中应先分离卵巢与周围的粘连，注意组织的解剖层面，吸尽囊内巧克力样液体，并将囊内壁冲洗干净后剥除囊壁，创面缝合止血。在一项生殖中心持续 6 年的前瞻性队列研究中，有 232 例 EMS 患者（中度 154 例，重度 78 例），其中 85% 原发不孕，15% 继发不孕，中位年龄为 30 ～ 35 岁。其分为组 1（囊肿剔除，165 例）和组 2（引流与双极电凝，67 例）。随访 2 年，两组结局具有统计学意义，其中组 1 受孕率为 24.5%，组 2 为 3.5%；组 1 复发率为 6.03%，组 2 为 12.06%；组 1 再次手术率为 2.15%，组为 25.1%。卵巢子宫内膜异位囊肿剔除手术不可避免地造成卵巢组织的丢失，加之 EMS 本身对卵巢功能的破坏，以及手术后卵巢创面的炎症反应等，都会造成术后卵巢储备功能降低。若患者以往有卵巢内膜异位囊肿剔除手术史，对于复发的囊肿应采取抽吸，不宜再次手术，以免损伤卵巢储备功能。研究显示，再次手术后妊娠率仅为初治的 1/2，故建议首选囊肿穿刺术及辅助生殖技术治疗。如果疼痛症状严重、囊肿逐渐增大、穿刺无效或无法穿刺、辅助生殖技术治疗反复失败，应行手术治疗，但手术不能明显改善术后妊娠率。故不孕患者腹腔镜手术前，应全面评估手术对卵巢储备功能的影响。

4. 弥漫性子宫腺肌病　应首选药物治疗，在缩小子宫体积后自然妊娠或行辅助生殖技术治疗；药物治疗无效者，可行子宫楔形切除术。对局限性子宫腺肌瘤，可行开腹或腹腔镜下手术切除。子宫腺肌病楔形切除术与子宫腺肌瘤切除术不能完全切净病灶，术后复发

率高，手术后妊娠有子宫破裂的风险。

5. **术中同时行输卵管通液**　可了解输卵管通畅情况，进行输卵管功能评分。建议同时行宫腔镜检查，了解宫腔情况，处理病变。

6. **深部浸润型异位灶**　处理比较困难，DIE 对妊娠影响有限，手术对妊娠率无明显改善，有条件者尽量切除病灶，有助于缓解疼痛等症状，但并不要求为切除病灶而切除肠壁或肠段。只在患者存在病灶大、肠狭窄甚至肠梗阻或周期性便血的情况下，才酌情进行肠壁切除加肠壁缝合或者肠段切除加吻合术。对疼痛症状不明显的 DIE 合并不孕患者，首选体外受精胚胎移植术（IVF-ET），手术作为 IVF-ET 失败的二线治疗方法。

7. **手术防粘连处理**　手术完成后反复冲洗盆腹腔，稀释影响妊娠环境的不良因素。手术创面应用防粘连制剂预防粘连。

8. **辅助生殖技术的应用**　复发型 EMS 或卵巢储备功能下降者，建议首选辅助生殖技术治疗。EMS 合并不孕的诊治流程见图 12-1。

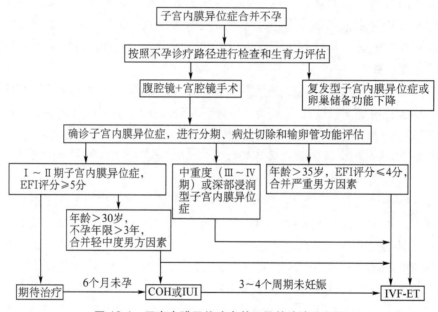

图 12-1　子宫内膜异位症合并不孕的诊治流程图

EFI. 子宫内膜异位症生育指数；COH. 控制性超促排卵；IUI. 宫腔内人工授精；IVF-ET：体外受精胚胎移植术

9. **术后处理**　对于年龄较小，病情较轻，病灶切除较彻底的患者，术后可期待 3～6 个月，监测排卵，积极试孕；如未妊娠，则应进一步行辅助生育治疗。对病情较重或年龄较大者，术后应尽早开展辅助生育治疗，如控制性超促排卵（COH）＋宫腔内人工授精（IUI）及 IVF-ET。EMS 由于免疫内分泌功能及卵子质量的异常，与单纯输卵管因素引起的不育相比，IVF-ET 的成功率更低。

（三）药物治疗

药物治疗的目的是抑制卵巢功能，阻止 EMS 发展与复发，减少 EMS 病灶的活性，减少再次粘连形成，提高妊娠能力。但药物治疗一般建议用于确诊病例，不主张长期试验性治疗，也无标准化方案，选择药物时要考虑药物的不良反应、安全性，以及患者的意愿及经济能力。

可供选择的药物主要分为非甾体抗炎药（NSAID）、口服避孕药、高效孕激素、孕三烯酮及促性腺激素释放激素激动剂（GnRH-a）五大类。

1. NSAID　可抑制前列腺素合成；抑制淋巴细胞活性和活化的 T 淋巴细胞的分化，减少对传入神经末梢的刺激；并可直接作用于感受器，阻止致痛物质的形成和释放。临床根据需要应用，间隔不少于 6 小时。其不良反应较小，主要为胃肠道反应，偶有肝肾功能异常。长期应用要警惕胃溃疡的可能，不影响妊娠。

2. 口服避孕药　通过抑制排卵，减少痛经，并抑制子宫内膜异位症病灶生长速度。其不良反应较少，偶有消化道症状或肝功能异常。有高危因素（如控制不满意的糖尿病、高血压、血栓史及吸烟、肥胖、高龄）的患者，警惕形成血栓的风险。可连续或周期用药，并可较长时间用药，适用于未婚、暂时不能生育、痛经、经量多的女性，可缓解症状，推迟病灶复发。

3. 高效孕激素　合成的高效孕激素可引起子宫内膜蜕膜样改变，最终导致子宫内膜萎缩，同时可负反馈抑制下丘脑 - 垂体 - 卵巢轴，降低雌激素水平，有利于控制 EMS 病灶的发展。其不良反应主要是突破性出血、乳房胀痛、体重增加、消化道症状及肝功能异常。推荐连用 6 个月。

已经上市的地诺孕素（dienogest，DNG）是目前唯一同时具有 19- 去甲睾酮和黄体酮衍生物特性的合成孕激素，兼具 19- 去甲睾酮的优点（如血浆半衰期相对较短，约为 10 小时，对子宫内膜有强烈的孕激素效应，口服生物利用度＞ 90%）和黄体酮衍生物的益处（如抗雄激素活性和相对适度地抑制促性激素分泌）。对雌激素、糖、盐、脂代谢的影响则微乎其微。

每天 2mg 地诺孕素可将雌二醇水平维持在 EMS 治疗的雌激素窗口剂量，即体内雌激素的水平维持在不刺激异位内膜生长，而又不引起围绝经期症状和骨流失的范围（146 ～ 183pmol/L，即 40 ～ 50pg/ml），可有效缩小病灶，缓解疼痛的速度和效果与 GnRH-a 效果相当，既不会影响治疗效果，又可减少雌激素缺乏导致的围绝经期症状和骨流失。

4. 孕三烯酮　是雄激素衍生物，是合成的 19- 去甲睾酮衍生物，是一种抗孕激素的甾体激素。主要作用机制是减少雌激素受体（ER）、孕激素受体（PR）水平，降低血中雌激素水平，降低性激素结合球蛋白水平。其不良反应主要是雄激素样作用，如毛发增多、情绪改变、声音变粗。此外，还可能影响脂蛋白代谢，可能有肝功能损害及体重增加等。目前对于短期内有生育要求的女性不推荐使用。其可用于暂时不想生育、痛经、担心病灶复发的患者。使用剂量为 2.5mg，2 ～ 3 次 / 周，共 6 个月。达那唑有类似的特点，现亦少用。

5. GnRH-a　可下调垂体功能，造成暂时性药物去势及体内低雌激素状态。其也可在外周与 GnRH-a 受体结合抑制在位和异位内膜细胞的活性，对于控制 EMS 病灶效果好，安全，不良反应小，主要是低雌激素血症引起的围绝经期症状，如潮热、阴道干燥、性欲下降、失眠及抑郁等。长期应用则有骨质丢失的可能。依不同的制剂特性可以采用皮下注射或肌内注射，每 28 天 1 次，共用 3 ~ 6 个月或更长时间。因安全有效，不良反应小，是 EMS 术后希望生育患者的最常用药，用药时间依据患者 EMS 严重程度、卵巢储备情况进行调整，推荐术后 GnRH-a 治疗 3 ~ 6 个周期。手术后如确定将进行 IVF，可行 GnRH-a 治疗 2 ~ 3 个周期，然后直接进入促排卵治疗，既可减少 EMS 复发，也不会过于抑制卵巢功能，可节省治疗费用，同时提高辅助生育妊娠率。手术后如果行期待治疗妊娠者，目前尚无充分的证据显示行 GnRH-a 治疗可获益。

为了减少长期使用 GnRH-a 而产生的不良反应，现多推荐 GnRH-a + 反向添加方案，其理论基础是"雌激素窗口剂量理论"学说，不同组织对雌激素的敏感性不一样，将体内雌激素的水平维持在不刺激异位内膜生长而又不引起围绝经期症状及骨质丢失的范围，则既不影响治疗效果，又可减轻不良反应。推荐连续使用替勃龙，1.25 ~ 2.5mg/d；或者戊酸雌二醇，0.5 ~ 1mg/d，或雌二醇凝胶，1.25g/d，经皮涂抹，同时每天配合地屈孕酮，5mg/d。也可以采用植物药，如黑升麻异丙醇萃取物，每天 2 次，每次 1 片。

（四）辅助生殖

对年轻的轻度、中度 EMS 患者，EFI 评分高者，术后期待自然受孕 6 个月，并给予生育指导；对有高危因素者（年龄 ≥ 35 岁、EMS 生育指数在 4 分或以下、不孕时间 ≥ 3 年，尤其是原发不孕、重度 EMS 伴盆腔粘连，病灶切除不彻底、输卵管不通者），应积极采用辅助生殖技术助孕。

治疗不孕的辅助生育技术主要包括控制性超促排卵和（或）人工授精、体外受精 - 胚胎移植术等，应根据患者的具体情况进行选择。

1. 控制性超促排卵（COH）和（或）人工授精（AIH）　主要用于轻度或中度 EMS 患者及男性因素（轻度少弱精子症等）、宫颈因素与不明原因的不孕患者。人工授精的单周期妊娠率约为 15%，如 3 ~ 4 个疗程仍未能成功妊娠，则应调整助孕方式。

2. 体外受精胚胎移植术（IVF-ET）　主要用于重度 EMS、EFI 评分较低或其他治疗方法失败（包括自然受孕、诱导排卵、人工授精、手术治疗等）、病程长、高龄的不孕患者。

对于有生育要求的子宫腺肌病患者，可选择药物治疗（如 GnRH-a）或保守性手术加药物治疗后积极行辅助生殖技术治疗。应注意保守性手术后妊娠子宫破裂的风险。

（五）EMS 复发和未控

EMS 复发和未控指 EMS 经手术和（或）药物治疗症状缓解后，临床症状再次出现，且恢复至治疗前水平、加重或者再次出现子宫内膜异位囊肿。

1. 子宫内膜异位囊肿的治疗　年轻需要保留生育功能者，可进行手术或超声引导下穿刺术，术后药物治疗或辅助生殖技术治疗。年龄较大或者影像学检查提示囊内有实性部分或有明显血流者，以手术为宜。

2. 合并不孕的治疗　如合并子宫内膜异位囊肿，首选超声引导下穿刺术，给予 GnRH-a3 ~ 6 个月后进行 IVF-ET。反复手术可能进一步降低卵巢储备功能，有卵巢早衰的风险。复发者 IVF-ET 的妊娠率是再次手术后妊娠率的 2 倍（分别为 40%、20%）。未合并子宫内膜异位囊肿者，给予 GnRH-a3 ~ 6 个月后进行 IVF-ET。

（田秦杰）

第二节　盆腔炎性疾病

一、盆腔炎性疾病概述

盆腔炎性疾病（pelvic inflammatory disease，PID）指一组使女性子宫、输卵管和（或）卵巢，甚至整个盆腔受累，发生炎症或形成脓肿的病变。炎症可局限于一个部位，也可同时累及几个部位，最常见的是输卵管炎。PID 大多发生在性活跃期、有月经的女性，初潮前、绝经后或未婚者很少发生 PID。

（一）盆腔炎性病变的原因

导致 PID 的病原体有从外界感染的，也有本身就存在体内的。外源性病原体主要是指与性传播相关的细菌和微生物，如最常见的淋病奈瑟菌、沙眼衣原体等。淋病奈瑟菌、衣原体等常沿宫颈黏膜、子宫内膜、输卵管黏膜蔓延至卵巢及腹腔，并向上蔓延，是非妊娠期、非产褥期盆腔炎的主要感染途径。而阴道内原本就有很多细菌，在内环境失衡的情况下，也会引起感染。通常厌氧菌容易引起盆腔脓肿、感染性血栓静脉炎等，脓液有粪臭并有气泡。产褥期或流产后，一些细菌可经外阴、阴道、宫颈及宫体创伤处的淋巴管侵入盆腔组织及内生殖器等其他部位（图 12-2）。还有像结核杆菌这类特殊细菌，显示侵入肺等器官，再经血液循环悄悄地感染生殖器。腹腔其他器官如阑尾感染后，也可直接蔓延导致输卵管和（或）卵巢炎症。

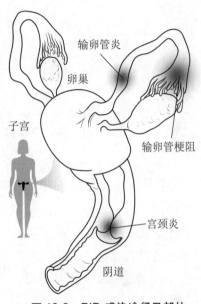

图 12-2　PID 感染途径及部位

（二）盆腔炎的临床表现

急性盆腔炎的常见症状为下腹痛、发热、异常阴道分泌物或异常阴道出血。腹痛可为持续性，也可表现为活动或性交后加重。若有泌尿系统感染，患者可有排尿困难、尿频、尿痛等症状。若病情严重，患者可有寒战、高热、食欲缺乏等全身症状。若出现腹膜炎或盆腔脓肿，可有恶心、呕吐、腹胀、腹泻、里急后重等消化系统症状。炎症累及肝，还会出现右上腹疼痛。妇科检查时可能发现脓性臭味分泌物；宫颈举痛，并可见宫颈充血、水肿，或有脓性分泌物；宫颈和宫体及其两侧在触碰的情况下会有明显疼痛，甚至妇科检查可以摸到盆腔包块。

（三）盆腔炎症的治疗

急性盆腔炎以抗生素治疗为主，诊断 48 小时内应及时、足量用药，有利于降低 PID 后遗症的发生。静脉滴注抗生素收效快，但在临床症状改善后，应转为口服药物治疗，共持续 14 天。输卵管卵巢脓肿或盆腔脓肿经药物治疗 48～72 小时，体温持续不降，症状加重或包块增大者，应及时手术。

二、盆腔炎性疾病对生育的影响

若 PID 未得到及时正确的诊断或治疗，患者可能会发生 PID 后遗症，其主要病理改变为组织破坏、广泛粘连、增生及瘢痕形成。临床可表现为：①慢性输卵管炎，可导致输卵管阻塞、输卵管增粗或积水。普通人常说的"输卵管不通""积水"等多属此类（图 12-3）。②输卵管卵巢粘连形成"包块"。③盆腔炎，可表现为慢性腹痛、盆腔粘连、子宫固定等，腹痛的症状常在疲劳、受凉等情况下反复或加重。以上情况均对生育有明显的不利影响。

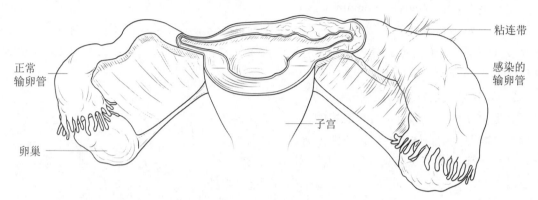

粘连带

感染的
输卵管

正常
输卵管

子宫

卵巢

图 12-3 PID 可表现为明显的输卵管肿胀、盆腔粘连带形成

（一）不孕症的危险因素

有症状和无症状的 PID 均可导致输卵管（尤其是输卵管内膜）出现不同程度的甚至永久性损伤。输卵管的变化包括纤毛运动减少、纤维化和闭塞，可导致输卵管性不孕。一项临床研究显示，经腹腔镜确诊为 PID 的女性有 16% 不孕，而其中 67.6% 为输卵管因素，与非 PID 的患者有显著差异。

（二）异位妊娠的高危因素

PID 引起的输卵管损伤会增加发生输卵管妊娠的风险。确诊 PID 后的女性第一次妊娠发生异位妊娠的概率约为 7.8%，而在没有 PID 的女性中该发生率只有 1.3%。异位妊娠的风险随着 PID 的发作次数及严重程度增加而升高。

（三）辅助生育的不利因素

在过去的 10 年里，越来越多的证据表明，慢性子宫内膜炎和不孕、不育之间存在联系。28% 不明原因不孕、14% ～ 41% 重复种植失败和 8% ～ 28% 重复流产的患者都存在慢性子宫内膜炎。

没有明显症状的 PID 常表现为慢性子宫内膜炎，这种情况较隐匿，会影响子宫内膜容受性最终破坏患者的生育力。所以对于不孕症患者，对子宫内膜炎的筛查也是必要的，而口服抗生素治疗有可能改善生育结局。

三、如何检查和判断盆腔炎性疾病对生育力有无影响

（一）输卵管功能的检查

子宫输卵管造影（HSG）是检测患者是否有输卵管阻塞的标准方法。HSG 对于诊断输卵管远端阻塞准确率最高（图 12-4），但在诊断输卵管近端阻塞时常出现"假阳性"的结果，这种情况通常需要腹腔镜检查进一步确认。

近年来，开展了子宫输卵管超声造影（HyCoSy），其安全、耐受性好、快速简单，还

可以观察卵巢的情况。

（二）慢性子宫内膜炎的诊断

子宫内膜炎如果有症状，可以表现为子宫异常出血，包括经间期出血、点滴出血、性交后出血、月经过多等，或可伴有模糊的痉挛性下腹痛。这种情况下，尤其是伴有不孕、不育病史的患者，可以在门诊用专门的内膜取样器进行活检，也可以考虑宫腔镜检查，可直接观察内膜，发现充血、黏膜水肿和微小息肉等表现时，可以初步判断有无内膜慢性炎症，而确诊还需要病理诊断。

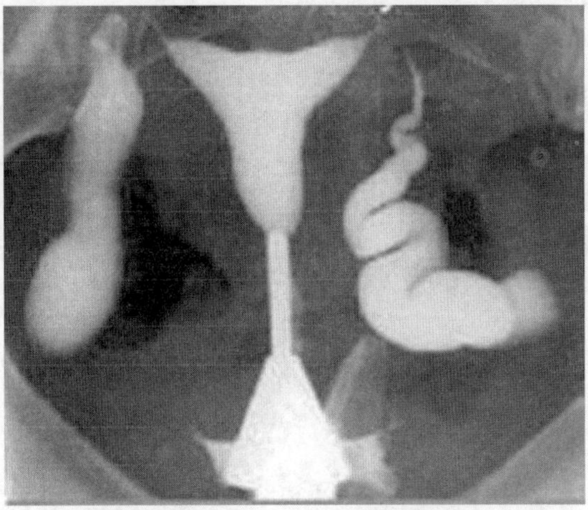

图 12-4　HSG 提示双侧输卵管积水

（三）生殖道的病原体检查

在女性中，沙眼衣原体最常感染宫颈。大部分感染女性无症状，但部分会出现宫颈炎的典型表现，包括体检发现异常阴道分泌物、异常阴道出血和脓性宫颈分泌物。未经治疗的宫颈衣原体感染最令人担心的并发症是 PID，而 PID 会导致不孕、异位妊娠或慢性盆腔痛。因为大多数衣原体感染无症状，所以应针对衣原体感染和衣原体感染并发症发生风险高的性活跃患者进行筛查。首选的筛查方法是核酸扩增检测（nucleic acid amplification testing，NAAT），女性的检测样本是阴道拭子或宫颈拭子。淋病奈瑟菌不仅会引起与沙眼衣原体感染相似的临床综合征，还共存于相当一部分衣原体感染患者中。因此，只要检测沙眼衣原体，也应该同时检测淋病奈瑟菌。

四、怎样防治盆腔炎性疾病并改善生育力

患了急性盆腔炎一定要及时就诊，正规治疗，以最大程度减少并发症和后遗症，进而保护生育力。不过，预防 PID 其实更重要，具体措施包括：①注意性生活卫生，鼓励使用避孕套，以减少发生性传播疾病的风险。对性活跃或有相关症状的女性进行沙眼衣原体的筛查和治疗可减少 PID 的发生率。②及时治疗阴道炎和宫颈炎。③提高对生殖道感染的认识，宣传预防感染的重要性。④学习和利用避孕药具，无生育计划时，短效口服避孕药有利于预防 PID。⑤及时治疗急性和亚急性 PID，防止后遗症发生。⑥严格掌握妇科手术指征，做好术前准备，手术时注意无菌操作，预防感染。

对于 PID 造成的盆腔粘连和输卵管梗阻性病变，一般可先尝试微创手术治疗，改善输卵管功能和盆腔状态，增加自然受孕的可能性，如果还是不能妊娠，则需要求助于辅助生育技术。

输卵管整形手术提高生育力的疗效主要取决于输卵管自身受损的程度及输卵管周围的粘连情况。输卵管造口术后的平均妊娠率接近 30%，异位妊娠率为 10%。而如果输卵管管壁僵硬、厚且黏膜已经无皱褶，妊娠率接近 0%，这样的输卵管是不适合勉强保留的。

另外，已有多项研究证实输卵管积水进行试管婴儿的成功率并不高（图 12-5），输卵管积水患者的临床妊娠率比无输卵管积水患者低约 50%，且流产率是其 2 倍以上。建议在移植胚胎前最好先经腹腔镜手术清除输卵管积水。单纯的输卵管造口可在不切除输卵管的情

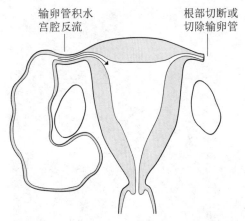

输卵管积水
宫腔反流

根部切断或
切除输卵管

图 12-5 输卵管积水对辅助生殖有不利影响及处理

况下清除输卵管内积水，短期内对 IVF-ET 影响不大，但远期存在积水复发的可能。为避免输卵管切除术对卵巢血供影响，目前的临床实践中多采用输卵管根部切断＋输卵管远端造口的方法来阻断输卵管积水对宫腔环境的不利影响。

五、要点小结

1. 生殖系统炎症包括下生殖道的外阴炎、阴道炎、宫颈炎症和上生殖道的 PID。后者又包括子宫内膜炎、输卵管炎、输卵管卵巢炎、盆腔腹膜炎及盆腔结缔组织炎，此外，还有相对特殊的生殖器结核。

2. 炎症可局限于某一部位或多个部位同时受累；病情可轻可重，轻者无症状，重者引起败血症甚至感染性休克、死亡。

3. PID 对生育力的不利影响主要体现在输卵管炎性损伤的后遗症效应中，输卵管的粘连、梗阻、积水等是导致不孕症和异位妊娠的最常见原因。

4. PID 的预防比治疗更重要，提高性保健健康意识，了解和使用避孕套、短效口服避孕药等药具，有利于减少性传播感染和预防 PID，且避免非意愿妊娠和人工流产，其均对生育力的保护具有重要意义。

5. 一旦发现 PID，应参照指南规范治疗，以最大程度减少并发症和后遗症的产生。

6. 应提高对衣原体、淋球菌等病原体的临床辨识能力和筛查意识，及时规范治疗有利于减少对生育力的不利影响。

7. 根据输卵管受损程度的不同，宫腔镜和（或）腹腔镜微创手术可达到输卵管疏通和整形的效果，促进自然妊娠。

8. "试管婴儿"是治疗输卵管不通导致不孕的重要方法之一，为获得最高的成功率，事前处理好输卵管积水是合理和必要的。

（邓　姗）

第三节　盆腔结核

一、概　述

结核是由一种特殊的细菌引起的感染，最常见的感染部位是肺，以咳嗽、咯血和低热为主要症状。生殖器结核是全身结核的表现之一，多继发于肺、消化道、腹膜结核等，约 10% 的肺结核患者伴有生殖器结核。生殖器结核潜伏期很长，可达 1 ～ 10 年，多数患者在发现生殖器结核时，其原发病灶多已痊愈。

由结核杆菌引起的女性生殖器炎症称为生殖器结核（genital tuberculosis），又称结核性盆腔炎，其多见于 20 ～ 40 岁女性，也可见于绝经后的老年女性。近年来由于耐药结核、获得性免疫缺陷综合征患病率的增加，以及对结核病控制的松懈，生殖器结核发病率有升高趋势。

（一）生殖器结核的传播途径

1. **血行传播**　为最主要的传播途径。结核杆菌感染肺部后，约 1 年内可感染内生殖器，由于输卵管黏膜有利于结核杆菌潜伏感染，结核杆菌首先侵犯输卵管，然后依次扩散到子宫内膜、卵巢，侵犯宫颈、阴道、外阴者较少。所以，家中有结核患者的年轻女性应该注意防护，避免感染。

2. **直接蔓延**　腹膜结核、肠结核可直接蔓延到内生殖器。

3. **淋巴传播**　较少见。消化道结核可通过淋巴管传播使内生殖器发生感染。

4. **性交传播**　极罕见。男性患泌尿系结核，通过性交传播，导致上行感染。

（二）生殖器结核的临床表现

盆腔结核发病多缓慢，常无自觉症状，少数有盗汗、疲劳及潮热等全身症状。早期因子宫内膜充血及溃疡，可有经量过多；晚期因子宫内膜遭受不同程度破坏而表现为月经稀少或闭经。部分患者可有下腹坠痛。由于输卵管阻塞，且子宫内膜结核可妨碍孕卵着床，故绝大多数患者不能受孕。在发展中国家，原发不孕者中生殖器结核是较常见的病因之一。

二、盆腔结核对生育的影响

盆腔结核对生育的影响取决于其病理结局。结核造成的输卵管和子宫内膜的损害通常是严重和不可逆的，进而造成生育力受损或丧失。

（一）输卵管结核

输卵管结核占女性生殖器结核的 90%～100%，即几乎所有的生殖器结核均累及输卵管，且累及双侧者居多，但双侧的病变程度可能不同。输卵管增粗肥大，其伞端外翻如烟斗嘴状是输卵管结核的特有表现；也可表现为伞端封闭，管腔内充满干酪样物质；有的输卵管增粗，管壁内有结核结节；有的输卵管僵直变粗，峡部有多个结节隆起。输卵管浆膜面可见多个粟粒结节。在输卵管管腔内见到干酪样物质有助于与非结核性炎症相鉴别。输卵管常与其邻近器官如卵巢、子宫、肠管广泛粘连（图 12-6）。

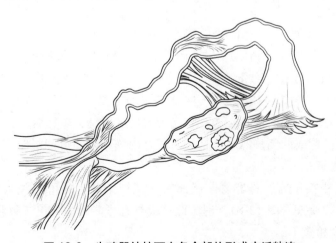

图 12-6　生殖器结核可在各个部位形成广泛粘连

（二）子宫内膜结核

子宫内膜结核占生殖器结核的 50% ～ 80%，常由输卵管结核蔓延而来。早期病变出现在宫腔两侧角，子宫大小、形状无明显变化，随着病情进展，子宫内膜受到不同程度结核病变破坏，最后代以瘢痕组织，可使宫腔粘连变形、缩小。

（三）卵巢结核

卵巢结核占生殖器结核的 20% ～ 30%，也是由输卵管结核蔓延而来。

（四）宫颈结核

宫颈结核较少见，占生殖器结核的 5% ～ 15%。病变可表现为乳头状增生或溃疡，易与宫颈癌混淆，靠活检病理鉴别。

（五）盆腔腹膜结核

输卵管结核多合并盆腔腹膜结核。根据病变特征不同其分为渗出型及粘连型。渗出型以渗出为主，特点为腹膜及盆腔器官浆膜面布满无数大小不等的散在灰黄色结节，渗出物为浆液性草黄色澄清液体，积聚于盆腔，有时因粘连形成多个包裹性囊肿；粘连型以粘连为主，特点为腹膜增厚，与邻近器官之间发生紧密粘连，粘连的组织常发生干酪样坏死，易形成瘘管。

三、盆腔结核的诊断

平时，多数盆腔结核的患者缺乏明显症状，阳性体征不多，容易被漏诊。女性通常因不孕（40% ～ 76%）、盆腔或腹部疼痛或包块（50%）及月经失调（25%）等症状前来就诊，逐步通过检查才发现患有结核。检查结核的常见方法如下。

（一）子宫内膜病理检查

内膜病理是诊断子宫内膜结核最可靠的依据。应在经前 1 周或月经来潮 6 小时内采集内膜，如果在病理切片上找到典型的结核结节，诊断即可成立，但即便结果阴性，也不能完全排除结核的可能。有条件的可将部分刮出物或分泌物做结核杆菌检查。遇有宫腔小而坚硬，无组织物刮出，结合临床病史及症状，也应考虑为子宫内膜结核，必要时可借助宫腔镜检查进行诊断。

（二）影像学检查

1. 胸部 X 线片　有助于发现潜在的肺部结核病灶。

2. 盆腔 X 线片　发现孤立钙化点，提示曾有盆腔淋巴结结核病灶。

3. 子宫输卵管碘油造影　对于诊断生殖道结核具有独特的意义，如有下列征象：①宫腔呈不同形态和不同程度狭窄或变形，边缘呈锯齿状；②输卵管管腔有多个狭窄部分，呈典型串珠状或显示管腔细小而僵直；③在相当于盆腔淋巴结、输卵管、卵巢部位有钙化灶；④若碘油进入子宫一侧或两侧静脉丛，怀疑有子宫内膜结核的可能（图 12-7）。

（三）腹腔镜检查

腹腔镜能直接观察子宫、输卵管浆膜面有无粟粒结节，并可取腹水行结核杆菌检查，或在病变处取活组织检查（图 12-8）。但做此项检查有可能因为粘连导致肠道损伤。

（四）结核杆菌检查

结核杆功检查是证实有无结核杆菌感染的直接证据，但需要特殊的检测方法和手段，

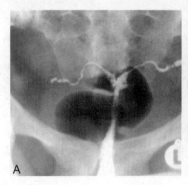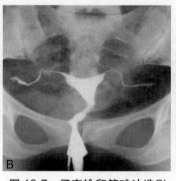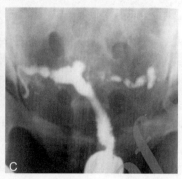

图 12-7　子宫输卵管碘油造影

A. 子宫狭小，外形不规则，边缘呈锯齿状；B. 双侧输卵管管腔细小、僵直；C. 输卵管呈串珠状、远端积水

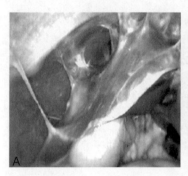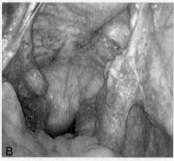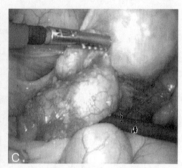

图 12-8　腹腔镜探查

A. 肝与前腹壁紧密粘连（Fitz-Hugh-Cutis 综合征）；B、C. 广泛盆腔粘连，双侧输卵管扩张、积水，腹膜表面弥漫性肉芽肿结节

不是每所医院都有。

（五）结核菌素试验

结核菌素试验是一种皮肤试验方法，阳性说明体内曾有结核杆菌感染，若为强阳性，说明目前仍有活动性病灶，但不能说明病灶部位；若为阴性，一般情况下表示未有过结核杆菌感染。

四、盆腔结核患者生育结局的改善

及时发现并诊断结核并规范治疗，是减少对生育力不利影响的根本。虽然生殖器结核经药物治疗的疗效良好，但治疗后的妊娠成功率极低，希望妊娠者在子宫内膜未受累的情况下应积极借助辅助生育技术生育。

（一）支持疗法

急性患者应至少休息 3 个月，慢性患者可以从事部分工作和学习，但要注意劳逸结合，加强营养，适当参加体育锻炼，增强体质。

（二）抗结核药物治疗

抗结核药物治疗对 90% 的女性生殖器结核有效。药物治疗应遵循早期、联合、规律、适量、全程的原则。应该在感染内科专科医师指导下耐心用药和随诊。

（三）手术治疗

出现以下情况应考虑手术治疗：①盆腔结核包块经药物治疗后缩小，但不能完全消退；②盆腔结核包块治疗无效或治疗后又反复发作者，或难以与盆腹腔恶性肿瘤相鉴别者；③盆腔结核形成较大的包块或包裹性积液者；④子宫内膜结核严重，内膜破坏广泛，药物治疗无效者；⑤月经过少或继发闭经；⑥不明原因不孕者。术前已经诊断者，为避免手术时感染扩散，手术前后均需应用抗结核药物治疗。对术后诊断者，应尽早进行抗结核治疗。对于年轻女性，应尽量保留卵巢功能；对于病变局限于输卵管者，应该行双侧输卵管切除术。由于生殖器结核所致的粘连常较广泛而紧密，术前应充分准备，患者也应该了解有损伤的风险，配合医师治疗。

（四）辅助生育治疗

仅输卵管受累的患者在切除输卵管后，可借助试管婴儿技术生育。

五、要点小结

1. 女性生殖器结核是由结核杆菌引起的女性生殖系统炎症，常继发于身体其他部位结核，以输卵管结核最常见。

2. 临床表现因病情轻重、病程长短而异，主要表现为不孕、月经失调、下腹坠痛等，伴有结核全身症状的病例仅占少数。

3. 由于生殖器结核的表现缺乏特异性，临床诊断较为困难，常需借助子宫输卵管造影、子宫内膜活检和腹腔镜等辅助检查以明确诊断。

4. 在发展中国家，以"不明原因不孕"为指征行宫腹腔镜检查的原发不孕患者中，盆腔结核的情况并不少见。内膜无结核的情况下，试管婴儿是最佳选择。

（邓　姗）

第四节　卵巢非赘生性肿块对不育的影响与诊治

卵巢，作为产生卵母细胞和分泌性激素的重要器官，在生育过程中扮演着重要角色。卵巢的疾病是造成不育最重要的因素之一，常见的包括先天性性腺发育不全、多囊卵巢综合征、早发性卵巢功能不全等所致的排卵障碍。除此之外，卵巢非赘生性囊肿与生殖的关系非常密切，其发生及治疗过程将会影响生殖力造成不育。卵巢非赘生性囊肿，包括滤泡囊肿、黄体囊肿、孤立性巨大黄素化卵泡囊肿、高反应性黄素化、妊娠黄体瘤、间质增生、间质泡膜增殖症、重度水肿和 Leydig 细胞增生等，本节主要讨论的是卵巢瘤样病变对不育的影响。此外异位妊娠所致的卵巢肿物也会导致不育。

卵巢瘤样病变的患者通常较年轻，常存在生育的需求。目前卵巢肿块导致的不育更多源于治疗策略而不是肿物的组织学性质。因此，在处理这些疾病时，必须严格遵循手术指征，以保存卵巢为原则地保留生育力，解决不育的问题。

一、卵巢囊肿

可进一步将滤泡囊肿、黄体囊肿、孤立性巨大黄素化卵泡囊肿归为卵巢囊肿，其可以由生理或病理两方面的原因引起，主要是会发生扭转、破裂、出血，甚至恶变而干扰卵巢功能，从而造成不育。

（一）卵巢囊肿对不育的影响

滤泡囊肿是成熟或闭锁卵泡的囊性扩张，囊壁内衬数层颗粒细胞，外覆卵泡膜细胞，一般无卵细胞，卵泡膜增厚，可进一步增大形成卵泡囊肿，直径可达 3 ～ 6cm，致使囊壁像胀大的气球一样很薄，易于破裂，卵泡囊肿可发生于任何年龄。

黄体囊肿是排卵后形成的黄体内存在较多液体而形成的，在妊娠早期多见，在非妊娠期由黄体囊肿内分泌原因导致经期延长、经血过多甚至闭经而严重影响生育功能。黄体囊肿破裂可致出血、急腹症甚至失血性休克。

孤立性巨大黄素化卵泡囊肿的囊内壁可见单层或多层的卵泡膜细胞黄素化，囊腔分为多个，可有大量出血。卵巢黄素化囊肿属激素反应性囊肿，伴有病理性人绒毛膜促性腺激素（human chorionic gonadotropin，hCG）增高，妊娠滋养疾病、多胎、妊娠合并糖尿病、妊娠期高血压疾病、药物促排卵患者可能会患此囊肿。

（二）卵巢囊肿对不育影响的治疗

1. **卵巢囊肿对附件的压迫**　卵巢囊肿增大会对女性附件及子宫造成压迫，导致不育或致已妊娠患者流产。如果在腹腔镜检查或手术中发现卵巢囊肿，则需要吸出囊液，剖去囊壁，发生破裂、出血量大、止血困难的应进行缝合止血，放置明胶海绵辅助恢复。解除对生殖系统的压迫有助于不育的预防和治疗。

2. **卵巢囊肿蒂扭转**　附件扭转常见于良性卵巢囊肿，恶性卵巢肿瘤扭转罕见。卵巢肿物蒂较长、活动度好、质量大，重心偏于一侧时，容易出现蒂扭转，导致骨盆漏斗韧带、卵巢固有韧带及输卵管扭转。少部分患者为不完全扭转，经过一段时间可自然复位，但大部分完全扭转患者需及时接受手术治疗。妊娠期卵巢囊肿扭转为妊娠期比较特殊和少见的急腹症，大多数发生于妊娠的早期、中期，需要临床医师结合患者的病史、体征和辅助检查综合判断，之后积极的手术是首选，且手术不会增加胎儿和母体并发症。

当突然出现下腹痛、恶心、呕吐，腹部超声提示卵巢增大或水肿，CT 和 MRI 检查表现为卵巢不对称增大、子宫偏向患侧、盆腔积液等均提示为卵巢囊肿蒂扭转。因此一旦怀疑扭转应立即行诊断性腹腔镜检查，以尽早保护卵巢功能和生育力。

腹腔镜下附件切除术是以往治疗卵巢囊肿蒂扭转的方法。该术式效果较好，但可能导致内分泌及生殖功能下降，对于有生育需求的患者并不合适，除非卵巢严重坏死以致卵巢切除不可避免。近期研究表明，腹腔镜下卵巢囊肿蒂扭转行保留卵巢手术可以更好地促进术后卵巢功能恢复，保留患侧卵巢的生育功能，同时并未增加血栓栓塞的风险。因此，腹腔镜下卵巢囊肿蒂扭转保留卵巢手术可保留患侧卵巢的内分泌功能及生殖功能，也不增加并发症的发生率，值得推广。

二、与黄体有关的卵巢肿块

与黄体有关的肿块主要有黄体囊肿、孤立性巨大黄素化卵泡囊肿、高反应性黄素化、妊娠黄体瘤等。妊娠导致的与黄体有关的肿块较多，且大部分会影响妊娠。

妊娠黄体瘤常发生于妊娠后期，常因增生形成瘤样结节，受激素影响较大，导致卵巢直径可达 5 ~ 25cm，呈圆形或叶状，单侧多见，有时伴灶性出血。

高反应性黄素化是一种与妊娠相关的罕见囊肿，多发生于双侧卵巢，体积增大，由多个良性叶黄素囊肿所占据。

（一）与黄体有关的卵巢肿块对不育的影响

妊娠黄体瘤在妊娠晚期出现，来源主要是卵巢自身黄素化卵泡膜细胞和卵巢间质。患者有高雄激素血症并伴有男性化表现，并且娩出的女婴近 50% 也有男性化的表现，研究证明，雄激素主要来自卵巢间质细胞。

卵巢妊娠黄体瘤可在妊娠结束后一段时间内自行消退。但是如果体积过大，则很难自行消除，因此为预防附件扭转会做相应处理，切除部分肿块。但严格来说，切除的肿块是卵巢实质组织，因此，手术切除部位和范围直接影响患者之后的生殖力。在治疗中，如果切除卵巢皮质过多、部位不当、血供受损等，则卵巢功能将会受到严重影响，导致卵巢早衰、过早绝经从而造成不育。

高反应性黄素化的产妇和婴儿通常不会出现男性化的表现。但 β- 人绒毛膜促性腺激素（β-human chorionic gonadotropin，β-hCG）升高将会引起卵巢刺激，导致典型的大卵巢囊肿，包括扭转、腹膜炎、出血或破裂及肿块效应。症状轻者产后其通常自行消失，但是严重者要实施卵巢囊肿切除术或卵巢切除术，从而在不同程度上影响生殖功能。

（二）与黄体有关的卵巢肿块对不育影响的诊治

为避免造成不育可采用术中将卵巢与阔韧带后叶缝合固定，术后腹带包扎等以预防附件扭转。如果术中保留卵巢组织少，则容易使患者卵巢早衰，应尽早给予口服避孕药预防。

高反应性黄素化患者在妊娠早期的超声图上表现双侧卵巢为多房性，即"辐轮"现象，临床上出现高雄激素血症、异常升高的 β-hCG 或与其一致的症状。了解这些特征后，会减少不必要的医源性伤害。此外，采用超声检查严密监测产前和产后，以确保恢复正常卵巢结构和功能。

三、与增生有关的卵巢肿块

卵巢间质增生、间质泡膜增殖症及 Leydig 细胞增生 3 种疾病与卵巢组织增生有关。卵巢间质增生易引发瘤样病变，表现为间质细胞呈漩涡状排列结节或卵巢全皮质层增厚且卵泡发育停止，伴有雄激素过高。

间质泡膜增殖症是卵巢内结节样病灶，与卵巢实质区分不明显，镜下为丰富的梭形细胞，其内散在巢状黄素化细胞，细胞无明显异型性。

Leydig 细胞是一种特殊的间质细胞，细胞内存在大量光滑型内质网、脂滴和同心圆样形态异常的线粒体，可产生大量性激素。

（一）与增生有关的卵巢肿物对不育的影响

卵巢间质细胞增生引起雄激素分泌过多，呈现高雄激素血症。患有卵巢间质细胞增生的女性中，在不完全抑制雌激素合成的情况下，由于对抗雄激素，会减少雌激素形成的底物。

卵巢间质卵泡膜细胞增生症在临床上罕见，多发生于绝经后女性，生育期女性更为少见，其常累及双侧卵巢。卵巢间质卵泡膜细胞增生症属于良性疾病，但其导致的雌激素水平升高会出现一系列问题，如前所述的不规则阴道出血、抑制排卵、子宫内膜增生，极大增加了子宫内膜不典型增生甚至癌变的风险。高雄激素血症所表现的多毛、秃顶、痤疮等面容改变，也会对患者的生活带来困扰，影响生活质量。

Leydig 细胞增生除分泌少量雌激素外，其主要功能是合成和分泌睾酮，因此患者有高雄激素血症表现，如多毛、发际线后移、痤疮、阴蒂肥大等，任何年龄均可发生。

综上所述，这 3 种疾病的共同点是高雄激素血症，反映卵巢功能亢进，对生殖有所影响，因此治疗原发病和降低雄激素是疾病治疗的关键。而诊断除了临床表现外，影像学检查无明显特异性，确诊需要病理检查。

（二）与增生有关的卵巢肿物对不育影响的诊治

必须进行有效和及时的治疗，尤其是育龄期女性。高雄激素血症可导致卵巢储备下降和生育力下降。此外，其还表现为胰岛素抵抗，高胰岛素血症和动脉性高血压都会影响生育功能，造成不育。此外，由于雄激素在外周向雌激素转化，患者有子宫内膜增生的高风险，也存在子宫内膜癌和乳腺癌的风险。因此，对于绝经后女性，应行双侧卵巢切除的根治性治疗，可明显阻止疾病进一步发展甚至癌变；而对于生育期女性则应在严密监护下尽量保留生殖功能并促进生育。

治疗药物主要有螺内酯、氯米芬、尿促性腺激素，前者可与双氢睾酮竞争靶细胞上受体，干扰双氢睾酮的正常形成，同时还可抑制某些酶的活性，干扰睾酮的生物合成，降低血液中的雄激素水平。氯米芬可以阻断类固醇激素的异常代谢，促进卵泡发育、成熟及排卵并形成黄体。尿促性腺激素促使雄烯二酮转化为雌酮，睾酮转化为雌二醇。现有证据表明，促性腺激素释放激素激动剂可安全用于女性瘤样病变的预防。

四、卵巢纤维瘤病与不育

卵巢纤维瘤病是一种良性的卵巢实质性肿瘤性疾病，合并腹水和胸腔积液时称为梅格斯综合征，以上是它区别于其他良性卵巢肿瘤的一个重要特征。其发生在单侧，中等大小，质地硬，表面光滑，易活动，容易发生蒂扭转，其危害和治疗同卵巢囊肿。卵巢纤维瘤病可能是由于反复炎性因子刺激导致纤维增生。除此之外患者有雌激素升高，雄激素偶有升高等内分泌变化。

研究发现，卵巢纤维瘤在临床上较为少见，其临床表现及 B 超、CT、MRI 等辅助检查结果缺乏特异性，术前常被误诊，若再合并胸腔积液、腹水及血清 CA125 升高，容易被误诊为卵巢恶性肿瘤，因此，术中送快速病理是非常必要的，以免造成不可挽回的伤害，最终确诊靠病理切片。

卵巢纤维瘤的治疗首选手术治疗。多选择开腹，因为在术前常怀疑是恶性肿瘤，且瘤体较大，腹腔镜不易操作。育龄期患者多选择卵巢肿瘤切除术，而围绝经患者多选择附件切除术。在肿瘤切除后症状一般均会消失，并且一般不会复发，因此无须后续治疗，若发生不育，则治疗同卵巢囊肿。

五、卵巢重度水肿

卵巢重度水肿可分为原发和继发两类，原发性卵巢重度水肿发生于正常卵巢且较常见。继发性卵巢重度水肿则发生于卵巢肿块或使用促排卵药物时，主要发生于育龄期女性，平均年龄为 20 岁。卵巢重度水肿为一种罕见的水肿液累积，可发生于单侧，也可发生于双侧。可能是正常卵巢部分或间歇性扭转，造成静脉和淋巴引流受损，导致卵巢增大，但一般没有缺血性坏死。腹痛是其最常见的临床表现，疼痛的性质取决于扭转的程度。

有学者认为卵巢重度水肿可能由于淋巴管功能障碍，血管内皮生长因子受体受到抑制，从而阻止了细胞的正常黄体化，导致与激素相关的症状。影像学上，卵巢扩大，皮质周围存在多个卵泡，因此易被误诊为实性卵巢肿瘤。病理观察水肿液广泛存在，使卵巢间质细胞广泛分离，周围可见闭锁卵泡和受压的卵巢皮质，其中可见黄体化细胞。

在大多数报道中，卵巢重度水肿被过度治疗，术前通常被误认为卵巢肿瘤。因此治疗时应先楔形切除部分卵巢组织并术中行冷冻切片检查，有利于诊断并防止不必要的卵巢切除而影响生育。诊断和治疗提倡使用腹腔镜，主要手术应为腹腔镜取下扭曲的卵巢蒂，使卵巢恢复活力，并将卵巢固定于子宫后方，防止进一步扭转。因为卵巢重度水肿是一种非肿瘤性疾病，因此在保留生育力的前提下考虑口服几个月的避孕药保守处理。

六、卵巢妊娠

（一）卵巢妊娠对不育的影响

异位妊娠是受精卵在子宫腔以外着床，通常发生于输卵管，发生于卵巢的异位妊娠很少见。卵巢妊娠指受精卵在卵巢着床和发育，其诊断标准如下。①患侧输卵管完整；②异位妊娠位于卵巢组织内；③异位妊娠以卵巢固有韧带与子宫相连；④绒毛组织中有卵巢组织。异位妊娠与以往发生过异位妊娠、生殖器感染、盆腔炎、输卵管疾病、子宫内膜异位症、宫内节育器、辅助生殖技术、腹部手术和吸烟等有关。卵巢妊娠可能是受精后，受精卵发生输卵管反流所致。

卵巢妊娠可有急性腹痛，盆腔超声检查发现子宫内无受精卵，附件有或无包块，附件包块常被误认为黄体，虽然超声可以发现未破裂的卵巢妊娠，但是不能将其与其他破裂状态分开。腹腔镜检查卵巢异位妊娠，可有活动性出血致腹腔积血，通常被误诊为黄体出血，最后经组织病理学证实。而陈旧性异位妊娠病程长，患者可有停经后反复内出血发作。经反复内出血病情逐渐稳定，内出血停止，腹痛有所减轻，但所形成的血肿逐渐机化变硬，且与周围组织及器官粘连，易被误诊为卵巢肿瘤。因此要详细询问病史和仔细进行体格检查，以免给患者造成不必要的痛苦。

（二）卵巢妊娠对不育影响的诊治

卵巢妊娠过去常采用同侧卵巢切除术，但近年来已转向保守性手术，如手术切除异位组织或楔形切除，保留患侧卵巢。在异位妊娠手术后 1 周内应注意复查阴道盆腔超声，以免再次发生异位妊娠，特别是使用辅助生殖的患者，如使用促排卵药物和人工授精。在手术治疗时辅助药物治疗如甲氨蝶呤、依托泊苷等对本病治疗有较好的效果。在卵巢妊娠治疗后一段时间再考虑生育，妊娠成功率较高，且再次异位妊娠和不育的发生率很低，因此保持良好的生活状态及去除一系列导致异位妊娠病因对生殖功能的恢复很有帮助。

七、要点小结

卵巢非赘生性肿块因其类别不同对不育的影响有所不同。卵巢肿块治疗时尽可能行非手术治疗，若肿块切除不可避免，则应在现有的开腹手术和腹腔镜手术两种方式下，充分权衡利弊再做选择。任何卵巢囊肿剥除术均会对卵巢功能产生不利影响，剥离卵巢囊肿时不可避免地会将部分正常组织一并切除，这种情况对卵巢功能的损伤虽然是有限的，但需要谨慎操作，尽量使用冷刀，因为卵巢手术对卵巢功能的损伤是电凝止血，而非切除了少量卵巢组织。建议术前进行卵巢功能评估，如抗米勒管激素（AMH）水平、B 超基础窦卵泡（AFC）计数等，若卵巢储备功能不良，则应与生殖专家进行沟通协商制订一个最佳方案，以达到最终实现患者生育的愿望。卵巢肿块剥除术后应详细描述残留的正常卵巢组织，若丢失大量卵巢皮质，则会造成卵巢早衰，严重影响生殖及内分泌功能。如果卵泡储备有枯竭或衰竭的高风险，应建议采用生育力保护技术。保存生育力可以使用胚胎、卵母细胞或卵巢组织冷冻保存等技术。因此卵巢肿物的诊断治疗对生育功能有重要影响，甚至造成不育，应该引起患者和医务人员的高度重视，让广大有生育愿望的患者都能梦想成真。

（穆玉兰　张秀娟）

第五节　子宫肌瘤对不孕、不育的影响与诊治

子宫肌瘤是育龄期女性最常见的良性肿瘤，发生率极高，约每 4 名育龄期女性就有 1 人患有子宫肌瘤。很多刚被查出子宫肌瘤的女性通常很困惑，咨询医师："我没什么不良习惯，为什么会得子宫肌瘤？"这个问题通常难以回答，因为子宫肌瘤的发病机制尚不明确。既往研究表明，首先，子宫肌瘤容易发生于初潮早、生育年龄晚、年龄偏大的女性，50 岁时发生率高达 70% ~ 80%。不孕症女性的患病率要高于普通人，而生过婴儿的女性患子宫肌瘤的风险会降低。其次，遗传因素、饮食、种族都是发生子宫肌瘤的影响因素。子宫肌瘤患者的女儿发生子宫肌瘤的风险会增高；肥胖、咖啡、酒精及红肉饮食也会增加子宫肌瘤的发生风险；另外，黑种人女性的发生率要高于其他人种。但子宫肌瘤大都是良性的，对人体的影响较轻，一般不需要治疗。

一、子宫肌瘤的分型

传统的子宫肌瘤分型按照其与子宫肌壁的关系，可分为黏膜下肌瘤、肌壁间肌瘤、浆膜下肌瘤和阔韧带肌瘤。为了更好地指导临床、判断预后和选择治疗方案，国际妇产科联盟（FIGO）在 2010 年提出了新的分型（表 12-3，图 12-9）。

表 12-3　国际妇产科联盟推荐的子宫肌瘤分型

子宫肌瘤类型	编号	表现
黏膜下肌瘤	0	带蒂，完全位于宫腔内
	1	无蒂，< 50% 位于肌壁内
	2	无蒂，≥ 50% 位于肌壁内
其他类型肌瘤	3	100% 位于肌壁内，但与子宫内膜相连
	4	100% 位于肌壁内，不与子宫内膜或浆膜相连
	5	浆膜下肌瘤，≥ 50% 位于肌壁内

续表

子宫肌瘤类型	编号	表　现
	6	浆膜下肌瘤，< 50% 位于肌壁内
	7	带蒂浆膜下肌瘤，完全位于浆膜下
	8	其他（宫颈肌瘤、圆韧带 / 阔韧带肌瘤、寄生性肌瘤等）
混合型肌瘤	2 ～ 5	同时紧邻或影响内膜和浆膜的肌瘤。先根据黏膜下肌瘤分型进行编号，再根据浆膜下肌瘤分型进行编号，并以连字符相连，如 2-3-4-5 型子宫肌瘤

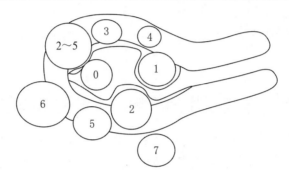

图 12-9　子宫肌瘤的分型

二、子宫肌瘤的影响

"长了子宫肌瘤可以妊娠吗？妊娠后肌瘤会不会对胎儿有影响呢？"这是很多患有子宫肌瘤女性担心的问题。子宫肌瘤主要通过下面的机制影响受孕。

1. 压迫作用　宫颈肌瘤较大可能会阻碍精子通过宫颈进入宫腔；浆膜下肌瘤压迫输卵管和卵巢，会降低输卵管的"拾卵"功能，影响精子、胚胎的运输。

2. 影响宫腔形态　黏膜下肌瘤或肌壁间肌瘤会影响宫腔形态，影响胚胎着床。

3. 影响子宫内膜　子宫肌瘤能降低子宫内膜血流或导致子宫内膜炎症，降低着床概率。肌瘤局部的雌激素、孕激素分泌及功能紊乱，它还可以通过旁分泌方式对邻近内膜组织产生不良影响，降低内膜接受胚胎的能力。

4. 其他　增大的肌瘤产生压迫症状、影响性快感，导致异常子宫出血、性交次数减少，降低自然妊娠概率。

浆膜下子宫肌瘤一般对妊娠无不良影响。黏膜下子宫肌瘤及部分肌壁间子宫肌瘤，凸向宫腔或压迫内膜，对胚胎着床有确切的不良影响。肌壁间子宫肌瘤情况比较复杂，其大小、数目、与子宫内膜的位置关系、是否影响宫腔形态等都是很重要的影响因素。最大直径超过多少会对妊娠产生不良影响是争论的焦点，但确切大小目前尚无定论，目前研究的结论并不一致。有研究显示，直径< 4cm 不影响宫腔形态的肌壁间肌瘤不会影响试管婴儿结局；但也有研究认为，即便是单个且没有影响宫腔形态的最大直径> 1.5cm 的肌壁间子宫肌瘤患者的成功率也会下降。目前临床上认为，如果子宫肌瘤长在肌壁间或浆膜下，一般直径< 4cm 对妊娠的影响较小，可以考虑带瘤妊娠。但是这种情况在妊娠期可能发生变

性（红色样变），先兆流产或早产的风险会较高。当然，多数患者可以通过非手术治疗维持至足月分娩，对胎儿没有明显影响。所有带瘤妊娠的女性妊娠后须到产科密切随诊，及时了解肌瘤的变化。同时注意避免劳累、剧烈活动及外伤等易引起流产的诱因，若出现阴道出血、腹痛及发热等症状，应及时去医院就诊。

三、子宫肌瘤的诊断

实际上，子宫肌瘤生长比较缓慢，很多子宫肌瘤患者并没有明显症状，大部分都是通过查体才发现的。当然，也有一部分患者因为相关症状就诊。例如月经增多、经期延长、淋漓出血及白带增多等；肌瘤体积较大时腹部可能扪及包块，有的包块甚至压迫膀胱、直肠、输尿管等邻近组织器官，产生相应的压迫症状，如尿频、尿急、便秘及不孕等（图 12-10）。

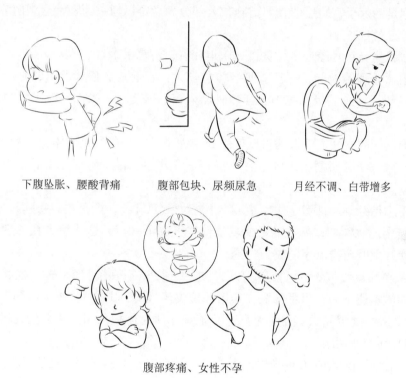

下腹坠胀、腰酸背痛　　　　腹部包块、尿频尿急　　　　月经不调、白带增多

腹部疼痛、女性不孕

图 12-10　子宫肌瘤的常见症状

妇科查体可以发现子宫增大或不规则，触及与子宫相连的包块；0 型子宫肌瘤偶可从子宫颈口脱出至阴道。目前临床上常用的辅助检查是超声和磁共振成像（MRI），很少用到CT。其中，超声检查最为常见，具有较高的敏感度和特异度，但可能会漏诊直径 < 0.5cm的肌瘤。阴道超声最常用，但扫查范围有限，超出盆腔的肿块、肥胖和无性生活及不能接受经阴道超声的患者可选择经腹壁超声。合并阴道畸形等特殊患者可经直肠进行超声检查。

三维超声可以立体地评估肌瘤与内膜和肌壁关系。MRI 可以显示肌瘤数量、大小、位置，特别适合多发性肌瘤和体积较小的肌瘤，并且能准确定位，但是价格较高，而且有宫内节育器（金属类）的患者不能做。CT 不是常规检查，但可以显示肿大淋巴结和肿瘤转移。

四、子宫肌瘤的治疗

多数子宫肌瘤可与女性和睦相处，这样的情况是不需要处理的，定期随访就可以，而且多数较小的肌瘤会在绝经后萎缩或消退。如子宫肌瘤出现了明显的症状，影响生活质量，或肌瘤恶变危及生命，需要及时处理。

子宫肌瘤的处理包括观察、药物、手术及其他非手术治疗。至于选择什么样的处理方法，需要经医师综合评估后再决定。医师制订处理方案要综合考虑患者的年龄、症状、有无生育需求、子宫大小、肌瘤的大小及位置、患者经济和接受能力及医师的经验等因素。我们的目的是改善症状、缩小肌瘤、保留或提高生育力及避免不必要的伤害。

（一）药物治疗

药物治疗是治疗子宫肌瘤的重要措施，大部分患者可以通过药物治疗缓解症状。

1. 药物治疗的适应证

（1）子宫肌瘤导致月经过多、贫血和压迫症状，不愿手术者。

（2）术前预处理的人群。子宫或肌瘤体积较大、术前贫血症状严重的患者，术前采用药物治疗可以纠正贫血症状，缩小子宫和肌瘤体积，以便手术操作并减少术中出血及意外损伤。

（3）计划妊娠的女性，妊娠前可以使用药物缩小子宫体积和肌瘤体积，为妊娠做准备。

（4）有些做完子宫肌瘤手术的患者，特别是多发性子宫肌瘤剔除术后，需要药物预防肌瘤近期复发。

（5）有手术治疗禁忌证者：生殖道或全身感染的急性期，严重内科疾病，如心力衰竭、肝衰竭、肾衰竭的急性期，严重的凝血功能障碍及血液病等，这些患者在急性期通常不能耐受手术治疗，此时药物治疗便成为首选。

2. 治疗子宫肌瘤的药物　可以分为两大类。一类只能改善月经过多的症状，不能缩小肌瘤体积，如激素避孕药、氨甲环酸、非甾体抗炎药（NSAID）、左炔诺孕酮宫内缓释系统（曼月乐）等。另一类既可改善贫血症状，又能缩小肌瘤体积，如促性腺激素释放激素激动剂（GnRH-a）和米非司酮等。

（1）复方口服避孕药（COC）：身边很多人对避孕药有较深的误解，"吃避孕药对身体不好"的观念根深蒂固，特别是因不孕症就诊的患者。其实，避孕药并不只有避孕作用。它的成分是高效雌孕激素，其通过对子宫内膜增殖的抑制，可以减少子宫肌瘤相关的月经过多。尽管雌激素、孕激素可以促进子宫肌瘤生长，但现代研究并不认为子宫肌瘤是 COC 使用的禁忌证。当然，避孕药并不适合所有女性，有血栓高危因素及血栓家族史的女性，年龄超35 岁，且长期吸烟的女性，有严重累及血管的糖尿病女性，严重肝肾疾病，妇科癌症的女性等，禁忌服用避孕药。长期使用 COC 并不能缩小子宫肌瘤体积，且有生育要求的女性不适用。

（2）非甾体抗炎药（NSAID）：就是我们常说的布洛芬一类的药物。子宫内膜的前列腺素受体可以促进异常血管和新生血管形成，导致异常子宫出血；NSAID 在子宫内膜水平减少前列腺素的合成，可以减少月经出血量，还可以缓解痛经。但是它也不能缩小肌瘤体积。常用的药物有布洛芬、萘普生、甲芬那酸，疗效无明显差异。

（3）左炔诺孕酮宫内缓释系统（曼月乐）：属于高效孕激素一类，是一种新型避孕环，可以使子宫内膜萎缩，进而缓解月经量多的症状，改善贫血，缓解痛经，适合月经量多而且有避孕需求的女性。不论是国外医学文献，还是国内大样本量患者的临床观察结果，曼月乐是经得起事实和时间考验的。曼月乐的使用时间长达 5 年，放置曼月乐不影响正常生活，也没有长期口服药物、注射药物的不良反应。但部分女性会有月经量减少、阴道不规则出血等症状。放置曼月乐后的异常出血是单纯孕激素药物的共性问题，最困扰女性，也最困扰医师。由于缺乏雌激素对子宫内膜的修复，出血时间可能较长，但目前也没有公认有效的方法来治疗出血。曼月乐不能使子宫肌瘤体积缩小，不适合黏膜下肌瘤。子宫腔过大的女性放置曼月乐还容易脱落。适不适合放置曼月乐需要专业医师评估。

（4）促性腺激素释放激素激动剂（GnRH-a）：通过降调节作用，降低雌激素水平，可以使子宫肌瘤体积缩小，且肌瘤缩小程度与雌激素受体阳性的细胞数目相关。除了用于治疗有症状的子宫肌瘤，其还可用于子宫肌瘤切除术或子宫切除术的术前准备，减少子宫和子宫肌瘤体积，减少术中出血量和降低手术操作难度，缩短手术时间和住院时间，降低术中输血风险。

GnRH-a 缩小子宫肌瘤体积的作用最为明显，GnRH-a 自月经期第 1 ~ 5 天开始下腹部皮下注射（戈舍瑞林埋植剂，每支 3.6mg），皮下注射（醋酸亮丙瑞林，每支 3.75mg）或肌内注射（曲普瑞林，每支 3.75mg），每 4 周 1 针。其作用是可逆的，但是需持续用药来维持疗效，停药 1 个月后体积可能会再次增大。且长期使用的不良反应比较明显，如潮热、阴道干涩及骨质疏松等，如需长期使用，超过 6 个月时必须使用激素反向添加治疗来缓解相应症状。

促性腺激素释放激素拮抗剂（GnRH-A）没有 GnRH-a 的"点火"效应，可直接抑制 FSH 和 LH 分泌，降低雌激素水平，比 GnRH-a 起效快，用药 3 周后就可以改善出血症状和缩小肌瘤体积。

（5）米非司酮：与阿司匹林、二甲双胍一样，米非司酮是妇科药物的中流砥柱。米非司酮是孕激素受体拮抗剂，有较强的抗孕激素的作用和较弱的抗雌激素的特性。其对子宫内膜有抗增殖的作用，可减少内膜的血管生长，内膜血流下降，可以快速止血，缩小子宫肌瘤体积，多用于术前预处理或围绝经期有症状者。

治疗子宫肌瘤的药物可不同程度地抑制排卵，降低雌激素生成，影响雌孕激素受体的正常作用，从而可能影响子宫内膜发育和降低子宫内膜容受性。对于合并不孕症的子宫肌瘤女性，上述药物并不能直接治疗不孕，在妊娠前使用，可缩小子宫和子宫肌瘤体积，争取自然妊娠机会或作为辅助生殖技术的辅助用药。

当然，不是所有的肌瘤都可以采用药物治疗。对于肌瘤生长较快或发生变性，不能排除恶变的情况者，药物治疗会掩盖病情，进而错过最佳治疗时机；对于怀疑浆膜下肌瘤发生蒂扭转时，药物治疗并不能改善症状甚至会延误病情；还有部分疾病的临床表现与子宫肌瘤类似，阴道不规则出血不能排除子宫内膜病变时，不能盲目用药。

（二）手术治疗

育龄期有生育需求女性的子宫肌瘤手术方式的选择需要根据患者的年龄、不孕时间、卵巢储备、是否合并其他不孕原因及患者的意愿等因素综合考虑。FIGO 分型中的 0 型子宫肌瘤，无论是妊娠前检查时发现，还是合并不孕症，均考虑经宫腔镜手术切除。1型子宫肌瘤，如果直径＜3cm，可以经宫腔镜手术；直径＞3cm的1型子宫肌瘤和2型子宫肌瘤，可考虑术前应用GnRH-a或醋酸乌利司他（UPA）预处理，待肌瘤体积缩小后选择宫腔镜手术，甚至可能对药物反应良好，肌瘤体积萎缩明显至不影响宫腔形态，无须手术治疗，尝试自然妊娠。

无其他明确不孕病因的女性，经过子宫肌瘤切除术后可以显著提高妊娠率，并降低自然流产的风险。有研究显示，开腹子宫肌瘤切除术后的妊娠率为57%，如果是不明原因不孕的女性，术后妊娠率为61%，提示既往的子宫肌瘤切除术可能并不影响妊娠率。子宫肌瘤切除术是安全有效的治疗措施。常用的手术方式有开腹手术、腹腔镜手术和宫腔镜手术。

开腹手术是传统的手术方式，适用于经腹腔镜手术操作较困难、体积较大或多发肌瘤等情况。术前使用促性腺激素释放激素类药物，术中向肌瘤内及肌瘤周围肌层组织注射血管升压素可以减少术中出血。

腹腔镜手术有其独特优势，与开腹手术相比，术后疼痛和发热发生率低，住院时间短，出血量少，恢复时间短。

目前关于子宫肌瘤合并不孕症的处理仍有争议。2015年，加拿大妇产科医师协会（SOGC）指南建议，除非既往有子宫肌瘤相关的妊娠并发症，否则不建议手术切除子宫肌瘤。2015年，SOGC《不明原因性不孕女性合并子宫肌瘤的管理》指南和2017年美国生殖医学会相关指南仅推荐黏膜下肌瘤和导致宫腔形态异常的肌壁间肌瘤进行手术切除。而2017年我国《子宫肌瘤的诊治中国专家共识》则认为子宫肌瘤合并不孕即可考虑手术。

其他类型的肌瘤或多发性子宫肌瘤，如果考虑可能是导致不孕的原因或可能降低体外助孕的妊娠率，可根据肌瘤大小、位置等情况先尝试药物治疗（GnRH-a或UPA），再根据子宫肌瘤对药物治疗的反应情况决定是否选择手术及手术方式。如药物治疗能使肌瘤体积缩小50%以上，宫腔恢复正常形态，可以尝试自然妊娠或选择辅助生殖技术（如有指征）；如果药物治疗后，子宫肌瘤体积缩小50%以下，宫腔形态未恢复正常或肌瘤体积仍较大，可选择手术，由于体积缩小，使原本只能选择开腹手术的有可能转为腹腔镜手术。腹腔镜手术和开腹手术后的累积妊娠率、产科结局并无显著差异，但前者的术后恢复快、疼痛轻、发热率低。

（三）其他治疗

1. **子宫动脉栓塞术（UAE）**　通过对子宫动脉栓塞，阻断血液供应，使子宫肌瘤缺血坏死，可以理解成"饿死"子宫肌瘤，最早用于治疗保留子宫的月经过多和子宫肌瘤切除术前减少术中出血。虽有行UAE后成功分娩的报道，但因其潜在的可能降低卵巢储备，增加自然流产、早产、产后出血、剖宫产等不良风险，有生育需求的子宫肌瘤患者不推荐。

2. **磁共振引导超声聚焦术（MRgFUS）**　也称高强度聚焦超声（HIFU），即海扶刀，是可在门诊进行的无创局部治疗手段，超声波穿透软组织聚焦到体内的靶组织，局部组织内温度可上升到65℃以上，导致蛋白质变性和细胞凝固性坏死，可以理解成"烫死"子宫肌瘤，从而达到治疗的目的。但肌瘤局部热效应是否对周围组织产生不利影响，是否影响胚胎着床及妊娠结局，坏死的肌瘤组织是否影响妊娠，尚无确切结论。

　　总之，子宫肌瘤是影响妊娠的重要因素。合并子宫肌瘤的不孕症患者，是否需要针对子宫肌瘤进行干预，需要评估是否存在其他可能导致不孕的可能病因，并评估子宫肌瘤对不孕的"贡献值"，综合考虑后选择适宜的处理方式。

（李　敬　石玉华）

第 13 章
影响男性生育力的常见疾病及处理

第一节 低促性腺激素性性腺功能减退症

低促性腺激素性性腺功能减退症（简称低促）可引起无精症、严重的少精症、性功能异常及生殖器官发育水平低下，表现为胡须及体毛偏少等。临床最多见的是因低促性腺激素性性腺功能减退症导致的不育及性功能障碍。

典型病例：王某，30 岁，身高 180cm，已婚，年轻貌，略带稚嫩。主诉婚后 2 年未避孕，妻子未孕，性生活频率少，性欲差，精液量少，妻子几次检查均未见异常。男科查体：体毛少，睾丸较小，行精液和性激素检查，结果精液检查未见精子，卵泡刺激素（FSH）、黄体生成素（LH）和睾酮均低于正常水平，考虑低促性腺激素性性腺功能减退症导致的无精症，建议先进行药物治疗。患者诉自己身体健康，爱运动，生活规律，没有不良嗜好。给予性激素治疗 1 年后，患者能正常完成性生活，胡须生长达到正常男性水平，且多次检查精液均有精子。

这是一例典型的低促性腺激素性性腺功能减退症患者药物治疗成功的案例。

一、病　　因

下丘脑或垂体功能异常，主要有遗传基因异常（如卡尔曼综合征）、不明原因、垂体和下丘脑区域的占位、炎症、外伤及放化疗等物理化学因素所致的下丘脑或垂体功能损伤。

二、临床表现

临床主要表现为已经启动的青春期发育终止、青春期发育迟缓或完全没有青春期发育。不经治疗，男性的第二性征不能达到正常成年男性发育水平，睾丸体积偏小，质地偏软。患者在青春期通常没有及时诊断及治疗，而是因婚后不育或性生活障碍才就诊。

三、诊　　断

详细询问病史，如其出生时有难产、早产、产伤、窒息史，颅脑外伤及肿瘤史。根据体征及表现，结合实验室检查可明确诊断。低促性腺激素性性腺功能减退症患者的血清睾酮水平、FSH 和 LH 水平均低于正常。依据患者情况行垂体及蝶鞍区 MRI 检查除外脑部病变。

四、治　疗

治疗旨在促进第二性征发育，恢复性功能及生育力，改善生活质量及心理状态。在病因治疗的基础上，可选择如下治疗：①雄激素替代治疗，安全且有效，一般先应用小剂量雄激素治疗（如口服或肌内注射十一酸睾酮），定期监测睾酮水平，并评价治疗效果，调整雄激素剂量。②促性腺激素治疗，对于有生育要求的低促性腺激素性性腺功能减退症患者，尤其是有垂体病变或缺乏性腺激素受体的低促性腺激素性性腺功能减退症患者，可单独使用 hCG 1000 ～ 2500U，2 次 / 周，疗程在 3 个月以上，也可联用 FSH 150U，2 ～ 3 次 / 周。经过规律治疗，大多数患者可有精子，恢复生育力，可根据精子质量选择合适的促进生育方案。③促性腺激素释放激素脉冲治疗，适用于下丘脑病变导致功能异常，而垂体功能正常的低促性腺激素性性腺功能减退症患者,通过模拟下丘脑 - 垂体 - 性腺轴的生理调节功能，促进睾丸生长和精子生长，达到治疗的目的。

低促性腺激素性性腺功能减退症是引起男性不育的疾病之中，经过系统治疗后效果最好的一类疾病。所以出现不育，及时发现、早期诊断、规律治疗是关键。

（王叶庭）

第二节　选择性黄体生成素缺乏症及选择性卵泡刺激素缺乏症

垂体分泌的促性腺激素，包括黄体生成素（luteinizing hormone，LH）和卵泡刺激素（follicle stimulating hormone，FSH），对性腺功能有重要的调节作用。选择性缺乏 LH 或 FSH 将影响人体正常的性腺功能。

一、黄体生成素和卵泡刺激素的基本生理功能

在男性,LH 主要作用于睾丸的间质细胞，与受体结合后，引起并维持间质细胞产生睾酮。FSH 主要作用于睾丸生精小管中的支持细胞，使其产生雄激素结合蛋白（ABP）和抑制素，FSH 对精子发生的启动也发挥作用。ABP 与睾酮结合后被转运到生曲小管，在局部维持高浓度睾酮环境以促进精子的生成。下丘脑分泌促性腺激素释放激素（GnRH)），垂体分泌促性腺激素（LH、FSH)，睾丸分泌睾酮、雌二醇、ABP 及抑制素等激素，下丘脑 - 垂体 - 睾丸分泌的激素之间相互联系，相互制约，相互控制，共同促进精子的正常生成。正常数量精子的生成需要正常水平的 FSH 和 LH 共同调控。

二、疾病概述

垂体分泌 11 种激素，如果仅仅出现 LH 或者 FSH 一种激素分泌异常，而其他种类激素分泌正常，则为选择性黄体生成素缺乏症，或者选择性卵泡刺激素缺乏症。此两种疾病属于先天性内分泌异常疾病，也即特发性低促性腺激素性性腺功能减退症的罕见形式。

三、选择性黄体生成素缺乏症

选择性黄体生成素缺乏症又称生育型无睾综合征，是由于促性腺激素部分缺乏而导致的一种疾病。

患者典型的临床表现为男性化不足的体貌异常，如胡须、阴毛、体毛等生长较少、稀疏，喉结不明显，乳房增大等；此外，睾丸大小正常，精液检查精子浓度正常或低于正常（少精子症）。这些体貌异常的临床表现与几乎正常的睾丸体积极不一致。

典型的内分泌表现是血清 FSH 浓度正常，但血清 LH 和睾酮浓度低于正常。睾丸活检病理学检查显示，精子生成减少和间质细胞萎缩。

患者基因检测可有异常发现。文献报道，有 1 例患者发生 *GNRHR* 基因纯合突变，4 例患者发生 LH-β 亚单位基因失活突变。

治疗方法通常为应用 hCG，肌内注射，每次 2000U，隔天 1 次（或每周注射 3 次）。1个疗程为 3～18 个月。治疗后血清睾酮浓度升高、第二性征明显发育。如果给予口服氯米芬，血清 LH 浓度通常不升高。需要 hCG 或者雄激素，如十一酸睾酮（商品名为安特尔）终身替代治疗，长期用药可以维持患者生育力、第二性征与正常的性欲等。

四、选择性卵泡刺激素缺乏症

选择性卵泡刺激素缺乏症属于罕见疾病，因为患者有正常的血清 LH，具有有促进雄激素分泌的作用和正常的睾酮水平，仅血清 FSH 浓度低于正常，所以男性的第二性征和生殖器的发育常未受到影响，一般表现为具有正常的男性体貌特征。但是，因为缺乏 FSH 促进精子生成的作用，所以患者精子数量减少，精液检查报告常显示精子浓度低于正常，诊断为少精子症或无精子症。

患者基因检测可有异常发现。据报道，有 3 例患者发生 FSH-β 亚单位基因突变，分别为 *Val61X*、*Cys82Arg*、*Tyr76X* 纯合突变。

有报道，患者经促性腺激素释放激素（GnRH）刺激后，LH 迅速升高，但 FSH 无反应。表现为无精子或精子数不足，精子活力减弱及不成熟精子增加。睾丸组织学检查显示生精细胞不发育，精子产生少和成熟受阻，间质细胞正常。

治疗方法，尿促性腺激素（HMG）肌内注射，可以有效提高精子的生成数量，剂量为每次 75U 或 150U，隔天 1 次，（或每周注射 3 次）。1 个疗程为 3～18 个月。重组 FSH 可能获得更好的疗效，其价格高于 HMG。也可以使用氯米芬治疗，50mg/d，连续口服 3 个月；或氯米芬 25mg/d，连续口服 25 天，休息 5 天为 1 个疗程，一般需要连用 6 个疗程或更长。

五、注 意 事 项

由于某些激素呈脉冲式分泌，为了使检查结果具有可比性，推荐在早晨 8：00～10：00时空腹抽血。

不同医院使用的检测试剂不同，激素的正常参考值和采用的单位可能不同，建议咨询专科医师解读检查报告。

（周善杰）

第三节　高催乳素血症

一、男性催乳素

不论是男性还是女性，在其大脑的中心位置有一个状如樱桃的组织，称为腺垂体，在它的后侧分布着泌乳细胞产生催乳素，也称泌乳素（PRL）。PRL 的分泌呈现昼夜规律性变化，人体内 PRL 含量在早晨 5：00 ～ 7：00 时最高，9：00 ～ 11：00 时最低。

二、催乳素在男性生殖的作用

催乳素的作用主要有两点。一是促进乳腺发育，维持乳腺和乳房的成熟状态及促进女性乳汁分泌；二是影响女性排卵和促进雌激素分泌。对于男性来说，体内催乳素的含量很低，研究提示催乳素能促进男性生殖器官与组织的生长，使其具有成熟而完整的功能，还可以刺激雄激素合成量增加，而雄激素的正常水平又能促进和维持男性生殖器官的发育与成熟，促进精子生存，维持正常性欲，对男性的正常性功能意义重大。但并不是催乳素越多，男性的精子质量及性欲就会越好。男性高催乳素血症就是一种影响男性健康的疾病。

三、催乳素升高原因

目前研究发现引起高催乳素血症的原因很多，大致可分为六大类。①垂体疾病：催乳素瘤、肢端肥大症、淋巴细胞性垂体炎等；②下丘脑综合征：颅咽管瘤、脑膜瘤、星形细胞瘤、无分泌功能垂体腺瘤、其他肿瘤、血管性疾病、结节病、嗜酸性肉芽肿、辐射性肉芽肿、垂体柄切除；③药物性：吩噻嗪类、氟哌啶醇、单胺氧化酶抑制剂、三环类抗抑郁药、利血平、甲基多巴、甲氧氯普胺、可卡因、维拉帕米、选择性 5- 羟色胺再摄取抑制剂、蛋白酶抑制剂；④神经性：胸壁损伤、脊髓病变、乳腺刺激；⑤其他原因：妊娠、甲状腺功能减退、肝硬化、假孕、肾上腺功能不足、异位性病灶；⑥特发性。

其中男性可能比较关心的是，常用于治疗男性性功能障碍的药物是否会引起高催乳素血症。临床中常用的选择性 5- 羟色胺再摄取抑制剂，如达泊西汀、氟西汀、帕罗西汀及舍曲林等，一般不会引起高催乳素血症。目前所报道的关于 5- 羟色胺再摄取抑制剂引起的高催乳素血症十分罕见，所以男性朋友也不必过度担心自己使用过或将来使用达泊西汀、舍曲林等药物时可能会引起高催乳素血症。

引起高催乳素血症的原因虽然很多，但是目前临床中所遇到的高催乳素血症患者，最常见的原因还是催乳素瘤。临床医师根据瘤体的大小，将这些瘤体分为微腺瘤（直径 < 1cm）、大腺瘤（直径 ≥ 1cm）及有蝶鞍外扩张的大腺瘤（蝶鞍扩张的方向和程度与催乳素分泌多少有关）。血清中催乳素的含量与催乳素瘤体的大小关系密切，瘤体越大，血清中催乳素含量越高。

四、高催乳素血症的临床表现

对于男性患者而言，虽然研究发现男性罹患高催乳素血症的发病率为 36/10 万，且仅为女性罹患率的 1/10，但是男性不育症患者中高催乳素血症却占了 4%。高催乳素血症患者的临床表现多有：①雄激素水平降低所引起的性欲减退、勃起功能障碍、射精障碍、不射精，甚至出现体毛脱落；②生育功能障碍，如精子量减少、无精子症甚至睾丸萎缩、睾丸质地变软；③实验室检测的激素水平异常，如睾酮量降低、黄体生成素降低、促甲状腺素降低，部分患者可表现为黄体生成素和卵泡刺激素降低；④其他症状，部分患者表现为乳房女性化，10%～20% 的患者可伴少量挤压溢乳，或者伴阅读及视物困难（遗漏词、字母或部分物体）、畏光、远距视物模糊及头痛等。

目前虽然催乳素对男性睾丸的作用机制尚不明确，但大量研究发现，催乳素与男性的生殖功能有密切的联系。高催乳素血症男性患者的精子计数和精子活力较非高催乳素血症男性的精子计数和精子活力均有所下降，且精子形态异常的发生率高于正常男性。有研究发现，高催乳素血症男性患者的睾酮和催乳素含量经治疗可以恢复正常，但是精子质量难以恢复正常。

五、高催乳素血症的治疗

目前临床上对于催乳素瘤引起的高催乳素血症，常用的治疗方式有药物、手术治疗及放疗。

对于无症状的高催乳素血症患者可暂不用药，定期复查血激素水平。其中 1/3 的患者无症状，可自行缓解，研究发现当催乳素 < 1.820nmol/L 时，约 2/3 的患者催乳素水平可自行恢复。

对于有症状的高催乳素血症患者应进行治疗。目前首选的是药物治疗，而其中首选的药物是溴隐亭。从小剂量开始使用，即 1.25mg/d 开始逐渐增至有效剂量；常用有效剂量为 2.5～15mg/d（大部分患者 7.5mg/d 即有效），分 2～3 次服用；达到有效剂量后逐渐减至维持剂量（1.25～2.5mg/d），维持 12～24 个月。对于高催乳素伴低睾酮或伴其他内分泌腺功能异常的患者可在应用溴隐亭的同时应用雄激素或甲状腺激素、皮质醇等。如果有生育要求则应尽量避免应用雄激素，以减少对睾丸生精功能的影响，这时可采用人绒毛膜促性腺激素（hCG）联合卵泡刺激素。性腺发育不良的患者可应用溴隐亭联合促性腺激素治疗。

当药物治疗效果欠佳，或者催乳素瘤体积较大出现瘤体压迫症状时，可考虑应用手术治疗或放疗。目前常用的经蝶窦催乳素瘤切除手术治疗微腺瘤成功率高，且手术并发症较少，在手术治疗前后联合应用溴隐亭治疗，可提高疗效。手术疗效较差或肿瘤复发时则可考虑放疗。

（袁卓珺）

第四节　甲状腺功能亢进症及甲状腺功能减退症

甲状腺疾病也会影响男性生育。

甲状腺是男性喉结下方的腺体器官，通过分泌甲状腺素促进新陈代谢，从而影响男性的健康。甲状腺素对男性生育力的影响包括影响睾丸细胞的形成及它们功能的正常发挥、影响精子及精液的功能，并且甲状腺素和其他激素的相互作用也会影响精子的功能。

甲状腺功能异常主要包括甲状腺功能亢进症和甲状腺功能减退症。

一、甲状腺功能亢进症

甲状腺功能亢进症，简称甲亢，是指由各种原因导致血液中甲状腺素异常增多，出现了以全身代谢亢进为主要特征的疾病的总称。甲亢可以分为 3 类：原发性甲亢、继发性甲亢及高功能腺瘤。原发性甲亢最常见，是指在甲状腺肿大的同时，出现甲亢的症状，发病年龄多在 20 ～ 40 岁。继发性甲亢比较少见，是指患者先患有结节性甲状腺肿多年，后来才出现甲亢的症状，发病年龄多在 40 岁以上。高功能腺瘤更少见，是指甲状腺内有单个或多个具有高功能的结节。

甲亢的典型症状除了甲状腺肿大，还会伴随以下几方面代谢亢进的表现：性情改变，如急躁、容易激动、失眠、双手颤动等；生活状态改变，如怕热、多汗、皮肤潮湿、心悸、内分泌紊乱、无力、易疲劳等；形态改变，如食欲亢进但却消瘦、体重减轻、眼球突出等。体格检查异常表现，如脉快而有力（脉率通常 100 次 / 分以上，休息及睡眠时仍快）、收缩压升高、脉压增大（脉压 = 收缩压 - 舒张压）。

患者出现性情急躁、日渐消瘦的表现，应到内分泌科或甲状腺外科进行咨询和相关检查，检查项目包括基础代谢率测定、甲状腺摄碘率的测定、血清中促甲状腺激素（TSH）及甲状腺激素三碘甲腺原氨酸（T_3）和甲状腺素（T_4）含量的测定等。

甲亢治疗方法包括药物治疗（抗甲状腺药物）、放射碘治疗、手术治疗。

二、甲状腺功能减退症

甲状腺功能减退症，简称甲减。甲减是由各种原因导致血液中甲状腺素异常降低，或者因为身体对甲状腺素产生了抵抗，出现了以全身低代谢为主要特征的疾病的总称。导致患者甲减的主要病因包括自身免疫损伤；手术、放射破坏；食物和药物导致碘摄入过量。

甲减的症状不像甲亢这么明显，病程也相对较长，病情轻的早期患者可以没有特异性症状。典型表现包括畏寒、乏力、手足肿胀感、嗜睡、记忆力减退、少汗、体重增加、便秘等。

同样，如有甲减的症状出现，则需要及时就诊。检查项目包括但不限于血清促甲状腺激素（TSH）、甲状腺激素 T_4 含量，以及甲状腺相关抗体的测定等。

甲减的治疗主要以补充甲状腺素为主。

（罗智超　姜　辉）

第五节　雌激素或雄激素过多

一、肥胖和男性不育

我国不孕、不育的患病率为 12% ～ 15%，其中男性因素占约 50%。男性不育的原因有很多。从生殖系统角度看，睾丸产生精子，附睾促精子成熟，输精管是输送渠道，精囊和前列腺分泌液是营养液。无论哪个环节出现问题都可能导致男性不育。不仅如此，精子质量很容易受外界因素的干扰，如熬夜、饮酒、久坐等生活因素的影响。最近的研究发现，男性过度肥胖也是不育的一个不容忽视的原因。

女性健康受到了许多关注，过度肥胖会导致女性排卵问题，增加流产率、妊娠糖尿病及出生缺陷等风险。然而，近期的研究表明在生育率和胎儿发育方面，男性的肥胖与女性的肥胖也同样重要。2006年的一项研究显示，男性每超重20磅（1磅≈0.45kg），不育的概率就会增加10%。对接受辅助生育的夫妇的研究表明，男性肥胖与妊娠率降低、流产率增加有关。

二、男性肥胖引起男性不育的原因

研究发现，超重或肥胖的男性比正常体重的男性产生的精液量要少，腰围在40in（102cm）以上的男性精子总数比腰围在37in（94cm）以下的男性低22%。另有研究提示，男性肥胖不仅会减少精子数量，而且会降低精子的运动能力，增加精子畸形率，影响男性生育力。过度肥胖可能通过以下几种方式影响精子质量：①过度肥胖影响激素水平。脂肪细胞是身体产生和管理性激素的工具，身体脂肪失去平衡时，性激素也会受影响。如果1名男性的身体脂肪过多，雄性激素（睾酮）就容易转变成雌激素，当1名男性的雌激素水平明显高于正常水平，睾酮明显降低时，他的睾丸生精功能就可能会受到影响，从而影响精子的质量。②肥胖患者容易出现睾丸局部温度升高。研究发现精子对温度高度敏感，睾丸的温度常低于正常的体温。如果睾丸温度升高，则精子数量和质量容易降低。肥胖男性的阴囊经常与身体保持密切接触，靠近身体组织会提高阴囊的温度，从而使精子处于较高的温度环境，对精子造成损害。③性功能障碍。肥胖影响男性的形象，降低女性伴侣的性欲。雄激素下降，雌激素升高，也会降低肥胖患者的性欲，减少夫妻同房的频率，降低生育率。此外，肥胖患者容易出现勃起功能障碍，可能与高血脂、高血压、糖尿病等慢性疾病密切相关，而这些慢性疾病是导致勃起功能障碍的重要危险因素。

三、肥胖的患者如何保护生育力

既然男性肥胖影响生育，通过减肥能否恢复受损的生精功能呢？虽然没有太多的研究，但是2015年在加拿大进行的一项研究的初步证据显示，男性减肥（饮食＋锻炼）可以改善妊娠结局。此外，身体状况的改善有助于提高生育力。2016年的另一项研究显示，肥胖会增加精子的表观遗传学的改变，表观遗传异常可能会对生育率产生负面影响。如果对肥胖的男性进行减肥手术，这种情况会有所改善。因此，无论从病因角度还是从研究结果来看，减肥都是必要的手段。

（林浩成）

第六节　皮质醇增多症

糖皮质激素分泌过多也能影响男性生育。下面介绍笔者经治的一个病例。

刘某某婚后其妻子一直未孕，最近1年患者出现了勃起功能障碍、体重增加和乏力等症状。外貌看似很"富态"，满月脸，水牛背，腹部明显突出。检查发现下腹、大腿和臀部等处皮肤见多条中央宽、两端较细的紫纹。患者诉近1年工作紧张，时有头痛，曾血压升高，舒张压达 105mmHg。家族中无高血压病史。近 1 年出现情绪不稳定、烦躁易怒、焦虑、注意力不集中和记忆力减退等；近半年性生活兴趣降低，出现勃起功能减退、早泄等；最近还经常有饥饿感、腰酸痛，反复出现背部痤疮，健康体检发现血糖明显升高。进行精液和生殖激素检查，结果显示精子浓度低至每毫升 100 万，a 级精子占 2%，a+b 级 6%，正常形态精子仅占 1%。血总睾酮水平较低，卵泡刺激素（FSH）升高，提示生精功能受损。

皮质醇增多症（hypercortisolism），或者称库欣综合征（Cushing syndrome，CS），是肾上腺皮质分泌过量的糖皮质激素所致，典型临床表现是满月脸、水牛背、多血质、向心性肥胖、皮肤紫纹、痤疮、高血压和骨质疏松等。

皮质醇增多症患者过多的糖皮质激素可以抑制黄体生成素分泌，从而导致雄激素缺乏，由于睾丸局部的内源性雄激素是产生精子必需的，从而雄激素缺乏可导致精子产生低下。患者原发病治愈或有效控制后，其生育功能即可得以改善。

经过近 6 个月的治疗，患者体能恢复，乏力症状消失，自觉精力充沛。黄体刺激素与雄激素均升高到正常水平。精液质量提高，其妻子也自然妊娠，获健康子代。

（唐文豪　宋世德）

第七节　克兰费尔特综合征

克兰费尔特综合征是男性有多条 X 染色体引起的疾病。

典型病例：患者刘某，青春期身高增长与同龄人相仿，但没有胡须，生殖器短小，阴毛稀疏。因为形体上的差异被人嘲笑，而处于自尊心受打击的痛苦之中，经常失眠。

（一）克兰费尔特综合征的病因

克兰费尔特综合征（Klinefelter syndrome）也称 XXY 综合征，是染色体异常引起的一种先天性疾病，男性患者细胞中多一条或者多条 X 染色体所致，患者生精细胞发育障碍，发病率为 1/1000 ～ 2/1000。正常人的染色体有 23 对，46 条，正常男性为 46,XY。如果男性染色体核型中 X 增多，就会引起此病。最常见的是 47XXY，约占 80%，其他为嵌合体 46XY/47XXY、48XXYY 等。

（二）克兰费尔特综合征的发生机制

克兰费尔特综合征发生是由性染色体 X 不分裂所致（图 13-1）：①初级精母细胞减数分裂第一次分裂时染色体没有分开导致的；②初级卵母细胞减数分裂第一次分裂时染色体没分开导致的；③次级卵母细胞减数分裂第二次分裂时没分开导致的；④受精卵在有丝分裂过程中，X 染色体不分离导致嵌合型。因此，精子、卵子、受精卵异常都有可能导致克兰费尔特综合征。

（三）克兰费尔特综合征的临床表现

克兰费尔特综合征患者青春期及成年后临床特点如下。

1. 身高较高，下肢细长，第二性征发育异常，体征女性化，皮肤细嫩、声音尖细，男性乳房发育，胡须稀少。

2. 阴茎小，阴毛稀少，睾丸体积多 < 3ml（似花生米大小），可伴有隐睾、尿道下裂。临床上用睾丸体积测量器（图 13-2）测量睾丸的大小。

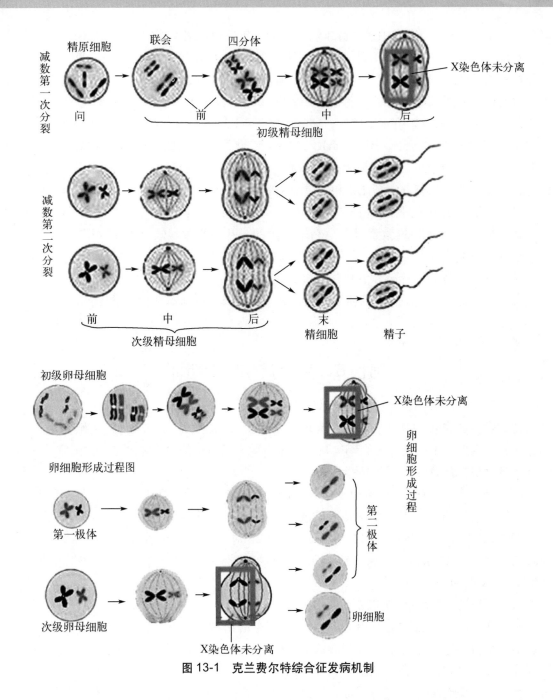

图 13-1　克兰费尔特综合征发病机制

3. 精液检查多数患者表现为无精子症，少数患者表现为隐匿型无精子症或重度少精子症。

4. 激素检查表现为"高促"：FSH、LH 升高，T 降低。

为减轻克兰费尔特综合征患者的痛苦，在青春期男孩若发现有以上临床表现，要及时到正规医院就诊，可于生殖男科门诊咨询生长发育及未来生育治疗方案，也可于儿童生长发育门诊、儿童心理门诊寻求专科医师的帮助，做到早诊断、早治疗。

（四）雄激素缺乏

胡须作为男性的第二性征，是雄激素分泌旺盛引起的。雄激素还能促进男性性器官发

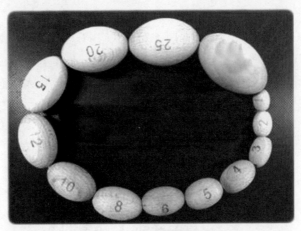

图 13-2　睾丸体积测量器

育及维持性欲和生殖功能。睾丸作为男性性征维持的源泉，其功能主要由 3 种细胞完成（图 13-3）：①睾丸生精小管周围的间质细胞分泌雄激素；②睾丸生精小管内侧的支持细胞维持生精细胞分化；③支持细胞上的生精细胞形成精子。而克兰费尔特综合征患者因为多一条 X 染色体，多余的 X 染色体的剂量效应削弱了 Y 染色体对男性的决定作用，从而导致睾丸发育不良，表现为睾丸小而质地硬。一方面引起雄激素分泌不足，从而导致性成熟障碍，表现为无胡须、无喉结、阴茎短小等男性第二性征发育异常；另一方面抑制睾丸生精小管的成熟，使其发生退行性病变，表现为无精子症。

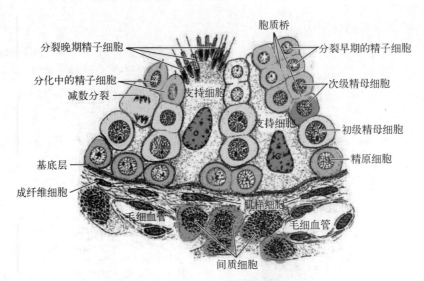

图 13-3　睾丸组织模拟图

（五）男性青春期发育的自我评价

目前采用最多的为 Tanner 分级，其将男性青春期阴毛（PH）及生殖器（G）发育过程分为 5 期（图 13-4）。

1. **阴毛发育**　PH_1：无阴毛；PH_2：阴茎根部有少数着色不深的长毛；PH_3：毛色变黑，变粗，扩展至耻骨联合；PH_4：毛的特征同成年人，但是覆盖面积较小，尚未扩展至股内侧面；PH₅：毛的分布为三角形，向下扩展至股内侧面。

2. 生殖器发育　G₁：阴囊、阴茎青春期前发育状态；G₂：阴囊体积增大，色泽变红粗糙，睾丸长径＞ 2.5cm；G₃：阴茎延长，阴囊增大，睾丸进一步生长；G₄：阴茎继续延长增粗，阴茎头轮廓可见，阴囊皮肤色泽加深；G₅：外生殖器发育至成年人状态。

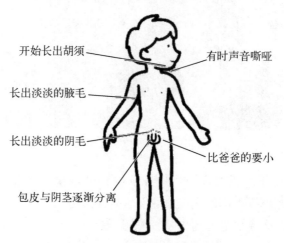

开始长出胡须

有时声音嘶哑

长出淡淡的腋毛

长出淡淡的阴毛

比爸爸的要小

包皮与阴茎逐渐分离

图 13-4　青春期发育示意图

根据《坎贝尔—沃尔什泌尿外科学》资料，10 ～ 11 岁男孩阴茎平均长度为 6.4cm，阴茎短小的均值是 3.7cm。睾丸增大年龄平均为 11.5 岁，睾丸发育长径＞ 2.5cm，是青春期发育开始的标志。

（六）克兰费尔特综合征的治疗

克兰费尔特综合征患者主要因不育或性发育异常而就诊，作为一种性染色体异常引起的先天性疾病，胚胎时就决定了，无法改变。既往认为克兰费尔特综合征只能通过供精辅助生育，随着显微取精术的发展，现在 40% ～ 70% 的患者能获得精子，联合试管婴儿技术生育子代。

显微取精术最常比喻为沙漠中寻找绿洲，生殖男科医师在 16 ～ 20 倍显微镜下寻找具有生精功能的生精小管，送胚胎实验室处理后，在高倍显微镜下寻找精子。虽然理论上患者性染色体异常的精子为 50%，但是实际比例低于 5%，大多数精子染色体核型是正常的，因此临床观察克兰费尔特综合征患者不会将疾病遗传给子代（图 13-5）。

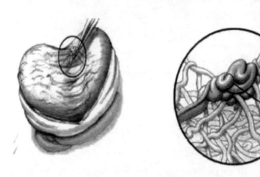

图 13-5　显微取精示意图

对于性发育异常问题，可以通过补充睾酮治疗，改善和维持正常的男性第二性征。一般建议青春期前（11～12岁）开始补充睾酮，长期治疗还可以预防骨质疏松症、糖尿病、肥胖和抑郁症等健康问题。早期补充雄激素结合特定的教育、家庭和社会支持有助于改善克兰费尔特综合征青春期的行为功能。

（仕治达）

第八节　Y染色体微缺失

正常人的细胞有46条染色体，其中有2条是性染色体（其中男性1条为X染色体，1条为Y染色体），性染色体顾名思义就是决定性别的染色体。其中Y染色体为男性所独有，它包含了许多精子发生和睾丸发育的关键基因，因而它上面的基因片段缺失会影响男性的生育。Y染色体微缺失是造成男性严重少精子症或无精子症的重要原因，是导致男性不育的第二大遗传因素，其发生率仅次于克兰费尔特综合征。Y染色体微缺失在人群中的发生率为1/4000，但在不育男性中显著升高，文献报道为2%～10%，甚至更高。Y染色体微缺失在我国不育男性中的发生频率为11.5%，处于较高水平。

（一）Y染色体微缺失的概念

1976年，科学家们发现6例无精子症患者均有Y染色体长臂的缺失。因此，推测在Y染色体长臂上存在着Y染色体精子生成基因，将该区域命名为无精子因子（AZF），并将该区域具体分成AZFa、AZFb、AZFc 3个区，尽管发现在AZFb与AZFc两区之间存在新的缺失位点（一些学者认为的AZFd区缺失），但是该区域没有明确的临床意义，所以对第四区域AZFd区缺失仍存在较多争议。通常所说的Y染色体微缺失就是指AZF区域的基因片段缺失。

（二）Y染色体微缺失的生育问题

这个要根据情况而定，缺失的区域不一样，助孕的方式也不一样。具体如下。

1. AZFa区缺失通常导致唯支持细胞综合征，就是患者睾丸中连生精细胞都没有，只有支持细胞，从而也就无法获得精子。这种情况只能通过精子库的精子助孕。

2. AZFb和AZFbc区缺失的典型睾丸组织学特征是唯支持细胞综合征或生精阻滞，即睾丸里的生精细胞不能进一步发育成成熟的精子。这种情况也只能通过精子库的精子助孕。

3. AZFc区缺失，其临床表现形式及睾丸组织类型多样，从轻度少精子症、隐匿性精子症到无精子症都有可能。一般来说，AZFc区缺失的患者尚残存精子生成的能力，罕见情况下，这种缺失类型的一部分患者可让女方自然受孕；在AZFc区缺失导致的无精子症患者中，通过显微手术获得精子的概率也可以达到70%左右。获得精子后可通过卵胞质内单精子显微注射技术助孕。

（三）Y染色体微缺失的遗传

Y染色体微缺失会遗传给男性后代，而且遗传给下一代的过程中其致病效果会放大。也就是说，男性后代的生精功能可能会比上一代更差。因此，如果经检测发现部分AZFa、AZFb或AZFc区缺失，建议家族中其他男性也进行遗传咨询，因为这些缺失可以遗传给男性下一代。AZFa、AZFb、AZFbc、AZFabc全长缺失的患者通常不会产生精子，因此不建议做家系筛查。对于 AZFc 区缺失的患者行卵胞质内单精子显微注射技术助孕时应考虑临床相关风险，必要时进行植入前胚胎遗传学检测。

（四）Y 染色体微缺失的筛查

一般情况下不需要常规查 Y 染色体微缺失，但有以下情况建议检测：①考虑为非梗阻性无精子症的患者；②严重少精子症的患者（精子密度 $< 10 \times 10^6/L$）；③无精子症患者需行家系筛查的人群；④原因不明的男性不育患者可选择性进行 Y 染色体微缺失检测。

（五）Y 染色体微缺失的检测

Y 染色体微缺失检测的用途如下。

1. 明确严重少精子症或者无精子症的病因。

2. 评估无精子症患者的治疗结局。

3. 提示 AZFc 区缺失患者尽早生育或者及时冻存精液，因为这部分患者的精子会随着年龄增长有不断减少的趋势。

4. 可以用来参考助孕方案，如 AZFa 区或 AZFb 区缺失的患者一般建议用精子库的精子帮助女方受孕。AZFc 区缺失的患者可采用显微取精（备用精子库精子）试管助孕。

（丁仲军）

第九节　染色体异常

首先介绍有关染色体的几个概念。

1. **染色体（chromosome）**　为舶来词，源自希腊文 chroma（颜色）和 soma（体）。染色体位于细胞核中，呈线状结构，是生物遗传信息的载体。

2. **人类染色体**　人类的体细胞是二倍体，含有 23 对，共 46 条染色体，其中 1 ～ 22 对染色体为男女共有，称为常染色体（autosomal chromosome）；另外的一对决定人类性别，称为性染色体（sex chromosome），男性为 XY，女性为 XX。人类的染色体上共载有 20 000 ～ 25 000 个基因。

3. **染色体病**　是染色体数目或结构异常导致的疾病。根据染色体改变性质不同，染色体病分为数目异常和染色体结构畸变；根据涉及改变的染色体类别，染色体病又可分为常染色体病和性染色体病。染色体病通常无法治疗，随着现代科技进展，有的可通过胚胎植入前遗传学诊断，选择健康胚胎进行生育。

4. **染色体综合征**　染色体数目异常或结构畸变，以及多个基因改变并出现一组复杂的临床症状和体征。

5. **染色体核型**　常见的染色体报告里的小虫样的图形，就是染色体核型，它一般是抽取外周血培养里边的淋巴细胞，在有丝分裂中期染色固定，核型的样子像变形的长长的 X，两条臂相交的点称为着丝粒，根据着丝粒的位置染色体又分成了 A、B、C、D、E、F、G 7 组，形态各不一样，发生异常的形态也各不相同。

涉及男性不育的染色体问题很多，临床常见的克兰费尔特综合征（Klinefelter syndrome），也称 XXY 综合征，已有专文论述，本节只重点介绍几种常见的染色体结构与数目异常的相关疾病。

一、染色体易位

染色体易位，顾名思义，就是两条染色体同时断裂，互相到对方交换片段，再连接的结果，常见的染色体易位为平衡易位和罗伯逊易位。

(一)平衡易位

常说的平衡易位其实就是染色体无着丝粒片段断裂重排，只有位置的变化，没有染色体片段的增减，所含的基因量也没变化，整体保持平衡，患者通常表型正常，多数智力无碍。

理论上平衡易位的患者精子细胞减数分裂时会产生 18 种配子。有 1/18 的配子与正常配子受精发育成正常胎儿；另有 1/18 的配子能与正常配子结合产生表型正常的平衡易位携带者；其余 16/18 的配子与正常配子形成合子都会成为单倍体或三倍体，最终流产或死胎。但临床发现，平衡易位患者实现精卵结合时实际得到正常胚胎的概率要高于理论水平。

(二)罗伯逊易位

罗伯逊易位也称着丝粒融合，发生于 D 组的 13、14、15 号染色体与 G 组的 21、22 号染色体，其中以 13、14 号染色体最多。主要成因是两个近端着丝粒的染色体在着丝点附近断裂，两条染色体的长臂在着丝点附近融合，成为类似中央着丝粒的染色体，而短臂丢失。因主要基因在长臂，所以患者通常表型、智力正常。

罗伯逊易位分为两种，即同源染色体易位和非同源染色体易位。同源染色体的罗伯逊易位患者精子细胞减数分裂会产生 2 种不正常的配子，理论上不能生育健康的孩子。非同源染色体的罗伯逊易位患者精子细胞减数分裂会产生 6 种配子，有 1/6 与正常配子受精发育成正常胎儿；另有 1/6 能与正常配子结合产生表型正常的平衡易位携带者；其余 4/6 的配子与正常配子形成合子都会成为单倍体或三倍体，最终流产、死胎或生育畸形儿。

二、染色体倒位

染色体倒位是指一条染色体发生两次断裂产生的片段倒转 180°，然后重接。倒位分两种：臂内倒位是指两次断裂发生在染色体同一臂的倒位；臂间倒位是指两次断裂发生在染色体不同臂的倒位，臂间倒位的发生概率远高于臂内倒位。几乎每条染色体都能发生倒位，但人群中以 9 号染色体的臂间倒位最常见。

因为染色体倒位没有发生遗传物质丢失，患者表型多正常，甚至有的专家认为 9 号染色体倒位是一种多态性。近年研究也发现，虽然没有丢失遗传物质，但由于更微小的基因排列顺序的改变，引发位置效应，并可能影响其他染色体的配对和分离，最终导致流产、不育和畸形儿的产生。

理论上染色体倒位患者精子细胞减数分裂会产生 4 种配子，有 1/4 与正常配子受精发育成正常胎儿；另有 1/4 能与正常配子结合产生表型正常的倒位携带者；其余 2 种的配子与正常配子形成合子都会成为部分单倍体或部分三倍体，最终导致流产、死胎或生育畸形儿。

三、其他影响生育的染色体综合征

(一)XYY 综合征

染色体核型为 47,XYY。患者的染色体里多了一个代表男性的 Y，俗称超雄综合征。

临床特点为身材明显高大，行为异常。患者一般自 5～6 岁出现身高明显高于同龄人倾向，身体协调性差，智力多数在正常低值，通常青春期发育较晚、好动、脾气暴躁、自控能力差、偶有隐睾、小阴茎和尿道下裂等问题。该类患者多数可生育，后代染色体可正常。

（二）男性性倒错综合征

染色体核型为 46,XX。患者表现为男性，染色体核型却与表型相反。多数因睾丸小、男性性征不明显或不育症就诊，检查后才发现染色体核型为 46,XX。这是因为在人类的 Y 染色体短臂的 Yp11.32 位置有一个决定男性性别的 SRY 基因，其会促使原始性腺向男性转化，但有时父源的 X 和 Y 染色体会在减数分裂期发生不平衡交换，SRY 基因跑到了 X 染色体或其他染色体上，导致该类患者虽没有 Y 染色体，却有男性性腺发育。该类患者通常不能产生精子，多数无生育力，需要靠药物维持第二性征。

（三）Noonan 综合征

染色体核型为 46,XY。患者 12 号染色体长臂发生基因突变导致。临床表现为身材矮小、眼睑下垂、颈蹼、漏斗胸、隐睾和肺动脉瓣狭窄等。该类患者多数因小阴茎和隐睾使生育力受损，因临床表现与染色体核型为 45,XO 或 45,XO/46,XY 的特纳综合征有相似之处，过去也称为"男性特纳综合征"。

在男性出现以下几种情况需及时进行染色体检查。

1. 青春期后男性性征发育不全、隐睾、小睾丸、小阴茎、尿道下裂患者。
2. 婚后妻子出现 2 次以上自然流产、死胎甚至生育畸形儿等不良生育史的。
3. 家族中直系血亲有多次不良生育史的。
4. 两次以上精液检查显示精子浓度 $< 10 \times 10^6$/ml 的。

（霍庆赞）

第十节 隐 睾 症

隐睾症顾名思义即隐藏的睾丸，通俗地讲就是男性的睾丸没有在阴囊中。正常情况下，男性在胎儿期睾丸通常位于其腹腔内，伴随着胎儿的身体在母体子宫内的发育，睾丸会逐渐下移，最终在出生前后下降至阴囊。因此，大多数男性婴儿出生后其两个睾丸都能够被触摸到。但是，如果男性婴儿出生后睾丸仍不能被找到，很可能就出现了临床上所谓的隐睾症（图 13-6）。

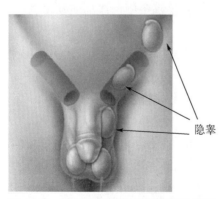

隐睾

图 13-6 睾丸下降路径示意图及隐睾可能的位置

一、病因及发病机制

迄今为止，虽然经过了大量的研究和观察，但引起阴囊内触不到睾丸的原因仍不完全清楚。已知导致隐睾发生的因素很多。首先，引导睾丸进入阴囊的引带异常或缺失，使睾丸不能由腹腔降至阴囊，而停留在某个位置；其次，母体妊娠期身体内激素对睾丸的作用不足或不敏感，影响睾丸下降的动力等。此外，睾丸在下降过程中可能会遇到某些阻拦，如睾丸系膜粘连、腹股沟狭窄等原因使睾丸不能到达自己该到的位置。其中，由于内分泌因素所致者通常为双侧隐睾，由其他因素引起者多为单侧隐睾。

研究者们经过统计发现约 3% 的足月男婴伴隐睾症，但是大多数的隐睾通常会在出生后 3 个月内自发下降至阴囊。

二、临床表现和并发症

隐睾症带来的影响是多方面的，主要为不育症、癌变、疝气和睾丸扭转等。不育症是隐睾症患者最常见的并发症。其主要原因是未下降的睾丸在腹腔内的温度显著高于阴囊内的温度，从而导致睾丸内精子产生的过程受到严重影响。评价隐睾症对男性生育力影响最有效的办法就是精液分析。通过精液分析可以判断患者精液内是否有精子，以及精子浓度及其各项指标。当然，明确隐睾是单侧还是双侧及隐睾的位置也非常重要。通常来说单侧隐睾对生育力影响比较小，因为另一侧正常下降的睾丸很可能是正常的，而且通常会代偿性增大。因此，单侧隐睾有时可以使女方自然妊娠。但也不能排除另一侧睾丸存在问题，甚至非常严重，没有精子。但是，随着辅助生殖技术的快速发展及显微取精术的兴起，隐睾症患者生育后代的概率越来越大。

非常明确的是出生时睾丸未降的儿童发生睾丸恶性肿瘤的风险增高已经成为共识。研究显示，患有隐睾症的男性中生殖细胞肿瘤的发病率约是正常人的 40 倍。睾丸肿瘤多发生在青春期及以后，但也有 10 岁以内发生肿瘤的报道。睾丸未降的位置影响着睾丸发生肿瘤的相对危险度，位置越高，恶变的风险越大。多数研究支持早期进行睾丸固定术可以防止睾丸发生恶变的观点。因为在成年以后通过手术方式使其进入阴囊也不能完全避免以后癌变，但是却便于监测和观察以获得及时治疗。

疝气也是隐睾的常见并发症。据统计学研究，约 90% 的睾丸未降患者存在鞘突未闭。鞘突可以理解为睾丸在腹腔下降到阴囊的潜在腔隙通道。鞘突通常在睾丸下降后和出生后第 1 个月内逐渐闭合。但是，鞘突的闭合有时发生停顿，延迟或不完全，使鞘突仍然保持开放或部分开放，从而使腹腔内容物经过该腔隙进入阴囊成为可能，为疝气的形成创造条件。

此外，由于隐睾及其系膜间解剖学异常，易导致隐睾发生睾丸扭转。虽然未下降睾丸很少发生扭转，但在临床中出现腹痛或腹股沟疼痛伴同侧阴囊空虚者应考虑睾丸扭转。

三、治　　疗

隐睾症对男性造成的影响都需要相应的治疗。总的原则主要就是让"漂泊"在外的睾丸尽快"回家"，即降阴囊。正常情况下睾丸的自发下降在出生后 3 个月内即可完成，但是在 12 个月内仍然有继续自然下降的可能。治疗年龄建议自 6 月龄开始，治疗时机会影响成年后精子生成、激素分泌及肿瘤的发生。

目前对于隐睾症的治疗手段主要是手术治疗和激素治疗。

1. 手术治疗　是解决隐睾症问题的主要手段。因此，尽早行外科手术使睾丸固定于阴囊，可以减少生育力低下及其他危害的发生风险。建议出生后 6 个月手术，最好不超过 18 个月。对于青春期才发现的隐睾患者，一经发现应及时行睾丸下降固定术，术中如发现睾丸已萎缩或不能下降入阴囊，必要时可行睾丸切除术。青春期后才确诊的单侧隐睾应手术切除，因其在将来易发生恶变及扭转，而且此时绝大部分睾丸已丧失了生育力。

2. *激素治疗*   主要是使用人绒毛膜促性腺激素（hCG）和促黄体素释放激素（LHRH）。隐睾的激素治疗基础是通过刺激不同水平的生殖内分泌轴使其体内生成更多的睾酮，进而诱导睾丸引带，将睾丸牵引至阴囊。治疗前睾丸下降位置越低，治疗效果越好，反之则成功率越低。激素治疗隐睾症的成功率较低，且用药后成功降至阴囊的患儿中小部分再次出现睾丸回缩至腹股沟区。此外，激素可引起皮肤色素沉着和性早熟等内分泌紊乱并发症。因此，目前药物已经不作为常规的治疗方案。

总之，男性婴儿出生后从医务工作者到家长都应有确认睾丸是否已经下降至阴囊的意识。如果阴囊是空虚的，一定要引起重视并及时就医。此外，研究表明早期行隐睾下降固定术能降低睾丸恶变的概率，但术后发生睾丸恶性肿瘤的风险仍较正常人高。因此，隐睾患儿青春期以后仍需定期检查睾丸。

（赵铭佳）

第十一节　睾丸炎和睾丸损伤

一、睾丸扭转

典型病例：李某，20 岁，清晨睡眠中突感左侧阴囊剧烈疼痛，速到医院就诊，被诊断为睾丸扭转，并紧急手术。

睾丸扭转是对青少年造成巨大伤害的一种疾病。睾丸扭转出现突然，常在睡眠中痛醒，典型表现是一侧的阴囊内剧烈疼痛，疼痛程度进行性加重，并向同侧下腹部放射，同时可伴有恶心、呕吐等症状。

睾丸扭转的病因有两类。一类与患者的先天发育有关，如"鞘膜"发育不良，未能把睾丸良好地固定在阴囊内；有的患者还存在睾丸下降不全或隐睾。另一类为后天性原因，包括剧烈运动、外伤及环境温度改变等。

手术是唯一的治疗方式，影响预后的关键是患者从出现疼痛症状到就诊及手术的时间。通常在 6 小时内进行手术，会最大程度保存睾丸，也可最大程度保留其生育力。

一般来说，手术后患者的性激素、性功能都没有影响，要定期到男科进行生育力复查和评估。如果扭转时间过长，在手术中发现睾丸已坏死，就要将坏死的睾丸切除。

二、急性附睾炎

典型病例：杜某，15 岁，主诉发热，左侧阴囊肿胀 2 天。查体：阴囊皮肤红肿，碰触即剧烈疼痛。经过体格检查、实验室常规和超声检查，诊断为急性附睾炎。

急性附睾炎是男性青壮年常见的一种疾病，是致病菌通过尿道、输精管的管腔，进入附睾，进而发生附睾炎。通常其发病与患者的个人卫生差、免疫力低下有关。

急性附睾炎诊断容易，但必须由专科医师排除睾丸扭转。如前所述，睾丸扭转是一种需要紧急手术的疾病。

急性附睾炎主要采取静脉输入抗生素进行治疗,患者需要卧床休息,并把阴囊托起,避免下垂的阴囊加重局部刺激。尿液细菌培养及药敏试验有助于选择敏感的抗生素。治疗过程较长,需静脉输液 1 ～ 2 周,再改用口服抗菌药物 2 ～ 4 周。

如果在治疗过程中,发现抗生素治疗无效,或怀疑睾丸缺血,则需要手术治疗。

通常急性附睾炎患者预后良好,不影响睾丸发育,也不影响性功能和生育力。

三、流行性腮腺炎伴睾丸炎

流行性腮腺炎是一种呼吸道传染病,是小儿和青少年常见的疾病。青春期前腮腺炎不会影响生育,只有青春期后腮腺炎且累及睾丸者会影响生育。

治疗上,在控制对睾丸的损害方面,目前还没有特效方法。治疗原则是使用药物迅速抑制腮腺炎病毒繁殖,缩短病程,减少不育症的发生。对于患者的生育力的评价,需要在患病期间和患病后,通过对精液的检查等进行了解。

近年来,显微睾丸取精术的开展和应用,使部分流行性腮腺炎所致无精症患者,可以通过手术在睾丸中找到精子,进而使用辅助生殖技术,解决生育问题。

四、阴囊损伤

阴囊损伤按有没有阴囊皮肤破损,分为闭合性损伤和开放性损伤。阴囊损伤诊断并不困难,但通常患者在意外受伤的同时,还可能有其他危及生命的情况,必须早诊断、早治疗,才能获得良好的疗效。

有没有睾丸损伤是阴囊损伤的治疗重点,主要通过体格检查、超声检查来判断。如果只是阴囊软组织水肿、血肿,则不需要手术,更无须担心对男性发育的影响。

如出现睾丸白膜破裂等情况,则可以考虑手术治疗。

通常来说,睾丸损伤后会出现一段时间的性激素和精液质量的波动,经过治疗后,都会有不同程度的恢复。在恢复过程中,由于不正确的认知,有一些患者会出现不必要的心理障碍,如排尿异常、心理性阳痿、抑郁、紧张及焦虑等,通过对医学知识学习,这些都可以得到纠正;如果程度非常重,需要寻求心理医师的帮助。

即使在睾丸损伤严重,两侧睾丸都切除的情况下,患者也可以通过服用雄激素药剂保持男性的性征,性功能几乎不会受到影响。

(刘红明　胡海翔)

第十二节　精索静脉曲张

精索类似一个通道,其内含有动脉、静脉、淋巴管、输精管等管道,为睾丸提供血液,维持睾丸的正常生理功能。正常的精索静脉有静脉瓣,保证血流只向一个方向流动。如果静脉瓣出现问题,血液回流受阻,就会淤血,进而静脉血管壁纡曲、扩张。大部分精索静脉曲张发生于左侧,这是由于左侧的精索内静脉以直角汇入肾的大静脉,致使左侧精索内静脉承受了更大的压力。

有些职业如常需要站立的教师、交警、军人,由于长时间站立或坐位,会影响睾丸血液正常回流，有更高的患病风险。

精索静脉曲张也是引起男性不育的最常见原因之一。精索静脉曲张时，精索内静脉变得过长过粗，睾丸静脉血流不畅，影响睾丸功能，导致精子数量减少，精子氧化损伤加重等，从而引起男性不育。精索静脉曲张根据查体情况分为4级。

0级：是指触诊时摸不到曲张静脉，通过超声检查才发现轻微的精索静脉曲张，也称亚临床型。

Ⅰ级：是只有在屏气增加腹压之后才能摸到精索静脉曲张。

Ⅱ级：是指休息时，可以摸到静脉曲张，但肉眼看不到阴囊表面蚯蚓状凸起。

Ⅲ级：是指休息时，既能摸到，也能看到曲张的静脉。

阴囊彩色多普勒超声是首选的辅助检查方法。彩色多普勒超声简称彩超，是一种声学检查，利用声波的传导和信号的回收处理，可以对人体组织进行成像，其检查高效便捷、无创伤、无辐射。

正常人体内动脉血和静脉血的流动方向不同，动脉血从心脏发出后向远端，也就是肢体的末端方向流动；而静脉收集远端的血液，血液从远端向心脏方向流动。然而，某些情况下静脉内出现血液反流，这种反流出现在精索静脉时，静脉的内径增宽，回流障碍，影响精子的活力，甚至影响精子的生成。虽然，临床上能触摸到曲张的精索静脉血管，但是具体增粗到什么程度是单纯通过触诊难以评价的。此时，在超声图像上可以准确地测量扩张血管的宽度，并判断是否存在血液的反向流动，通过综合分析测量结果，对精索静脉曲张的程度进行分级。根据超声结果将精索静脉曲张分为临床型和亚临床型，亚临床型内径在 1.8～2.1mm，没有反流。临床型精索静脉曲张Ⅰ度：内径 2.2～2.7mm，反流时间为 2～4秒；临床型精索静脉曲张Ⅱ度：内径 2.8～3.1mm，反流时间为 4～6秒；临床型精索静脉曲张Ⅲ度：内径＞ 3.1mm，反流时间＞ 6秒。

轻微的精索静脉曲张通过调节生活方式，如戒烟、限酒、清淡饮食、避免增加腹压的运动可得到缓解；有坠胀不适的患者使用阴囊托或者穿有弹力的内裤可以缓解坠胀感。口服药物可作为没有症状，或者仅有较轻症状患者的非手术治疗方法，如口服药物迈之灵具有抗炎、抗渗出、保护静脉管壁的作用，能够逐步恢复静脉管壁的弹性和收缩功能，从而缓解睾丸肿胀、疼痛等。病情严重的患者需要手术治疗，最初经典的手术方法是精索静脉高位结扎术，该术式术后有睾丸萎缩和阴囊水肿的风险，并有一定的复发率。腹腔镜下精索静脉结扎术，显著提高手术质量，减少了术后并发症的发生率。相对于开放性手术和腹腔镜手术，显微外科的优势更加明显，进一步降低了术后积液发生率和精索静脉曲张复发率。

（高建军　谢文龙）

第十三节　梗阻性无精子症

梗阻性无精子症，是指由于输精管道的梗阻使精子的运输发生障碍而导致的无精子症。梗阻性无精子症占男性不育的 7%～10%，占无精子症的 40%，是男性不育的重要病因之一。

从理论上来讲，如果患者罹患无精子症，精液中没有精子，无法通过自然性生活方式获得生育的机会，其属于最严重的男性不育疾病；但随着现代医学科学技术的飞速发展，尤其是试管婴儿技术和显微外科技术的出现，不仅仅让梗阻性无精子症患者有机会拥有自己的孩子，而且有机会完全恢复正常。

卵子胞质内单精子注射（ICSI）是生殖医师将女性的卵子取出，实验室技术人员将精子直接注射进卵子，然后经过 3 ～ 5 天的培育，再将发育良好的胚胎重新植入女方的子宫内，等待胚胎在子宫内着床受孕。对于梗阻性无精子症男性，由于睾丸生精功能正常，仅需简单的睾丸或附睾取精手术即可获得足够量的精子，通过试管婴儿技术获得自己的后代。

随着男性显微生殖外科技术的飞速发展，大部分梗阻性无精子症患者还可以通过外科手术的方式重建输精管道，使患者完全恢复正常，进而达到通过自然性生活受孕的目的。重建输精管道术后夫妻双方可以通过性生活而自然受孕并生育。在术前应该请妇科生殖专家评估女方的生育力状况。如果女方较年轻，生育力正常，应该建议首选手术，这样患者有很大的机会可以通过自然受孕而生育；不仅减轻了体外受精胚胎移植需要的较高昂的费用，同时也降低了女方促排、取卵等对身体的创伤；即使手术复通后不能自然受孕，术后男方还可以从精液中提取到精子做辅助生殖，避免了睾丸或附睾取精手术对睾丸功能可能存在的损伤。如果女方年龄较大，或女方生育力状况异常（如输卵管不通、卵巢功能欠佳）等，宜选择睾丸取精 - 试管婴儿进行辅助生育。

一部分梗阻性无精子症患者，如先天性双侧输精管缺如、长段的输精管梗阻、睾丸内输出小管梗阻等患者，是无法通过手术重建输精管道达到自然生育的目的，对这些患者建议行睾丸或附睾取精 -ICSI 辅助生育。

（毛加明）

第十四节　原发性纤毛运动障碍综合征

卡塔格内综合征是原发性纤毛运动障碍综合征（PCD）中比较特殊的一种类型，1933年由 Kartagener 首次报道，他发现了一组具有鼻窦炎、支气管扩张、内脏反位临床三联征的病例，所以又称内脏反位 - 鼻窦炎 - 支气管扩张综合征。该病患者又称"镜面人"。因为他们的心脏、肝、脾等位置与正常人相反，心脏和脾位于右边，肝位于左边，其位置就好像是正常人器官的镜中像。卡塔格内综合征属于先天性常染色体隐性遗传疾病，具有家族遗传倾向，可同代或隔代发病，其父母多有近亲婚姻史，主要表现为以反复呼吸道化脓性感染、咯血为特征的支气管扩张及副鼻窦炎和右位心。如果只有两联，则称为不完全性卡塔格内综合征。

卡塔格内综合征的发病机制直到 1973 年才由 Pedersen 发现，其精子不动的原因是精子尾部超微结构异常。1976 年，Afzelius 等对 4 例精子不动的患者进行研究，发现其中3 例合并支气管炎和鼻窦炎，电镜证实其精子与呼吸道纤毛均有超微结构缺陷。1977 年，Eliasson 等进一步研究发现，具有先天性纤毛异常的患者不一定具有包括内脏反位在内的三联征，由于导致纤毛运动障碍的轴丝既是精子鞭毛的核心结构又是纤毛的核心结构，于是他将卡塔格内综合征更名为不动纤毛综合征（ICS），并指出约 50% 的 ICS 患者可有内脏反位。Sturgess 等发现轴丝中心微管异常的纤毛及精子尚有一定的活动力，其中 10% 活动正常。另外，个别纤毛蛋白臂缺陷的患者其轴丝也仍有一定的活动力，但不协调。因此，有学者认为将其用纤毛不动综合征这一术语表达欠恰当，故建议将所有的纤毛（或精子鞭毛）先天性异常所导致的运动障碍统称为原发性纤毛运动障碍综合征（PCD）。所以 PCD 包括纤毛不动综合征、卡塔格内综合征及纤毛运动障碍等多种类型。由于有些患者虽然纤毛有缺陷，但精子并未受到影响且有生育力，使该病名称分类变得更为复杂。临床上很多时候仍沿用已广为人们所接受的"纤毛不动综合征"这一术语来表达上述几种情况。国外资料显示，活产新生儿中纤毛不动综合征的发病率为 1∶(50 000～10 000)，该病占男性不育的 1.14%。

由于人体的上呼吸道、下呼吸道及输精管、输卵管、脑和脊髓的室管膜等多处组织器官中均有纤毛生长，这些器官的纤毛运动异常可以导致各种临床症状：呼吸道黏膜上纤毛清除功能障碍，可以有呼吸道反复感染，导致慢性支气管炎、支气管扩张或间质性肺炎，表现为咳嗽、咳脓痰、咯血、呼吸困难等；鼻黏膜纤毛功能异常，引起鼻窦内黏液或脓性分泌物潴留，导致慢性鼻炎、鼻窦炎，或鼻息肉、额窦异常或其他鼻窦发育不全等；中耳和耳咽管纤毛异常，可致慢性中耳炎、鼓膜穿孔、耳流脓等；精子尾部是一种特殊的纤毛，当其结构异常时，精子失去运动功能，造成男性不育；女性输卵管纤毛结构异常则表现为生育力下降和倾向于异位妊娠；头痛也是一个常见的症状，这与脑室纤毛运动缺失导致脑脊液循环障碍有关。

结合近亲病史可以对诊断提供非常大的帮助，透射电镜检测，高分辨 CT 和纤毛超微结构检查是确诊这一类疾病的重要依据。

由于该综合征是先天性的，因此对不动精子的药物治疗缺乏特异、有效的方法。对于有生育需求的患者，卵胞质内单精子注射（ICSI）技术可以为该类不育患者带来生育孩子的希望。

（杨镒虹）

第十五节　性欲减退

一、性欲减退概述

性欲是在一定时间、场合和对象的刺激下产生兴奋和进行性交的欲望，也指一个人渴望与另一个人发生性关系的愿望。性欲是人体发育成熟后必然出现的一种本能需求，与生俱来。性欲驱使人们去发生性关系，对人类的世代繁衍有促进作用。

性欲减退指一个人从第一次性生活开始，性欲和性活动能力就低于正常人，或者以前性生活正常，近期性欲、性活动都不同程度降低的一种状态。其表现为性欲、性爱好及有关的性思考或性幻想的不同程度减退。性欲减退男女都会出现，女性比男性更常见；任何年纪都可能会有，甚至 30 岁左右的男性也会频繁出现此情况。

二、性欲减退的主要原因

不同人的性欲差别很大，同一个人不同时间的性欲也不同。无论男性还是女性，性欲都随着身体的健康状况、年龄等变化而变化。身体健康状况变差、心情糟糕、年龄变大，性欲都会不同程度地减退。性欲减退还与饮食及营养状况、夫妻感情、精神心理因素、不良生活习惯等相关，也与生殖及内分泌系统疾病有关。与性欲相关的主要因素如下。

（一）睾酮和多巴胺

研究证实，体内雄激素水平是决定男女性欲强弱的主要因素。雄性激素对性欲的影响最大，如果体内雄性激素偏高，不管男女，都会表现为性欲亢进，雄性激素偏低，性欲都会减退。睾酮是睾丸的支持细胞分泌的。肥胖的男性，由于脂肪内的芳香化酶使雄激素较多地转化为雌激素，而出现性欲、性功能不同程度地下降，重度肥胖者甚至会出现勃起、性交、射精、性高潮等功能障碍。

近年研究表明，多巴胺等神经递质对性欲的产生有重要作用，多巴胺是维持性欲的主要神经递质，促进男性性高潮与射精。老年人的性欲低下与睾酮和多巴胺下降有关。

（二）年龄因素

年龄对男女性欲的影响有很大的不同。由于男女体内雄激素、雌激素的相对水平不同，决定了他们在性欲方面的差别也各有不同，性欲高峰的时间也不尽相同。男性多 18 岁之后性欲达到高峰，一般保持到 25 岁；男性从 50 岁左右起，性能力明显减弱；虽然性欲会随着年龄增长而降低，但多数男性能保持到 70 岁，甚至更长。

女性受传统观念影响，年轻时性生活常放不开，大部分人达不到高潮，直到 30 岁时性欲开始逐渐变强，35 岁时，性欲逐渐发展完善，夫妻生活时通常才敢于主动追求性快感，所以女性在 35 ~ 40 岁时性欲最高涨，性活动达高峰。

（三）夫妻感情

夫妻感情的好坏直接影响两性关系。人的性活动并不是单纯的生物本能，多由爱情引发。因此，夫妻间感情出现隔阂，特别是已达到破裂的程度，互相产生厌烦的心理甚至恶语相加，大多双方性欲都会有不同程度的减退。

（四）药物影响

长期或大量服用某些药物可致性欲、性功能减退，甚至可以引起男性勃起功能障碍和女性性欲减退。常见药物如下：①利血平、普萘洛尔、氧烯洛尔等降血压药物；②抗雄激素药物；③甲硫哒嗪、氟奋乃静、丁酰苯等抗精神病药，舍曲林、氟西汀等抗抑郁药物；④含有毒品成分的药物适量应用可以提高性欲，如果滥用，则可出现性欲减退，如可卡因、海洛因等。

（五）精神心理异常

积极乐观的情绪有利于维持正常的性欲，而精神抑郁、恐惧、愤怒、悲观、紧张、压抑等负面情绪均可使性欲暂时减退。青少年男女手淫、健慰器等非性交性行为习惯会导致心理负罪感，常引起性欲减退。害怕性病和意外妊娠使某些女性产生了性压抑和罪恶感，从而引起暂时性性欲减退。有些有洁癖的女性，对卫生感到担忧，甚至有人认为夫妻性生活是肮脏、不道德的行为，不但造成自己直接性冷淡，还会使配偶无法得到性释放，久而久之也会性欲减退。

（六）生殖内分泌系统疾病及其他疾病

无论男女，患有生殖内分泌系统疾病都可以导致性欲低下，如甲状腺功能亢进症、甲状腺功能减退症、肾上腺腺瘤等。身体其他系统疾病，如心血管系统、呼吸系统、消化系统、运动系统的各种器官疾病，都会对性功能产生不同程度的负面影响。

（七）其他因素

长期很少获得性满足者性欲自然会降低，甚至还有从来没有性高潮体验者。个人生活习惯如男性吸烟、嗜酒，也能导致性欲低下。

三、性欲减退的诊断

性欲减退在临床上非常常见，有些患者从一开始就对性行为不感兴趣或对性生活接受能力低，或者以前性欲、性功能完全正常，但在某段时间明显下降，持续或反复缺少（或缺乏）性幻想和对性活动的欲望。性欲降低不是由性器官本身疾病引起的，降低的性欲可能会自行恢复正常，也可能反复出现，多伴有精神和心理因素。生殖器官和内分泌检查一般不能发现异常。根据不同的临床表现将性欲减退分为轻、中、重度。

（一）轻度性欲减退

性欲较正常情况减退，但可接受和完成配偶要求的性活动。这种情况通常是在青春期性器官发育的同时，缺乏相关刺激，导致性思想、性意识没有得到同步发育，成人后性意识淡薄。

（二）中度性欲减退

性欲原本正常，在某一阶段或特定环境下才出现减退，通过调整，能自行恢复到以前的正常状态。这种情况患者通常伴有性格焦虑、思维保守、环境适应力差；性意识发育良好，性欲、性功能出现短暂下降，与临床上一种"境遇性阳痿"病症类似。此情况无须治疗，性欲能自行恢复，但可以反复出现。

（三）重度性欲减退

性欲一贯低下，每月性生活不足 2 次，或虽然超过这一标准，但在配偶压力之下被动服从的，性满意度下降。很多夫妇在准备生育时，男方被动接受女方要求。

对于轻、中度性欲减退的患者，要注意自身调节，改变不良生活嗜好，养成良好的生活习惯，培养良好的社会适应能力，一般可以恢复到以前的状态；对于中、重度性欲减退的患者，除了自我调节以外，还要到正规医院进行检查，采取系统性治疗，力求尽快恢复正常。

性欲减退的发病率远高于勃起功能障碍，但就诊率不高。医师首先要查明有无导致性欲减退的生殖内分泌系统疾病，是否有抑郁、焦虑等精神心理性疾病，是否有长期服用可能导致性欲减退的药物等。

如果性欲、性功能下降非常严重，达到了勃起功能障碍的程度，用勃起功能量表（IIEF评分）进行阴茎勃起功能评估，确定勃起功能障碍的严重程度。

四、性欲减退的治疗

性欲减退不但影响夫妻感情，还影响男性的自信心和自尊心，若不及时解决，有些男性甚至产生自卑感，彻底失去性自信。其治疗需综合考虑文化程度、社会背景、家庭经济、夫妻感情等因素，还要考虑药物治疗的安全性和患者及其配偶的偏好。采用个体化的综合治疗，使患者尽快恢复性功能，获得满意的性生活。

首先，要指导患者调整生活方式。良好的生活方式能够提高性欲，预防和改善勃起功能障碍。有氧运动、合理膳食、充足睡眠、控制体重等可以改善血管功能和勃起功能，并可增加药物治疗的疗效。因肥胖导致的性欲减退患者，建议采用地中海饮食，不但有利于减肥，还能促进性功能恢复。

其次，给予性欲减退患者心理咨询和心理治疗，有助于性功能的恢复。解除其思想顾虑，树立正确的性认识，消除信心不足、性行为内疚、情绪低沉，或对性生活有所顾忌等严重影响性活动的思想和行为。婚姻关系和夫妻双方的感情基础是心理治疗取得成功的关键，只有先解决夫妻之间的矛盾，使婚姻关系和谐，才有可能取得治疗的成功。这就要求夫妻双方在治疗过程中应抛弃成见，改善或消除焦虑抑郁等精神因素，寻找及消除性欲低下的原因；树立夫妻双方信心，学习性技巧，鼓励多尝试。

再次，要提高性功能，治疗基础疾病。对于查出有明确基础疾病的患者，应该在调整性欲和性功能的同时，治疗心血管疾病、糖尿病、高脂血症、抑郁症等。

最后，治疗和提高性欲和勃起功能。男性性腺功能减退患者，可以通过补充睾酮使血清睾酮水平达到正常，从而提高性欲，改善性功能。育亨宾可通过影响中枢神经系统的 5-HT 和多巴胺介质增强男性性欲减退患者的性欲。部分患者需要给予促进勃起的 5 型磷酸二酯酶（PDE5）抑制剂，如西地那非（万艾可）、他达拉非（希爱力）以获得更佳疗效。

（程晋宝）

第十六节　勃起功能障碍

勃起功能障碍（ED）即阳痿，是指阴茎持续不能达到或者不能维持足够的勃起以完成满意的性生活，病程在 3 个月以上。在国内，男性中患有 ED 的患者高达 25% 左右，高龄人群这个比例更高，所以 ED 是成年男性中的常见病。

ED 主要分为心理性 ED、器质性 ED 及混合性 ED。心理性 ED 主要与心理压力有关，如夫妻关系不协调、性知识缺乏、工作和经济上的压力等；器质性 ED 可见于动脉硬化、血管损伤、阴茎白膜损伤等疾病；混合性 ED 由多种原因引起。

心理性 ED 在临床工作中非常常见，如新婚期或者蜜月期过分紧张及性知识缺乏。心理原因造成的 ED，性激素等相关检查一般都正常，通过医学指导、必要时药物帮助勃起，大部分都可以得到满意的效果。

器质性 ED 中最常见的是血管性 ED。正常情况下，勃起过程中动脉充血后，海绵体逐渐充血，静脉会逐渐关闭，阴茎变硬。阴茎海绵体注射血管活性药物试验（ICI）和阴茎彩色多普勒超声（CDUD）检查常被用于诊断血管性 ED。检查中先给阴茎注射药物以帮助阴茎勃起，在勃起状态下应用彩超检测动脉和静脉的血流情况，目前是诊断动脉性 ED 的金标准。

ED 的治疗包括基础治疗、控制基础疾病、心理疏导与性生活指导、药物治疗和假体置入治疗。基础治疗主要是生活方式的调整，建议患者多运动，合理营养，控制体重等。男性过度肥胖及吸烟、喝酒、熬夜，使身体处于亚健康状态，会影响性能力。基础疾病控制是对患有心血管疾病、糖尿病、抑郁症等疾病者首先采取积极治疗基础疾病。

ED 患者相比正常人容易出现自尊心和自信心下降，很多患者垂头丧气地就诊，相关的心理疏导、树立信心对 ED 的治疗具有积极的意义。同时要给予性生活方面的指导。目前常用药物是 5 型磷酸二酯酶抑制剂（PDE5i），如万艾可（俗称"伟哥"）和希爱力等。PDE5i 使用方便、安全、有效，易被患者接受，是目前国际上治疗 ED 的一线药物，不会成瘾及产生药物依赖。

另外，还有补充雄激素、中医中药治疗、真空勃起装置治疗、海绵体活性药物注射治疗及假体置入治疗等。

（薛波新　付　凯）

第十七节　早　泄

一、早泄的临床表现

早泄主要从以下 3 个方面来理解。

（一）射精潜伏期短

所谓射精潜伏期是指阴茎插入阴道至射精的时间，国外多中心大样本调查发现，根据秒表计算出来的正常男性射精潜伏期平均时间是 5 分 48 秒，国内的调查也在 5 分钟左右，一般认为 5 ～ 10 分钟为最佳。

（二）控制射精的能力

男性如果以很快的频率进行抽、插，很容易射精，因此性生活过程中应该注意掌握节奏，当性生活还没有让双方满意时，可以通过有意识地放慢抽、插频率，变换姿势，转移注意力等来延长性生活时间。

（三）射精障碍引起的痛苦和人际关系交往困难

一对夫妻即使性生活时间短一些，若双方都比较满意，则不需要干预。如果因为射精的问题如过快导致夫妻双方都很不满意，需要到医院男科就诊。

二、早泄诊断需要注意的问题

（一）手淫射精快不算早泄

早泄是指夫妻之间的性生活射精快，但是长期频繁的手淫可能引起或者加重早泄。

（二）性生活不规律容易射精快

这种情况多见于异地夫妻，偶尔见面的男女朋友，以及没有固定性伴侣和长时间没有性生活者。偶尔一两次性生活射精快也属于正常现象。

（三）性别的差异

生理上女性到达性兴奋所需要的时间长于男性，因此性生活过程中一定要注意做好充分的前戏准备，待双方都达到一个比较好的状态会让性生活更加满意、和谐。

男性射精快，容易产生自卑、沮丧等负面情绪，女性需要鼓励、安慰对方，不要谩骂、嘲笑，否则会加重男方的负面情绪，甚至留下心理阴影。

三、早泄的治疗

早泄的治疗是一个长期的、需要夫妻双方配合的过程，对于改善早泄症状有以下几点建议。

（一）加强身体素质

多锻炼，尤其是多做锻炼盆底肌肉的运动，长期坚持不但身体素质有提高，早泄症状也会得到一定缓解。

（二）规律性生活

对于早泄患者规律的性生活，可以视夫妻双方情况来决定。建议 1 周不少于 2～3 次，性生活越多，对性技巧掌握越丰富，越能提高控制射精的能力，但注意不要纵欲过度。

（三）治疗措施

性生活时间确实比较短，在没有生育要求的情况下，可以使用安全套，通过物理隔绝达到延长射精时间的效果。

治疗早泄的药物，口服药以 5- 羟色胺受体抑制剂为主，常用的药物有达帕西汀、帕罗西汀、舍曲林、氟西汀等；中药以补肾补气为主；外用药为局部麻醉剂，如利多卡因、丁卡因等。

早泄的手术治疗需要严格把握指征，需慎重选择。

（王宏斌　房建华）

第十八节　不射精症

男性睾丸产生精子，经过附睾、输精管到达精囊，性活动过程中，大脑中枢不断接收来自性器官及视觉、听觉、思维、幻觉等的刺激信号，当信号达到一定强度时，射精中枢就发放射精信号到达精囊、后尿道及盆底肌群，引起这些部位肌肉的强力收缩，将精液经射精管射入尿道而排出体外，这是正常的射精过程。有些人出现射精障碍，患者虽然可以正常进行性活动，阴茎可以正常勃起，性交时能维持很久而不疲软，但是不能射精，最终因疲劳而结束性交。

一、不射精的主要原因

不射精症分为器质性和功能性两大类。器质性不射精的情况很少，见于神经内分泌疾病或创伤，如先天性泌尿生殖系统疾病、脊髓病变、腰交感神经节损害等，使用影响交感神经功能的药物也能导致不射精。功能性不射精是射精障碍中最常见的，占 90% 以上。原因有以下几个方面。

（一）手淫方式

因为性交对阴茎的刺激强度和手淫的刺激强度不一样。有些人较大力手淫才能达到兴奋点，引起射精，有些人喜欢借助外部物体压迫进行手淫达到性高潮。当形成固定模式后，必须采用一定强度的刺激才能射精。如果插入阴道达不到手淫的强度，就无法引起性高潮而不射精。

（二）性畏惧

性交时紧张，尤其是新婚第 1 次性交，害怕女方妊娠；对配偶缺乏感情或夫妻生活不和谐；家庭环境过于拥挤和嘈杂，分散性交时注意力；或害怕弄出声音，以致阴茎摩擦强度过低而不能射精。

（三）性知识缺乏

性知识缺乏表现在对性的问题没有科学的认识，对性交姿势、方式、动作都不懂，不知道性交时阴茎需要在阴道内来回持续摩擦，而是插入阴道后长时间不动，甚至一部分人根本不知道性交会射精而中断性交。

二、不射精的治疗

不射精症的治疗包括性教育、心理治疗、性行为治疗、药物治疗、物理治疗（机械或电刺激诱发射精）和手术治疗等。对于有明确病因者，应及时治疗原发病。

（一）性知识教育

夫妻双方学习性知识，提高对性问题的科学认识，懂得性器官的解剖、生理知识和性反应知识；懂得性交方式、姿势和动作，尤其要知道性交时，阴茎要在阴道内进行频率快、幅度大的持续摩擦，加强刺激，而不是插入阴道后长时间不动。

（二）心理治疗

性生活是男女双方的事情，妻子配合是治疗成功的关键。对丈夫不射精，有些妻子流露出不满情绪甚至感情破裂，这对于不射精男性的治疗是很不利的。因为，这会加重男方的思想负担和焦虑情绪，使大脑皮质功能更加失调，促使男方不射精。

（三）性行为治疗

性感集中训练也适用于不射精的治疗，目的是解除患者的性交压力，提高对性反应的自身感受。性感集中训练分为 4 个步骤：第 1 步，性认识的调整与焦虑的松弛；第 2 步，非性器官的肉体及情感交流；第 3 步，性器官的抚摸与自慰技术的应用；第 4 步，治疗性性交活动。针对不射精症状，可采用女上位进行性交，女方加强上下活动，增强对阴茎的刺激。性交中鼓励有意用手刺激阴茎，一旦射精，这是成功的第一步。若男方在一个较短时间内经摩擦仍不能射精，女方仍可用手刺激阴茎，当有射精紧迫感时，再把阴茎插入阴道。通常在阴道内有过一次射精后，便可以永远改变不射精。

（四）药物治疗

1. 麻黄碱　对部分患者有一定的疗效。该药具有兴奋中枢作用，提高性兴奋，可使精道平滑肌收缩，从而使射精加速。高血压、冠心病患者禁用。

2. 左旋多巴　能降低催乳素水平和提高循环血液中肾上腺素水平，从而达到兴奋大脑皮质的作用，可提高性交射精的效果。

（五）物理治疗

采用电动按摩器接触阴茎头和冠状沟后，可在 3～6 分钟引发射精和性高潮。当男方有射精紧迫感时，将阴茎插入阴道即可射精。

（六）手术治疗

不射精的原因是射精管、精囊的先天性梗阻或继发于炎症后的梗阻，可以通过经尿道电切使管道通畅。

三、不射精与男性不育

性交时不射精，是男性不育的重要原因。对不射精的男性不育患者一方面进行心理疏导治疗，另一方面若有原发疾病，需针对原发病进行治疗。在接受辅助生殖技术治疗的不射精男性不育，可采用人工授精或手术取精体外受精治疗。

（刘群龙）

第十九节　逆 行 射 精

逆行射精是射精障碍的一种，也是影响男性生育的一个重要原因。逆行射精，简单说是精子没有从尿道排出，而是逆行流入膀胱。医学上，逆行射精是指性交过程正常，能达到性高潮并有射精动作和性快感，但无精液从尿道口排出，而是逆行进入膀胱，使性交后尿液中出现精子和果糖。所以性高潮后，检查尿液中是否有精子，是诊断逆行射精最简单有效的方法。

引起逆行射精的原因很多，有原发的，也有继发的。原发性逆行射精，常为先天发育异常所致，如先天性宽膀胱颈、先天性尿道憩室、先天性脊柱裂等。糖尿病、前列腺或膀胱颈手术是继发性逆行射精的常见原因。

尿液是高渗液且偏酸性，不适合精子存活，且大部分精液无法进入女性阴道，所以会导致男性不育。

有关逆行射精与生育相关的问题如下。

首先，逆行射精患者能否生育。由于逆行射精的患者完全没有精液或精液量特别少，且精液中很少存在活动精子，所以临床上通常会诊断为无精子症。但这些患者睾丸中精子的生成和输出都是正常的，只是精液排出道异常。所以，只要能取到活动精子，这部分患者就可以完成生育。

其次，逆行射精患者生育方案的选择。患者可以通过药物（肾上腺素类、抗胆碱类）治疗，改善膀胱颈部肌肉张力，从而达到治疗效果。但大多数情况下，逆行射精患者的生育需要依靠辅助生育技术。收集精子前，逆行射精患者需要口服碳酸氢钠片碱化尿液，以改善精子环境，提高从尿液中收集的精子数量和活动力。根据患者性生活后尿液中收集到的精子质量和女方因素，选择不同的助孕方式。如果精子的数量与活动度好，可以进行人工授精，如果数量少，则需要做试管婴儿。

（傅龙龙）

第二十节　前 列 腺 炎

前列腺炎是青壮年男性的常见病，表现为一系列的症候群，其本质为前列腺受到病原体感染和（或）某些非感染因素刺激而出现的骨盆区域疼痛或不适、排尿异常、性功能障碍等临床表现。

前列腺炎发病率较高，可占泌尿外科门诊人数的 25%。前列腺炎分为 4 型。Ⅰ型：急性细菌性前列腺炎；Ⅱ型：慢性细菌性前列腺炎；Ⅲ型：慢性非细菌性前列腺炎或慢性盆腔疼痛综合征；Ⅳ型：无症状性炎症性前列腺炎。

一、急性细菌性前列腺炎

（一）病因

急性细菌性前列腺炎是由细菌感染引起的前列腺急性炎症，致病菌与泌尿系统感染常见细菌相似，以革兰氏阴性菌最为常见。主要的感染途径如下：①尿路逆行感染，如经尿道器械操作；②感染尿液逆流进入前列腺管；③血行感染，来源于疖、痈、扁桃体、龋齿及呼吸道感染灶；④邻近组织器官如直肠的感染经淋巴途径蔓延至前列腺。患者通常存在糖尿病等基础病变，疲劳、过量饮酒、骑车、纵欲等使前列腺充血的因素，以及受寒、全身感染等均可诱发急性细菌性前列腺炎。

（二）临床表现

急性细菌性前列腺炎患者可有或无慢性前列腺炎的基础，发病急骤。临床可表现如下：①全身症状有高热、寒战、厌食、恶心、呕吐、疲乏无力、肌肉疼痛等，有时可掩盖局部症状；早期症状尤其是排尿刺激症状较轻时常误认为是感冒。②局部症状，主要表现为耻骨上区及会阴部疼痛、下腹部坠胀等，久坐或排便后加重，疼痛可向腰背部、大腿根部、下腹部等处放射。③排尿症状为尿频、尿急、尿痛等尿路刺激症状，由于膀胱颈部水肿，可出现排尿梗阻症状甚至发生急性尿潴留；此外还可出现血尿。④部分患者伴有里急后重、排便痛等直肠刺激症状，此外，还有附睾炎、精囊炎、输精管炎、性功能障碍、直肠或会阴瘘等并发症；因血行感染，有时还可同时发生急性肾盂肾炎。

（三）治疗

急性细菌性前列腺炎主要的治疗原则为应用抗生素、对症治疗和支持治疗。

1. 抗感染治疗　急性细菌性前列腺炎一旦明确诊断，应立即给予抗生素治疗。常用静脉药物有喹诺酮类、氨苄西林、庆大霉素、阿米卡星等。经静脉用药治疗，症状缓解，实验室检查正常后，应继续口服抗生素 3～4 周以防病情反复。口服药物首选复方磺胺甲噁唑，此外，还可选择左氧氟沙星、红霉素等。经规范的抗生素治疗 48 小时无改善者，应考虑是否为耐药菌感染、是否形成前列腺脓肿、是否合并其他疾病等问题。

2. 其他治疗　除抗生素外，患者应给予补液支持、解痉镇痛、退热等治疗，并注意休息、多饮水、软化大便，保持大便通畅。此外，还可采用超短波或药物离子透入、热水坐浴、热盐水保留灌肠等方法。对伴有急性尿潴留的患者，应尽量避免经尿道引流尿液，即导尿操作，恰当的处置是行耻骨上膀胱穿刺排尿，当需长时间引流尿液时，应采取耻骨上膀胱穿刺造瘘的方法。炎症未能控制、脓肿形成者，应及时在超声引导下经直肠或会阴穿刺引流，或行经尿道切开、经会阴切开引流等手术。

二、慢性细菌性前列腺炎

（一）病因及发病机制

慢性细菌性前列腺炎临床较为常见，致病菌与急性细菌性前列腺炎相同，也为大肠埃希菌、葡萄球菌、变形杆菌等，常发生在机体抵抗力较强和细菌毒力较弱时，也可由急性细菌性前列腺炎迁延不愈演变而致，但多数患者没有急性发作史。

（二）临床表现

此病通常表现在以下几个方面：①排尿异常及尿道分泌物，主要表现为不同程度的尿频、夜尿增多、尿急、排尿时尿道烧灼感及排尿不尽等，可伴排尿困难，病情常反复，迁延不愈；患者还可出现尿道口滴出乳白色黏液，多见于排尿终末及大便时，俗称"滴白"。②疼痛，疼痛不适的部位可为腰骶部、下腹部、耻骨区域、腹股沟、大腿根部、阴茎、尿道、睾丸、肛周、会阴等处。③性功能障碍，如勃起功能障碍、早泄、射精痛，部分患者还可出现血精。④精神神经症状，如头晕、乏力、失眠、多梦、容易疲劳、焦虑、情绪低落和记忆力下降等。

（三）治疗

慢性前列腺炎病因不明，症状复杂顽固，常迁延不愈，应采用综合治疗；不同分型的慢性前列腺炎在治疗上有很多共同点，即使诊断为慢性细菌性前列腺炎，也不能过分依赖抗生素。

1. 选择用药　很多抗生素在前列腺内不能达到有效杀灭细菌的浓度，因此应选择穿透力较强、前列腺内浓度较高的药物。口服药物以磺胺类如复方磺胺甲噁唑、大环内酯类如罗红霉素、喹诺酮类如左氧氟沙星等较为理想，首选复方磺胺甲噁唑，服用方法为每次 1g，3 次 / 天，连续治疗 4 ～ 6 周或以上，治愈率可达 30% ～ 40%，有学者主张持续用药 3 个月以上；反复复发的患者则应考虑长期预防性服用低剂量抗生素。

2. 对症治疗　有排尿梗阻症状者，可给予 α_1 受体阻滞剂，如坦索罗欣（哈乐）、特拉唑嗪（高特灵）等药物。排尿刺激症状较严重者可用 M 受体阻滞剂，如托特罗定（舍尼亭）2mg，2 次 / 天，或黄酮哌酯（泌尿灵）等。会阴、下腹部、腰骶部等部位疼痛不适者可用非甾体抗炎药，如口服吲哚美辛 25mg，3 次 / 天，或栓剂纳肛。神经衰弱者可用谷维素 10mg，3 次 / 天；抑郁、焦虑者可用氟西汀、地西泮等。中药、针灸等对慢性细菌性前列腺炎也有一定的疗效。植物制剂作为慢性前列腺炎的辅助用药日益受到重视，对改善慢性前列腺炎的症状有一定的帮助。

3. 其他治疗　定期进行前列腺按摩，排挤前列腺液，可解除前列腺腺管梗阻，并可以增加血液循环促进炎症吸收，使抗生素更易于穿透。前列腺按摩可 1 ～ 2 次 / 周；但按摩后出现发热的患者应停止按摩。此外，微波、射频等热疗，或热水坐浴对缓解症状也有一定的帮助。

4. 生活调理及心理治疗　慢性前列腺炎患者多迁延不愈，最终在长期病痛折磨下可能产生心理障碍，少数医师对本病也存在认识上的不足，加之一些医药广告等不良信息的诱导，患者常表现出焦虑等心理状态，因此，治疗中应尽量消除患者对疾病的错误认识和不必要的顾虑，建立信心，使患者能采取积极向上的生活态度，建立良好的生活、学习和工作、娱乐习惯，尽量避免疲劳工作及熬夜等不规律生活，不要久坐及长时间骑车，以减轻盆腔充血；定时进行户外活动，加强体育锻炼，性生活规律。饮食上则应注意避免咖啡、辣椒等刺激性饮食，戒烟酒。多饮水，增加尿量则可以起到冲洗尿道作用，帮助排出前列腺分泌物，减少刺激症状。

三、慢性非菌性前列腺炎（慢性盆腔疼痛综合征）

据统计，此类前列腺炎患病率在细菌性前列腺炎的 8 倍以上，可高达前列腺炎的 90% 以上，此类前列腺炎发病机制不明，可能为多种病因或疾病综合作用的结果。

（一）临床表现

症状与慢性细菌性前列腺炎相似，主要表现为排尿刺激和排尿梗阻症状，以及与排尿关系不密切的疼痛，疼痛定位常不明确，症状可出现在胸部以下、膝关节以上的任何部位，多见于会阴、耻骨上、肛周、阴囊、阴茎、腹股沟、下腹部及腰骶部等，常伴有乏力、容易疲劳，以及性功能障碍、精神抑郁、焦虑等。

（二）治疗

患者细菌学检查虽为阴性，但不能排除其他病原体感染，因此多数医师仍主张使用抗生素治疗，如服用抗生素症状有所改善，应持续用药 2 ~ 3 个月。当怀疑有衣原体等其他微生物感染时，抗生素可选用大环内酯类，如红霉素；喹诺酮类，如左氧氟沙星等药物。

四、无症状性炎症性前列腺炎

无症状性炎症性前列腺炎无任何临床症状，多在因其他原因进行前列腺液、精液等检查或前列腺活检时发现，通常无须治疗。但以下情况应给予抗生素治疗：①患者进行穿刺活检，病理报告示炎性改变，同时伴有前列腺特异性抗原（PSA）升高，应给予抗生素治疗后复查 PSA；②拟进行经尿道前列腺电切等手术时，也应提前给予抗生素治疗；③不育患者进行精液检查时发现慢性前列腺炎的存在，应给予 6 周抗生素治疗后复查。

前列腺是一个男性特有的器官，与其他器官相比，具有同等重要的地位。患前列腺炎的男性，一方面要及时就诊，选择当地正规的医院就诊非常重要，另一方面也不要过于担心，不要被一些不正确的网络知识迷惑。只要科学诊断，正规治疗，前列腺炎并不难治。

（孙中义）

第二十一节　非梗阻性无精子症

无精子症是男性排出的精液中没有精子，一般认为连续检查精液 2 ~ 3 次没有找到精子就可以诊断无精子症。无精子症的病因可以分为两大类，一类是睾丸能产生精子，但堵塞在精子排出的某段通道上，称为梗阻性无精子症；另一类是睾丸组织本身无法产生精子或产生太少，导致精液中无精子，称为非梗阻性无精子症。非梗阻性无精子症在男性的发病率为 1% ~ 2%，占男性无精子症的 30% ~ 40%。非梗阻性无精子症的原因有隐睾、腮腺炎、先天性染色体异常（如 Y 染色体微缺失）和下丘脑垂体疾病等。Y 染色体微缺失是指 Y 染色体上控制或调解精子产生的区域部分或全部丢失，可造成无法产生精子或精子数量过少。

查体可显示睾丸小。以往该病症很难通过穿刺取到精子，只能通过精子库供精解决生育问题。随着医学的进步，新技术不断呈现，显微镜下睾丸切开取精术可以解决非梗阻性无精子症患者的生育难题。

显微镜下睾丸切开取精术是近年来国际上新出现的一种取精技术。该技术在手术显微镜下将睾丸切开，把生精小管放大 20 倍以上，能清楚地观察到每条生精小管的生精状况，以寻找发育相对良好的"局灶性生精"。男性正常的睾丸组织由大量的生精小管组成，生精小管是产生精子的主要结构。即使是生精功能低下的患者，在睾丸的某些部位，也可能存在部分能够生精的生精小管，即"局灶性生精"。由于这种局部生精灶产生的精子数量极少，精子无法进入附睾随精液排出。然而，采取显微取精技术则有望获取精子，达到生育的目的。

（唐松喜）

第二十二节　医源性因素的生育力损害

很多疾病及其治疗过程都可能通过不同的方式或者机制影响到男性的精液质量，进而导致男性不育症。影响男性生育力的医源性因素主要有药物损伤、放射损伤和手术副损伤。

一、药 物 损 伤

常用影响精子活力的药物有 3 类：①导致男性激素紊乱的药物；②直接破坏睾丸功能的药物；③影响男性性功能的药物。下面分类进行介绍。

（一）治疗肿瘤的化疗药物

随着医学的发展，很多恶性肿瘤可以治愈，肿瘤被视为慢性疾病。治疗肿瘤的化疗药物大多具有生殖毒性，会影响生育力。化疗药物影响生育力是一个复杂的过程，这与使用药物的剂量及疗程均相关。通常化疗药物的这种损伤在 6 个月至 2 年可以恢复，但当药物超过一定剂量时，损伤不可逆。所以在育龄期男性当需要使用化疗药物的时候，要注意药物对生精功能的影响。如果无法避免使用这类药物，可以通过精子冷冻保存其生育力。目前我国大部分省份均开设了精子库，可在化疗之前进行精子冷冻保存。

（二）心血管疾病药物

多种降压药物通过不同的途径影响男性的生育力如利尿类降压药可以直接导致勃起功能障碍；β 受体阻滞剂影响性欲；α 受体阻滞剂有导致逆行射精的报道，钙通道阻滞剂可影响受精过程。另外，治疗心律失常的胺碘酮可以导致非感染性附睾炎而影响精液质量。

（三）精神疾病药物和激素类药物

很多精神疾病药物和激素类药物会影响男性的性腺轴继而影响激素分泌，导致性欲低下、勃起功能障碍等。精神疾病药物通过影响自身的激素分泌，降低生育力。激素类药物可干扰男性的性腺轴，影响精子的形成。

（四）抗生素类药物

抗生素是常用药物。部分抗生素的毒副作用会影响精液质量，如红霉素、庆大霉素、四环素类抗生素等。但是抗生素的影响常较轻，大多在停药后即可恢复。

（五）中草药和中成药

部分中草药有生殖毒性，长期服用会对肝功能、肾功能造成损害，进而影响身体状态和精液的质量。

（六）其他特殊药物

免疫类疾病如系统性红斑狼疮、强直性脊柱炎等需要使用免疫抑制剂，这类药物大多可以抑制精子的发生。治疗痛风的秋水仙碱也可以影响精子的生成。因此，有生育需求的男性，若采用药物治疗，需要注意应用的药物是否有生殖毒性。

二、医疗放射线损伤

医疗辐射可分为肿瘤放疗和放射影像检查两大类。

第一类，肿瘤的放疗。放疗不仅对肿瘤细胞有杀伤作用，对人体正常的细胞也可造成破坏。男性的生精细胞对于放射线十分敏感，放射线照射会直接影响男性的生精功能，严重时导致不可逆的永久损伤，这与放射剂量有关。特别是下腹部肿瘤，如膀胱肿瘤、直肠和盆腔肿瘤的放疗，应注意对睾丸的保护，应穿戴铅衣或进行精子库自精冷冻保存。

第二类是在医疗检查中，X 线、CT 等放射影像检查。表 13-1 为放射剂量对生精损伤的对照表。具体说 1cGy=10mGy；一次胸部 X 线检查的辐射相当于 0.025mGy，一次 CT 检查的辐射一般为 5 ~ 15mGy；要达到导致中度少精子症辐射的最低剂量 10cGy 约等于行 4000 次胸部 X 线检查或 10 次胸部 CT 检查。所以在大部分情况下这类检查是安全的，但是进行下腹部或盆腔的放射检查时，还是应该注意对睾丸的保护。

表 13-1 离子辐射剂量对人类睾丸影响（Towley et al.，1974；Jockenhovel，1993）

剂量（cGy）	影响	恢复能力
< 10	微小影响	—
10 ~ 50	中度少精子症	6 个月
50 ~ 70	重度少精子症	6 个月
75 ~ 100	无精子症	6 个月
200 ~ 300	无精子症	1 ~ 2.5 年
> 300	无精子症	≤ 5 年

三、手术副损伤

生殖系统部位手术副损伤可以导致勃起功能障碍、精道梗阻等，造成生育力下降甚至不育。而一些特殊的下腹部手术也有可能影响到男性的生育力，如阑尾炎手术和疝修补术都有可能在不知情的情况下损伤男性输精管，造成精道梗阻引发不育。

（乔 治）

第二十三节 特发性男性不育

目前，关于特发性男性不育的定义和诊断标准在业界争议仍较大。对于特发性男性不育症，其一是指患者常规精液分析及精子形态与正常男性无异，造成不育的原因不明确；其二是指临床上找不到明确具体的不育病因，一般需通过排除法确立诊断。因此，只有在其他各种可能导致不育的病因均被排除以后，才能诊断为特发性不育。在排除病因方面与医师的临床诊治经验和所在医院的检验设备等硬件设施及可开展的检查项目相关，这就造成了诊断范围的不确定性。通常特发性即"不明病因不育"，并不是没有原因，只是未找到明确的不育原因。

（一）特发性男性不育的病因

首先，男性不育不是一个独立的疾病，而是多种致病因素共同作用的结果。对于患者而言，绝大多数可能没有任何自觉不适症状，仅表现为没有达到预期的生育目的，婚后性生活正常却一直不能生育后代，所以特发性男性不育的诊断要以不生育事实为基础，而不能单以客观检查（精液质量分析）下结论。当今男科学最重要的任务之一就是揭示导致特发性不育的发病机制，并通过各种合理的治疗手段，最终去除这些病因。其次，造成男性不育的病理机制十分复杂，近来对分子遗传学、精子发生的生物调控、促性腺激素和性激素的分子水平效用及配子生物学的研究成为热点。因为对特发性男性不育的病理生理机制缺乏清晰的阐述和了解，目前临床上的治疗用药缺乏足够的合理性解释，但是治疗特发性不育的用药规则，即一直沿用的"经验性治疗"，还将继续在临床上应用。

（二）特发性男性不育的治疗

药物治疗男性不育的目的是通过提高精子能量、参与精子的代谢过程、提高精子或精液内某些酶的活性，以增强精子的数量与活力，并改善精子的功能，从而达到生育后代的目的。所以，药物治疗男性不育的疗效评价标准主要依靠精液质量改善的情况，金标准是配偶妊娠和生育。由于不育症的治疗周期长、随访困难等原因，很难获得患者配偶的确切妊娠率，所以精液质量的改善仍作为药物疗效的重要标准。临床上选择治疗药物的主要依据是查体结果、实验室检查结果和辅助诊断技术，尤其是精液质量分析结果。针对精子发生、成熟和获能的多个环节，选择 3 ～ 4 种药物联合应用。根据精子生成周期，药物疗程确定为 2 ～ 3 个月，如果获得了预期的治疗效果，则可以继续治疗，使精子质量达到理想指标或者妻子妊娠；反之则建议根据精液质量复查结果调整治疗药物，或者重新选择治疗方案。

1. 抗雌激素药物　是治疗男性特发性少精子症最为常用的药物之一。这类药物通过阻断雌激素的负反馈抑制效应而促进垂体分泌促性腺激素，继而提高血清中卵泡刺激素（FSH）和黄体生成素（LH）水平，刺激间质细胞产生睾酮，有利于精子发生。临床常用的抗雌激素药物为枸橼酸氯米芬和他莫昔芬。氯米芬推荐使用剂量为 25 ～ 50mg/d，剂量过大可以引起整个机体激素分泌水平下调。在用药期间需监测促性腺激素和睾酮水平，确保睾酮水平在正常范围内，以免睾酮水平过高抑制精子的发生。他莫昔芬比氯米芬具有更少的雌激素效应，常用剂量为 10 ～ 30mg/d。抗雌激素药物作为治疗特发性男性不育的常用药物，价格低廉，口服用药，安全性高。但由于疗效并不肯定，因此并不适合较长时间的治疗。

2. 促性腺激素　FSH 和 LH 作用于睾丸可分别刺激精子发生和睾酮形成。从绝经女性和妊娠期女性的尿液中可分别提取出人绒毛膜促性腺激素（hCG）和人绝经期促性腺激素（HMG）；基于 HMG 和 hCG 对促性腺激素低下的性腺功能减退症患者治疗有效，以及促性腺激素可刺激精子生成等理论，自 20 世纪 60 年代早期开始使用 hCG 和 HMG 治疗促性腺激素正常的特发性少精子症。

3. 雄激素　由于睾酮在精子发生和成熟过程中起重要作用，以往对睾酮治疗特发性少精子症的研究较多，主要的治疗方法包括小剂量持续用药和反跳治疗。一般认为大剂量经胃肠外途径补充睾酮会反馈性抑制促性腺激素分泌，导致自发性睾酮分泌减少和生精功能减弱或停止；随后停止使用外源性睾酮，以期待患者的激素分泌功能出现反弹，精子密度也随之反弹增高。正是基于这一原理而形成了所谓的"睾酮反跳疗法"。与此对应的"小剂量持续睾酮疗法"则认为小剂量雄激素有直接刺激生精效应和组织的特异性效应，可促进精子发生、改善精子活力及增加精液量，用小剂量十一酸睾酮40mg，2次/天，口服，治疗10周后，发现精液质量和配偶妊娠率均明显增加，也有专家认为，无论是小剂量睾酮持续用药或大剂量反跳疗法，对精液质量和妊娠率均无明显改善作用。WHO曾发起一项关于美睾酮的双盲对照研究，结果并未发现美睾酮对患者的生育力有改善作用，且持续使用美睾酮可以使睾丸内睾酮水平降低，继而产生避孕效果。因此，目前学术界认为除非有明确指征表明需要使用，否则雄激素不宜单独、直接用于男性不育症患者的治疗。

4. **芳香化酶抑制药**　具有抑制雄激素转化为雌激素作用，从而增加睾酮水平，促进精子成熟和精子数量增加。有学者使用芳香化酶抑制药治疗睾酮/雌二醇（T/E_2）值低下的特发性男性不育患者，经用药纠正T/E_2值后，精液质量得到明显改善。一项随机安慰剂对照研究则表明，这类药物治疗对改善精液质量无帮助。目前临床可选择的药物有睾内酯、阿那曲唑、来曲唑等。

5. **抗氧化治疗**　精液中过多氧自由基可通过氧化应激作用导致脂质过氧化而损伤精子，精浆中的抗氧化剂具有清除氧自由基的作用，可防止精子受损。基于这一原理，临床上使用口服抗氧化剂减轻氧化应激损伤，以期能改善男性生育力。维生素E和维生素C是公认的抗氧化剂，在治疗畸形精子增多症和精液液化不良方面有重要作用。已有大量文献证实维生素E可用于治疗特发性男性不育。研究表明，通过维生素C治疗可提高精子浓度、精子活力和正常形态精子比例。辅酶Q10作为另一种抗氧化剂，也一直应用于临床治疗。研究表明，辅酶Q10在精浆中发挥重要的代谢和抗氧化作用。辅酶Q10能在精浆中被检测到，精浆辅酶Q10的浓度直接与精子浓度和活力相关；通过体外补充辅酶Q10可同时增加精液中辅酶和泛醌水平，从而改善精子活力。另一项随机双盲安慰剂对照试验也发现经辅酶Q10治疗26周后，患者精子浓度、活力和精子形态均有明显改善，血清FSH、LH水平降低，顶体反应增加。乙酰半胱氨酸也具有较强的抗氧化作用，一项随机双盲安慰剂对照试验表明，对特发性男性不育症患者予以乙酰半胱氨酸，600mg/d，口服连续3个月后，可增加患者的精液量和精子活力，降低精液黏度，但在精子浓度和正常形态精子比例方面无明显改善作用。

6. **肉毒碱**　人体内的肉毒碱是赖氨酸经甲基化后进一步修饰的衍生物，为附睾所分泌的物质，主要以游离态和乙酰化形式存在。在附睾运送精子过程中其可增加精子能量并提高精子活力，也具有一定抗氧化能力，防止氧化损伤以保护精子。目前，肉毒碱作为一种营养添加剂广泛应用于临床治疗特发性男性不育。

7. **己酮可可碱**　是甲基黄嘌呤衍生物，作为一种非选择性磷酸二酯酶抑制药，能阻断环腺苷酸转变为腺苷酸，增加细胞糖酵解和三磷酸腺苷的产生。最初在男性不育患者中使用己酮可可碱是基于该类药物可能改善睾丸微环境，促进精子代谢和其他功能。实验研究已证明，己酮可可碱可在体外显著提高精子活力，还可用于卵胞质内精子注射治疗前处理精子，从而提高受孕率。最新研究发现，使用己酮可可碱400mg，2次/天，口服，治疗

24 周后患者精子浓度、活力、正常形态精子比例和顶体反应均明显增加。

8. 溴隐亭　用于高催乳素血症患者的治疗，可取得较好的效果。考虑到催乳素可能对精子发生有直接的作用，以往一直将溴隐亭作为特发性男性不育的经验性治疗药物。但是，一项临床研究发现，溴隐亭可以降低血清催乳素水平，但对精液质量无明显的直接改善作用。

9. 其他经验性治疗药物　甲状腺素、精氨酸、皮质类固醇激素、锌/硒元素、甲基黄嘌呤等，均有用于治疗特发性男性不育的报道。但是，如果患者并不缺乏这些物质，其治疗效果较微弱或无治疗作用。有报道应用血管舒缓素和谷胱甘肽等治疗特发性男性不育，仅表现出极弱的治疗作用。

许多药物在明确相关作用机制后，也开始被进行联合用药的尝试。有研究报道，使用氯米芬联合维生素 E 治疗 6 个月后，治疗组精子浓度和活力明显提高，自然妊娠率达 36.7%。联合使用硒和半胱氨酸治疗 3 个月后，患者 FSH 水平降低，睾酮和抑制素 B 水平升高，精子浓度、活力和正常形态精子比例均明显提升。这些研究表明，在无法选择更多药物的情况下，联合用药或许是提高治疗效果的途径之一。

有许多因素可以影响药物的治疗结果。这些因素包括：①不育年限，婚后年限越长，自然妊娠的概率越小，婚后 4 年不育者每个月的妊娠率仅 1.5%，依靠药物治疗恢复自然生育的概率也必然较小。②女性年龄和生育状况，在诊治男性不育时均应考虑其配偶的生育潜能。35 岁女性的生育力仅相当于 25 岁女性的 50%，38 岁时则降低到 25%，> 40 岁时则 < 5%。女性的年龄还是影响辅助生殖技术（ART）结局的重要因素。③原发性或继发性不育，原发性不育患者的病因复杂多样，查找病因相对困难，治疗也存在诸多不确定性；而继发性不育易发现明显的影响生育原因，恢复也相对容易。④精液分析结果，精液质量越差，依靠药物治疗获得治愈并恢复自然生育的概率越小。

合理选择药物组合的综合治疗，经过 1 ~ 2 个疗程（3 ~ 6 个月）可以使 60% ~ 80% 患者的精液质量有显著改善，约 1/3 的患者配偶可自然妊娠，其余大部分患者可通过手术或 ART 等其他助孕技术获得后代，辅助生殖技术成为最终技术，几乎可以解决绝大多数的男性生育问题。

特发性男性不育在不育男性中占很大的比例（约 33%）。我们不能不重视对这部分患者的诊治及治疗结局，虽说是"特发"及原因不明，但医师仍需坚持用认真、严谨的态度，努力帮助患者达到生育的目的。

（蒋庆峰）

第 14 章
性发育异常的生育力评估及治疗

正常的性分化发育包括精卵结合后染色体核性别的确定、核性别决定性腺性别的确立（sex determination）、由性腺性别调控的内外生殖器分化（sex differentiation），以及青春期后的第二性征发育表型性别。性分化发育过程涉及许多位于性染色体和常染色体的基因、调控因子、性腺甾体、肽类激素和组织受体等，其中，任一环节的异常或变异，均可能导致患者完全或不完全的性别反转、不同发育程度的性别模糊，或性功能异常，即性发育异常（disorders of sex development，DSD）。性发育异常是指一类性染色体、性腺或解剖性别不典型的先天性异常，是由多种病因组成的一组疾病。不同文献报道的性发育异常总的发生率有很大差异，平均为新生儿的 1/（4500～5000），每一种疾病的发病率又存在很大的不同。

近年来，由于科学的发展，人们对于性发育异常的病理生理、治疗及分子生物学的认识有了很大的进展，临床治疗上，采用及时、合理的激素治疗，辅以根据患者的染色体核型及内外生殖器形态决定的手术治疗，可有效促进第二性征的发育、维持激素水平的平衡，以及防止一部分患者患肿瘤，使者的身心健康状态及生活质量均有明显改善。

在对性发育异常患者的性别决定及手术和激素管理过程中，需对患者的生殖潜力予以考虑，这也是患者及其家属的常见问题。在疾病获得有效治疗且生活质量改善的基础上，育龄期患者通常有生育需求。性发育异常患者的生育力取决于其病因、发生机制和后天的性别选择及心理要求，与其固有的异常发育、下丘脑 - 垂体 - 性腺轴受到干扰而导致生殖激素异常分泌、为防止恶变而切除性腺，以及社会性别与性腺性别不符等有关。

性发育异常患者的生育意愿应当被尊重并努力协助。但也应该清楚地意识到，性发育异常患者的生育力普遍下降或没有生育机会，当与患者及其家属交流、评估性发育异常的生育机会时，应考量伦理学的问题，包括一些不切实际的期望、潜在的遗传风险与经济负担（如赠卵、代孕、子宫移植等）。

对于按女性生活的性发育异常患者，根据是否存在正常功能的性腺、有无子宫、有无阴道，可将性发育异常患者的生育力分为 3 类（表 14-1）。

表 14-1　不同性发育异常的生育机会分类

有机会自己生育	无机会自己生育	辅助生殖可能生育
特纳综合征	睾丸退化	特纳综合征
超雌	AIS	45,X/46,XY 性腺发育不全
CAH：21OHD、11OHD	CAH：46,XY 17OHD	单纯性性腺发育不全
真两性畸形	真两性畸形	CAH：46,XX 17OHD
妊娠早期外源性雄激素过多		

注：CAH. 先天性肾上腺皮质增生症；21OHD. 21- 羟化酶缺乏症；17OHD. 17- 羟化酶缺乏症；AIS. 雄激素不敏感综合征。

一、特纳综合征

特纳综合征（Turner syndrome，TS）也称先天性卵巢发育不全，临床特征为身材矮小、乳房不发育和幼儿型女性外生殖器。特纳综合征占胚胎死亡的 6.5%，在新生儿中的发生率约为 10.7/10 万，而在女婴中发生率约为 22.2/10 万，是一种女性最为常见的性发育异常。仅 0.2% 的 45,X 胎儿达足月，其余的在妊娠 10 ～ 15 周死亡。

特纳综合征患者的染色体核型除 45,X 外，也可有 45,X/46,XX、45,X/47,XXX 等多种嵌合体，临床表现各异，其临床表现取决于嵌合体中哪一细胞系占多数。正常性染色体所占比例与患者卵巢衰竭程度成反比，卵巢中是否存在 46,XX 生殖细胞决定了是否存在有功能的卵巢组织。因此，染色体核型为 45,X/46,XX 的特纳综合征患者比染色体核型为 45,X 的特纳综合征患者更可能有自主的青春期发育、月经和生育力。但是需要指出的是，即便外周血染色体核型为 45,X，也不能除外患者卵巢中有 45,X/46,XX 嵌合体的可能。

典型的患者存在女性内生殖器，但发育较差。多数的性腺为条索状，在相当于卵巢的部位。妊娠 12 周前的 45,X 胚胎有正常数量的原始卵泡，至妊娠周数较大时数量开始减少，出生时几乎没有。

一些患者可以自己妊娠，分析妊娠病例，其染色体多为 45,X/46,XX。少数特纳综合征患者 FSH 与 LH 并不升高而在正常范围，通过腹腔镜检查发现此类患者卵巢小，活体检查显示卵巢内有卵泡，应鼓励患者尽早生育或行卵巢组织冷冻保存。

临床中个别患者可生育，但生育期短，容易发生早发性卵巢功能不全，可能与这些患者的卵子在胚胎期消耗速度较快有关。

美国关于特纳综合征患者生殖功能保留的指南建议，特纳综合征患者应在诊断时尽早评估卵巢储备功能，尤其是 45,X 患者，越早诊断并评估卵巢功能对患者的生殖功能保留越有益。评估内容可包括 FSH、LH、雌二醇（estradiol，E_2）、抑制素 B、抗米勒管激素（anti-Müllerian hormone，AMH）和窦状卵泡数。青春期前女性下丘脑 - 垂体 - 卵巢轴功能未建立，FSH 并不能很好反映卵巢功能，目前认为 AMH 是评估卵巢储备最好的内分泌指标。Visser 等对青少年特纳综合征患者的 AMH 水平进行测定，其中 21.9% 可测得 AMH，与特纳综合征患者染色体核型相关。77% 的 45,X/46,XX 特纳综合征患者可测出 AMH，仅 10% 的 45,X 特纳综合征患者可测出 AMH。Hagen 等对 926 例健康女性和 172 例特纳综合征患者的 AMH 水平研究结果也证明，AMH 是评估健康女性和特纳综合征患者卵巢功能的良好指标。年龄在 5 岁以上的女性测量 AMH 更有意义。45,X 比例较小的 45,X/46,XX 的特纳综合征患者和经检测仍有一定 AMH 水平的特纳综合征患者（AMH 高于 1/4 百分位水平），可 2 ～ 3 个月监测 1 次 AMH，如果连续 2 次发现 AMH 下降，需考虑开始实施生殖功能保留措施。

卵巢储备下降时可采用的生殖功能保留措施包括卵子冷冻、卵巢组织冷冻和胚胎冷冻。若特纳综合征患者已有月经初潮（通常 > 13 岁），内分泌和心理已足够成熟可以耐受 ART 促排卵和取卵过程，卵子冷冻是首选方案。卵子冷冻技术较成熟，临床经验已证明冷冻卵子的妊娠率与新鲜卵子相似。特纳综合征患者促排卵需要使用外源性 FSH 10 ～ 15 天，再经阴道超声引导取成熟卵子直接冷冻。青少年患者由于下丘脑 - 垂体 - 卵巢轴不成熟，促排卵可能需要促性腺激素释放激素激动剂（gonadotropin-releasing hormone antagonist, GnRH-a）和 LH 补充。而青春期后的特纳综合征患者，FSH 升高，若 FSH < 20U/L，则可予以促排卵，但由于该类患者卵泡对 FSH 反应差，常需要更大剂量的 FSH，FSH 剂量达 225 ～ 450U/d。若患者已有伴侣或有精子捐赠，还可选择胚胎冷冻。对于性发育或心理未成熟的患者，不能耐受促排卵治疗，尚有卵巢储备，可考虑卵巢组织冷冻，但特纳综合征患者本身卵巢储备差，取出的卵巢组织用于生殖功能保留并不理想甚至可能无卵泡，目前此方案应用于特纳综合征患者仅仅只是实验性的，成功率仍未知。若经过卵巢功能评估患者卵巢已严重衰竭，FSH > 20U/L，AMH 降低，所有生殖功能保留措施不再现实，此时的选择应考虑为赠卵 IVF-ET。

2% ～ 5% 的特纳综合征患者可能自然受孕，主要为 45,X/46,XX 的特纳综合征患者。无论是自然受孕，还是 ART 辅助受孕，若卵子来源于特纳综合征患者本人，流产、胎儿染色体畸形、胎儿宫内生长受限及出生缺陷的发生率均明显高于一般人群。数据显示，自然流产率与胎儿染色体畸形率均高达 50% 左右，可能的原因是遗传调节失衡。因此，特纳综合征患者妊娠时建议行产前诊断或在胚胎植入前先行植入前诊断，除外胎儿染色体异常。

接受赠卵的特纳综合征患者妊娠的自然流产率稍高于一般人群，可能的原因为子宫长期受较低雌激素水平刺激，容受性较差。特纳综合征母体妊娠期死亡率高达 1% ～ 2%，是一般人群的 100 ～ 200 倍，最大的风险来源于妊娠期的心力衰竭、主动脉夹层破裂和猝死。特纳综合征患者妊娠前必须行完整的心血管系统评估并在妊娠期及围生期密切监护。

因此对特纳综合征患者，需要寻找有卵子且可能生育的患者。自己有生育希望的患者主要包括 45,X/46,XX 嵌合体，正常细胞系占多数；垂体促性腺激素水平无明显升高；小卵巢，可能有自动月经。对无卵子的，可通过供卵、体外受精而妊娠。

二、超雌综合征

女性有 2 个以上的 X 染色体时，称为超雌（superfemale）。其发生的原因是正常或异常的卵母细胞或精母细胞在第二次减数分裂中发生不分离。常见的染色体核型为 47,XXX，患者有智力低下、乳房和外生殖器发育差等表现。促性腺激素水平正常或升高。有些病例有正常月经，但也有继发闭经或早绝经。曾报道有 11 例 47,XXX 女性生产 31 次，约 50% 进行了染色体检查，未发现有 47,XXX 的后代。超雌的患者妊娠时应进行产前检查和诊断，染色体正常的胎儿可保留，染色体异常的胎儿可施行流产手术。

三、先天性肾上腺皮质增生症

皮质醇对下丘脑与垂体起核心负反馈调节作用，调节促肾上腺皮质素释放激素（corticotropin-releasing hormone，CRH）和促肾上腺皮质激素（adrenocorticotropic hormone，ACTH）的分泌。当某种酶缺乏而减少皮质醇的合成时，皮质醇水平下降解除了对 ACTH 的抑制。ACTH 分泌增加反过来又刺激肾上腺皮质增生，造成该酶缺乏之前的代谢物质的积累。21- 羟化酶或 11β- 羟化酶缺乏时，雄激素合成分泌增多，造成女性男性化或男性性早熟。多数 21- 羟化酶缺乏患者在出生后至 5 岁间发病，但也有报道在青春期来月经后发生的，称为迟发性肾上腺皮质增生。

（一）21- 羟化酶或 11β- 羟化酶缺乏

先天性肾上腺皮质增生症（congenital adrenal hyperplasia，CAH）以 21- 羟化酶缺乏最为常见，约占 95% 以上。男女两性发病率相同，其约占新生儿的 1/10 000。同胞中可有发病者，且均为相同酶的缺乏。21- 羟化酶基因位于第 6 号染色体短臂上（6p21）。肾上腺皮质在合成类固醇激素的过程中缺乏 21- 羟化酶或 11β- 羟化酶，而导致产生过多的雄激素，在女性中造成女性男性化，女性患者染色体为 46,XX，性腺为卵巢，内生殖器有输卵管和子宫，但外生殖器可有不同程度的男性化，轻者仅阴蒂稍增大，严重者可有男性发育的外生殖器，但阴囊内无睾丸。此症属常染色体隐性遗传病。

出生时外生殖器模糊不易确定性别时，应进行系统全面的检查，包括染色体检查，以明确病因，按正确性别生长或选择适当的性别生活，将有利于避免或减少患者及其家属的心理和精神创伤与痛苦。

在治疗上，CAH 单纯男性化与失盐型应补充足量肾上腺皮质激素以抑制 CRH-ACTH 分泌，从而抑制肾上腺产生过多的雄激素，纠正电解质平衡紊乱并阻止骨骺过早愈合。

大多数外阴 Prader 分级 Ⅰ～Ⅲ期的 46,XX 患者按女性生活，这些患者经皮质醇长期治疗后，可维持健康，可发育并保持女性第二性征，包括乳房发育及出现规律月经。

女性外生殖器畸形需手术整形治疗，否则无法性交或性交困难，不易妊娠。整形手术需缩小增大的阴蒂，扩大融合、切开高抬的会阴，显露阴道口，以便性交。因阴蒂为性敏感器官，应予以保留，现将增大的阴茎海绵体部分切除并行增大的阴茎头整形，而保留其血管与神经，经外阴整形术后，其与正常女性无异，可有正常性生活并有机会自然妊娠。当然，患者因容易有雄激素偏高或异常，导致不排卵，且黄体酮水平持续升高，影响卵泡成熟和内膜容受性，所以总的妊娠概率下降，但经过治疗及调整药物剂量后是可以自然妊娠的。

外生殖器属Ⅳ、Ⅴ型且已按男性生活者，成年后不易改变性别，可行阴茎成形术，切除女性内生殖器官，不使用皮质醇激素治疗，维持男性外观，生育考虑供精人工授精（AID）。对非典型 21- 羟化酶缺乏的女性，一旦确诊，应开始治疗，包括应用糖皮质激素（通常应用泼尼松）、避孕药（保护不发展为 PCOS）、胰岛素增敏剂（胰岛素抵抗引起卵巢硬化）、抗雄激素药物（氟他胺和螺内酯），有生育要求的，可停用避孕药和抗雄激素药物，使用较大剂量糖皮质激素控制高雄激素水平，促进排卵。

尽管一些患者在常规肾上腺皮质激素治疗后可以有排卵，但对有妊娠要求的患者应增加激素用量，进一步抑制肾上腺来源的黄体酮水平，过高的黄体酮影响子宫内膜容受性，使受精卵不易着床，不利于自然受孕与 IVF-ET。需要注意的是，增加肾上腺皮质激素剂量虽然可以有效抑制肾上腺来源雄激素水平，但也可能破坏肾上腺合成皮质醇和醛固酮的能力，有潜在的肾上腺功能不全风险。非经典型 CAH 患者大多数经单纯肾上腺皮质激素治疗后可恢复排卵，不排卵者予以氯米芬或促性腺激素促排卵有效。

一项研究结果显示，81 例失盐型 CAH 患者的研究中，9 例有积极妊娠愿望，8 例成功自然受孕。单纯男性化型 CAH 妊娠率更高，据统计，经典型 CAH 经过合理有效的激素治疗，患者妊娠率可达 33% ～ 60%。非经典型 CAH 患者仅有轻度不孕，一项对 95 例非经典型 CAH 有妊娠愿望的患者的回顾性研究中，妊娠率高达 89.5%，其中 57.2% 的妊娠患者未采取任何不孕症或 CAH 治疗措施。

CAH 女性患者的妊娠期管理的关键在于使用精确剂量的糖皮质激素和盐皮质激素。妊娠期间，推荐 21- 羟化酶缺乏患者妊娠期继续服用妊娠前的氢化可的松或泼尼松剂量，如出现肾上腺皮质功能不足的症状或体征，则增加糖皮质激素剂量。由于胎盘芳香化酶可以很大程度上保护胎儿免受母体的高水平雄激素影响，因此 CAH 女性妊娠的主要风险是针对母亲本身。氢化可的松是妊娠期首选药物，它通过胎盘时失活，无胎儿显露风险；不建议使用地塞米松，因为它对患者肾上腺的作用强而持久，易出现类似库欣综合征的不良反应。母亲妊娠期应注意监测评估肾上腺功能不全的表现，如直立性低血压等，长时间使用糖皮质激素也增加母亲出现肥胖和妊娠期糖尿病的风险。分娩时需要使用应激剂量的糖皮质激素。

CAH 为遗传性疾病，经典型 CAH 患者分娩 CAH 胎儿的风险为 1/120。妊娠期可行产前诊断明确胎儿是否患有 CAH。有家族史者可于妊娠 8 ～ 10 周做绒毛活检进行 DNA 检测，但较困难。也可在妊娠 4 个月时取羊水测定胎儿性别，以及 17- 羟孕酮、雄烯二酮及血 17- 羟孕酮水平。但需注意的是，正常胎儿与患儿羊水内孕三醇或血 17- 羟孕酮及睾酮水平范围常有重叠，可能是因为胎儿肾上腺尚不能将 17- 羟孕酮转变为足够的孕三醇使羊水的水平增高。测定 17- 羟孕酮水平可能更为准确。David 和 Forest 等给有高危因素的母亲在妊娠早期（妊娠 6 ～ 8 周）用地塞米松治疗，从而抑制 ACTH 的分泌和雄激素的过度分泌，并取得了初步的满意效果。方法：从妊娠 6 ～ 8 周起，平均每天应用 1.25mg 地塞米松，约 16 周时停止治疗 10 天，然后行羊膜腔穿刺。继续给予地塞米松治疗 2 ～ 3 周以等待羊水染色体和激素检测结果。如果染色体核型是 46,XY，则停止治疗；如果染色体核型是 46,XX 且 17- 羟孕酮水平升高，则继续治疗直到分娩。

11β- 羟化酶缺乏较为少见，仅为 21- 羟化酶缺乏数量的 5%。11β- 羟化酶缺乏时皮质醇与醛固酮的合成均减少，去氧皮质酮、去氧皮质醇与雄激素均增多。与 21- 羟化酶缺乏相同的是雄激素增多，造成女性男性化及男性阴茎增大。与 21- 羟化酶缺乏不同的是由于去氧皮质酮有足够的盐皮质激素作用而无失盐的表现。由于产生过多的去氧皮质酮造成血压增高是 11β- 羟化酶缺乏的特征。11β- 羟化酶基因位于第 8 号染色体长臂（8q22）。

治疗上，需终身补充糖皮质激素，并根据血压情况，使用降压药物，维持血压正常。其余治疗方法类似于 21- 羟化酶缺乏。

（二）17α- 羟化酶缺乏

细胞色素 P45017α 酶（简称 P45017α）是肾上腺皮质、性腺甾体激素合成所必需的关键酶之一。它属于混合功能氧化酶类，兼有 17α- 羟化酶和 17，20 裂解酶两种活性。前者催化孕烯醇酮和黄体酮（progesterone，P）转变为 17α- 羟孕烯醇酮和 17α- 羟孕酮（17OHP），后者使 17，20 位碳链裂解，形成雌激素的前体 - 脱氢表雄酮（dehydroepiandrosterone，DHEA）和雄烯二酮。细胞色素 P450c17（cytochrome p450c17，CYP17）是编码 P45017α 酶的基因，它位于 10 号染色体 q24.3 区，P45017α 酶（即 17α- 羟化酶和 17，20 裂解酶）缺乏症（17OHD）是 CYP17 基因突变引起的一种常染色体隐性遗传病。临床患病率约为 1/50 000。

17α- 羟化酶存在于肾上腺和性腺。此酶缺乏时 17α- 羟化作用受阻，肾上腺合成皮质醇、睾酮和雌二醇及其他相应的代谢产物明显减少。皮质醇低时 ACTH 增多，无须 17α- 羟化酶参与生物合成的激素如 11- 去氧皮质酮、皮质酮和 18- 羟皮质酮均明显升高，它们均有保钠排钾的作用。性腺内缺乏 17α- 羟化酶时性激素合成受阻，46,XY 男性患者睾酮、脱氢表雄酮和雄烯二酮合成受阻。46,XX 女性患者的雌激素合成缺乏，无女性第二性征。

1. 完全型 P45017α 缺乏症　患者因缺乏性激素，外生殖器为女性幼稚型，多以女性生活。46,XY 患者性腺为发育不全的睾丸，性腺可位于盆腔、腹股沟或大阴唇内，胚胎期 AMH 分泌正常，无子宫与输卵管，阴道呈盲端。对 46,XY 的按女性生活的 17α- 羟化酶缺乏患者需切除发育不全的睾丸，以防止肿瘤发生，术后单纯补充雌激素，女性第二性征发育，但不来月经，无生育机会，建议领养。

46,XX 患者性腺为发育不全的卵巢或条索状性腺，女性患者雌激素合成受阻，外生殖器发育幼稚，第二性征不发育，有阴道，人工周期可来月经。46,XX 的患者无须手术。内科治疗需用糖皮质激素替代治疗，如地塞米松、泼尼松等，用药后血压下降，血钾上升。用药方法同 21- 羟化酶缺乏。到达青春期后需行雌孕激素替代治疗，以促进女性第二性征的发育，并防治骨质疏松。想生育的，可以赠卵行 IVF-ET，有机会生育。

2. 不完全型（部分型）P45017α 缺乏症　不完全型患者中，P45017α 具有一定酶的活性，可表现出一些雌激素或雄激素的作用。46,XX 患者乳房均有不同程度的自动发育、有稀少性毛、稀少月经或继发闭经，血压可以不升高，血钾可以不降低，17α- 羟孕酮浓度正常或明显增高，仅约 5% 的患者可能有正常月经和排卵周期。46,XY 患者可有自动乳房发育、性毛稀少，外生殖器有一定程度的男性化表现，性别不清。

不完全型 17- 羟化酶缺乏的 46,XX 患者多为女性表型，外阴幼女型，性毛稀少，伴不同程度乳房发育、出现反复发作的卵巢囊肿和性腺功能低下，有（无）高血压、低血钾。患者因持续的黄体酮水平升高，很少自己排卵、妊娠，不孕的主要原因是患者的卵泡发育常停滞在初级或次级卵泡水平，导致稀发或无排卵；芳香化底物的缺乏和慢性增高的肾上腺来源的黄体酮导致受孕困难。长期受高水平黄体酮和低水平雌激素刺激的子宫发育差。但近年来经过分周期的治疗，控制降低黄体酮、促排卵、取卵、体外受精、冷冻胚胎、分周期移植，国内已有不完全型 17α- 羟化酶缺乏的 46,XX 患者妊娠分娩的成功报道。

不完全型 17- 羟化酶缺乏的 46,XY 患者可有一定程度的男性化表现，出现外阴性别模糊，但因雄激素合成不足，又可出现乳房发育等女性化表现，其特征是血黄体酮水平显著升高，但睾酮无明显升高。但因无子宫，睾丸发育不完全，不能生育，建议领养。

四、真两性畸形

真两性畸形（true hermaphroditism）又称卵巢 - 睾丸性性发育异常（ovotesticular disorder of sex development，OT-DSD），是指一个个体具有卵巢与睾丸两种性腺组织，且均有相关功能与表现。性腺可以是单独的卵巢或睾丸，也可以是卵巢与睾丸在同一侧性腺内，称为卵睾（ovotestis）。真两性畸形中性腺以卵睾为多见。

内生殖器的发育与同侧性腺有关。睾酮与 AMH 对生殖道的作用都是局部单侧的。若性腺为卵睾，中肾旁管多数不被抑制。一般均有子宫，发育的程度不一。有发育良好的子宫，成年后能来月经，也有双角或发育不良的子宫。

外生殖器的形态很不一致，有时不易分辨男女。绝大多数患者有阴蒂增大或小阴茎，说明胚胎期受过睾酮的作用，因此约 2/3 的患者作为男性生活，一般外生殖器为发育不良的男性，有尿道下裂，单侧有阴囊及性腺。胚胎期若雄激素不足，出生时阴茎与阴囊发育不明显，则常作为女性生活，随着患儿年龄的增长，阴茎发育而引起注意来就诊。约 2/3 的真两性畸形患者成年后乳房发育，有一部分患者能来月经，也有一部分患者按月尿血。

真两性畸形发育不全的睾丸发生恶性肿瘤较少见，46,XX 的肿瘤发生率为 4%，46,XY 的肿瘤发生率为 10%。手术时应保留与社会性别相同的正常性腺。如社会性别为男性，则应切除卵巢，减少女性化表现，保留正常的睾丸组织。若睾丸部分位于腹腔或腹股沟，应将睾丸固定至阴囊内。若睾丸异常，应予以切除。若为卵睾，在切除卵巢组织时，应包括少量睾丸组织，同时切除子宫、输卵管，无须切除全部阴道。若社会性别为女性，应切除全部睾丸组织，保留正常的卵巢组织，部分患者有生育的可能。

Niekerk 关于真两性畸形性腺的组织学研究表明，77% 的卵巢是正常的，23% 表现为原始卵泡减少，50% 显示有排卵。笔者所在医院病理科曾经对 9 例真两性畸形患者性腺病理的分析结果也类似，卵巢与卵睾体的卵巢组织均可见各级卵泡，2 例可见黄体，而睾丸与卵睾体的睾丸组织则有不同程度的发育不良。这些组织病理学证据也支持性腺功能中卵巢占优的推论。故从生育的角度来看，建议患者保留卵巢，切除发育不好的睾丸为宜，但应尊重患者的意愿。选择社会性别时，应全面考虑，并将未来是否有机会生育作为重要的参照指标之一。

总结笔者所在医院的 22 例真两性畸形病例均有子宫，国内文献中的绝大多数病例也有子宫，少数"没有子宫"可能与年龄过小、子宫尚未发育有关。睾丸侧无子宫发育，卵巢和卵睾侧均有子宫发育，但常伴发育不良，且约 50% 合并无阴道或尿生殖窦异常。在社会性别女性的 19 例患者中，5 例因生殖道梗阻行子宫切除，9 例阴道发育不良，3 例发生早发性卵巢功能不全，虽有 2 例的妊娠分娩病例，但总体生殖预后并不乐观。

五、妊娠早期外源性雄激素过多

妊娠早期外源性雄激素过多并不多见，若母亲于妊娠期因先兆流产或其他原因服用合成孕激素类药物，如炔诺酮、异炔诺酮或睾酮等，可造成女性胎儿外生殖器男性化。北京协和医院报道 1 例患者社会性别为男性，自幼发现阴茎短小，阴囊融合，囊内无性腺，探查有子宫和阴道，染色体核型为 46,XX，该患者是母亲想生男孩而在妊娠 40 天至 4 个月期间服用甲基睾酮 10～15mg/d，共 1000～1500mg，造成外生殖器男性化。

这种患者，诊断明确后，只要择期进行外阴切开整形，显露尿道口、阴道口即可，不需行人工阴道成形，以后可结婚、生育。此外，要进行优生、优育的宣传教育，对妊娠女性、家属及其他科室的医师均应进行产前用药教育和培训，尤其胚胎早期用药要慎重，防止发生此类疾病。

六、睾丸退化

染色体为 46,XY 的男性胚胎从妊娠 8～9 周开始外生殖器分化，妊娠 12 周时完成外生殖器的分化。若胚胎期睾丸在退化之前有一段时间的功能，可分泌一段时间的睾酮和中肾旁管抑制因子，各自发挥作用，则内外生殖器有一定程度的男性化表现，表现为附睾形成（睾酮的作用）、无子宫、阴道呈盲端（中肾管抑制因子的作用）、外生殖器向男性发育（小阴茎或阴蒂增大、阴唇融合等）。若胚胎期因某种原因导致睾丸发生退化，不再分泌睾酮和副中肾管抑制因子，则内外生殖器可停止向男性分化与发育，表现为不同程度的外生殖器性别模糊。

睾丸退化的特征是睾丸功能停止后不会再次启动，是睾丸自身的异常所致，即患者出生后已丧失性腺继续发育和康复的可能。睾丸退化的患者多以女性生活，临床特点为出生后有外生殖器性别模糊，多表现为阴唇不同程度融合和阴蒂不同程度增大，个别患者可表现为发育幼稚的女性，但阴道呈盲端。染色体核型为 46,XY。性激素变化随年龄增长而有所不同，在儿童期，血浆 FSH 基本在正常范围，到达青春期后上升至性腺衰竭水平。睾酮和雌二醇水平显著下降，hCG 刺激试验无反应。性腺病理多为发育不全的睾丸（比条索状性腺宽而短），甚至没有性腺（性腺不发育或消失）。

此类患者外生殖器性别模糊，社会性别为女性，应维持已有的女性社会性别，发育不良或位置异常的睾丸易于发生肿瘤。因此以女性生活的睾丸退化患者，应切除发育不良的睾丸组织，术后给予雌激素替代治疗，以促进女性第二性征发育并防治骨质疏松，无阴道的必要时在婚前 6 个月行外阴整形及阴道成形术，但不能生育，建议领养。

七、雄激素不敏感综合征

雄激素不敏感综合征（androgen insensitivity syndrome，AIS）临床较为常见，占原发闭经的 6%～10%，发病率为出生男孩的 1/64 000～1/20 000，在儿科有腹股沟疝而手术的"女孩"中，AIS 的发病率为 1.2%。

雄激素必须通过雄激素受体才能起作用。AIS 患者的染色体为 46,XY，性腺为睾丸，外周睾酮在男性正常水平，其主要病因是雄激素靶器官上的雄激素受体出现障碍而导致对雄激素不反应或反应不足。雄激素受体基因位于 X 染色体长臂，即着丝粒与 q13 之间（Xq11-12 区），是一单拷贝基因。AIS 是一种 X 连锁隐性遗传疾病。临床根据患者有无男性化表现，可将 AIS 患者分为无男性化表现的完全型雄激素不敏感综合征（complete AIS，CAIS）和不完全型雄激素不敏感综合征（incomplete AIS，IAIS）。

（一）完全型雄激素不敏感综合征

患者自幼以女性生活，在婴幼儿期个别患者可因大阴唇或腹股沟包块而就诊，行疝修补术时发现疝内容物为睾丸。成年后临床表现较为一致，为原发闭经，女性体态，患者的成年身高高于女性的平均身高，接近正常成年男性的平均身高。青春期乳房发育，但乳头发育差（称为男子女性化乳房），阴毛、腋毛无或稀少，女性外阴，阴蒂不大，大小阴唇发育较差，阴道呈盲端，无宫颈和子宫，人工周期无月经。性腺可位于大阴唇、腹股沟或腹腔内。

（二）不完全型雄激素不敏感综合征

此类患者的临床表现变化范围极大。与完全型的主要区别在于不完全型有不同程度的男性化，包括增大的阴蒂和阴唇的部分融合，青春期有阴毛、腋毛发育。1947 年Reifenstein 报道了一种 X 连锁的家族性疾病，主要表现为会阴阴囊型尿道下裂、乳房不发育和不育，现发现其也是因雄激素受体缺陷所引起的。

发育不全或位置异常的睾丸容易发生肿瘤已成为共识。1981 年 Scully 总结了 AIS 睾丸发生肿瘤的危险性为 69%。北京协和医院资料显示，肿瘤的发生率为 13.3%，恶变率为26.67%。

在完全型雄激素不敏感综合征患者中，因其女性化程度高，无男性化表现，也无子宫，只需切除双侧性腺与行疝修补术即可以女性生活，但没有生育力，建议领养。

不完全型雄激素不敏感综合征患者需根据外生殖器畸形的程度决定性别的选择。以女性生活的不完全型雄激素不敏感综合征患者需切除双侧性腺，必要时行外阴整形或阴道成形术，但没有生育力，建议领养。以男性生活的不完全型雄激素不敏感综合征患者则需行隐睾纠正和外生殖器整形。Migeon 等提出如果不完全型雄激素不敏感综合征患者的诊断是基于分子水平的，因多数患者对常规剂量的雄激素反应不良，建议患者以女性生活，并行性腺切除和外阴整形，症状轻者以男性生活更为适宜。但对不完全型雄激素不敏感综合征患者，尤其是雄激素受体结合质量异常和对人工合成的雄激素类似药物有反应的（雄激素受体结合选择性异常）患者，在超生理剂量或改变雄激素类型后，雄激素效应将可达到正常男性水平，Grino 等认为这类患者在新生儿和青春期给予治疗仍可以男性生活，能否生育取决于睾丸的功能。

雄激素不敏感综合征为 X 连锁隐性遗传，对女性携带者来说，其 46,XY 后代中患雄激素不敏感综合征的可能性为 1/2；其 46,XX 后代中有 1/2 是携带者。重要的是发现该突变的杂合子携带者，以便遗传咨询。目前利用分子生物学的方法，可以对家族性雄激素不敏感综合征进行准确的遗传分析。对有雄激素不敏感综合征家族史者，可进行产前绒毛或滋养细胞组织活检，并做 DNA 分析。对高龄妊娠女性、有遗传病史或有高危妊娠因素的妊娠女性，进行羊水穿刺确定胎儿性别为 46,XY 而 B 超检查发现外生殖器为女性表型时，应高度怀疑完全型雄激素不敏感综合患者的存在，并做进一步的检查，通过此方法最早可在妊娠 16 周发现雄激素不敏感综合征。

八、45,X/46,XY 性腺发育不全

此类患者染色体为 45,X/46,XY。最初发现此类患者的性腺一侧为发育不全的睾丸，另

一侧为条索状性腺，故又称混合性性腺发育不全（mixed gonadal dysgenesis）。后来发现此类患者性腺可有多种多样，不少病例仅有一种性腺或双侧均为条索状性腺，因而用混合性性腺发育不全似乎不恰当，此类患者唯一的共同点是染色体核型为 45,X/46,XY，因而命名为 XO/XY 性腺发育不全。临床表现多数有不同程度的特纳综合征的特征，此外，25% 的患者表现为女性外阴，59% 表现为外生殖器模糊，16% 表现为男性外生殖器。

凡有 Y 染色体而性腺发育不全者，性腺发生肿瘤的可能性较大。文献报道 XO/XY 性腺发育不全者肿瘤的发生率为 10%～20%，若以女性生活，预防青春期后出现男性化，应在青春期前切除发育不全睾丸。多数患者有子宫，青春期后可补充雌孕激素，以促进子宫发育及月经来临。有生育需求时，可行赠卵 IVF-ET。

九、单纯性性腺发育不全

单纯性性腺发育不全分为 XX 与 XY 单纯性性腺发育不全（pure gonadal dysgenesis）。此类患者在胚胎早期性腺不发育，未分泌睾酮和抗米勒管激素，因此中肾管缺乏睾酮刺激，未能向男性发育，中肾旁管未被抗米勒管激素抑制而发育为输卵管、子宫与阴道上段，外生殖器未受雄激素影响而发育为女性外阴。在新生儿中的发生率约为 1/4500，其临床特点为正常的女性内外生殖器官，双侧性腺呈条索状，染色体为 46,XX 或 46,XY。患者染色体为 XY 时性腺肿瘤的发生率为 15%～45%，是性发育异常疾病中最易发生肿瘤的病种。肿瘤的类型以生殖细胞瘤（无性细胞瘤或精母细胞瘤）、性母细胞瘤及支持细胞瘤为主。因此，对所有 XY 植入前遗传学诊断患者的标准治疗方法为在诊断后尽快手术切除发育不全的性腺，但应保留子宫，不管是否已发育。46,XX 患者不需切除性腺。此类患者出生后均以女性生活。

患者的生长和智力正常，原发闭经，青春期无女性第二性征发育，阴毛、腋毛无或稀少，乳房不发育。内外生殖器发育幼稚，有输卵管、子宫与阴道。青春期后予以周期性雌激素、孕激素替代治疗可促进女性第二性征发育并可来月经。有生育要求时，XX 与 XY 单纯性性腺发育不全患者均可行赠卵 IVF-ET。1988 年报道了第 1 例 XY 单纯性性腺发育不全患者成功妊娠的病例，之后也有陆续类似报道，患者足月分娩正常体重婴儿。研究发现单纯性性腺发育不全患者使用 2 年以上的激素治疗后，子宫仍比正常女性小（横截面积 15.3cm^2 vs. 25.1cm^2），但接受赠卵后的妊娠结局与 46,XX 早发性卵巢功能不全患者无明显差异。

总之，对于性发育异常的患者，应明确诊断，促进发育，防治性腺肿瘤发生发展。在选择社会性别时，也应将长大后的生育问题考虑进去，从而减少未来生育的困难。有生育要求的，应进行辅助生殖治疗，包括尽早诊断以便选择合适的社会性别，有生育条件的采用合理的治疗方案以保留生育机会，创造条件改善生育；为有子宫、无性腺的患者提供赠卵 IVF-ET 的帮助，为没有子宫及性腺的患者提供领养条件等。总之，要客观评估，积极协助，以改善患者的生活质量。

（田秦杰）

第 15 章

医疗行为与生育力保护

第一节　生育力的医源性损害

有些女性一生中有可能会面临某些重大疾病的困扰，并且选择医疗手段治愈疾病，如妇科手术，包括卵巢、输卵管、子宫和其他部位等；除此之外，女性患恶性肿瘤需要进行肿瘤的放疗、化疗或靶向治疗等。它们均会影响女性生育力，造成卵巢储备功能下降和子宫内膜容受性损伤，进一步影响胚胎发育和种植，最终导致妊娠失败。生育力的医源性损害，尤其是对有生育意向的育龄夫妇来说，如何有效避免显得尤为重要。女性生育力的医源性损伤的原因包括以下几方面。

一、妇科手术

（一）卵巢部位手术损伤

卵巢部位的手术，如卵巢囊肿的剥离，极易造成卵巢储备功能下降，从而导致妊娠率降低。手术造成卵巢储备功能下降主要是由于卵巢疾病本身及各种妇科手术损伤到卵巢组织和（或）卵巢血供；卵巢内可募集的卵泡数量减少，卵母细胞质量下降，导致卵巢储备功能下降甚至早发性卵巢功能不全。最近关于腹腔镜下卵巢良性肿物切除术对卵巢储备功能的长期影响的研究发现，在术前、术后 3 个月及术后 12 个月行经阴道超声检查，评估窦卵泡计数（AFC）、卵巢体积（OVVOL）和抗米勒管激素（AMH）水平，并计算术后 12 个月后的妊娠率。研究人员发现随着手术后时间延长，所有手术患者血清 AMH 水平都有所下降。结果说明卵巢部位的手术会造成卵巢储备功能下降，提示卵巢手术对于卵巢的储备功能存在损伤，手术需慎重。同时研究人员又将患者分为子宫内膜异位囊肿组（EG）和其他卵巢良性肿瘤组（OG），发现，虽然两组术后均有 AMH 水平下降，但是子宫内膜异位囊肿组下降更明显，提示子宫内膜异位症手术所致的卵巢损伤风险更大。

子宫内膜异位囊肿在生育年龄女性的发病率为 10%，在不孕症女性中占 20% ~ 40%，近年来，腹腔镜不但被认为是子宫内膜异位囊肿诊断的金标准，也是一线治疗的首选。子宫内膜异位囊肿切除后有囊肿复发率及一定的自然妊娠率，但是，子宫内膜异位囊肿切除的同时会导致卵巢功能下降也是不争的事实，对于有单侧子宫内膜异位囊肿切除史的患者，在行体外受精（IVF）时，发现窦状卵泡数（AFC）、直径≥15mm 卵泡数和获卵数均有所下降。同时之前切除子宫内膜异位囊肿直径≥4cm 组和囊肿直径＜4cm 组与正常无手术史患者相比，手术后患者 AFC、优势卵泡数和获卵数均减少；并且切除子宫内膜异位囊肿的大小与以上指标也相关，即切除囊肿越大，结局越差，表明腹腔镜子宫内膜异位囊肿切除术后卵巢损伤的程度与切除的囊肿大小密切相关。

（二）输卵管部位手术损伤

常见的输卵管病变包括输卵管阻塞、积水和结核。体外受精周期中，输卵管积水严重影响胚胎着床率和临床妊娠率，使流产率和异位妊娠率增加。因此，体外受精治疗前，应对积水进行处理。一项 186 例 452 个取卵周期的随机对照研究发现，超声显示输卵管积水患者在体外受精前行腹腔镜输卵管切除术有利于体外受精的妊娠结局。输卵管积水手术方式包括：①输卵管切除术；②输卵管结扎术；③输卵管栓塞术；④输卵管抽芯包埋术等。

输卵管切除手术是最常见的手术形式，它不仅可以降低上皮性卵巢癌、异位妊娠的潜在风险，还可以防止积水复发并提高妊娠率。虽然输卵管切除术对胚胎的种植有利，但是输卵管切除与卵巢储备功能的关系一直存在争议。多数研究表明，输卵管部位的手术由于损伤输卵管系膜血管，影响了邻近的卵巢组织的血供，使卵巢功能受到影响，导致妊娠率降低。建议对不同的输卵管疾病，以及不同的患者需求，采用个体化的输卵管治疗方式，如输卵管结扎采取抽芯包埋术，为了避免前者发生再次积水的可能，术中同时行输卵管远端开窗术。

异位妊娠输卵管切除术有造成卵巢功能降低的可能，如果不切除，则有再次发生异位妊娠和输卵管积水的风险，是否切除异位妊娠输卵管一直有争议，近期研究发现，既往无输卵管手术史或不孕史且对侧输卵管正常的输卵管妊娠患者，腹腔镜输卵管切除术后再生育结果与非手术治疗后的结果相似，因此建议这部分异位妊娠患者可以行输卵管切除术。除此之外其他有生育需求的输卵管妊娠女性应该尽量采取非手术治疗或保守性手术治疗，避免输卵管切除，进而保护卵巢功能。

总体来说，输卵管手术治疗需要根据患者的不同需求采取不同的治疗方式，尤其是对有生育需求的女性，要谨慎考虑对卵巢功能的影响。

（三）子宫损伤造成的生育力降低

药物流产和人工流产是终止非计划妊娠最主要的方式，其对女性今后妊娠也会造成一定的影响。女性妊娠后激素水平变化大，人为地突然终止妊娠有可能造成下丘脑 - 垂体 - 卵巢轴功能紊乱，月经不调。研究表明，无论是人工流产或药物流产，都存在子宫内膜损伤和感染的风险，导致子宫内膜薄和宫腔粘连（intrauterine adhesion，IUA），子宫内膜薄影响胚胎种植导致不孕和自然流产；而宫腔粘连更是育龄女性不孕病因之一，特别是中到重度子宫内膜粘连在不孕症患者中占了一定比例，进而导致子宫内膜容受性下降，胚胎难以着床。由此可见，做好避孕措施，避免计划外妊娠后的人工流产和药物流产，也是保护生育力的重要举措。

（四）其他部位的手术

其他部位的手术主要是因盆腔其他器官手术而影响生殖器官功能，如因宫颈妊娠行血管栓塞治疗导致的子宫内膜质薄、盆腔其他器官病变手术对卵巢功能的影响等。

目前子宫动脉栓塞（UAE）已成为宫颈妊娠治疗的重要手段。目前已发现子宫动脉栓塞对子宫内膜功能的影响具有长期性。一项关于子宫动脉栓塞治疗子宫肌瘤对子宫内膜功能影响的研究，选择 20 ～ 40 岁因子宫肌瘤行子宫动脉栓塞者 40 例，并采用多普勒超声观察子宫动脉栓塞前后子宫内膜的厚度、血流类型、搏动指数（PI）、阻力指数（RI）等指标。发现子宫动脉栓塞治疗后子宫内膜厚度及血流灌注会受到不同程度的影响，在临床上也常见动脉栓塞后子宫内膜的厚度难以恢复的病例。

二、肿瘤疾病的放化疗与卵巢储备功能

评价女性卵巢功能的指标很多，如 FSH、LH 等。那么卵巢功能如何评价呢？国际上常用的词汇是卵巢储备功能。卵巢储备功能是指卵巢中原始（非生长）卵泡的数量，反映了女性的生育潜能。女性的原始卵泡的数量在其胚胎期（即在其母亲腹中孕育期）18 ～ 22 周时达到高峰，随后数量开始下降，到其出生时每侧卵巢只有约 30 万个，此后也不断下降，30 岁和 40 岁时只剩下 12% 和 3% 的非生长卵泡，在更年期，只剩下约 1000 个卵泡。随着卵巢原始卵泡下降，卵巢的储备功能下降，女性的生育力也在不断下降，以上的原始卵泡的下降规律来源于生理过程，是自然规律；但是有些女性由于种种原因导致卵巢原始卵泡提前损伤，卵巢储备功能提前降低，严重影响其生育力。目前各种针对恶性肿瘤（癌症）和严重的免疫性疾病的治疗方法均提示对卵巢功能有损伤。

癌症是世界上最重大的公共卫生问题之一。目前，被诊断患有癌症的女性中约 5% 是育龄女性。近年来，由于肿瘤筛查、诊断和治疗的手段不断进步，许多癌症患者的预后显著改善了，他们的预期生存率提高了。2018 年 2 月，国家癌症中心发布了最新一期的全国癌症统计数据。该报告根据 2017 年全国登记上报的 2014 年恶性肿瘤登记资料进行分析显示，我国同样也存在着恶性肿瘤高发病率和高存活率的趋势。而年轻的女性肿瘤患者治愈后，未来她们可能面临严重的生育力下降问题。

（一）化疗对卵巢功能的影响

化疗是恶性肿瘤的常用治疗手段之一。除了恶性肿瘤之外，女性的其他疾病如严重免疫系统疾病也可能使用化疗药物治疗。研究表明，化疗药物对卵巢功能影响与药物的使用剂量、作用时间、患者年龄、药物的种类、用药方法有密切的关系。化疗药物在卵巢的作用机制不同，对卵巢功能的影响会有较大的差异（图 15-1）。虽然每一类化疗药物对癌细胞的作用机制不同，但最终均可能导致细胞分裂周期停止，使卵母细胞和颗粒细胞受到化疗损伤。不同化疗药物的作用机制及不孕风险如表 15-1 所示。同时化疗药物也能导致人原始卵泡 DNA 双链断裂并激活 p63 介导的凋亡或死亡，其造成女性不孕属于高风险型。铂基化合物与 DNA 共价结合形成链内和链间的 DNA 交联，导致复制过程中 DNA 断裂，从而抑制 DNA 转录、合成和功能，其造成女性不孕属于中风险型。

（二）放疗对卵巢储备功能的影响

放疗对卵巢功能的影响不依赖于细胞周期，有快速分裂细胞的作用。卵母细胞和卵巢基质对放疗非常敏感。华莱士等引用了一个数学方程计算——LD50，即破坏 50% 的卵母细胞所需的辐射剂量，该剂量通常小于 2Gy（辐射吸收剂量的单位）。在后续研究中，该团队计算了可能导致 97.5% 患者的卵巢功能衰竭的辐射剂量，即出生时（20.3Gy）、10 岁（18.4Gy）、

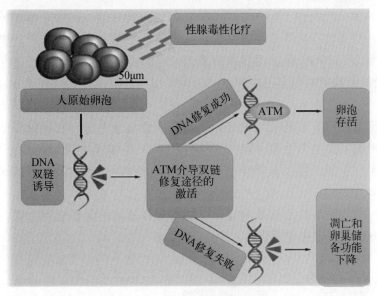

图 15-1 化疗对卵巢损伤的机制

表 15-1 化疗药物的种类、作用和不孕风险

药物种类	举例	作用机制	不孕风险
烷基化剂	环磷酰胺 氯贝丁酯 白消安 美法仑	活性代谢物能够与 DNA 形成交联,从而抑制 DNA 的生物合成和功能。同时也能造成人原始卵泡 DAN 的双链断裂及 p63 介导的凋亡或死亡	高风险
铂基化合物	顺铂 卡铂	与 DNA 共价结合形成链内和链间的 DNA 交联,导致复制过程中 DNA 断裂,从而抑制 DNA 转录、合成和功能。在人原始卵泡中没有显示出特异性毒性	中风险
甲氨蝶呤代谢物	氟尿嘧啶 胱氨酸	抑制 DNA、RNA、胸苷酸和嘌呤的合成。人体卵泡没有 DNA 损伤,因此无促性腺激素毒性	低风险
长春花生物碱	长春新碱 长春碱	在有丝分裂过程中抑制小管聚合和破坏微管组装,进而细胞分裂中期阻止有丝分裂并导致细胞死亡。人体卵泡没有 DNA 损伤,因此无促性腺激素毒性	低风险
蒽环素类抗生素	柔红霉素 博来霉素 多柔比星	抑制 DNA 合成和功能。它干扰了 DNA 的转录。它抑制拓扑异构酶Ⅱ,导致 DNA 断裂。同时也会形成有毒物质氧自由基,诱导 DNA 链断裂,从而抑制 DNA 合成与功能。多柔比星诱导 DNA 双链断裂及 p63 介导的人原始卵泡凋亡或死亡	低风险(除了多柔比星为中风险)

20 岁（16.5Gy）和 30 岁（14.3Gy）。因此，任何针对骨盆区域的放疗都很可能导致不可逆转的卵巢损伤，对女性（尤其是年轻女性）生育力产生重大影响。另外，由于卵巢对辐射非常敏感，低至 2 ～ 20Gy 就可能导致功能丧失。而需要骨盆或下腹部放疗的女性在接受42Gy 或更高剂量的辐射时很有可能完全丧失卵巢功能。因此在选择放疗方式时，应结合女性的生育要求进行综合考量。

放疗、化疗治疗均不可避免地造成卵巢功能损伤与并发症，它不仅降低了女性患者的生活质量，更增加了发生不孕的可能性。因此，探讨不同放疗剂量、使用方法及作用机制，了解其对卵巢不同细胞类型的具体作用原理、可能导致不孕风险及可行的保护措施等显得至关重要。

除此之外，早期针对计划接受肿瘤治疗的有生育需求的女性进行生育力保护，尤其是卵巢组织保护方面的咨询也非常重要（表 15-2）。

表 15-2　对计划接受肿瘤治疗的女性的咨询考虑

对计划接受肿瘤治疗的女性的咨询考虑	1. 患者年龄
	2. 化疗剂量、方案及对卵巢的毒性
	3. 治疗剂量（放疗或化疗）
	4. 恶性肿瘤的类型和部位
	5. 生育的要求
	6. AMH 水平
	7. 卵巢受累
生育咨询考虑	1. 患者年龄（如果是未成年人，可联系监护人，结合患者自主性，并考虑法律法规）
	2. 是否已婚
	3. 肿瘤治疗的紧迫性
	4. 预后
	5. 治疗成本

第二节　疾病诊疗中的生育力保护与评估

随着生殖基础理论研究的不断深入及医疗技术的不断改进，医源性生育力损害越来越受到重视。尤其是尚有生育要求的年轻女性，医源性损害的预防和保护对人类健康的促进具有重要意义。卵巢是女性生殖内分泌最重要的器官，主要功能是产生卵子和分泌性激素。因此在女性诊疗过程中对卵巢组织的保护逐渐引起关注。疾病治疗后对女性卵巢功能的评估具有重要临床意义。

一、目前常用的女性卵巢功能评估方法

（一）抗米勒管激素

抗米勒管激素属于 β 转化生长因子（transforming growth factor，TGF β）家族 140kDa

糖蛋白，定位于 19 号染色体短臂（19p13.3），长 2.4 ～ 2.8kb 的小基因，含有 5 个外显子，其 C 端为活性作用端，抗米勒管激素通过与抗米勒管激素受体结合发挥作用。抗米勒管激素在人的窦前卵泡和小卵泡的颗粒细胞中表达，并在生长卵泡中持续表达，直到卵泡达到一定的大小和分化状态。18 ～ 25 岁抗米勒管激素水平最高，36 岁后抗米勒管激素水平显著下降，因此抗米勒管激素的表达是随着年龄增长而逐渐下降的；另外，抗米勒管激素在月经周期的不同时期的检测结果完全没有波动。这种无变化可能与整个周期内小卵泡的持续存在非周期性生长相一致。正是由于抗米勒管激素的这种稳定性，抗米勒管激素被用作评估卵巢功能的重要标志物。

血清抗米勒管激素的测定已广泛应用于临床。抗米勒管激素对评价医源性卵巢损伤也有很高的价值。

女性卵巢、子宫和输卵管部位的手术、放疗、化疗都会损害卵巢储备功能，而损害程度就可以用抗米勒管激素的水平进行评估。抗米勒管激素低于 0.5 ～ 1.1ng/ml 提示卵巢储备功能下降，女性的生育力也会明显降低。

（二）卵巢窦卵泡数

卵巢窦卵泡数是存在于卵巢中的经阴道超声扫描可检测到的窦卵泡的数量。一般卵巢中超声下可见的直径在 2mm 以上的窦卵泡越多，提示卵巢储备功能越好，双侧卵巢中窦状卵泡总数＜ 7 个提示卵巢储备功能低下。

（三）卵泡刺激素

顾名思义卵泡刺激素是促进卵泡发育的激素，并且随着卵泡发育的大小及月经周期水平不断波动。通常在月经周期月经来潮的第 2 ～ 4 天抽血测定卵泡刺激素的水平可以反映卵巢的储备功能，临床上，卵泡刺激素水平高于 10mIU/ml 提示卵巢储备下降。

以上 3 个指标均可以反映卵巢的储备功能，抗米勒管激素相对稳定、客观、不受月经周期影响，随时抽血测定；卵巢窦状卵泡数要有阴道超声设备和技术；卵泡刺激素水平由于受卵泡发育影响，相对波动较大，所以抗米勒管激素和卵巢窦状卵泡数相结合，对于判断卵巢功能的准确性更好（表 15-3）。

表 15-3　几种卵巢储备检测标志物的比较

参数	卵巢窦卵泡数	卵泡刺激素	抗米勒管激素
检测时间	月经的第 3 天	月经的第 3 天	月经周期的任意时间均可进行检测
差异度	除了周期内和周期间差异外，还存在操作者或地点之间差异	存在周期内和周期间差异	周期内和周期间差异小且不受操作者影响
灵敏度	灵敏反映卵巢储备，预测卵巢刺激反应	即使正常也不能排除卵巢储备功能下降	灵敏、可靠地反映了卵巢储备，预测卵巢刺激反应

二、妇科恶性肿瘤患者的生育力保护

肿瘤患者无论是采用局部治疗还是全身治疗，当有可能存在对生育力的影响时，建议患者及其家属共同咨询相关的肿瘤治疗医师和生殖医师，根据患者的病情和可能治疗手段对于卵巢有可能存在的损伤，以及卵巢的功能和患者对于生育的需求，在不影响肿瘤治疗效果的前提下，制订相应的生育力保护、保存方案。如何选择和制订有生育需求的女性肿瘤患者的生育力保存和保护方案，一直也是妇科及生殖医学领域共同关注的焦点之一（表 15-4）。

1. 宫颈癌 宫颈癌保留生育功能的手术主要适用于：有强烈生育需求的患者；按 FIGO 分期，宫颈癌 $IA_1 \sim IB_1$ 期者；无明显宫旁或子宫体浸润，无盆腔淋巴结或腹主动脉旁淋巴结转移，病灶最大径线 ≤ 2cm 的早期宫颈癌患者。对行宫颈锥切或广泛宫颈切除术后的宫颈癌 IA_1 期患者完成生育后，如果有持续高危型 HPV 感染或细胞学检查异常，要求手术治疗者应尽早予以全子宫切除。对病灶径线为 $2 \sim 4cm$ 的宫颈癌 IB_1 期患者采取保留生育功能手术时需要特别谨慎，由于淋巴结阳性等原因，许多患者需要术后辅助治疗。病灶最大径线 < 2cm 的宫颈癌 $IA_2 \sim IB_1$ 期患者，行广泛宫颈切除术加腹腔镜下淋巴结清扫术，保留了子宫体，使患者保留了生育功能，其中 47% 患者可以受孕，5 年生育率可达 97%。

2. 子宫内膜癌 保护生育力治疗主要适用于：病理类型为子宫内膜样腺癌，G_1 级，MRI（首选）或经阴道超声检查病灶局限于子宫内膜，影像学检查未发现可疑转移病灶，无药物治疗或妊娠禁忌证的患者。在药物治疗过程中定期复查宫腔镜，了解子宫内膜的病变情况，如果经药物治疗 $9 \sim 12$ 个月内膜癌变仍未缓解，建议放弃非手术治疗，改行手术治疗。当然也要告知患者药物治疗并非子宫内膜癌的标准治疗方式，建议患者在术前经多学科会诊，有家族史患者应进行遗传咨询，必要时行基因检测。

3. 卵巢恶性肿瘤 上皮性卵巢癌保留生育功能的手术存在争议，有建议 IA 期卵巢上皮癌（低级别浆液性癌、G_1 级子宫内膜样癌）渴望保留生育功能的年轻患者，可行保留子宫和对侧卵巢的保护生育力手术。I 期透明细胞癌恶性程度高，保留生育功能应谨慎。单侧交界性肿瘤保留生育功能手术可行单侧附件切除，双侧交界性肿瘤行肿瘤切除，保留正常卵巢组织。

三、卵巢功能的保护措施

无论是手术治疗，还是放疗、化疗，对于育龄女性、青少年或女童，寻找一种有效减少卵巢组织损害、减少因治疗导致的卵泡数目减少、降低卵泡发育不良的有效方法至关重要。目前，根据美国临床肿瘤学会 2018 年发表了最新的指南，卵巢的生育力保护方式包括卵巢移位、卵巢组织冷冻及其移植、卵母细胞及胚胎的冷冻保存、药物对卵巢的抑制作用等。每种方法都有其优缺点和适用范围。

该指南认为：①对于有保留生育功能意愿的女性肿瘤患者，相关医疗人员应当在治疗开始前与患者共同探讨保留生育功能的可行性和风险；②相关医疗人员应将有保留生育功能意愿或有所顾虑的患者推荐给肿瘤专家及生殖专家；③为获得更多的选择机会，相关保留生育措施应当在治疗开始前尽早制订。当患者在完成治疗后随访和（或）正在考虑妊娠时，相关讨论和（或）转诊也是非常有必要的。

1. 卵巢移位 当女性恶性肿瘤患者需行盆腔放疗时，可行卵巢移位术（卵巢固定）。然

表 15-4　各种女性生育力保存方法优劣比较

方法	胚胎冷冻保存	成熟卵母细胞冷冻保存	未成熟卵母细胞冷冻保存	卵巢组织冷冻保存	卵巢固定术	GnRH-a
优势	1. 成熟可靠的选择 2. 较高的妊娠率	1. 适用于单身女性 2. 不存在伦理问题 3. 不需要精子	1. 癌症治疗刻不容缓 2. 不需要卵巢刺激 3. 适用于多囊卵巢综合征患者 4. 可在卵巢组织冷冻或卵巢切除术中进行 5. 不存在伦理问题 6. 不需要精子 7. 有大量可用的生殖细胞	1. 对青春期前的女性和不能推迟化疗的女性来说是唯一可行的方法 2. 允许自体移植后自然妊娠 3. 不需要卵巢刺激 4. 不需要伴侣或精子捐赠	1. 适合所有年龄段 2. 腹腔镜简单、安全、有效 3. 可在盆腔照射前立即进行 4. 卵巢功能可以保留 5. 没有伦理问题	1. 不需要手术 2. 不昂贵，也容易完成 3. 自然妊娠是可能的 4. 卵巢功能可以保留
劣势	1. 不适用于青春期前女性 2. 需要男性伴侣或精子捐献 3. 需要卵巢刺激 4. 需要 2～5 周准备时间 5. 引起一些伦理问题 6. 不适用于患有激素敏感型癌症的女性 7. 较昂贵	1. 妊娠率低 2. 仍需卵巢刺激和延迟癌症治疗 3. 至少需要 20 个可冷冻卵母细胞才有活产的可能性 4. 不适合对激素敏感患者 5. 较昂贵	需要卵母细胞体外成熟(IVM)	1. 成功率低 2. 解冻后原始卵泡活的一些并发症 3. 卵巢疾病受累的风险很高 4. 不是每个临床中心都有条件开展 5. 切除卵巢组织后也有卵巢衰竭的风险 6. 存在癌症复发的潜在风险 7. 需要多种实用程序 8. 在人类卵巢移植中有很多问题没有解决	1. 没有令人满意的结果 2. 其他并发症的风险 3. 自然妊娠是不可能的 4. 需要第二次手术将卵巢移回盆腔用于自然妊娠 5. 伤口愈合需要一定的时间，治疗延迟	需要更多的证据支持

而，由于放射线的散射，并不能保证卵巢不受影响，患者自身需了解该方案并非一定会成功。这一操作的实施应尽量接近放疗的时间。卵巢移位可以采用不同的手术方式，包括开腹和腹腔镜。腹腔镜卵巢移位是首选手术方式，它具有更快的恢复和更轻的术后疼痛。卵巢移位被认为是一种安全有效的手术方法，可以预防早发性卵巢功能不全，并能有效地保护生育力。

2. 胚胎冻存　是一种成熟的生育力保存措施，常被用于体外受精胚胎移植后保存剩余胚胎。因此，胚胎和卵母细胞冷冻保存都是生育力保存的一线方法。根据美国辅助生殖技术学会 2010 年的数据表明，35 岁以下的女性通过冻融胚胎移植，38% 的女性可以得到活产。目前我国胚胎冷冻技术已成熟，但胚胎冷冻要求是已婚女性。同时也仍然存在着法律和伦理问题，如男方去世后女方要求生育、离婚等。但无论如何，胚胎冷冻保存是一种常见、安全、有效、可靠的生育力保存的选择。

3. 未受精卵母细胞的低温保存　该方法适用于青春期后未生育女性及对胚胎冻存有宗教或伦理异议的已婚女性肿瘤患者。卵母细胞冷冻保存应在技术成熟的生殖中心进行。2012 年 10 月起，美国临床肿瘤学会（ASCO）和美国生殖医学会不再认为这一操作为试验性，而是被推荐为未婚女性生育力保存的另一个可行的选择。

4. 卵巢组织冻存与移植　卵巢组织冻存无须卵巢刺激，可立即实施。冻存的卵巢组织可用于将来的移植。卵巢组织冻存技术进展迅速，该方案无须等待性成熟，因此是儿童肿瘤患者可用的唯一方案。但该方案需进一步验证来确定其对白血病患者的安全性。根据《卵巢组织冻存与移植中国专家共识》，卵巢组织冻存有以下筛选标准（表 15-4）。

（1）年龄 ≤ 35 岁，且卵巢储备功能较好；也可以根据卵巢储备情况和个人意愿适当放宽年龄限制。

（2）肿瘤患者必须排除卵巢恶性肿瘤或卵巢转移，转移风险高者需慎用。

（3）原发病预后较好。

（4）由原发病及其治疗导致的早发性卵巢功能不全发生风险高。

（5）能够耐受腹腔镜或开腹卵巢组织活检手术。

（6）距放疗、化疗开始至少 3 天。

（7）患者本人或其监护人的知情同意。

卵巢组织冻存与移植主要适应证：适用于肿瘤、非肿瘤性疾病患者的生育力与卵巢内分泌功能的保护，最佳适应证是青春期前患者，放疗、化疗无法延迟的患者，以及患有激素敏感性肿瘤的患者。虽然卵巢冷冻技术近年来有所发展，但其成熟程度仍不及胚胎和卵子冷冻。

5. 卵巢功能抑制　虽然 GnRH-a 对卵巢保护已被推荐用于化疗过程中保护卵巢功能的策略之一，但是使用 GnRH-a 及其他抑制卵巢功能的方法用于女性肿瘤患者生育力的保存尚存在争议。美国临床肿瘤学会不推荐 GnRH-a 作为生育力保护的标准治疗方式。研究人员认为，在年轻的女性肿瘤患者中，当生育力保存的方法不可行时，GnRH-a 可予以应用以减少化疗所引起早发性卵巢功能不全的可能性。数据表明，与化疗同时使用 GnRH-a 治疗的患者 91% 保留了卵巢功能，治疗组的妊娠率为 19% ～ 71%。因此，GnRH-a 治疗应遵守"一盎司的预防胜过一磅的治疗"原则。

综上所述，对女性未来生育力保护应该提供合适的治疗方案（表 15-4），并对每个治疗方案进行危害性评估，选择个性化方案是临床医师最重要的职责。除此之外，患者心理疏导、心理干预，帮助她们改善生活质量，完善社会角色也是至关重要的。最后，对卵巢功能的保护仍需要多中心大样本的临床数据支持，因此建立国际合作势在必行。

（孙铁成　田　莉）

第 16 章

女性生殖系统疾病的生育力重塑手术

第一节　微创技术及达·芬奇机器人
用于生殖外科手术的优势

　　孕育生命是许多女性渴望的事情，但由于疾病的缘故，她们常发生不孕不育。在现阶段，人工授精、试管婴儿等辅助生殖技术逐渐被更多人接受。但疾病本身未解除，即使有辅助生殖技术也常不能如愿妊娠。在我国，大多数生殖中心并不开展此方面的手术，这些患者只能求助于普通妇科医师，导致很多人从未听说过生殖外科。在国外，生殖外科是一个独立成熟的专业，主要针对与不孕、不育相关疾病的手术治疗。

　　那么，导致不孕、不育，且需要手术治疗的疾病常包括以下几种。

一、子宫内膜异位症

　　子宫内膜异位症是生育年龄女性的多发病，其特征为子宫内膜组织在子宫腔外部生长，常引起痛经、性交痛及不孕。然而，一些患有子宫内膜异位症的不孕女性没有症状。尽管对子宫内膜异位症如何引起不孕的确切机制仍知之甚少，但子宫内膜异位症与无法解释的不孕症之间存在着密切的联系。许多研究表明，中度和重度子宫内膜异位症的治疗可以改善试图自行妊娠或进行生育力治疗的女性的生育力。对于患有子宫内膜异位症的女性，可以通过手术去除或减少骨盆中异常组织的数量。腹腔镜是诊断该病的金标准，不仅可以明确分期，还可以同时进行治疗，如对腹腔内病灶的烧灼、汽化，盆腔粘连的松解，巧克力囊肿的剥除等，不孕患者术后妊娠率可达 50% ~ 66%。而开腹手术术后妊娠率为 54%。

二、子宫肌瘤

　　子宫肌瘤在育龄女性中非常普遍，约 30% 的患者患有子宫平滑肌瘤。并非所有肌瘤都需要去除才能成功妊娠。肌瘤可能无症状也可能引起子宫过度出血、反复流产、疼痛或严重贫血。可以根据子宫肌瘤的位置选择不同的入路进行手术切除。

三、盆腔或宫腔粘连

无论是盆腔粘连或宫腔粘连都会导致生育力出现重大问题。尽管可以在手术过程中去除粘连，但是手术有时也会引起粘连。实际上，先前的腹部手术尤其是盆腔手术是输卵管因素引起不孕的重要危险因素，多次的宫腔操作可引起宫腔粘连。从解剖上看，粘连可能会引起卵巢无法正常排卵，或卵子不能被输卵管伞端拾获，或者输卵管弯曲、堵塞不能运受精卵，再或者受精卵无法在宫腔内着床生长，这就需要通过手术松解粘连。因为手术过程中受损越大发生粘连的概率就越大，所以良好的腹腔镜微创手术技术可以最大程度减少粘连，促进术后输卵管功能的恢复，减少盆腔粘连的发生率。

四、输卵管堵塞与积水

输卵管是精子和卵子受精并成功植入子宫腔的必经之路。输卵管疾病可能导致女性无法受孕，因为精子和卵子不能相遇。先前的盆腔感染，手术或子宫内膜异位症皆可导致输卵管阻塞，在输卵管两端均堵塞的情况下，输卵管中分泌的液体不能排出则可引起积水，合并感染甚至出现积脓。当输卵管严重受损时，需要通过手术切除或者结扎，传统认为输卵管积水会影响体外受精、胚胎着床。在其他情况下，可以通过腹腔镜微创手术恢复输卵管解剖结构以提高自然受孕或其他不孕治疗的可能性。

五、卵巢囊肿

卵巢囊肿在育龄女性中很常见，有些属于生理性，可自行消失，不需要手术。持续数月以上的大囊肿或持续性囊肿可能需要手术。囊肿过大，容易发生蒂扭转时，必须通过手术方式剥除。大多数卵巢囊肿是非癌性，可能是子宫内膜异位症或其他良性过程的结果。患有单纯卵巢囊肿的育龄女性很少发展成癌症，但是手术切除和镜检是明确诊断囊肿类型的唯一方法。

六、先天性结构异常

胎儿发育过程中，可能会发生子宫、输卵管和阴道异常—子宫纵隔、双宫颈和阴道纵隔、横膈、斜隔，这种畸形可能会导致不孕、严重的盆腔疼痛或反复流产。通过手术进行整形使其接近正常的解剖结构是首要的方法。

虽然妇科医师也可治疗这些疾病，但生殖外科医师在该类手术中是有优势的。第一，生殖外科医师积累了全面而丰富的精细解读输卵管造影的经验，在术前对术中和术后的结果有更清晰的预判；第二，生殖外科医师有以生育为主要目标的手术理念，这要求在手术操作中最大程度地保护卵巢、恢复输卵管结构、恢复盆腔解剖结构、保护正常的子宫内膜；第三、根据疾病特点和就诊用药经历，选择最佳手术时间，减少了由于术前药物应用对术后恢复的影响，尤其体现在子宫内膜的修复方面。生殖外科手术一方面能解决部分不孕患者的病因，使其在术后自然受孕，另一方面可以提高辅助生殖技术的成功率。

因以保留生育功能或促进辅助生殖技术为目的，生殖外科主要开展微创外科技术。微创，顾名思义就是微小的创口、创伤，是现代医学外科手术治疗应用的特点，是一个技术名词，是一种在手术治疗过程中只对患者造成微小创伤，术后只留下微小创口的技术。其特点可概括为切口小、创伤小、恢复快、痛苦少。

（一）宫腔镜手术

生殖外科手术主要包括宫腔镜手术和腹腔镜手术。其中宫腔镜手术是经人体自然腔隙—阴道操作，主要处理宫腔内及阴道异常，术后不留创口，使患者更加获益。腹腔镜手术则需在腹部做一个或多个小口，进入腹腔内操作，处理腹腔（盆腔）内的异常。

更详细地说，宫腔镜是医师使用狭窄的光纤望远镜通过阴道、子宫颈插入子宫，可进行检查或操作。单纯的宫腔镜检查或宫腔镜下微小病变去除术后恢复快，可在门诊或日间完成手术。宫腔镜检查正在逐渐替代盲目的诊断性刮宫寻找不规则阴道出血的宫内原因。有很多不规则出血的患者，超声提示子宫内膜增厚，诊断性刮宫又刮不出增厚的内膜组织，这通常是子宫内膜息肉的表现，宫腔镜检查并对可疑病变直视下活检是诊断子宫内膜息肉的金标准。当把宫腔镜用作治疗时，可进行宫内异物取出术、宫腔粘连分离术、子宫肌瘤切除术、子宫纵隔切除术，持续、严重的月经过多可采用宫腔镜下子宫内膜切除术。随着宫腔镜微型器械的不断完善和无创技术的广泛应用，宫腔镜已经发展成安全、微创、手术预后极好、并发症极少的一项技术，被誉为微创领域最成功的典范。宫腔镜手术除了微创的特点外还能明显改善生殖预后，其术后妊娠率高达 78%，明显高于传统手术，为广大患者提供了更加人性化的微创诊治技术。

（二）腹腔镜手术

腹腔镜是一种带有微型摄像头的器械。腹腔镜手术就是利用腹腔镜及其相关器械进行的手术：使用冷光源提供照明，将腹腔镜镜头（直径为 3～10mm）插入腹腔内，运用数字摄像技术使腹腔镜镜头拍摄到的图像通过光导纤维传导至后级信号处理系统，并且实时显示在专用监视器上。然后医师通过监视器上所显示患者器官不同角度的图像对患者的病情进行分析判断，并且运用特殊的腹腔镜器械在腹腔操纵，对病变组织进行探查、电凝、止血、组织分离与切开、缝合等操作。腹腔镜手术多采用 2～4 孔操作法，其中一个开在人体的脐上，避免在患者腹腔部位留下长条状的瘢痕，恢复后，仅在腹腔部位留有 1～3 个 0.5～1cm 的线状瘢痕，可以说是创面小、痛楚小的手术，因此也有学者称为"钥匙孔"手术。腹腔镜手术的开展，减轻了患者开刀的痛楚，同时使患者的恢复期缩短，并且相对降低了患者的支出费用，是近年来发展迅速的一个手术项目。

生殖外科可将腹腔镜用于：①寻找不孕的原因，确定矫治方法，同时行盆腔粘连分解及输卵管整形术，判断生殖预后和结果。②子宫内膜异位症的诊断、分期、电凝或切除及治疗效果的随访。③了解生殖道畸形部位、卵巢形态，必要时活检；卵巢囊肿开窗、引流、卵巢肿瘤剥出术，附件切除术，输卵管系膜囊肿切除术，子宫肌瘤、腺肌瘤剥除，子宫腺肌病切除等。④进行盆腔感染性疾病病原体的检查，并同时行盆腔粘连分解、脓肿切开引流、输卵管卵巢囊肿切除术。⑤生殖助孕．成熟卵子吸取、配子体输卵管内移植术，多囊卵巢穿刺、打孔术。

相比较于传统的开腹手术，腹腔镜手术具有以下优势。

1. 刺激小，恢复快。腹腔镜手术在密闭的盆腔、腹腔内进行，对腹腔内器官扰乱小，避免了空气和空气中尘埃细菌对腹腔的刺激和污染。术中很少缝线或无须缝线，以电切电凝操作为主，对血管先凝后断，止血彻底，出血量极少，患者受到的创伤远远小于开腹手术，术后很快恢复健康，无并发症和后遗症。手术结束前冲洗彻底，保持腹腔清洁。因而术后肠功能恢复快，可较早进食，又极大减少了术后肠粘连的因素。

2. 微创，美观。传统手术瘢痕呈长线状，影响外观。腹腔镜手术是真正微创手术的代表，创伤减小，手术过程和术后恢复轻松，痛苦少。腹壁戳孔小（3～10mm）、分散而隐蔽，愈合后不留瘢痕，特别适合女性美容的需求。

3. 手术由专业医师操作，短时间内即可完成治疗，不影响正常生理功能，术后早期可下床，睡眠姿势相对随意，极大减轻了家属陪伴护理的强度。术后即可恢复正常生活和工作。同时医院病床周转率加快，可以使更多患者受益，也减轻了患者的经济负担。

4. 一般采用全身麻醉，各项监护完备，安全性显著增加。

5. 戳孔感染远比传统开刀的切口感染或脂肪液化少。

6. 腹壁戳孔取代了腹壁切口，避免了腹壁肌肉、血管和相应神经的损伤，术后不会出现腹壁薄弱和腹壁切口疝，不会因为腹壁肌肉瘢痕化而影响运动功能，不会因为腹壁神经切断而引起相应皮肤麻木。

7. 多角度"视察"，效果直观。腹腔镜可以在不牵动腹腔器官的前提下从不同角度和方向进行检查，甚至可以看到一些很深的位置，达到直观检查的效果，无漏诊，无误诊，治疗效果不比传统开腹手术差。

8. 一般腹腔镜手术者在 2 周后即可恢复正常的性生活，而一般不孕症患者，在进行输卵管检查或整形手术后，建议患者术后 1 个月再同房。

似乎腹腔镜技术已接近完美，其实不然。子宫肌瘤、卵巢囊肿过大，或者盆腹腔粘连、子宫内膜异位症严重时，人工操作则会受到限制，手术进展困难，随着时间延长，人的精力也是有限的，因此，也有极少数的患者会中途改行开腹手术。

（三）机器人腹腔镜手术

随着科技发展，工厂里越来越多的操作都由相应的机器完成，生活中也可见到各种各样的机器人，同样，临床上一些操作也可由机器人完成。

达·芬奇外科手术系统就是典型的例子，它是一种高级机器人平台，其设计的理念是通过使用微创的方法实施复杂的外科手术。达·芬奇机器人由外科医师控制台、床旁机械臂系统、成像系统 3 部分组成。手术操作上类似于普通腹腔镜手术，只不过每一步的操作是由手术医师在控制台操控机械臂来完成，相当于让外科医师拥有一双更高清的眼、一双更灵活的手。在网络发达的今天，甚至还可远程操作。

相比于一般的腹腔镜手术，达·芬奇手术机器人独具的优势如下。

1. 从患者角度

（1）手术操作更精确，与腹腔镜（二维视觉）相比，因三维视觉可放大 10～15 倍，手术精确度显著增加，术后恢复快，愈合好。

（2）曲线较腹腔镜短。

（3）创伤更小，使微创手术指征扩大，减少术后疼痛，缩短住院时间，减少失血量，减少术中的组织创伤和炎性反应导致的术后粘连，增加美容效果，使患者更快投入工作。

（4）术中对机体损伤显著减小。

2. 从术者角度

（1）增加视野角度，减少手部颤动，机器人"内腕"较腹腔镜更为灵活，能以不同角度在靶器官周围操作，能够在有限狭窄空间工作。

（2）使术者在轻松的环境下工作，节省体力，减少疲劳，更集中精力。

（3）减少参加手术人员，提高效率，降低人力成本。医师有利之处归根结底还是为患者。如机器人提高精确度，能节省手术时间，从而减少术者疲劳，这样可以进一步防止术者手部颤动，使术者精力更集中、手术更完美。

但机器人做外科手术的成本比较高，每台医用机器人的最高成本达 200 多万美元，造成机器人手术的成本不能大幅降低。因此，手术费用明显比常规手术要高。

目前在我国批准上市的只有美国生产的达·芬奇机器人手术系统，中国和日本等也在加紧研制。

在美国的一些一流医院，机器人行微创手术的比例已经超过全院外科手术的 50%，很多接受达·芬奇手术的患者，因为伤口小，损伤小，恢复非常快，可以做到手术后 24 小时出院。目前在我国其属新兴市场，由于装机数量的局限，手术渗透率还很低。

（汤惠茹）

第二节　卵巢疾病恢复生育力手术

一、卵巢的结构及生理功能

卵巢是每位女性身体内最宝贵的一对生殖器官，属于女性性腺，其主要的功能是产生和排出卵细胞，实现生育功能；并分泌性激素，以促进和维持女性性征。卵巢位于女性下腹部的盆腔深部，分居左右两侧，呈扁椭圆形，育龄期卵巢长约 4cm，宽约 3cm，厚约 1cm，加起来有 5～6g，与同侧的输卵管相连（图 16-1）。一般而言，左、右卵巢每月规律地交替排出一个成熟卵泡，但也有部分女性的排卵没有明显的左、右交替规律（图 16-2）。

卵巢能否正常发挥作用主要取决于其储备功能，卵巢储备功能是指卵巢内原始卵泡的数量。女婴出生后，原始卵泡不再增加，卵巢皮质内的原始生殖细胞数量也不再增加。在女童阶段，卵巢内的原始卵泡处于"休眠"状态，女童的发育不受性激素影响。当女孩进入青春期，原始卵泡开始发育成有功能的窦状卵泡，一方面，分泌雌激素、孕激素和雄激素，启动青春期，女孩逐渐出现乳腺发育，阴毛生长，身高剧增；另一方面，女孩的生殖器官，如外阴、阴道及子宫发育成熟；月经初潮，月而复始。进入 20～30 岁时，卵巢正常分泌雌激素、孕激素及少量雄激素，使女性被滋润；同时卵巢每个月排出 1～2 颗成熟的卵泡，为孕育下一代提供最重要的卵母细胞，卵子与男性的精子结合后形成的受精卵即为下一代，这一时期是女性生育力最强的时期，称为育龄期。当女性步入 35 岁时，卵巢内原始卵泡数量急剧下降至 25 000 枚，卵巢皮质开始变薄，卵巢功能开始下降，到了 50 岁左右，卵巢内的原始卵泡接近耗尽，排卵渐趋停止，卵巢功能基本停止，进入绝经期。

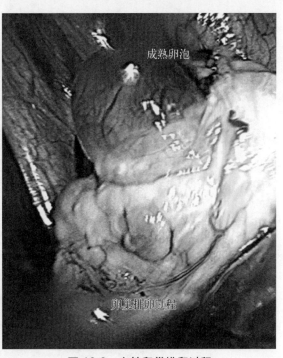

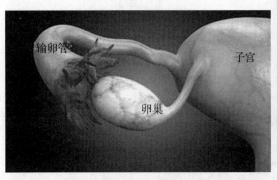

图 16-1　女性内生殖器官：子宫、输卵管和卵巢　　　图 16-2　女性卵巢排卵过程

二、认识卵巢疾病

卵巢是人体的一种器官，可能出现功能障碍，也可能发生器质性病变，两者可以相伴出现，也可以独立出现。

（一）卵巢功能障碍性疾病

当卵巢不能正常工作时，女性会出现月经不规律、异常子宫出血、闭经或不孕不育等情况。妇科医师通过结合患者年龄、检测月经期性激素和抗米勒管激素、妇科超声测量双侧卵巢窦状卵泡数目综合评估该患者的卵巢储备功能。卵巢内功能性卵泡过多或过少都会影响卵巢执行其正常功能，临床上主要包括以下两大类疾病。

1. 早发性卵巢功能不全　正常中国女性出现卵巢衰竭进而绝经的年龄是 48 ～ 52 岁。早发性卵巢功能不全，也就是我们熟知的"卵巢早衰"，指女性在 40 岁之前发生卵巢功能衰竭、内分泌和生殖功能的终止（Nelson，2009；中华医学会妇产科学分会绝经学组，2016）。原发性卵巢功能不全的原因可以是单一因素，也可以是多因素作用的结果（图 16-3）。诊断依据：育龄期女性逐渐出现月经失调或突然出现闭经，伴随潮热、多汗、精神睡眠差、阴道干涩、性欲下降、泌尿系统萎缩症状等；卵巢功能检查提示卵泡刺激素升高、雌二醇低下、AMH 下降；B 超提示双侧卵巢萎缩、偏实，未见卵泡声像。

2. 多囊卵巢综合征　是一种以高雄激素血症、排卵障碍及卵巢多囊样改变为特征的病变，在我国的发病率高达 5% ～ 10%。育龄期女性出现月经不规律（月经周期延长、异常子宫出血）、不孕、高雄激素体征（多毛、面部痤疮）、高胰岛素体征（颈背部皮肤发黑呈天鹅绒样改变）、肥胖等症状时应警惕是否有多囊卵巢综合征（图 16-4）。

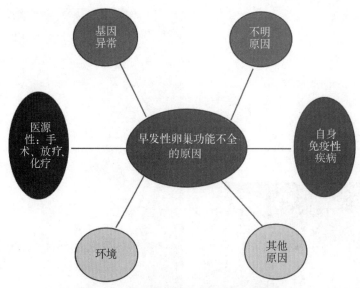

图 16-3　早发性卵巢功能不全常见病因

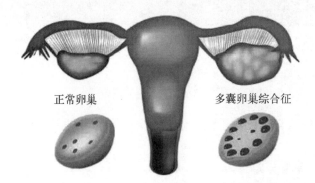

图 16-4　正常女性的卵巢与多囊卵巢综合征的卵巢示意图

（二）卵巢囊肿

卵巢器质性疾病多以卵巢囊肿的形式出现。所有在卵巢上出现的,形状如囊袋样的肿块,都称为卵巢囊肿,包括以下几类（图 16-5）。

1. 生理性卵巢囊肿

（1）黄体囊肿:育龄期女性每个月排卵后会形成卵巢黄体囊肿,我们称为生理性卵巢囊肿,这样的生理性囊肿不需要用药,在一个生理周期过后,它就会慢慢消失。妊娠早期女性,行盆腔超声检查也常发现卵巢囊肿,属于妊娠期黄体囊肿,通常在妊娠 12 周之后消失。

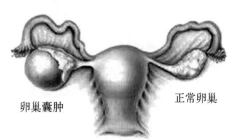

图 16-5　正常卵巢与卵巢囊肿示意图

（2）黄素化囊肿:妊娠滋养细胞肿瘤患者,由于滋养叶细胞释放大量的人绒毛膜促性腺激素,刺激卵巢产生黄素化囊肿。这类囊肿随着原发疾病的治疗会自行消失,无须特殊治疗。

2. 病理性卵巢囊肿

(1) 非肿瘤性质

1) 卵巢子宫内膜异位囊肿：俗称卵巢巧克力囊肿，有生物功能的子宫内膜异位种植在卵巢表面皮质，继续往卵巢髓质内生长，形成囊肿，囊内异位子宫内膜受卵巢激素影响周期性来"月经"，日积月累，囊肿逐渐增大，反复不全破裂，与周围组织粘连，是一类良性病变，但具有"恶性"行为（图 16-6）。其常见于卵巢功能成熟的育龄期女性，青春前期及绝经后期的人群少见。临床上多有继发性痛经、性交痛及不孕等症状；血清肿瘤标志物 CA125 轻度升高，一般不超过 200U/L。超声表现为卵巢囊肿内充满点状细弱光点。妇科查体发现囊肿常位于盆腔两侧，粘连固定于子宫后方，不活动，常有压痛。卵巢巧克力囊肿可以持续破坏卵巢内储备的窦状卵泡，导致卵巢功能下降、不孕，因此需要手术处理。

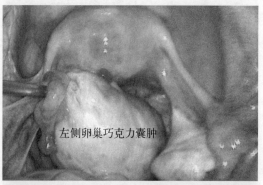
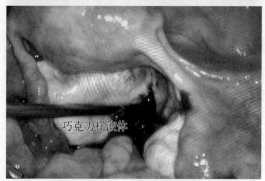

图 16-6　卵巢巧克力囊肿

2) 输卵管卵巢囊肿：这一类非肿瘤性囊肿是由于盆腔炎症引起输卵管脓肿，输卵管炎症导致输卵管与卵巢粘连融合形成卵巢输卵管脓肿，炎症局限后，逐步形成输卵管卵巢囊肿。因此如出现盆腔炎症，则一定要及时规范足疗程抗感染治疗。

(2) 肿瘤性质：肿瘤性质的卵巢囊肿，也就是卵巢肿瘤，有良性、恶性之分，也有的为两者之间交界性的，是一个逐渐演变的过程。卵巢组织成分非常复杂，是全身各器官原发肿瘤类型最多的器官。卵巢肿瘤的发生年龄分布还是比较广的，年轻女性到老年女性都会发生。

1) 卵巢良性肿瘤：根据卵巢肿瘤组织来源，卵巢良性肿瘤最常见的有卵巢浆液性瘤、卵巢黏液性瘤和卵巢畸胎瘤。①卵巢浆液性囊腺瘤：占卵巢良性肿瘤 25%，多为单侧，囊性，囊内充满淡黄色清亮液体。②卵巢黏液性囊腺瘤：占卵巢良性肿瘤 20%，多为单侧，体积较大，多房，囊内充满胶冻样黏液。③卵巢畸胎瘤：占卵巢良性肿瘤的 10%～20%，多为单侧，可发生于任何年龄，20～40 岁居多，97% 的畸胎瘤是良性的，仅有少部分为未成熟畸胎瘤，为恶性肿瘤。卵巢畸胎瘤来源于自身卵巢的生殖细胞，瘤体含有人体外胚、中胚、内胚组织，所以瘤体内含有脂质、毛发、牙齿、骨骼、神经组织、甲状腺组织等。因此，畸胎瘤典型的超声表现为混合性包块，典型的能看到油液分层，毛发、骨骼的特殊声像超声的确诊率高。畸胎瘤一旦发现，无论良性、恶性都建议手术。其原因包括：卵巢畸胎瘤的存在可能破坏正常卵巢功能，影响女性的生育力；肿瘤良性、恶性需要手术切除病理确诊；由于畸胎瘤内成分多样，重量中等，体位改变时容易发生卵巢蒂扭转，这是一类妇科急诊，若扭转时间过长，卵巢缺血会坏死，就不能保留卵巢，必须手术切除。对于还有生育要求的女性来

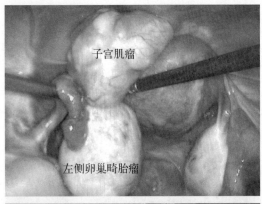

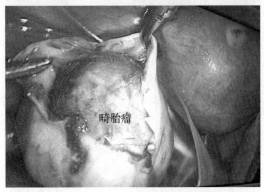

图 16-7　卵巢畸胎瘤

说，其等于生育力下降了 50%。所以，虽然绝大部分畸胎瘤是良性的，但还是建议尽早手术（图 16-7）。

2）卵巢交界性肿瘤：是指在生长方式和细胞学特征方面介于良性和恶性的同类肿瘤，无明显间质浸润，且与同样临床分期的卵巢癌相比，大多预后好得多的卵巢肿瘤。卵巢交界性肿瘤恶性程度较低，主要病理类型为浆液性和黏液性，也有子宫内膜样、透明细胞样等分类，但均非常少见。

3）卵巢恶性肿瘤：是女性生殖器官常见的恶性肿瘤之一，包括卵巢上皮性恶性肿瘤（黏液性囊腺癌、浆液性囊腺癌、子宫内膜样腺癌等）、卵巢生殖细胞恶性肿瘤（未成熟性畸胎瘤、无性细胞瘤、内胚窦瘤和卵黄囊瘤）和卵巢性索间质恶性肿瘤（颗粒细胞瘤、颗粒卵泡膜细胞瘤和支持-间质细胞瘤）。由于卵巢肿瘤生长部位在盆腔深部，早期症状不明显，2/3 以上的初诊患者发现时已是中晚期，这也是卵巢恶性肿瘤病死率居高不下的主要原因。卵巢恶性肿瘤可以发生于女性的任何年龄，其中 40～60 岁高发。对于早期识别卵巢癌，目前确实没有特异性检查方法和手段。女性坚持每年体检，盆腔超声是首选的最简便的筛查方法，妇科双合诊和三合诊必不可少，必要时筛查血清肿瘤标志物。当出现腹部不适和持续存在的消化道症状，如腹胀、腹痛、食欲缺乏、不明原因进行性消瘦等，有卵巢功能失调所致的症状，如月经紊乱、不孕等，出现下肢水肿等压迫症状时，应立即就诊。

4）卵巢疾病的急腹症：妇科急腹症中有一类与卵巢疾病有关，就是卵巢肿瘤蒂扭转或者卵巢囊肿破裂。

卵巢肿瘤蒂扭转多发生于瘤蒂长、中等大、活动度良好、重心偏于一侧的肿瘤（如卵

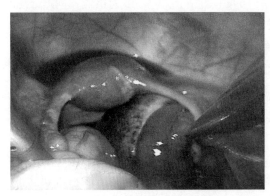

图 16-8　右侧卵巢肿瘤蒂扭转

巢畸胎瘤），在体位突然改变时发生，表现为突发剧烈的一侧下腹疼痛，疼痛呈阵发性，定位明确；伴恶心、呕吐，超声检查常提示卵巢囊性增大，卵巢门的血流信号减少或消失。当不全扭转的蒂部自然复位或肿瘤完全坏死时，腹痛可减轻（图 16-8）。

卵巢黄体破裂多发生于女性黄体期，性生活后或者剧烈运动后，少数为自发破裂，表现为逐渐加重的腹痛，伴肛门坠胀感，内出血多表现为恶心、头晕、心悸等，体格检查发现血

压低，心率快，面色苍白，腹部压痛反跳痛等，血常规提示血红蛋白下降，超声检查提示盆腹腔大量积液，盆腔附件区混合性包块，此时要考虑卵巢黄体破裂合并腹腔内出血。

三、卵巢疾病恢复生育力的手术

卵巢可分泌雌孕激素，进而维持女性生理功能及性征，卵巢与女性生殖及生活质量密切相关。绝经前切除卵巢可严重影响患者的生活质量，增加患者发生心血管疾病、骨质疏松及代谢紊乱的风险。因此，对于卵巢疾病的手术，无论良性、恶性，医者在手术操作去除病灶的同时，要有保护卵巢功能的意识，术中要尽可能多地保留卵巢皮质，尽可能少地使用电凝等能量器械。而输卵管应该尽可能保留，因为切除输卵管也可能影响部分卵巢的血供。

（一）卵巢功能障碍性疾病

1. 早发性卵巢功能不全　目前尚无有效的治疗方法，新近有研究发现，通过腹腔镜对衰老的卵巢皮质进行锐性划痕，可能激发沉睡中的"卵巢"促进卵泡发育，其有效性尚待研究证实。

2. 多囊卵巢综合征　多数通过生活方式调整、药物促排卵治疗可以改善卵巢排卵功能，获得妊娠。腹腔镜卵巢打孔术（laparoscopic ovarian drilling，LOD），作为多囊卵巢综合征二线治疗方案，不常规推荐，主要适用于药物（如氯米芬、来曲唑）促排卵治疗无效、顽固性黄体生成素（LH）分泌过多、因其他疾病需腹腔镜检查盆腔、随诊条件差不能进行促性腺激素治疗监测者。建议选择体重指数（BMI）≤ 34kg/m^2、基础 LH > 10U/L、游离睾酮水平高的患者作为 LOD 的治疗对象。通过 LOD 治疗，可以促使卵巢恢复排卵功能一段时间。LOD 可能出现的问题包括治疗无效、继发盆腔粘连、卵巢功能减退等。手术方法：多数研究采用腹腔镜下单极电针打孔，设定单极为 30W，电针穿入卵巢髓质后打孔，每侧卵巢打 4 个孔，每个孔接通单极后停留 5 秒。这样既可以保证多囊卵巢的有效打孔，又避免了卵巢过度电凝引起的卵巢功能减退。

（二）卵巢子宫内膜异位囊肿恢复生育力手术

卵巢子宫内膜异位囊肿，由于囊内随着月经周期变化反复出血，囊肿逐渐增大，将卵巢皮质"挤压"变薄；同时由于反复出血，常有囊肿不全破裂的情况，合并散在的盆腔子宫内膜异位症，与周围组织（子宫、输卵管、盆壁、骶主韧带、膀胱或肠管）致密粘连，这一特点与卵巢肿瘤完全不一样。临床上卵巢子宫内膜异位囊肿剥除手术多可采用腹腔镜微创操作，即使囊肿较大或者与周围组织粘连严重，也可以通过术前使用促性腺激素释放激素激动剂（GnRH-a）预处理以便腹腔镜施术，很少采用开腹手术。即使是腹腔镜微创手术，术中仍有可能破坏卵巢功能及损伤卵巢周围的组织或器官，对手术医师的资质和经验要求较高。对于初治的卵巢子宫内膜异位囊肿，一定要就诊正规的医院，选择有Ⅲ～Ⅳ级腹腔镜操作资质的医师施术。

腹腔镜卵巢子宫内膜异位症手术的关键步骤如下。

1. 分离粘连　卵巢巧克力囊肿常与周围组织广泛致密粘连，所以首先采用超声刀或者分离钳钝锐性分离卵巢囊肿与周围组织粘连，充分游离病灶。操作中常导致囊肿破裂，流出巧克力样液体。当卵巢囊肿与阔韧带后叶、骶主韧带致密粘连时，要谨防输尿管损伤，此时，最好先将输尿管游离出来。

2.识别囊肿壁与卵巢皮质界线 自巧克力囊肿破口处延伸,显露囊肿腔。若卵巢无粘连,手术切口应选自卵巢囊肿病灶表面最薄处,尽量远离卵巢门,可采用剪刀打开囊肿。为避免损伤卵巢皮质、卵巢血管和系膜,避免多次剪切,避免破口开得过大。

先吸净囊肿液,生理盐水反复冲洗囊腔。接着检查囊肿壁以排除恶性可能,任何可疑之处均取活体组织送病理检查。对于卵巢囊肿与卵巢皮质粘连致密的病例,为更好地识别和显露囊肿壁,可将稀释的血管升压素（0.4U/ml）注射到囊肿表面,既可以通过水压分离囊肿壁与卵巢皮质间隙,又能减少囊肿剥除过程中的出血。需要注意的是,术中血管升压素给药前请告知麻醉医师,它可能会导致一些心血管并发症,如心动过缓和高血压。

3.剥离囊肿壁 用2把分离钳分别夹囊肿壁及卵巢皮质,轻柔地应用力与拮抗力将囊肿壁自卵巢实质分离。避免过度用力撕拉卵巢组织,否则会撕伤卵巢组织,引起大量出血。由于增加止血和电凝的操作而损伤正常卵巢组织。

4.缝合成形卵巢皮质 完整剥除囊肿壁后,需要止血及重建卵巢皮质。生理盐水冲洗卵巢皮质,仔细检查分离面的出血点,尽量采用可吸收线缝合止血或仅用双极电凝精准点状电凝出血点,切忌电凝卵巢门、过度电凝或者大面积电凝卵巢皮质,否则出现卵巢不可逆的损伤引发术后卵巢功能下降甚至衰竭。缝合止血时,进针时不要对准卵巢,以免刺到卵巢动静脉,这样可能增加出血,另外,打结后还可能影响卵巢血供。

卵巢皮质止血后,原则上采用可吸收缝线按照卵巢结构成形"新"卵巢。采用可吸收线兜底荷包缝合卵巢髓质成形卵巢,缝合线裹于卵巢内,避免日后缝线显露引起粘连;也避免将卵巢皮质包埋在髓质内导致术后排卵障碍。

（三）卵巢良性肿瘤恢复生育力手术

1.通用原则 由于卵巢肿瘤组织学多样性,尽管术前评估考虑良性肿瘤,手术中仍然需要按照肿瘤手术的思路,无论开腹还是腹腔镜,在操作之前应该先留取盆腔积液或者生理盐水冲洗盆腔液,预留冲洗液送细胞病理学检查,这对后续可能的卵巢恶性肿瘤的病理分期有帮助。肿瘤直径＜8cm,可将卵巢肿瘤放到标本袋中操作;如果肿瘤直径超过10cm,建议在肿瘤最薄部分缝合一小荷包,吸净囊内液缩小瘤体后再将卵巢放在标本袋内操作。为了避免能量器械对卵巢功能的损伤,用剪刀小心打开肿瘤表面,从肿瘤手术的无瘤原则的角度思考,应该尽可能避免肿瘤破裂而造成盆腔污染。

2.手术原则 卵巢畸胎瘤通常间隙比较清楚,可以钝性分离间隙,分离中透过薄薄的囊壁,我们可以清晰地看到黄色脂质和黑色毛发成分,避免使用电凝,以免对卵巢储备功能造成损害。如果是黏液性囊腺瘤或浆液性囊腺瘤,囊壁通常很薄,囊内多房,剥除过程中容易溢出囊液,可考虑先直接刺破囊肿,吸尽囊液后将卵巢肿瘤放在标本袋内剥离,这样可以尽量避免囊内液溢出到盆腔。

首先,剥离出来的卵巢囊肿先放在标本袋内,止血,缝合卵巢。止血和缝合成形卵巢的原则和方法同卵巢子宫内膜异位囊肿。

其次,将标本袋经腹腔镜手术切口拖到腹壁外,在标本袋内将囊肿刺破,注意标本袋完整。避免囊肿污染腹腔。避免遇到意外发现的卵巢癌,最大限度地减少术中肿瘤细胞污染,降低复发转移的风险。

（四）卵巢交界性肿瘤恢复生育力手术

由于卵巢交界性肿瘤的恶性潜能低，对于年轻、有保留生育功能愿望的患者，可在全面分期手术时行单侧附件切除术，保留子宫和健侧卵巢。术后一般不选择辅助性化疗。对于已经完成生育的女性，可行全子宫，双侧输卵管、卵巢，大网膜，阑尾切除术和（或）淋巴结清扫术。

卵巢交界性肿瘤保留生育功能的指征：①患者年轻、渴望生育；②确定为Ⅰ期，对侧卵巢和输卵管正常；③术后有条件长期随访。

年轻患者如一侧卵巢有肿瘤，一般进腹后留取腹水或腹腔冲洗液，然后先做卵巢肿瘤剥除术，剖视肿瘤标本有可疑时送术中快速冷冻切片。如病理报告为交界性卵巢肿瘤，则行患侧输卵管卵巢切除，保留子宫和健侧输卵管卵巢；如果为双侧卵巢交界性肿瘤，则行双侧卵巢肿瘤剥除术，保留子宫和双侧输卵管卵巢。同时仔细探查盆腔及上腹部。

关于是否对对侧卵巢剖检，临床上存在争议，有学者认为术后易出现卵巢周围粘连而导致不孕；而且多数报道发现肉眼外观正常的卵巢镜下分析也无病灶，因此对对侧卵巢活检的价值提出疑问。

（五）卵巢恶性肿瘤恢复生育力手术

手术和放疗、化疗虽然能够使患者获得生存机会，但常带来不同程度的生育功能损害，造成其生理及心理上的痛苦，在改善卵巢恶性肿瘤患者生存率的同时，尽可能保护患者的生育功能成为治疗中的重要问题。

1. 卵巢恶性生殖细胞肿瘤

（1）任何期别的恶性生殖细胞肿瘤都可以行保留生育功能手术，手术方式同交界性卵巢肿瘤。

（2）除Ⅰ期无性细胞瘤和Ⅰ期 G_1 级的未成熟性畸胎瘤外，其他患者均需化疗，常用化疗方案为 BEP（博来霉素＋依托泊苷＋顺铂）方案。化疗期间，可加用促性腺激素释放激素激动剂保护卵巢，减轻化疗药物对卵巢的损害。

2. 卵巢恶性上皮性肿瘤

（1）保留生育功能的指征及方法：对于年轻、有强烈保留生育功能愿望的患者，符合ⅠA期 G_1 级分化者可行患侧附件切除（保留子宫）＋全面分期手术；ⅠB期也可行双侧附件切除（保留子宫）＋全面分期手术。

（2）术后的辅助化疗对预后非常重要，临床上多采用以铂类为基础的联合化疗，其中铂类联合紫杉醇为一线化疗方案"金标准"，常用的有 TC 方案（紫杉醇＋卡铂）、DC 方案（多西他赛＋卡铂）等。

（六）卵巢急腹症恢复生育力手术

1. 卵巢肿瘤蒂扭转　卵巢扭转的蒂由骨盆漏斗韧带、卵巢固有韧带和输卵管组成。发生急性扭转后静脉回流受阻，瘤内极度充血或血管破裂瘤内出血，致使瘤体迅速增大，后因动脉血流受阻，肿瘤发生坏死变为紫黑色，可破裂和继发感染，卵巢可能也将不可挽回地坏死，最终只能切除。因此，卵巢扭转一旦诊断，应立即行手术探查。

既往传统教学理论认为，术中探查发现卵巢皮质紫黑说明已坏死，卵巢扭转复位后容易导致机体发生血栓栓塞，建议切除扭转的卵巢。近年来，附件扭转的处理策略变化很大，目前临床医师大多推荐进行卵巢复位，甚至对于外表呈蓝紫色的卵巢依旧适用。

手术方式：建议行腹腔镜手术复位卵巢，但包块直径＞10cm 或怀疑恶性肿瘤者建议开腹手术。术中除非卵巢已经坏死游离于盆腔而不得已取出，即使见卵巢皮质呈紫黑色、复位后观察卵巢血供未恢复并不能说明卵巢坏死。卵巢复位后术后随访 B 超，复位的卵巢恢复功能的可能性仍然较大。强调出现症状的 24 小时内手术有利于保留卵巢。

正常附件发生扭转者再次发生扭转的概率为 63.6%，因此，对于先天性卵巢韧带过长、反复扭转或无诱因扭转者，为了减少对于其远期生育力的影响，可行卵巢固定术。具体方法是，用可吸收或不可吸收线缝合卵巢皮质至盆腔侧壁、子宫背部或同侧宫骶韧带，使用圈套器缩短卵巢固有韧带同样可行。

2. 黄体破裂　由于黄体破裂所致的反复出血概率较小，因此一旦病情稳定后，在严密观察下非手术治疗成功可能性较大。对考虑内出血多甚至出血性休克者，建议尽早行手术探查止血，剥除出血的卵巢黄体组织后再用可吸收线缝合卵巢。术中同时清除积血，输血纠正贫血。

小结：卵巢是女性最重要的器官之一，在卵巢疾病的治疗中应充分考虑保留其内分泌及生育功能。

（魏蔚霞）

第三节　输卵管疾病恢复生育力手术

输卵管肩负着拾卵、运输精子、受精并最终将胚胎运至宫腔着床的责任。输卵管是生命诞生的起源地，人类生命最初的 4 天就是在这里度过的。正常的输卵管结构和功能包括输卵管管腔通畅、平滑肌的正常蠕动及其黏膜上皮各细胞结构和功能的完善。输卵管的功能非常复杂，任何导致输卵管的损害将可能影响拾卵、受精等过程。至今为止，输卵管拾卵及运输功能的调控机制尚不完全明确，激素水平、情绪、自主神经都有调节作用，紧张的情绪和迫切受孕的心理都会干扰输卵管伞端捡拾卵子，或者通过影响输卵管的蠕动节律从而影响配子和胚胎的运输，最终导致不孕。

纤细的输卵管极其脆弱，极易受到外来和内在的病原体的攻击，输卵管炎多由病原体感染引起，包括葡萄球菌、链球菌、大肠埃希菌、淋球菌、衣原体等。生殖道的感染、阑尾炎、肺结核、子宫内膜异位症，还有流产、宫腔操作包括上避孕环、取避孕环等都可能引发输卵管炎症、管腔粘连、管壁纤维化，最终导致输卵管阻塞和积水形成，丧失拾卵和运输的功能。

输卵管因素性不孕症占所有不孕人群的 30%～35%，提示我们要精心呵护我们的输卵管。手术是治疗输卵管阻塞的主要方法。以往由于缺乏针对输卵管疾病的治疗指南，传统手术治疗效果不佳，但是随着腹腔镜技术的出现和微创手术技术的发展、手术设备的改进，图像得以放大，便于辨认输卵管微小病变，腹腔镜手术效率日趋提高，使得人们开始着眼于生殖相关输卵管性疾病的微创手术，生殖医师也更加全面、科学地评估患者输卵管的病情，制订综合的治疗计划，提高手术疗效，或将手术治疗与体外受精胚胎移植（IVF-ET）即我们熟知的试管婴儿等助孕手段完美结合，以改善生育结局。

一、输卵管阻塞

炎症、既往手术粘连等都可导致输卵管阻塞，输卵管阻塞部位不同，手术方式也不同。

（一）输卵管近端阻塞

子宫输卵管造影图像中无造影剂充盈输卵管就一定是近端输卵管阻塞吗？输卵管相关病变中，近端阻塞占 10% ～ 25%。近端阻塞可以分为输卵管梗阻和输卵管闭塞（真性阻塞）两种类型。大多数的输卵管梗阻是由黏液栓、非结晶性物质如组织碎片阻塞或痉挛导致，而输卵管闭塞为结节性输卵管炎或闭锁性纤维化导致。另外，子宫内膜异位症患者，即便盆腔病变不很严重，也可造成输卵管管腔黏液栓存在，管腔压力升高，引起输卵管近端阻塞；另外，应用 GnRH-a 治疗后再次行 HSG 检查发现近端输卵管通畅，也表明近端输卵管梗阻可能和子宫内膜异位症相关。

针对输卵管近端梗阻的手术治疗可选择：输卵管插管疏通术、输卵管吻合术、输卵管子宫角植入术等。其中输卵管插管疏通术是治疗输卵管近端阻塞最常用和有效的方法。在宫 - 腹腔镜引导下，将带有导丝的细径导管插入输卵管腔，进行亚甲蓝溶液及导丝疏通。一般情况下，除了闭锁性纤维化和结节性输卵管炎，近端的阻塞都可以在导丝下予以疏通。如果输卵管近端阻塞不能用插管方法疏通，可以考虑输卵管吻合或子宫角植入术。但相关报道多为早期研究，临床效果有待评价，而且随着辅助生殖技术的推广，近端插管失败的患者更多的推荐体外受精胚胎移植治疗。此外，当输卵管远端同时存在较严重的闭锁性病变时，近端插管则不予以考虑，直接推荐患者行体外受精胚胎移植治疗。

输卵管近端阻塞的诊断主要基于子宫输卵管造影的结果，但子宫输卵管造影对近端阻塞诊断的假阳性较高，有资料报道，子宫输卵管造影判定的近端阻塞中有 60% 在 1 个月后再次造影时发现是通畅的，可能与输卵管痉挛造成间歇性阻塞有关。还有研究者发现，近端输卵管阻塞可能预示着输卵管腔内压力升高，而管腔内充盈压力升高者的妊娠结局很差。当管腔压力很高时，即便用导丝疏通了输卵管，但妊娠的结局也很差。此种输卵管管腔压力升高可能与子宫内膜异位症相关。

（二）输卵管中段病变

输卵管中段阻塞，主要是输卵管结扎术导致的医源性峡部阻塞，也有炎症所致输卵管阻塞。输卵管绝育术曾是女性避孕的常用方式之一。但是，随着我国三孩政策的放开，一部分输卵管结扎的女性有再生育的要求，输卵管中段吻合术可以解决这部分女性再生育的需求。输卵管吻合手术中，需要切除结扎后的瘢痕组织或炎症阻塞部分，将两断端靠拢缝合达到输卵管再通。推荐的手术方法为，使用单股不可吸收的 5-0 或 6-0 缝合线，分层缝合输卵管管腔与系膜，管腔缝合 3 ～ 4 针，系膜可根据情况连续缝合。手术成功的关键是，尽量多地保留输卵管管腔外面的系膜组织，缝合管腔后应该有足够多的输卵管系膜覆盖管腔创面，防止术后粘连妨碍输卵管蠕动功能。对于吻合手术术后妊娠率的情况，有学者分析了 37 项研究，包括 10 689 例患者，分析发现，术后总体妊娠率为 42% ～ 69%，异位妊娠发生率为 4% ～ 8%（Van et al.，2017）。与手术预后最为相关的是患者的年龄。对于年龄较大的患者，考虑合并卵巢功能减退问题，更推荐行体外受精胚胎移植助孕。当然，如果不存在其他不孕的因素，选择手术再通输卵管或者直接行 IVF 治疗，最终应由患者综合考虑后决定。

（三）输卵管远端病变

输卵管远端病变分为梗阻性和非梗阻性病变，前者为大家熟知的输卵管积水，后者为输卵管远端内聚或伞端部分粘连。术前根据病史、妇科检查，尤其是 HSG 的表现，对远端病变程度进行初步判断，但是患者的预后仍然需要在手术中进一步评估确定。手术方式可以选择保留输卵管的重建手术或切除（结扎），主要结合输卵管的病变程度及患者的意愿。

1. 梗阻性病变（输卵管积水）　当输卵管病变严重，发生远端梗阻时，可以导致输卵管积水的形成。输卵管积水是一种浆液或透明液体填充的远端阻塞和扩张的输卵管性疾病，占输卵管因素不孕的 10%～30%。输卵管积水不孕患者的治疗面临选择输卵管手术还是体外受精的问题。输卵管积水反流入宫腔，对胚胎有毒性作用，因此除了导致不孕，输卵管积水还与低着床率及高流产率相关。如果不处理积水，直接开始体外受精治疗，胚胎移植后的妊娠率会受未处理积水的影响而增加，因此，在胚胎移植之前，推荐先治疗积水。输卵管积水的处理方式主要包括输卵管造口术、输卵管伞端成形术、输卵管切除术等。

（1）输卵管造口术：目的是打开闭锁的输卵管伞端，使输卵管伞端黏膜充分外翻。手术的效果并非由积水的量决定，而是取决于输卵管打开后输卵管黏膜情况。输卵管内黏膜皱襞丰富的患者，术后妊娠率高。2015 年发表的一篇系统综述，评价了输卵管造口术对输卵管积水的治疗效果，该综述包含 22 项观察性研究，共计 2810 例输卵管积水患者施行了输卵管造口术，术后自然妊娠率为 27%，活产率为 25%。研究结果认为输卵管造口术不失为积水治疗的可选方法之一。

（2）输卵管伞端成形术：是对输卵管伞端粘连或包裹而引起的部分远端阻塞进行重建的手术。由于粘连常累及输卵管和卵巢，因此，伞端成形术应先行输卵管周围粘连分离术。北京大学人民医院计划生育科曾对 91 例远端输卵管病变患者在胚胎移植术前行输卵管成形术或输卵管切除术，根据术前输卵管造影及术中情况对输卵管病变进行分级，分级为中度病变的患者，43 例患者行输卵管整形术，均为缝合外翻固定或者"翻袖口式"缝合固定，48 例患者行输卵管切除术。术后两组患者宫内妊娠率、持续妊娠率、活产率均无区别。

预后良好的输卵管积水整形后的宫内妊娠率和异位妊娠发生率分别为 58%～77% 和 2%～8%。而输卵管损伤严重时，上述数值则相应变为 0%～20% 和 0%～17%。保留输卵管的整形术虽然对患者意义重大，但并不是所有损伤的输卵管都有望通过整形恢复功能。强行保留输卵管常事与愿违，不仅无法达到提高自然生育力的初衷，还会增加异位妊娠和术后积水复发的概率，为不孕患者增添烦恼。

（3）输卵管切除术：临床调查显示，更多的医师面对积水时，会选择切除病变输卵管后行体外受精胚胎移植治疗。英国国家健康与临床卓越研究所（NICE）的指南中推荐所有积水患者在助孕前应切除病变输卵管。同样，2010 年的 Cochrane 研究，也推荐所有输卵管积水患者，在助孕治疗前都应切除或者阻塞输卵管。

输卵管积水病变严重时，保留输卵管修复手术的术后妊娠率低，复发率高，建议切除或结扎输卵管。但有时腹腔镜术中发现盆腔粘连严重，难以显露病变输卵管，若强行切除输卵管，则可能导致卵巢组织及周围器官损伤，可选择输卵管切除的替代手术，如输卵管近端阻断术或者宫腔镜下输卵管栓塞术，这类手术能够阻断输卵管积水对宫腔的影响，不失为合适的选择。研究认为，输卵管近端阻塞治疗积水的术后妊娠率和输卵管切除术无差异，可作为存在输卵管切除困难患者的有效手段。

有学者担心输卵管切除或阻塞术后卵巢组织血供减少，进而影响卵巢功能。近年来的研究认为，对于单侧输卵管积水，切除病变输卵管后，卵巢功能不受影响（评价指标包括卵巢功能相关生化标志物及促排卵过程中的卵巢反应），但是对于双侧输卵管切除术后的卵巢功能评价结果，目前尚无定论，还需要日后更多的研究来证实。

2. 输卵管远端非梗阻性病变（微小病变）　输卵管微小病变是指经临床证实的输卵管解剖细微变化的一类输卵管微小病变，相对隐匿，临床易漏诊。微小病变不改变输卵管管腔的通畅性，输卵管通液或造影术难以诊断。随着女性输卵管性不孕的增加及腹腔镜技术的广泛应用，输卵管微小病变逐渐受到临床的重视，其病变主要包括输卵管憩室、囊性变、输卵管系膜囊肿、副输卵管、输卵管副开口，以及输卵管伞端内聚和包茎。

相当长的一段时间里，这一类输卵管微小病变被认为是先天性变异所致，并没有明确的临床意义，但是目前越来越多的研究表明，这些病变与不孕症的发生相关，且常与盆腔子宫内膜异位症同时存在，故认为可能与子宫内膜异位症相关。大多数输卵管微小病变并不改变输卵管通畅程度，主要通过干扰输卵管的正常蠕动或拾卵功能而影响正常受孕。进行输卵管检查时，不能只关注是否通畅，还要仔细全面地评估输卵管的情况，避免漏诊。腹腔镜是治疗微小病变的首选推荐方式，可以根据不同的输卵管微小病变采取不同的治疗方式。有中心报道，不孕症患者腹腔镜探查中发现 21 例（1.9%）输卵管副伞、19 例合并盆腔子宫内膜异位症，整形术后妊娠率为 66.7%。

二、输卵管异位妊娠后

正常情况下女性的卵巢每个月会有一颗成熟的卵子排出，输卵管末端就会把卵子"吸"进输卵管内。精子游到输卵管与卵子结合后，随着输卵管内的纤毛摆动，受精卵液推回子宫内着床，才能称为正常妊娠。而异位妊娠，也就是我们熟知的宫外孕，是指胚胎着床在子宫腔以外的地方。输卵管是异位妊娠最常见的部位，发生率在所有妊娠中约占 2%，而在辅助生殖中的发生率为 2.1% ～ 11%。输卵管炎症、既往异位妊娠病史及不孕等都是发生异位妊娠的高危因素。目前，对于输卵管妊娠的治疗，主要包括药物甲氨蝶呤（methotrexate，MTX）和腹腔镜手术治疗。腹腔镜手术治疗又分为保留患侧输卵管（输卵管开窗取胚术及输卵管伞部挤压术）和切除患侧输卵管 2 种方式。保留输卵管的手术，输卵管开窗取胚术理论上保留了输卵管，为患者再次自然妊娠提供解剖基础，但同时存在持续性异位妊娠及再次异位妊娠的风险；输卵管伞部挤压术仅适用于伞部或极其靠近伞端处，也有术后可能持续滋养细胞残留的风险。而输卵管切除术避免了以上风险，但可能降低术后自然妊娠率及卵巢储备功能。各有利弊，需要视具体情况做出选择。

输卵管开窗术适应证：①有妊娠愿望；②血流动力学稳定；③没有活动性出血；④输卵管壁无严重粘连。术前低 hCG 水平（< 10 000U/L），无胎心搏动，输卵管无破裂或小的破口是保留输卵管手术成功的参考指标。

输卵管切除术适应证：①输卵管损伤严重或输卵管破裂；②出现难以控制的出血；③既往输卵管绝育手术史；④异位妊娠包块直径 > 5cm。值得一提的是：既往输卵管手术史是输卵管异位妊娠最大的危险因素，有输卵管手术史者发生异位妊娠的概率是无输卵管手术史者的 4 倍。因此对输卵管术后的输卵管妊娠，也推荐行输卵管切除术。

输卵管的病变多样，当输卵管病变严重时，建议直接切除输卵管；如果病变程度轻，则依照术中情况可予以保留。不同病变及病变的不同程度，选择的手术方式不同，具体的处理需要患者和术者充分沟通，在互相信任的基础上，选择最佳的治疗方式。

（蔡 贺 关 菁）

第四节　弥漫性子宫病变保留生育力的手术

大多数女性来月经前或经期都会出现一系列的疼痛症状，人们称为痛经。症状通常表现为小腹坠痛、腰酸背痛、面色苍白、畏寒、肛门坠胀感甚至腹泻、呕吐，少数人需要服用镇痛药缓解症状。

痛经分为原发性痛经和继发性痛经两类。

原发性痛经也称功能性痛经，它的特点是一般不会伴有明显的盆腔器质性病变。主要表现为月经来时下腹部痉挛性疼痛，伴有头痛、乏力、恶心呕吐、腹泻，严重时还出现手足厥冷甚至晕厥，严重影响生活质量。这是一种生理性现象。原发性痛经多见于青春期少女、未婚及已婚未育者，在正常分娩后多可缓解或消失。

继发性痛经是盆腔器质性疾病引发的痛经，如盆腔子宫内膜异位症、子宫腺肌病、盆腔炎、肿瘤等疾病，其中子宫腺肌病是继发性痛经的罪魁祸首。

原发性痛经不需要治疗。继发性痛经提示某种疾病，需要重视。

一、子宫腺肌病的诊断和治疗

子宫腺肌病和子宫内膜异位症，它们有共同的"爹妈"——子宫内膜。

正常情况下子宫内膜在子宫腔内（图 16-9），每个月子宫内膜剥脱，也就是月经来潮。但是有些子宫内膜偏离、异位至了盆腔、腹腔，就可能形成盆腔子宫内膜异位症。如果子宫内膜异位至子宫肌层，就形成子宫腺肌病。

随着月经周期的变化，异位的子宫内膜和正常子宫内膜一样周期性出血，引发痛经。所以子宫腺肌病的定义就是：子宫肌层内存在的内膜腺体和间质，在性激素的影响下发生出血、结缔组织增生，形成弥漫性或局灶性病变（图 16-10），属于妇科常见病和疑难病。

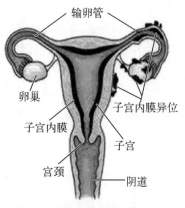

图 16-9　女性生殖器官解剖图

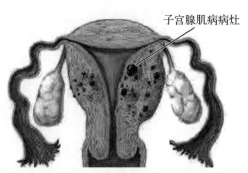

图 16-10　子宫腺肌病

二、子宫腺肌病病因

1. 子宫腺肌病与子宫壁创伤和子宫内膜炎有关，如人工流产和其他宫腔操作造成子宫内膜创伤，导致子宫内膜种植入子宫肌层。

2. 子宫腺肌病与遗传因素有关。

3. 子宫腺肌病与高雌激素有关。

三、子宫腺肌病的临床症状

子宫腺肌病多发生于 30 ～ 50 岁女性，近年来年轻未生育女性发病率逐年增加，可能与各种宫腔操作有关。子宫腺肌病通常有以下症状。

1. 痛经　通常是进行性痛经，痛经史可达 10 余年，逐年加重，需服用镇痛药，随着病情进展，服用镇痛药的剂量明显增加，严重影响日常工作及生活。

2. 月经过多　长期月经过多，导致贫血现象、头晕、心悸、乏力。

3. 不孕　子宫腺肌病患者 50% 伴有不孕。

4. 其他　少数子宫腺肌病患者无症状。

四、子宫腺肌病的诊断

1. 影像学检查　超声；MRI 是可靠的非创伤性检查。

2. 肿瘤标志物　CA125；CA19-9，敏感性高。

3. 妇科检查　当医师进行妇科检查时，可以扪及子宫增大，质地硬，可以呈球状，患者常感到触痛。

五、子宫肌瘤、子宫腺肌病鉴别诊断和危害

子宫肌瘤和子宫腺肌病虽然都是子宫上的疾病，但表现不尽相同。子宫肌瘤是最常见的子宫良性肿瘤，主要是子宫肌层本身的平滑肌增生。子宫肌瘤可以生长于子宫的不同部位，B 超可见大小不一的肌瘤结节，特点是这些结节有包膜（图 16-11）。子宫腺肌病结节包膜不明显。子宫腺肌病不是子宫平滑肌的疾病，而是子宫内膜组织从宫腔异位至子宫肌层而

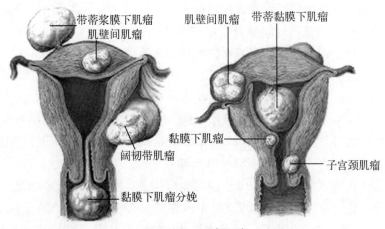

图 16-11　子宫肌瘤

引发的一系列病症。如果子宫腺肌病比较局限，会形成类似瘤体的形态，就称为子宫腺肌瘤。

　　子宫腺肌病危害：子宫腺肌病最大的危害在于异位子宫内膜组织是有活性的，无论它异位至体内哪个部位，都会随着月经周期而增生、出血，继发痛经。另外子宫腺肌病容易导致不孕或流产。

六、子宫腺肌病的治疗

　　如何治疗子宫腺肌病呢？是不是一定要手术呢？

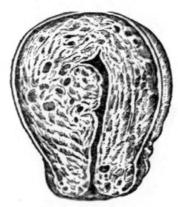

图 16-12　重症子宫腺肌病

　　首先，子宫腺肌病是一种激素依赖性疾病，与月经周期相关，它是一种良性疾病（有 1% 的恶变率），但是因为它可以在全身任何一个部位种植，医学上又认为它有"恶性行为"（图 16-12）。

　　子宫腺肌病治疗应遵循"减轻和消除症状，减灭和去除病灶，改善和促进生育，避免和减少复发"的规范化方针，以及根据年龄、症状、病变、生育和既往治疗 5 项个体化指标施行治疗，治疗的方法也有多种，即手术、药物、介入等治疗。

　　1. 期待疗法　对于无症状和无生育要求者可不治疗。

　　2. 药物治疗　适用于年轻有生育需求者，具体方法如下：口服避孕药或孕三烯酮，痛经虽缓解或消失，缺点是停药后很快复发。

　　3. 无生育需求或处于围绝经期者　宫内放置左炔诺酮缓释系统（曼月乐）对减少月经量（或停经）和痛经均有帮助，缺点是阴道淋漓不尽出血；如果子宫增大，放置曼月乐容易脱落，可以采用 GnRH-a 治疗 2 ～ 3 个月待子宫缩小后再放置曼月乐。

　　4. 介入和射频消融治疗　属于无创性或微创治疗。

　　5. 手术治疗　由于弥漫性子宫腺肌症病变广泛存在于子宫肌层，与周围正常组织没有明显分界，而致手术分离及彻底切除病灶困难，并且病灶广泛侵及大部分子宫肌层，故临床上多实施子宫切除术。然而，现代女性越来越追求生活质量，因子宫切除可能带来对性生活和盆底功能的不利影响，而不愿切除子宫，特别是希望生育的妇女，更需要保留生育功能的治疗。目前已提出了多种保留生育的手术术式，包括病灶楔形切除术、完全的腺肌症病灶切除、病灶细胞减少或部分性腺肌症病灶切除及电凝破坏病灶与子宫动脉结扎等非切除性手术方法。近年有报道采用聚焦超声、动脉栓塞治疗弥漫性子宫腺肌症。文献中虽有多种该类手术术式的报道，但近年发表的多篇回顾性文献分析，表明针对弥漫性子宫腺肌症实施保留生育手术的临床疗效差别很大，并面临容易复发和再次妊娠子宫破裂的风险。因此认为，弥漫性子宫腺肌症保留生育的手术是相当复杂和具有争议的，支持手术效果的数据仍然有限，特别是对生育功能的评估。北京大学深圳医院(Peking University Shenzhen Hospital, PUSH)妇产科团队，探索弥漫性子宫腺肌症的手术方式，历经 10 年建立了"弥漫性子宫腺肌症病灶切除及子宫成形"的 PUSH 式式，为该症提供了一个步骤明确、易于实施的规范化手术程序，以及针对该症各种复杂情况彻底切除病灶及子宫成型的手术方式。PUSH 式式经 200 余例前瞻性地 10 年随访资料，证实了其满意的临床效果。该手术挑战传统手术方式，能最大限度去除腺肌症病灶，

保留子宫。术后月经正常来潮，月经量正常，痛经明显改善，复发率低，更重要的是能够保留患者生育功能，妊娠概率达 60%。手术创新之处如下。①直接进入子宫腔，直视下剔除病灶，保留子宫内膜与黏膜下肌层和子宫浆肌层肌瓣；②肌瓣重叠法重塑子宫，使之成为正常形态子宫，保留子宫各功能结构的完整性；③手术前后联合药物治疗，促使子宫恢复结构和功能（图 16-13）。该改良术式有效去除子宫腺肌症病灶，弥补传统术式的缺陷，达到良好治疗效果，将既往不可能变为可能，给众多患者带来希望和福音。

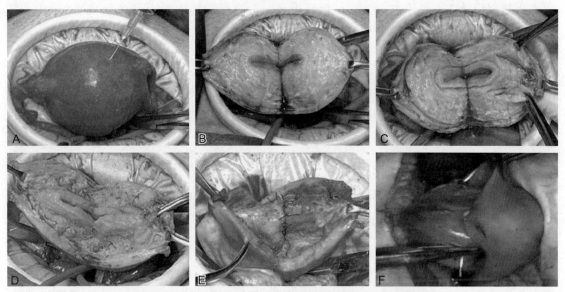

图 16-13　PUSH 术式子宫腺肌症病灶切除及子宫成形术

A 和 B. 切开子宫；C 和 D. 切除病灶；E 和 F. 成形子宫

七、子宫腺肌病伴不孕

子宫腺肌病伴有不孕时，选择自然受孕还是辅助生育呢？什么时候促排呢？什么时候辅助生殖呢？ 妇科医师经常和生殖科医师对某一种疾病的诊治方案有分歧，甚至有时是很大的分歧，这个可以理解，但是这种分歧一定要是都在为患者利益考虑的情况下的分歧。评价一个好的医师的标准，不是这个医师什么都懂，而是能为患者做出最正确的决策，或者将患者介绍给能为患者做出最正确决策的医师。

子宫腺肌病伴有不孕症患者治疗原则：男性精液无异常，女性年轻、卵巢功能正常、双侧输卵管通畅的，可以根据病情轻重和病灶大小选择 GnRH-a 治疗和（或）保守性手术联合治疗后监测排卵，指导同房，积极助孕。如果试孕 3 ～ 6 个月未成功，可行辅助生殖技术助孕。

对于较轻的子宫腺肌病伴有不孕的患者，若术中宫腹腔镜联合检查或输卵管造影证实，至少一侧输卵管通畅且男性精液正常，可试孕 3 ～ 6 个月，但这部分患者自然妊娠率仍较低，如果妊娠失败，则建议这部分患者行控制性促排卵并指导受孕；若 3 周期仍失败，可选择 IVF 或 ICSI。

对于 35 岁以下子宫腺肌病术后患者，避孕 1 年后可以备孕，若输卵管条件不好或伴有男性因素不育，可直接行 IVF 或 ICSI 治疗。

（余颖娟　曾荔苹）

第五节　子宫腔内病变恢复生育力的手术

一、为何宫腔对于生育如此重要

宫腔是孕育生命的地方，精子和卵子在输卵管相遇之后，形成了受精卵——这个作为未来生命的起点，将在受精后约1周的时间被输卵管运送到宫腔，经过复杂而精准的一系列着床过程后才安营扎寨在子宫内，逐渐形成一个鲜活的小生命。因此，子宫才被人们认为是体现女性生育力最重要的器官。同样，失去子宫、失去能正常孕育生命的宫腔也就意味着自我生育力的永久丧失。

孕育生命最重要的部分也是宫腔，因为子宫是有腔、壁厚的肌性器官，正是这个空腔，以及铺满宫腔的内膜给了胚胎生长、发育的空间和土壤。因此任何能够破坏这个空间和土壤的因素，即改变宫腔形态及破坏子宫内膜的疾病都可能导致女性生育力的下降。而目前先进的手术器械和日趋成熟的手术技巧使得既能祛除子宫腔内病变，又可恢复宫腔的形态，促进子宫内膜修复，以恢复生育力，也给因为宫腔内病变导致不孕的女性带来了希望。

二、可能导致生育力下降的宫腔内病变

宫腔内的病变导致生育力下降主要包括以下几个方面：①子宫畸形导致宫腔形态发生变化；②宫腔内占位导致宫腔形态变化或影响子宫内膜干扰受精卵着床；③炎症或创伤（医源性为主）导致的宫腔粘连。我们也将着重从这三个方面介绍子宫腔内病变恢复生育力的手术，这类手术看似简单易行，实则充满挑战，经验丰富的妇科医师都有可能在这个容积只有5ml的空间中遇到困难重重的手术，但技艺精湛的术者会给这个被覆了可以增生修复的基底层内膜的子宫一个重生的机会。

三、可能影响妊娠的宫腔内疾病及恢复生育力的手术

要想了解一个异常的宫腔，首先要知道正常的宫腔。对于宫腔形态的检查可以依赖于影像学，包括超声、造影、MRI等，但对于宫腔最直观的观察是宫腔镜，它是通过膨宫介质扩张宫腔，通过插入宫腔的光导纤维内镜直视观察宫腔，同时也为在宫腔镜直视下利用自然腔道进行微创手术提供了条件。正常宫腔的形态是一个上宽下窄的倒三角形，除了形态正常外，对子宫内膜的评估包括色泽、厚度、有无异常占位等。图16-14显示的是一个正常宫腔及处于种植窗期的内膜，在膨宫介质的流动冲刷下，那些漂动的含有丰富腺体的内膜组织和正常的宫腔形态是孕育生命的基础条件。

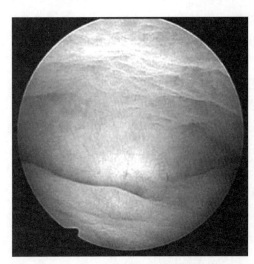

图 16-14　宫腔镜下正常宫腔照片

（一）子宫畸形及手术治疗

先天性子宫畸形（congenital uterine anomaly，

CUA）可能引起一些症状，也可能带来生育力的下降甚至不孕。一项系统评价表明，CUA患病率在未经选择的人群中为 5.5%，在不孕女性中为 8.0%，在有自然流产史的女性中为12.3%，在自然流产和不孕的女性中为 24.5%。在生育力下降人群中的高发病率说明了子宫畸形给育龄期女性带来的生育问题。CUA 主要包括纵隔子宫、双角子宫、弓形子宫、单角子宫、残角子宫、双子宫及子宫缺如。但目前尚无公认的 CUA 分类系统，美国生殖医学会、欧洲人类生殖与胚胎学会（ESHRE）和欧洲妇科内镜学会（ESGE）都有各自的分类系统，因此，医师无法系统归纳患者的症状、治疗和结局，也无法准确比较自己与他人的研究数据。

　　CUA 对生育力的影响主要是改变了宫腔的形态，导致受孕概率下降，也可能出现妊娠后流产及早产风险增高等，对于这类子宫畸形主张通过手术矫正后使其恢复正常的生育力。因此一些极端情况如子宫缺如等将不在我们的讨论范围之内。

　　子宫畸形可通过常规妇科检查、阴道超声、妇科三维超声、子宫输卵管造影（HSG）、宫腔镜检查等进行初步诊断，诊断不明确者还可以通过宫腹腔镜联合诊断。

　　1. 纵隔子宫的手术治疗　纵隔子宫是最常见的子宫畸形，其严重程度差异很大，纵隔末端达到或超过宫颈内口称完全纵隔子宫，纵隔末端终止在内口以上水平称不全纵隔子宫（图 16-15）。纵隔子宫导致妊娠不良结局的可能性高于其他子宫畸形，

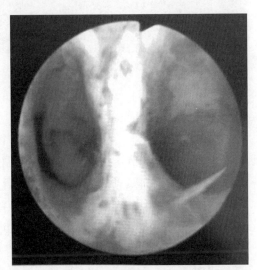

图 16-15　宫腔镜下子宫纵隔照片

Zabak 等回顾分析提示了纵隔子宫的生殖预后最差，早期流产率、反复流产和过期流产发生率均增加。虽然纵隔子宫并不是不孕的因素，但是在原因不明的不孕人群中发生率会显著增高。因此，在不孕、有早期流产及反复流产病史的患者中，应该进行积极的手术治疗。

　　在宫腔镜手术问世前，治疗有症状的子宫纵隔手术方法需要经腹子宫成形术包括 Jones和 Tompkins 术式，这些方法需要开腹并且需要切开子宫，因此术后住院时间长，恢复慢，而且必须避孕 3 ～ 6 个月以等待子宫肌层的恢复，并且有发生子宫破裂的风险，对于能够维持到足月的妊娠也常需要剖宫产分娩以防子宫破裂发生。而且由于开腹术后带来的盆腔粘连，特别是卵巢和输卵管粘连，可能会出现其他不孕因素。而宫腔镜手术却可以很好地避免这些问题。宫腔镜下子宫纵隔切除术现已成为修复大多数纵隔子宫的首选方法。这类手术的技术和设备很多，包括半钢性或钢性剪刀、单极电切环、双极电极、激光等。目前，宫腔镜切除子宫纵隔（transcervical resection of septa，TCRS）是诊断和治疗该疾病的金标准和标准术式。

　　适应证：①＞ 35 岁的不明原因不孕，任何辅助生育技术无效，腹腔镜或宫腔镜评估不孕时发现子宫纵隔；②拟行 ART 的不孕患者合并有纵隔子宫；③既往有不良孕产史者。

　　手术可使用腹腔镜协助完成，从而既可评估子宫外部结构，也可在宫腔镜手术过程中起到监视作用以降低子宫穿孔的风险。另外，子宫纵隔患者中盆腔子宫内膜异位症发生率高，可腹腔镜下完成异位病灶烧灼。手术方式可以选择纵隔切开或纵隔组织切除，在选择

手术方法时，术者应牢记手术的目的是减少纵隔表面积。切开适用于不全纵隔且纵隔偏薄者，

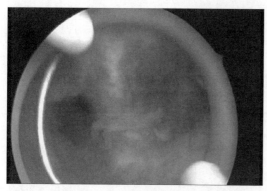

图 16-16　电切环切除较厚的纵隔

但对于完全纵隔或者比较厚的纵隔就需要行纵隔切除。纵隔切开的手术操作技术难度并不高，切除纵隔可能有更高的技术要求，并且对于判断何时到达纵隔基底部一直是手术的难点，一种方法是持续切割至发现出血量增多，因为纵隔通常是一个缺乏血供的组织，因此一旦发现出血量增多，就说明已经到达了肌层，但该方法并不适用于使用带有凝切模式的器械。此外，腹腔镜监视是很好的辅助方法，用于观察宫腔镜切除是否过于靠近子宫浆膜表面，调弱腹腔镜的光线便于观察宫腔镜的光照，即发现子宫在腹腔内透光明显时，应警惕此时离浆膜面已经很近了（图 16-16）。

手术完成的标志：术者应能看到一个形态正常的宫腔，可以看到宫腔最底部位于或者接近两侧输卵管开口连线，并且在两侧输卵管开口之间可以轻松移动宫腔镜。

术后不需要进一步治疗，因为内源性雌激素足以在术后 2 个月内刺激形成新生内膜，术后感染和宫腔粘连十分罕见，宫内节育器、Foley 球囊、高剂量雌激素及抗生素都是不必要的。但因为多数患者都存在不孕，可以预防性使用抗生素以预防术后感染。术后可以通过宫腔镜二次探查或 HSG 评估宫腔的对称性。偶见 HSG 显示子宫底部有残留纵隔，当 < 1cm 时并无临床意义，可不处理。同时若手术效果确定充分，可在术后 2 个月时尝试妊娠。且妊娠后并不需要进行选择性剖宫产。

TCRS 是妊娠子宫破裂的高危因素，术中子宫穿孔和（或）使用电器械，手术有增加日后妊娠期子宫破裂的风险，但不是独立危险因素。因此既往有 TCRS 病史的妊娠女性应列为高危妊娠女性的管理范畴，妊娠期及分娩期加强监测。

2. 残角子宫的手术治疗　残角子宫是由于一侧副中肾管发育正常，另一侧发育不全形成残角子宫，可伴有同侧泌尿系发育畸形。多数残角子宫与对侧正常宫腔不相同。若残角子宫与对侧宫腔不相同，同时内膜有周期性出血，常因宫腔积血出现痛经，且发生子宫内膜异位症的风险升高，并可导致不孕，需要手术切除残角子宫，治疗周期性腹痛，预防残角子宫内发生妊娠及妊娠并发症，预防子宫内膜异位症（图 16-17）。残角子宫切除通常可以通过腹腔镜完成（图 16-18）。

（二）子宫内膜息肉的手术治疗

子宫内膜息肉是指子宫内膜腺体和基质围绕一个血管核心局部增生性过度生长，从而在子宫内膜表面形成无柄或有蒂的凸起。息肉呈单发或多发，直径从数毫米至数厘米不等，可发生于子宫腔的任何部位。子宫内膜息肉可能没有任何症状，但它是异常子宫出血和不孕症的常见原因。通常在评估不孕，或者在盆腔影像学检查或宫腔镜检查时偶然发现。最常见的症状是异常子宫出血，其可发生于 64% ～ 88% 的息肉女性（图 16-19）。

子宫内膜息肉的手术指征：息肉的直径 > 1.5cm；多发息肉；息肉从宫颈脱出；不孕。临床上会对不孕同时合并子宫内膜息肉的女性进行息肉切除术。

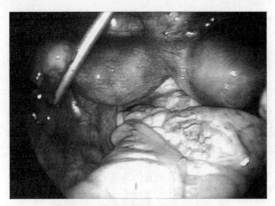

图 16-17　腹腔镜下残角子宫照片

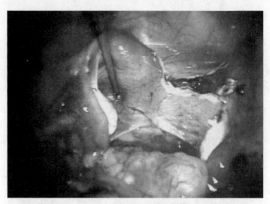

图 16-18　腹腔镜切除残角子宫后

　　宫腔镜下子宫内膜息肉切除术（transcervical resection of polyp，TCRP）是多数子宫内膜息肉的首选治疗方法。可用于切除息肉的宫腔镜器械包括抓钳、微型手术剪、电切环等。不同的器械适用于不同类型的息肉。息肉较小者可以用微型活检钳夹持取出，这样可以避免周围正常内膜损伤。对于多发性息肉或息肉较大者则适宜使用电切环，可以用电切环自息肉的远方套住息肉的根蒂后切割。对于布满宫腔的息肉可先用负压吸引器吸引内膜及息肉，使息肉的体积缩小后，再进行电切环切除。在使用电切环时要注意深度和范围，过浅可能有息肉复发的风险，过深对基底层破坏过多可能造成宫腔粘连，范围以切除局部息肉为目的，尽量避免损伤周围正常的内膜组织。

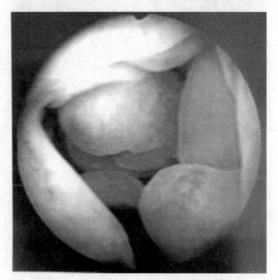

图 16-19　宫腔镜下多发子宫内膜息肉照片

（三）影响宫腔形态的子宫肌瘤的手术治疗

　　1%～2%的不孕病例是由平滑肌瘤导致的，影响生育力的关键因素是肌瘤的生长部位而非大小，因此存在黏膜下子宫肌瘤或部分突入宫腔内的肌壁间肌瘤时，因为其压迫了内膜，造成了宫腔形态的改变，患者的生育力下降且发生自然流产的概率增加。在肌瘤造成宫腔变形的女性中，行肌瘤切除术患者的受孕率显著高于未行肌瘤切除术的患者。但是，手术对自然流产风险的影响目前尚不明确。

　　宫腔镜下子宫肌瘤切除术（transcervical resection of myoma，TCRM）作为一种可以安全有效切除病变的微创手术，现在已经成为黏膜下肌瘤的首选手术方式，也可以用于切除大部分瘤体突入宫腔的肌壁间平滑肌瘤。宫腔镜手术也因为其微创、围术期并发症少及几乎没有子宫肌层瘢痕形成而成为优于经腹手术的选择（图 16-20）。

　　对于存在宫腔内子宫肌瘤的患者，适用于宫腔镜肌瘤切除术，适应证包括异常子宫出血、反复妊娠丢失、不孕。

　　宫腔镜下子宫肌瘤切除术中常用的传统技术是环形单极或双极电切镜技术，图 16-21

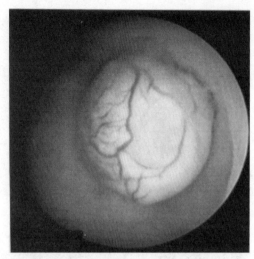

图 16-20 宫腔镜黏膜下子宫肌瘤照片

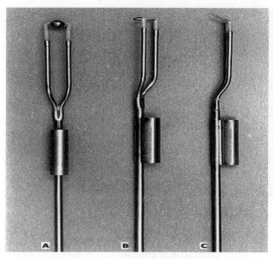

图 16-21 宫腔镜常用电切器械

列出了 3 种常用的宫腔镜电切器械，目前也已研发了宫腔镜粉碎术和汽化装置。

使用单极电切镜时需要使用非电解质性溶液，如甘露醇。使用双极电切镜时，需要使用的液体介质是等渗盐水或乳酸林格液。除了电切技术外，也可用宫腔镜剪刀剪去小的带蒂肌瘤。

环形电极电切镜技术的操作步骤：通过宫颈插入电切镜，用液体膨宫后，视诊宫腔。注意肌瘤的大小、位置及是否有蒂。对于切除电流功率的设置要使环形电极能够轻松穿过组织，如果不能达到这个效果，增加功率以防止组织黏附在环形电极上。从肌瘤最近头侧的表面开始切割。对于有蒂肌瘤，可用环形电极直接切断其基底。为避免损伤，必须保证环形电极一直处于视野内，且视野非常清晰时，仅在将电极移向术者时才通电。重复上述操作，直至肌瘤被切割至与周围子宫内膜同一水平。术中破坏的区域将在术后被增殖的子宫内膜覆盖。

宫腔镜切割肌瘤的过程会产生很多肌瘤碎片，此时可能会影响整个宫腔镜的视野。取出肌瘤碎片（图 16-22）的几个方法：①退出电切环将碎片带出；②将碎片夹在电切环和内鞘之间，退出内鞘带出，此法可减少外鞘进出宫颈和子宫的次数；③卵圆钳夹出；④吸引管吸出；⑤刮匙刮出。

当肌瘤较大（＞3cm）、无蒂或侵入子宫肌层时，需要较高的宫腔镜技术来辨别子宫肌瘤和子宫肌层，过多切除子宫肌层会增加出血、膨宫液吸收及子宫肌层产生瘢痕组织，还有可能导致子宫穿孔。为了区分肌瘤与其周围子宫肌层的边界，术者应识别这两种组织在质地和外观上的不同。肌瘤较硬，呈漩涡状，而子宫肌层柔软且明显可见肌束。另外，还可以通过一些手段来分辨肌瘤和周围肌层，如在切除过程中可以暂停操作，取出宫腔镜并等待数分钟，利用子宫肌层的收缩使肌瘤更多部分突入宫腔，再次置入宫腔镜继续操作。术中也可以利用盆腔超声来界定子宫内膜、肌层及浆膜的界线，有研究报道，超声引导比腹腔镜引导有利于实现肌瘤的完全切除（图 16-23）。

若肌瘤多发、较大、基底部宽大或在肌层的比例较大，偶尔需要行二次手术处理，通常需要额外手术，最常见的原因是初次手术因膨宫液吸收量达到最大限度而被迫终止。此

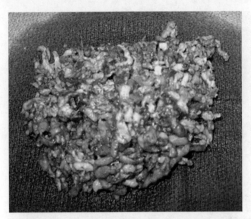

图 16-22　宫腔镜子宫肌瘤切除术切割产生的肌瘤碎片

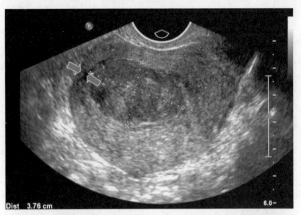

图 16-23　超声可以清晰地显示子宫肌瘤与子宫浆膜层的距离

类患者需要在首次手术后 2 ～ 4 个月随诊，包括评估宫腔，依据症状是否持续存在及肌瘤的大小、数目和位置给予适当的处理，包括再次宫腔镜下手术或其他治疗。

手术并发症的发生率为 0.8% ～ 2.6%，主要包括子宫穿孔、膨宫液过度吸收导致低钠血症或容量负荷过度、围术期大出血、宫腔粘连及感染。术中选择超声监护，术后宫腔内 Foley 尿管压迫，术前使用米索前列醇或海藻棒对宫颈进行预处理等可以有效降低手术并发症的发生率。

（四）宫腔粘连的手术治疗

宫腔粘连（intrauterine adhesion，IUA）是宫腔内形成纤维组织条带，常由宫腔操作导致。临床后遗症包括不孕、复发性妊娠丢失、月经异常和腹痛。临床难点在于粘连的一级预防和术后复发性粘连的预防。有症状（如不孕和闭经）的宫腔粘连称为子宫腔粘连综合征（Asherman syndrome）。宫腔粘连程度及粘连对宫腔形态的影响差异很大。程度轻时，宫腔内仅形成菲薄的粘连带，而重度粘连者宫腔完全闭塞，即子宫前壁与子宫后壁致密粘连，造成宫腔部分或完全消失。

宫腔粘连主要由宫腔操作时造成子宫内膜基底层损伤所致。产后或流产后 4 周内基底层最易损伤。创伤经常发生于产后或流产后因大量出血需刮宫者。另外，对于非孕子宫内膜的创伤也可引起宫腔粘连。文献报道，宫腔粘连可发生于诊断性刮宫、开腹肌瘤剔除、宫颈活检、子宫内膜息肉切除、宫内节育器放置或应用放疗后。损伤后，宫腔内相对的组织表面在愈合时可能发生融合，形成组织桥。轻者表现为子宫黏膜组织形成的膜性粘连，重者表现为完全由结缔组织构成的致密粘连（图 16-24 和图 16-25）。

宫腔镜下直接观察到宫腔粘连是诊断的金标准，并可以通过在宫腔镜下的观察进行分类。较常用的分类系统来自美国生殖医学会（American Society for Reproductive Medicine，ASRM），其将粘连分为 3 期（表 16-1）。需要松解粘连时，可于门诊或手术室实施宫腔镜下操作。该方法能一次性完成诊断和治疗，降低了周围子宫内膜受损的可能。

宫腔镜手术的目标是恢复宫腔的大小和形状，以及恢复子宫内膜功能和生育力。中或重度粘连的松解应由经验丰富的宫腔镜医师实施。手术中需要注意的手术技巧包括以下几个方面。

1. 宫颈扩张与宫腔镜置入　可以在术前对宫颈进行预处理，降低手术难度。对宫腔中

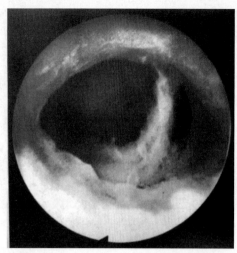

图 16-24   宫腔镜显示薄膜样宫腔粘连

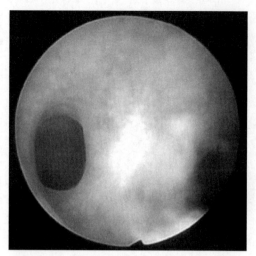

图 16-25   宫腔镜显示较致密柱状宫腔粘连

表 16-1   美国生殖医学学会（ASRM）宫腔粘连分类及评分标准

累及宫腔范围	< 1/3	1/3 ～ 2/3	> 2/3
评分（分）	1	2	4
粘连类型	薄膜样	薄膜样及致密	致密
评分（分）	1	2	4
月经模式	正常月经	月经过少	无月经
评分（分）	1	2	4
预后分类	HSG 评分（分）	宫腔镜检查评分（分）	
Ⅰ级（轻度）1 ～ 4			
Ⅱ级（中度）5 ～ 8			
Ⅲ级（重度）9 ～ 12			

度闭塞的患者扩张宫颈时必须小心，因为容易产生假的宫颈通道及发生子宫穿孔。盆腔超声引导可帮助确定宫颈管及宫颈内口与宫腔的连接处，也可使用超声指导手术粘连分离。

2. **粘连切除**   手术开始时，将宫腔镜放置在宫颈内口，锐性松解粘连。通过宫腔镜识别粘连带，可使用剪刀或者双极电切术。仔细分离粘连直至整个宫腔没有粘连，目标是恢复正常的子宫解剖结构（图 16-26 和图 16-27）。在使用带电器械时，刀速很重要，有手术经验的医师会以非常快的刀速分离粘连，使粘连组织迅速汽化，并避免对周围正常子宫内膜组织造成损伤。手术中同时需要注意切割深度，避免损伤正常肌肉组织，判断粘连带和子宫肌层同样可以观察是否有出血，因为粘连带是无血管的，当出现出血时，可电凝止血，但同样也是在提醒术者应该停止切割。

3. **辅助措施**   对于粘连切除范围较大的病例，可以使用腹腔镜或超声引导以降低子宫穿孔的风险。腹腔镜监护不会简化或指导宫腔内手术，但可发现既往是否存在穿孔，可以提示或警示宫腔内操作，及时制止过深的切割导致的穿孔。超声监护受术中操作干扰较大，需要有充盈的膀胱以获得清晰的图像，因此对于超声医师的经验要求更高。

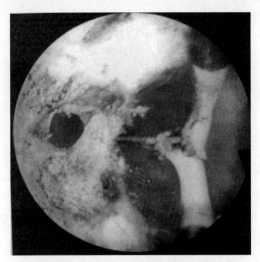

图 16-26　针状电极电切宫腔粘连带

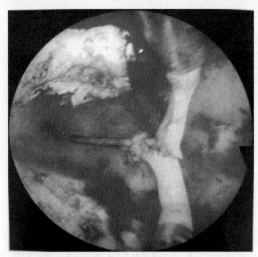

图 16-27　分离粘连后宫腔形态恢复，显露出右侧输卵管开口

　　宫腔粘连术后管理与手术同等重要，事实上预防宫腔镜宫腔粘连分离术后的粘连再形成一直是生殖外科领域的主要难点之一。术后管理的目的是维持手术对宫腔空间改善的结局，使缺失内膜重新生长，从而避免粘连的再次发生。常用的术后管理方法包括宫腔镜二探、固体屏障（宫内节育器、球囊）、半固体屏障、组织屏障（羊膜）、激素治疗及应用抗生素。但是所有术后管理的措施都有不良反应和局限性。

　　宫腔粘连的难点和重点是预防，并且以一级预防为主，这就要求临床医师要避免粘连及重视宫腔操作，重视对患者和人群的宣传、教育，提高他们对避孕的认识，避免非计划妊娠、人工流产、不必要的宫腔操作，除此之外事实上目前并无更确切的方法对宫腔粘连进行一级预防。

（关　菁）

第六节　下生殖道疾病恢复生育力的手术

一、概　述

　　年轻女性梦想成年后的幸福生活中多会有美满的婚姻、可爱的孩子。但有一部分年轻女性因为身体发育的缺陷，看似普通的需求反而成了无法完成的遗憾。和谐的性关系需要发育完善的外阴、阴道，可爱的孩子需要种子（卵子），生长发育的土壤（子宫），另外，还要有精卵能够相遇的通畅道路（从阴道、宫腔至输卵管全程）（图 16-28）。其中任何一项的缺失，如果没有医师的帮助，都将无法实现这一目标。下生殖道发

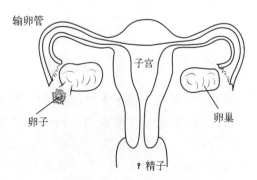

图 16-28　受孕三大要素

育异常的女性，通常性生活都无法顺利完成，生育似乎成了更加遥不可及的梦想。

（一）出现生殖道发育异常的原因

女性生殖器发育过程中，中肾旁管发育为输卵管、子宫和宫颈、阴道上 1/3 段，下部分的窦阴道球增生、腔化形成阴道的下 2/3 段，并形成阴道外口与外阴相通。若受到某些内源性（如基因或染色体异常）或外源性因素（药物、化学、辐射等）的影响，就可能造成各种生殖道发育异常。

（二）重视下生殖道发育异常的意义

女性下生殖道的发育异常，也就是外阴、阴道、宫颈这一部分生殖道的发育不良。发育良好的子宫和卵巢会产生规律的月经，梗阻性的下生殖道畸形使月经血没有办法排出体外，在引起剧烈腹痛的同时，经血会倒流入盆腔，引起盆腔子宫内膜异位症，进而又改变生殖道和盆腔的微环境，导致输卵管的粘连和积液，使生育更难上加难。因此一旦发现需尽早手术治疗，目的是重塑生殖道成形，使月经血可以顺畅排出，恢复性功能并保留生育力。

（三）常见的下生殖道发育异常

目前多采用美国生育学会（American Fertility Society，AFS）的分类方法，具体如下：①外生殖器发育异常包括处女膜闭锁、外生殖器男性化；②阴道发育异常包括 MRKH 综合征、阴道横隔、阴道纵隔、阴道斜隔；③子宫颈发育异常包括子宫颈未发育、子宫颈闭锁、先天性子宫颈管狭窄、子宫颈角度异常、先天性子宫颈延长症伴子宫颈管狭窄、双子宫颈等。那么，使这类患者恢复生育功能的治疗又是如何施行的呢？我们将在本文主要叙述常见的几种下生殖道发育异常的手术治疗方法。

二、下生殖道疾病恢复生育力的手术治疗

（一）处女膜闭锁

处女膜闭锁，发病率约为 1/2000，青春期后女性出现每月 1 次、有规律的下腹痛（即医师所描述的周期性腹痛），但并没有经血流出，积血增多还会压迫膀胱和直肠，导致排尿困难，肛门有坠胀感。妇科检查时发现处女膜无孔，向外凸起为蓝紫色（图 16-29，图 16-30），结合盆腔超声或 MRI 检查基本可以明确诊断。

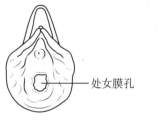

图 16-29　正常处女膜

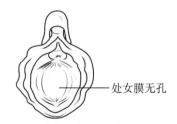

图 16-30　处女膜闭锁

确诊后需要尽快手术治疗，在处女膜膨隆处行 X 形切口（图 16-31），注意避免损伤膀胱和直肠；剪去多余处女膜，用可吸收缝线间断缝合；也可以先用粗针穿刺处女膜正中最膨隆的部分，在 2、6、10 点处扩剪至近阴道壁，沿处女膜环剪去多余的处女膜瓣，用可吸收缝线间断缝合（图 16-32）。术后检查阴道口能够松松放入一根手指，类似于自然的处女膜孔即为最佳状态。若处女膜比较厚，可以先从正中切除三角形的小块组织，积血排出后

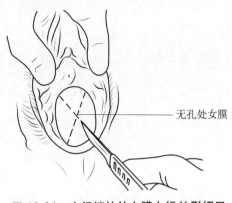

图 16-31　在闭锁的处女膜上行 X 形切口

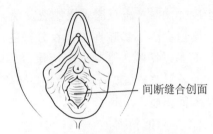

图 16-32　处女膜孔成形后示意图

再做修整。

　　这类疾病手术不复杂，通常术后都能恢复得很好，无须扩张治疗即可恢复阴道的正常功能，包括经血引流、内置棉条的使用及性功能的恢复，成年后可正常生育。

（二）阴道横隔

　　阴道横隔较罕见，发病率为 1/80 000，横隔可位于阴道内任何部位，将阴道分为上、下两段（图 16-33），厚度通常约为 1cm，但位置接近宫颈的高位横隔厚度可达 5cm，有时合并宫颈畸形。

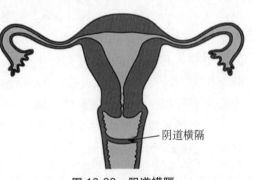

图 16-33　阴道横隔

　　阴道横隔可分为完全性横隔（无孔型）和不完全性横隔（有孔型）。完全性横隔多位于阴道下部，症状与处女膜闭锁类似，表现为周期性腹痛、闭经，不同的是阴道外口可见发育正常的处女膜环。不完全性横隔上有小孔，多位于阴道上段，不影响经血引流及性生活的状况下通常被忽略，若孔眼较小，经血引流不畅会引发痛经或不孕；若横隔位置较低，则会影响性生活质量。

　　完全性阴道横隔明确诊断后应及时手术，用带长针头的注射器于横隔中央穿刺，抽吸出暗红色经血证实进入阴道腔以后，自穿刺针头处向周围做 X 形切开直到阴道壁。若横隔薄，可环形切除隔膜多余组织，显露宫颈，将切口两侧黏膜纵行缝合，使缝合缘呈锯齿状，不在一个平面，防止日后出现环形狭窄。若横隔较厚，应先在外层黏膜面做 X 形切口，深度达横隔厚度的 1/2，注入生理盐水，使组织膨胀疏松，将其分离为 4 个黏膜瓣，然后将内层横做十字形切开，也呈 4 个黏膜瓣分离至阴道壁，用可吸收缝合线将内外 4 对黏膜瓣互相交错镶嵌缝合以减少瘢痕挛缩及狭窄的可能，术后阴道填塞油纱以防止创面粘连。

　　不完全性阴道横隔患者，可自孔眼向四周做 X 形切开，修整创面使用可吸收线缝合。高位横隔、横隔膜较厚导致缝合困难的患者，不必强行缝合，可将阴道模具使用油纱覆盖后放置于阴道内扩张，等阴道上皮长入自然愈合后停放，一般需 4 ~ 6 个月。

　　若无其他不孕因素，阴道横隔切除后可正常妊娠，需要注意的是，分娩前需行阴道检查，查看原来横隔的部位有无瘢痕及狭窄，有明显瘢痕挛缩者宜采取剖宫产以结束分娩。

（三）阴道纵隔

阴道纵隔指阴道正中有纵行的隔膜，将阴道分为 2 个管道（图 16-34），根据两侧阴道腔是否有贯通也可分为完全纵隔和不完全纵隔。绝大多数患者无症状，部分因婚后性生活困难或分娩时产程进展缓慢才被发现。

阴道纵隔不影响性生活及分娩的患者无须手术；影响经血排出或导致性生活困难的患者，应予以切除，术中尽量切除全部中隔组织，对合缝合隔两侧阴道黏膜，恢复正常阴道结构。若已临产，纵隔阻碍胎先露下降者，及时沿纵隔中部切开，在分娩后切除多余隔组织，缝合创面止血。

（四）阴道斜隔

阴道斜隔通常合并双子宫（偶有完全纵隔子宫）、双子宫颈，斜隔自两个宫颈之间起始，斜行向下附着于一侧阴道壁，遮蔽这一侧的宫颈，形成一个隔后腔（图 16-35）。根据斜隔形态其可分为 3 种类型。①Ⅰ型：一侧阴道完全闭锁，斜隔上无孔；②Ⅱ型：斜隔上有一个直径数毫米的小孔；③Ⅲ型：一侧阴道完全闭锁，斜隔上无孔，但在两侧子宫颈之间或斜隔后腔与对侧子宫颈之间有一小瘘管。另外还有一种非典型类型：无孔斜隔合并一侧宫颈闭锁型，特点为斜隔没有孔，斜隔后的子宫颈闭锁，对侧子宫发育正常。根据类型不同，患者可有腹痛、月经淋漓不尽、感染发热等症状，同时因斜隔后积血或引流不畅，患者多合并盆腔子宫内膜异位症，其中合并卵巢子宫内膜异位囊肿最常见（即俗称的卵巢巧克力囊肿），多发生于斜隔同侧。同时多伴有斜隔侧肾缺如。

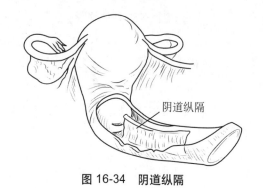

图 16-34　阴道纵隔

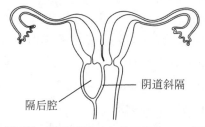

图 16-35　阴道斜隔（合并双子宫、双宫颈）

手术是治疗阴道斜隔的唯一有效方法，有症状者需尽早行阴道斜隔切除术。斜隔后积血较多、阴道壁包块较膨隆的患者，可即时手术；若隔后腔积血不多，需要等待至月经期积血增多的时机，易于定位，以保证手术的成功概率。

手术时由阴道壁囊肿小孔或阴道内包块最突出处穿刺定位，抽吸出陈旧性血液或脓液者即表示定位准确。定位后沿针头纵行切开进入隔后腔，自上而下切除阴道斜隔，切口应足够长，上达阴道穹，下至囊腔的最低点，尽量多地切除斜隔组织，以保证引流通畅。

年轻无性生活的女性，切除阴道斜隔可采用宫腔镜下操作，宫腔镜从处女膜孔进入阴道腔内，镜头直视下完成斜隔切除，保护处女膜完整。

斜隔侧宫颈闭锁的特殊类型患者，可在腹腔镜下探查，切除闭锁侧子宫，注意尽可能多地保留并保全健侧宫体及宫颈组织以备之后的生育之需。

术后患者临床症状可迅速消失，术后不影响正常性生活及生育，且生育结局较好，两个子宫都可以正常妊娠、分娩，但以斜隔对侧子宫妊娠更为多见）。

（五）阴道闭锁

阴道闭锁的患者表现为外阴发育正常，阴道下段或全部闭锁（图 16-36），部分患者伴有宫颈发育异常，通常为单子宫且发育正常，子宫内膜有功能，输卵管及卵巢发育正常。根据闭锁的解剖学特点可分为阴道下段闭锁（Ⅰ型）和阴道完全闭锁（Ⅱ型），临床主要表现为青春期发育后无

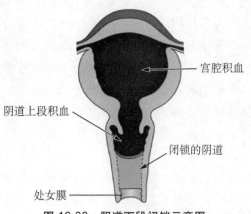

图 16-36　阴道下段闭锁示意图

月经来潮，周期性腹痛及盆腔包块。Ⅰ型患者子宫正常，子宫内膜功能较好，症状出现较早且严重；Ⅱ型患者因子宫发育及子宫内膜功能均稍差，症状可能出现稍晚。

阴道闭锁为生殖道梗阻性疾病，手术是唯一的治疗手段，一旦诊断明确，需及时手术处理。阴道闭锁患者通常有功能性子宫内膜，患者有生育力，应积极尝试保留生育功能的手术，重建子宫与阴道间通道，使经血能够排出并有机会受孕生育。

Ⅰ型患者可尽量选取经期手术，术中切开闭锁部分时需掌握方向，避免损伤尿道或直肠，必要时还需要"透视眼"超声协助指引方向。先选择闭锁组织囊性感最强、最膨出的部位穿刺回抽，抽吸出积血后明确方向，使用小尖刀顺着穿刺针切入至见到积血流出，此时使用长弯钳顺势插入囊腔，退出尖刀，使用血管钳钝性扩张，结合尖刀锐性切割，扩大创口，尽量充分扩张切开的腔隙，使积血充分引流。若闭锁部分较短，可直接缝合外阴的前庭黏膜与阴道上段黏膜贯通阴道；创面较大者可在充分止血后放置阴道模具，或使用羊膜、人工生物补片作为支架，等待阴道创面充分上皮化。为避免创面挛缩、狭窄，患者要坚持每天阴道放置模具至阴道上皮化完成，需 3 ～ 6 个月或更久，之后可间断放置模具扩张，直到有规律的性生活。

Ⅰ型患者手术效果良好，术后月经及性生活可恢复正常，妊娠也不受影响，可自然妊娠并经阴道分娩。

Ⅱ型患者手术成功概率较小，术后出现正常月经者仅占约 1/3，自然受孕概率小，多数需辅助生殖技术增加妊娠概率，且术后多半需要再次手术切除子宫。反复的手术可能给患者带来巨大的经济和精神压力，因此，需行腹腔镜检查，全面评估子宫发育及盆腔情况，慎重选择是否保留生育功能。宫颈发育差、重度盆腔子宫内膜异位症、子宫畸形或发育不良的Ⅱ型患者，妊娠生育的可能性小，不建议保留子宫，可先切除子宫以缓解腹痛症状，同时或等有性生活需求时行阴道成形术。

子宫及宫颈发育良好，不合并或仅合并轻度、中度盆腔子宫内膜异位症的Ⅱ型患者，应尝试保留子宫，行阴道宫颈成形术及贯通术。经典手术方式为在阴道区域，膀胱与直肠之间的间隙造穴，腹腔镜辅助完成人工阴道穴道与子宫腔的贯通，必要时可切开子宫底，明确宫腔下段盲端的位置，明确阴道穿刺和切开的方向，尽量避免损伤尿道、膀胱和直肠。因成形创面较大，阴道与宫颈贯通后，可使用移植材料（如乙状结肠、腹膜、皮瓣、羊膜、

生物补片等）固定在成形的阴道管腔内,放入有孔的模具等至阴道上皮化,并保持引流通畅。同时宫腔内放置引流支架以支撑成形的宫颈管,预防术后宫颈粘连。该手术过程复杂,术中损伤周围器官的风险大,通常合并的宫颈畸形处理更为棘手,术后再次粘连的概率较高,宫腔内留置支架也会增加病原体上行感染,甚至有败血症的风险,总体妊娠率较低,仅有少数患者可保持月经通畅并完成生育。术后应严密随访,对于育龄期女性应评估生育力,积极指导助孕,必要时使用辅助生殖技术尽快生育。

另外,国内近年也有研究者针对青春期女性采用腹腔镜辅助下的游离切断部分盆底韧带,以增加子宫活动度,与人工阴道前庭相结合的方法及腹腔镜下乙状结肠代阴道术＋子宫与代阴道吻合的手术方法治疗阴道闭锁,随访时间最长达5年以上,其间多数经血引流满意,部分性生活满意,该方法有望达到生理、生殖功能双保全的理想结局,远期效果值得期待。

（六）MRKH 综合征

MRKH 综合征（Mayer-Rokitansky-Küster-Hauser syndrome）是双侧中肾旁管未发育或其尾端发育停滞而未向下延伸所致的以始基子宫、无阴道为主要临床表现的综合征,发病率为 1/5000,发病机制尚不明确（图 16-37）。

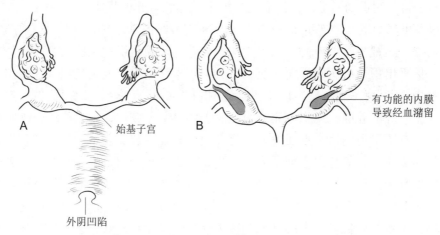

图 16-37　MRKH 综合征（无阴道、无子宫或始基子宫）

因该类型患者通常无子宫或仅为无功能的始基子宫,常导致绝对的子宫性不孕。目前的手术治疗方式主要侧重于恢复性功能及人工阴道再造,对于有功能内膜的发育不良子宫因可能出现周期性下腹痛症状应予以切除。目前也有文献报道 MRKH 综合征患者移植子宫后成功的案例,但子宫移植技术尚不成熟,还需要更多的临床病例的积累以进行更深入的研究。

（七）先天性子宫颈发育异常

先天性子宫颈发育异常非常罕见,患者子宫颈发育不良甚至闭锁,但输卵管和子宫体发育良好,且有功能性子宫内膜,常合并阴道闭锁或阴道上段闭锁（图 16-38）。临床表现为青春期后女性无月经初潮,合并进行性加重的周期性下腹痛,影像学检查可同时发现宫腔积血、输卵管积血、子宫内膜异位症、子宫腺肌病等。

手术治疗应先在闭锁的宫颈管内开拓通道,使月经可以顺利引流排出,在此基础上尽量保留生育功能，但手术较困难，术后再闭锁风险高，极易发生感染、脓肿甚至败血症导致死亡。故传统治疗方式以切除子宫为主。近年来随着微创技术、新型材料和辅助生殖技术的发展，保留生育功能的手术方式也随之发展，应用移植上皮作为支撑材料敷于成形的宫颈管腔以防止术后再粘连、狭窄，解除梗阻后患者可以建立正常的月经周期，且有希望通过自然受孕或生殖助孕的方式妊娠生育。

　　若阴道发育正常，有足够宫颈组织的条索状宫颈患者可行子宫颈端 - 端吻合术，切除纤维条索状的宫颈组织，将远端、近端宫颈行吻合术。

　　合并阴道闭锁的患者可先行阴道成形术，术后放置模具扩张阴道，同时使用药物促性腺激素释放激素激动剂（GnRH-a）抑制月经来潮，待阴道成形术成功后再上、下贯通，也可两种术式同时进行。

　　宫颈外口闭塞，宫颈组织足够长或宫颈管腔积血扩张的患者，可行宫颈外口闭塞贯通术。腹腔镜或开腹下切开子宫下段向下与阴道贯通，或

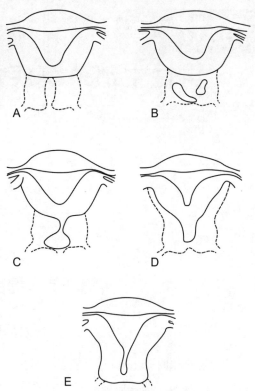

图 16-38　不同类型的宫颈发育异常（无宫颈或宫颈闭锁）

由下至上，切开闭塞的宫颈外口与阴道贯通。纤维组织较多的条索状宫颈患者，可行子宫颈阴道贯通术，在腹腔镜协助下于宫腔与阴道之间的纤维组织中建立通道。若患者宫颈组织非常少，难以成形或完全无宫颈，可经腹或腹腔镜行子宫阴道吻合术：切除发育不良的子宫颈组织，在相当于宫颈的部位切开子宫下段，下拉子宫，将子宫下段与新成形的阴道黏膜对黏膜环状吻合。

　　以上手术均需放置宫颈支架以支撑并引流。由于宫颈组织为纤维结缔组织，张力较大，成形的宫颈管缺乏上皮组织，最好移植上皮覆盖（如中厚皮瓣、全厚皮瓣、膀胱黏膜等），而支撑成形宫颈管的支架应选用一定硬度，不易被压扁的材质，如硅胶引流管，放置的时间一般建议至少 3 ～ 6 个月。

　　子宫颈闭锁患者保留生育功能手术后受孕的比例仍较低。患者术后的生育力与手术方式、新成形宫颈的功能、盆腔炎症、子宫内膜异位症及盆腔粘连程度有很大关系，子宫发育不良、新成形宫颈黏膜组织缺乏正常的宫颈管腺体也是其不孕的常见原因。术前要明确病例分型，选用合适的手术方法，术后坚持阴道扩张，才能争取获得较好的治疗效果。辅助生殖技术的应用增加了患者的妊娠概率，但因宫颈成形术后宫颈管解剖异常，通常不能采用传统的经宫颈管放置胚胎，多采用经子宫肌层胚胎移植。

（史文娟　姚吉龙）

第 17 章
男性生殖系统疾病恢复生育力的手术

第一节 提高精子产生的手术

一、精索静脉曲张的手术治疗

精索静脉曲张出现以下情况需要手术治疗：①精索静脉曲张不育者，存在精液检查异常，病史与体检未发现其他影响生育的疾病，内分泌检查正常，女性生育力检查无异常发现者，无论精索静脉曲张的轻重，只要精索静脉曲张诊断一旦确立，应及时手术；②重度精索静脉曲张伴明显症状者，如多站立后即感阴囊坠胀痛等，体检发现睾丸明显缩小，即使已有生育，患者有治疗愿望也要考虑手术；③对于青少年期的精索静脉曲张，由于常导致睾丸病理性渐进性的改变，故目前主张对青少年期精索静脉曲张伴睾丸容积缩小者尽早手术治疗，有助于降低成年后不育的风险；④对于轻度精索静脉曲张患者，如精液分析正常，应定期随访，一旦出现精液分析异常、睾丸缩小、质地变软应及时手术。

治疗精索静脉曲张的手术方式有很多，包括传统经腹股沟、经腹膜后、经腹股沟下途径精索静脉结扎术，显微镜下经腹股沟或腹股沟下精索静脉结扎术，腹腔镜下精索静脉结扎术，还有介入下精索静脉封堵等。各种术式中显微镜下精索静脉结扎术有明显的优势。经腹股沟下切口不仅可以充分处理精索内静脉，对精索外静脉也可充分显露并结扎，复发率低于其他术式。精索内扩张的精索内静脉互相交联吻合成网，有的壁厚坚韧，有的脆弱易出血，而动脉隐藏于静脉团之中，与静脉难以分辨。传统手术方式在肉眼下难以区分动静脉，而在显微镜下可以充分松解精索内静脉丛，分别结扎每一条静脉，游离出搏动的动脉及圆润、透明的淋巴管。保护了动脉可以预防术后睾丸萎缩，保留了淋巴管术后鞘膜积液的发生率会明显下降。显微镜下精索静脉结扎需要医师具有显微外科技术，还需要昂贵的显微镜，所以尚未能在所有医院开展，但这项技术有较好的疗效及较低的并发症，而且手术切口小，约 2cm，掩盖在阴毛下，不易看出。精子从产生到排出需要 3 个月，所以观察手术的效果要在术后 3 个月行精液检查。大部分患者的精液参数会有明显改善，无论自然受孕还是应用辅助生殖技术都可获益。

（王珂楠　刘文容）

二、隐睾下降固定术

隐睾又称睾丸未降。胎儿在发育过程中，睾丸逐渐自腰部腹膜后下降，并于出生前降至阴囊内，约 10% 的新生儿于 1 年后睾丸才逐渐下降至阴囊内。一侧或两侧睾丸没有完全下降到阴囊内，而停留在腹股沟管内或腹膜后，称为隐睾。

在胚胎发育过程中，睾丸的正常下降受内分泌激素和物理机械因素的影响。内分泌因素包括睾丸分泌雄性激素不足或延迟，靶器官对雄性激素不敏感等。睾丸系带受提睾肌的牵引作用是促使睾丸下降的物理因素，腹内压力推压睾丸降至阴囊内，正常的附睾发育也是促使睾丸下降的因素。因为人体内的温度要高于阴囊内的温度，隐睾在异常位置停留的时间越长，所居位置越高，睾丸受损的程度会越大。

对于 6 个月以内的婴儿，隐睾是可能自行下降进入阴囊的。如果继续观察到 1 岁仍未降入阴囊，就需要治疗干预了。2 岁以内可以尝试使用激素促进睾丸下降，总体治疗有效率为 20% 左右。如果经过激素治疗睾丸还没有下降，则需要手术治疗。如果睾丸位置比较低，如在腹股沟中，下降手术是有希望的；如果睾丸位置比较高，则单次无法牵至阴囊，但可以分次牵引。在高温环境下存活的睾丸，有很大的癌变概率，文献报道，患隐睾症的男性，睾丸肿瘤发病率的相对危险度是一般人群的 40 倍。而手术后成功牵入阴囊的睾丸还可以保留一部分内分泌功能。虽然牵下来的睾丸仍有癌变的风险，但在阴囊内即使有病变表现，如睾丸变硬、增大等也很容易发现，有利于及时手术切除。而且，睾丸下降固定术可以改善患者的生育力。年龄越小做手术对生育力的保护就越好，尤其是有条件在 1 岁之内手术者。在 10 岁之后手术，因为异位的睾丸已经产生不可逆的损伤，并不会改善生育力。

（王珂楠）

第二节　提高精子传送的手术

一、输精管切除术后再通术

已经采取了男性绝育手术——输精管结扎术，又希望生育者，可以进行输精管复通术。

（一）输精管结扎术

关于输精管结扎，我们可以追溯到 19 世纪，但是引起群众关注的却是在伴随全球性人口过剩的 20 世纪 50 年代。在美国，约 12% 的 20～39 岁的男性行输精管切除术，输精管切除术和结扎术是最为安全、有效、简便的长效绝育方法，20 世纪末，全球约有 4300 万男性选择了输精管绝育，其中我国约占 7.2%。

输精管切除术和结扎术是指切除部分输精管以达到绝育或生育控制的手术，其目的是阻止精子通过输精管。虽然睾丸具有正常的生精功能，但因运输通路梗阻而使精子无法进入精液中。输精管道不仅是输送精子的通道，也是精子成熟与获得活动能力的所在，一旦输精管梗阻，患者即会出现梗阻性无精子症，导致不育。

（二）输精管结扎术后复通

输精管吻合术是输精管切除术和结扎术后再复通的手术。输精管吻合术是治疗输精管梗阻的根本措施，手术切除输精管梗阻部位后，吻合输精管近睾丸端与腹腔端，使精子成功输送。

（三）显微输精管复通术

由于输精管管径仅 0.3～0.4mm，传统的普通外科手术方法吻合输精管虽能将其缝接在一起，但肉眼操作相对较粗糙，不能做到准确对合，存在对位不良、管腔狭窄和慢性梗阻等缺点，常导致手术复通失败。因此，输精管的吻合需要达到对位良好、通畅并且防渗漏的效果，这是影响手术复通率和致孕率的关键。

得益于 20 世纪 90 年代男科显微外科的出现和普及，生殖医学成为近 30 年来现代医学发展最快的领域之一。1978 年，国外首次报道了显微外科输精管吻合术，输精管复通率达到了 80%，2000 年后我国开始逐渐认识并开展男科显微手术。2016 年起，我国开始实行新的计划生育政策，全面放开二孩。符合生育政策的结扎对象要求输精管复通增多，男科显微手术成为解决他们生育问题的重要技术手段，为千万实施过输精管结扎术后要求复通的家庭带来了福音。

显微镜下的输精管吻合术在全身麻醉或硬膜外麻醉下，借助显微镜将手术视野放大 10～20 倍，视野更加清晰，输精管在显微镜下犹如蚯蚓般粗细，医师可以清楚地分辨管腔和管壁，操作也更加精细，将断端修剪整齐，并使断端靠拢，用极其纤细的针线将输精管的两个断端重新对齐缝合起来，这极大提高了该项手术的成功率。有学者对比了显微外科及非显微外科的输精管吻合术的手术效果，术后 2 组输精管的复通率分别为 96% 和 72%，致孕率分别为 40% 和 28%，再一次证明了显微外科技术的优越性。

（四）显微镜下输精管复通手术的指征

可行显微镜下输精管复通手术的男性患者主要为：睾丸的生精功能正常；输精管的近端梗阻——接受过输精管切除或结扎术，远端通畅。影响输精管吻合成功的因素有很多，但大体可概括为以下几点：①结扎术和吻合术的时间间隔。结扎术后 10 年内吻合效果较好，时间越久，吻合效果越差。②结扎术后是否形成精液囊肿。发生精液囊肿减轻输精管、附睾和睾丸内的压力，对睾丸的损伤小，精子质量好。③自身免疫反应的发生。输精管结扎术后会产生抗精子抗体，这种物质可使精子失去活动能力。④术者的显微外科手术技巧，医师的技术熟练程度起着关键性作用。

任何手术在术前，都不可能会有百分之百的确定性。输精管吻合在术中也会出现各种情况：①术前检查仅能大体估计梗阻部位，输精管的具体病理改变需手术当中探查明确；②若手术当中发现，梗阻部位的近端，即附睾端无精子或者输精管远端不通畅，则无法行输精管吻合术，可在术中取睾丸或者附睾精子冷冻，后期接受辅助生殖技术治疗；③若睾丸当中也未出现精子，说明睾丸生精功能障碍，建议选择供精治疗或放弃生育。

（五）显微镜下输精管复通后注意事项

手术顺利，术后仍有许多潜在的问题需要关注。①切口出血：出血或阴囊内少量出血可加压托起阴囊即可止血；②感染：伤口处出现红、肿、热、痛等症状，也有可能出现流脓现象，需要加强抗感染治疗，定期换药，防止影响吻合口通畅；③吻合口断裂：术后 6

周避免性生活及剧烈活动；④复通失败：术后 1、3、6、9、12 个月复查精液常规，大多数患者术后 4 周精液中可检测到精子。如果精子存在，但活力很差，应检查抗精子抗体。如果患者 12 个月没有检测到精子，则视为复通失败。

近 10 年来，显微外科技术治疗梗阻性无精子症得到了较好的发展，并取得了满意的效果。

（王先龙　马　　刚）

二、输精管附睾吻合术

在生活中经常遇到一些无法生育的年轻育龄夫妇，其中不少男性是输精管道堵塞导致的梗阻性无精子症。附睾堵塞是梗阻性无精子症中比较常见的类型，输精管附睾吻合术（vasoepididymostomy，VE）是其治疗的有效手段，也是男性科医学领域最具有挑战性的手术之一。1901 年，外科学教授 Edward Martin 首次报道了输精管附睾吻合术，他使用 4 个银夹辅助将扩展开的输精管与多个切开的附睾小管形成瘘管，行吻合术，1978 年 Silber 教授首次报道了显微外科输精管附睾端端吻合术，1980 年 Wagenknecht 教授报道了显微外科输精管附睾端侧吻合术，显微外科的应用明显改善了输精管附睾吻合术的疗效，随着显微外科输精管附睾吻合术在临床中的推广，多种吻合术式应运而生，目前医学上最常采用的术式是纵向两针套叠端侧吻合法。

（一）附睾堵塞的病因

附睾堵塞的病因通常不明确，在 Edward Martin 时代，常见的病因是淋病，随着抗生素在临床上广泛应用，这种类型已少见，附睾堵塞目前常见的病因为既往损伤、生精管道发育异常、细菌及病毒感染、输精管结扎术等。输精管结扎术后 4 年内很少发生附睾堵塞，数据分析表明，手术时间超过 15 年的患者 60% 左右会出现一侧或双侧的附睾堵塞。

（二）输精管附睾吻合术的适应证

1. 附睾堵塞导致的梗阻性无精子症患者。

2. 输精管结扎术后，同时伴有附睾堵塞者。

手术前应详细告知患者夫妇，术中可将睾丸组织或附睾中提出的精子行冷冻保存，以备试管婴儿之需。除非既往有生育史，行输精管结扎术后的患者，怀疑有附睾堵塞时，则需要行睾丸活检，证实患者睾丸中有精子，手术前手术医师应对患者进行病史、查体、辅助检查的综合评估，尽可能证实患者为单纯附睾堵塞病因导致的无精子症，其余输精管道皆通畅。

（三）输精管附睾吻合术的方法

该手术做双侧阴囊切口，未行睾丸活检的患者可先做睾丸活检证实睾丸内有精子，延长切口，将睾丸提出阴囊，游离并分离输精管至附睾尾部，切开输精管，用钝性针头插入输精管腔内，向输精管远端注入生理盐水或稀释过的亚甲蓝，确定远端通畅，在堵塞部位近端探查附睾管，证实有精子后行输精管附睾吻合术。

（四）输精管附睾吻合术的风险

手术是有创操作，常见并发症有以下几种。

1. **出血及血肿形成** 是最常见的并发症，此并发症不能完全避免，通过术中仔细止血可减少出血的发生概率，大多数小的出血会自行停止。

2. **睾丸萎缩变小** 可能与术中损伤睾丸动脉有关，并不常见，此类患者通常之前有输精管结扎或精索静脉结扎或疝修补术病史，如果输精管动脉成为睾丸的主要动脉供应血管，行输精管附睾吻合术时结扎输精管动脉将会影响睾丸血供甚至导致睾丸萎缩变小。

3. **伤口感染** 比较少见，可能与手术时间长及止血不彻底等有关，建议在手术前30分钟使用抗生素，以预防伤口感染。

4. **吻合失败** 有一定的发生概率，改进手术技巧及严格选择适应证可降低吻合失败发生率（涂响安等，2014）。

（五）手术后注意事项及成功率

1. 手术后第1周内减轻活动，3周内禁忌重体力劳动，禁止同房或手淫。

2. 手术后1个月开始检查精液，以后每3个月检查1次，直到满1年为止。

3. 大多数患者在手术后1个月时精液中可查到精子，若术后12个月仍未查到精子，则认为吻合手术失败了，应考虑再次手术或者考虑做试管婴儿，少数患者在手术后1年时查到精子。

目前为止，文献报道的输精管附睾吻合术复通率为31%～92%，女性妊娠率为10%～50%，成功率与堵塞的部位有关，通常认为，附睾尾部堵塞的复通率高于头部的堵塞，常规手术后1个月起复查精液，若精液中发现精子，则认为手术成功。手术后有再次堵塞的可能，如果手术后精液中查到精子，最好至精子库进行精子冷冻保存。

（王先龙 马 刚）

第三节 射精管梗阻手术

一、精囊镜手术

男性精子的输送管道主要由附睾、输精管、精囊、射精管和尿道组成。精子在睾丸生成后被运送至附睾，附睾不仅是精子输送的管道，还是使精子进一步成熟的场所，连接附睾尾部的输精管是运送精子最长的部位，输精管与精囊的排泄管汇合并形成射精管，射精管斜行穿过前列腺后开口于前列腺部的尿道，射精后的精液在前列腺尿道部与前列腺分泌物混合，然后经尿道排出体外，这就是精子的全部运送过程和途径。因为射精管开口位于尿道，所以易受尿道感染等因素影响导致开口堵塞，造成射精管梗阻。而射精管梗阻的后果就是精液量少、精液中没有精子。

正常男性分泌的精液中含有大量的精子，这些富有活力的精子是人类繁衍不可或缺的因素。但是部分不育患者的精液中精子数量明显降低，伴或不伴有活力下降，此时就需要对患者的病情进行具体分析，其少精、弱精到底是由本身激素水平导致的精子产生不足，还是因为输精管道系统的排出不畅影响了精子数量及活力呢？如果考虑为后者，则需要进行进一步检查，以明确输精管道的具体情况，射精管是精子排出体外的必经之路，射精管很细，直径只有3mm，全长约2cm，并且因为射精管斜行从前列腺中穿过，因此前列腺发生炎症等疾病时射精管极易受到波及，产生堵塞。若射精管完全堵塞，则会引起精子无法排出，导致无法正常生育，就是无精子症。即便射精管发生的是不完全梗阻，也会加大射精时精子排出的困难，这部分精子在射精管内停留时间过长，会导致其活力明显降低，影响精子质量。如果确定是射精管被堵塞，则可以进行经尿道射精管口切开术。

凡由射精管梗阻（完全或不完全）而引起不育的患者，经由影像学检查确定梗阻存在时，均可行经尿道射精管口切开术。常见的导致射精管梗阻的原因有以下两种。

1. 先天性发育异常　某些人因为先天发育的问题，射精管发育不良。此外，还有一些人先天性的没有输精管和射精管、精囊。

2. 后天因素导致射精管梗阻　射精管的任一部位的炎症都会导致射精管堵塞，如最常见的尿道流脓、前列腺化脓、长期带尿管的患者，尿道手术后局部瘢痕形成等。

二、射精管口切开术前检查

术前必须明确诊断患者存在射精管梗阻。需要进行的检查：通过精液及精子活力的检查看精液中是否有精子存在、精液量是否很少（一般少于 1ml）并且精液酸碱度变得异常偏酸性（pH < 7）、精液中有无果糖成分等是判断有无射精管梗阻的最主要的依据。输精管在阴囊部位就可以触摸到，有经验的医师一摸便知输精管是否存在，B 超检查可以明确有无精囊变大和射精管扩张。

三、手术方法

首先选择精囊镜，检查可否找到正常的射精管口，精囊镜是一种内镜，自尿道外口进入至后尿道，观察前列腺小囊的两侧，正常射精管口开口于此位置，可以用导丝或冲水的方法找到射精管口，直接进入精囊，抽吸精囊液离心后在显微镜下找精子，如果找到精子，说明射精管口已打通，如果不能寻找到射精管口，则可以选择进入前列腺小囊，从小囊的后壁直接打孔进入精囊，这样也可以达到打通射精管的目的。但对于某些解剖结构不清或者局部炎症比较严重的患者，以上两种方法都可能无法顺利进入精囊，就需要选择经尿道射精管口切开术，具体方法就是直接在内镜下切开前列腺小囊部位，这样隐藏其中的射精管自然会"水落石出"，同样达到了打通射精管的目的。

四、术后注意事项

术后需留置导尿管 24 小时，这样做的目的是减少尿液反流和感染的风险，尿液反流可能会导致患者出现急性或慢性附睾炎症状，严重时甚至可能导致附睾闭塞。

术后应该尽早规律排精（可以采用手淫的方法）防止射精管再发生狭窄。

（孙李斌　王璟琦）

第四节　精子回收手术

一、电刺激取精术

（一）不射精的原因与危害

不射精症是指阴茎勃起，能成功地进行性交，但不射精，也无性高潮。患者可能有梦遗，有时手淫也能射精。不射精症在男科并非罕见，是射精障碍的一种，常影响夫妻感情，造成家庭不和甚至破裂，也可导致不育，约占性功能障碍所致不育的72%。不射精症的病因有功能性和器质性两种。功能性不射精在国内以性知识缺乏最常见，通常由于缺乏必要的婚前性教育，或因女性怕痛而拒绝性交，也有因夫妻感情不和、怕妊娠、环境嘈杂、新婚紧张、工作劳累，或因包皮过长、包皮嵌顿等解剖因素导致性交障碍而致的不射精。器质性不射精是由神经、内分泌、生殖系统器质性病变所致。统计表明，不射精症是男性性功能障碍导致不育的重要原因。

（二）电刺激取精术

电刺激取精术（electroejaculation，EEJ）多经直肠，所以又称经直肠电刺激取精术。

电刺激取精术简单来讲是在直肠中置入电极，通过电刺激促使精液分泌流出。电刺激取精过程中可能引起部分患者的不适感，因此在治疗前需要脊髓或全身麻醉。电刺激取出的精子虽然较手术取出精子的质量会下降，但是使用电刺激取精术联合辅助生殖技术（如宫内受精、体外受精）可成功妊娠，平均4个人中有1个可以成功妊娠，并且电刺激取出的精子可以进行冷冻，即使使用辅助生殖技术一次不成功，也可以不必重复进行电刺激取精。

（三）电刺激取精术适应证

适合电刺激取精术的患者：①所有类型的脊髓损伤的患者；②外科神经损伤、多发性硬化症、糖尿病周围神经病变等所致的射精障碍；③年轻男性肿瘤化疗前需行精液分析和精子冷冻保存，而手淫取精失败者；④射精障碍早期，可使用相关药物治疗，但在这类人群中一旦发现总的射精不足，仍需要行电刺激取精治疗。对于性教育、性行为、口服左旋多巴等常规药物，以及阴茎震动刺激法的治疗效果或治疗时间不满意的患者而言，电刺激取精术是一种可以考虑的选择。

男性不育症的取精及辅助生殖技术的发展增加了射精障碍患者的生育力。对于不射精症患者，由于药物治疗效果较差，电动按摩的成功率也不高，附睾穿刺取精、经睾丸穿刺或睾丸组织取精均为有创性操作，可重复性较差，电刺激取精术为不射精症患者提供了一种安全有效、可重复的新方法，为广大因不射精症导致不育的患者带来了福音。

（李志强　姜　涛）

二、睾丸穿刺取精术或睾丸切开取精术

近年来，随着人们生活水平的提高和科技的发展，人们对生育的要求越来越高，但是因环境污染和饮食等问题导致的不育、不孕的发病率越来越高；随着辅助生殖技术的发展，睾丸穿刺或切开取精术（testicular sperm aspiration，TESA）在临床的应用越来越广泛。

睾丸穿刺或切开取精术在临床上比较常用，其风险较低。手术适应证：①睾丸大小正

常或中度缩小的非梗阻性无精子症或隐匿精子症患者（睾丸容积通常＞6ml 的患者）；②怀疑梗阻性无精子症患者；③射精障碍而有生育要求的患者；④严重勃起功能障碍、无法过性生活而有生育要求的患者；对于以获取精子为目的的睾丸穿刺取精，非梗阻性无精取得精子的可能性小一些。

（郑　磊）

三、经皮附睾穿刺精子抽吸术

经皮附睾穿刺精子抽吸术（percutaneous epididymal sperm aspiration，PESA）是另一种获得精子的方式。

精子由人体睾丸中的生精小管产生，再运送到附睾。附睾是附于睾丸后方的一个小器官，分为头、体、尾 3 个部分，附睾不但能储存精子，其分泌的附睾液含有大量精子成熟需要的物质。精子在附睾成熟、获能，通过输精管、射精管、尿道排出体外。因此，附睾在精子的产生、排出过程发挥着重要的作用。

附睾穿刺常用于确诊梗阻性无精子症，也可用于辅助生殖中获取精子。

（郑　磊）

四、显微取精术

随着显微技术的发展，显微取精术（microsurgical testicular sperm extraction，micro-TESE）为很多非梗阻性无精子症的患者取到精子。

睾丸生成精子能力很差的患者，大部分生精小管是纤细的、没有精子的。但是在睾丸组织某个局部可能存在一小团含有精子的曲细小管。在显微镜下剖开整个睾丸，一层一层的排查生精小管，有可能找到正常的饱满、富含精子的小管，从而获取精子。文献报道，克兰费尔特综合征患者显微取精可达到 50% 以上的成功率。显微取精技术除在克兰费尔特综合征中应用，还为隐睾、放疗或化疗术后、腮腺炎后睾丸损伤等以往传统疗法无效的无精子症患者带来希望。这些患者睾丸组织均严重受损，生精功能低下，传统的穿刺术无法取得精子。然而，这项新技术的取精成功率在不同的医学中心也会不同，国内外报道成功获取精子的概率为 35% ～ 77%。如果一次手术没有取到精子，睾丸需要恢复一段时间才能进行第二次取精。一般推荐间隔 3 ～ 6 个月。由于手术中需要切开血管丰富的睾丸白膜，所以术后有水肿、血肿的风险，但是通常可以自行吸收，不会影响睾丸功能。而且在显微镜下操作对血管的保护更好，术后出现并发症的概率要小于传统睾丸切开取精术。

正常人睾丸产生的精子还需要在附睾内成熟，经输精管排出，与精囊分泌物混合后形成最终的精液。这个过程是精子得到滋养和成熟的过程。需要行显微取精的患者均睾丸生精功能严重低下，所以睾丸内取出的精子质量要差于正常人排出的精子。有资料显示，通过睾丸切开取精或显微取精获得的精子行二代试管妊娠率要低于正常射出精液的患者。但是这项技术的出现仍为非梗阻性无精子症患者提供了解决方案，帮助无数患者建立了完整的家庭。

（王珂楠）

五、梗阻性无精的超声诊断

附睾在阴囊内,是男性生殖系统重要的结构,由很多细小的管道构成,它的一端连接着睾丸,另一端连接着输精管,其功能是储存及运输精子。精子的产生和运输是一条完整的管道系统。睾丸产生的精子通过附睾、输精管运输到精囊及前列腺部,然后排出体外。一旦这个系统管道堵塞,就会使精子无法到达精囊及前列腺,最终导致排不出体外,所以进行精液检查时,查不到精子的存在而诊断为无精子症。导致梗阻而出现无精子症的常见的疾病有精囊炎、射精管结石及输精管疾病,同时也可能源于一些手术的术后并发症,如男性输精管结扎术、腹股沟区域的手术等。

各种原因造成梗阻后,睾丸仍持续产生精子,产生的精子不能及时排出体外,淤积在附睾内,使附睾肿大,称为附睾淤积。附睾位于阴囊内难以通过触诊发现附睾淤积,超声检查可协助诊断。

附睾淤积典型的超声表现为附睾体积明显增大,内部管道样结构扩张,形成数个无回声区,呈蜂窝状网格样改变,内见点状血流信号。明显者还可以观察到内部精液来回流动。这种典型的超声表现,结合病史,可以做出附睾淤积的诊断。通过向上部扫查输精管,观察输精管是否存在先天发育不全或缺如,是否出现输精管增粗、扩张等情况确定病因。

前列腺及精囊位于人体的深处,常规的超声将探头放于患者腹部扫查,很难诊断盆腔深处前列腺及精囊的情况。随着超声技术的提升和仪器的更新,一种用于检查盆腔器官的腔内探头出现了,这就是超声腔内探头。这种探头形状为长的圆柱形,粗细类似于拇指,检查时将探头放入肛门内,因为不经过厚厚的腹壁及肠管等组织,可以清楚地观察到前列腺内部的情况,了解是否有前列腺内病变或射精管结石堵塞精子的流出通道。腔内超声还可以观察前列腺上方的精囊,用于诊断一些来源于精囊腺疾病引起的附睾淤积,如精囊炎、精囊结石等。这样,通过超声检查可以了解整套生殖系统是否存在病变,不但可以明确诊断附睾梗阻,还能找到梗阻的部位,发现具体的病因,以选择最佳的治疗方案。

(谢文龙)

第五篇

相关疾病患者的生殖保存与生育管理

第 18 章
年轻女性肿瘤患者的生殖保存

第一节　卵母细胞冻存

一、概　　述

生育权是人类与生俱来的权利。无论所患何种疾病，女性的生育权都应当得到保护与尊重。

众所周知，近年来肿瘤的发病率持续上升，与此同时，随着治疗技术的进步和发展，年轻女性肿瘤患者的生存期也有显著延长。在过去几年内，虽然女性癌症患者的死亡率逐年下降，但令人痛心的是，有研究统计使用放疗、化疗等主要的肿瘤治疗手段导致早发性卵巢功能不全的发生率却高达 42%。此外，对于部分罹患良性卵巢肿瘤的女性来说，手术治疗对生育力也具有一定的损伤。

在罹患肿瘤的患者中，8% 的患者年龄小于 40 岁，对于这部分处于生育期的肿瘤患者来说，生育力的保存具有重大意义。近年来，生育力保存技术的出现，为处于生育期的年轻女性肿瘤患者提供了孕育下一代的机会。目前，可供年轻女性肿瘤患者选择的生育力保存方法有很多，如卵巢移位手术、胚胎冷冻、卵母细胞冷冻及卵巢组织冷冻等。

在众多生育力保存技术中，卵母细胞冻存技术受到越来越多的关注。其不仅是辅助生殖助孕过程中的男方无法取精或无法提供足够精子时的补救手段，也为建立卵子库提供了可能性，更是女性生育力保存方法的一种新的选择。

本节主要针对卵母细胞冻存的几个方面，即肿瘤患者卵母细胞冻存的安全性、历史、低温保存特点及伦理和法律问题进行介绍。

二、安全性分析

迄今为止，已有上万个婴儿通过冷冻卵子出生。从 2012 年起，美国生殖医学会已将卵母细胞冻存看作是一项成熟的辅助生殖技术。美国每年有近 2000 名婴儿是使用冷冻卵子出生的。虽然有证据表明冷冻保存可能对卵母细胞基因表达和蛋白质组学有影响，但这些研究还远未定论，现有的数据还不能完全排除卵母细胞冻存对新生儿的影响，远期影响也不明确，卵母细胞冻存的相关安全性分析仍然需要引起人类的注意。

值得注意的是，为获得较多的卵子，常需进行促排卵治疗。在此过程中，患者有可能患有卵巢过度刺激综合征，取卵手术也可能造成邻近器官损伤、盆腔粘连等并发症。同时，在保证生育权的同时，由于生育年龄的不断推后，妊娠期、围生期的并发症发生率也逐渐升高。

目前，卵子的玻璃化冻存，可以获得较好的复苏率，且并未降低胚胎发育及种植潜能，冻卵、冻胚双次冷冻并不会降低妊娠和活产结局。到目前为止，我国对于卵母细胞冻存时限问题并无明确的规定。虽然欧洲人类生殖与胚胎学会建议，生殖细胞和胚胎应该在患者的生殖期内储存和使用，并且它们在低温中的储存期限为 10 年。冷冻时间过长是否会造成解冻失败或卵子损伤等情况，仍需要进一步的观察和探索。

对于年轻女性肿瘤患者来说，首先需要个体化地评估促排卵及取卵手术的风险之后才能决定是否可以采取卵母细胞冷冻的方法。其次妊娠及分娩过程对母体均为重大的考验，妊娠引起的内分泌变化、身体负载等因素对肿瘤可能具有影响，因此之后是否可以移植冻卵解冻后胚胎也需要对母体健康状况进行评估。

三、卵母细胞冻存的历史

1964 年，国际低温生物学会成立，其目标是研究低温对所有类型的生物的细胞、组织和器官的影响。同期，美国低温生殖生物学的先驱 Mazur 和 Leibo 确立了不同类型的细胞膜对水和冷冻保护剂的渗透特性，并于 1972 年提出双因素冷冻损伤理论，此项理论成为人类配子和胚胎冻存的生物物理基础。

最初的卵母细胞冻存技术在动物学研究中开展。1959 年，科学家使用甘油将小鼠的卵母细胞冷冻至 −10℃，这是哺乳动物卵母细胞低温储存的首次成功。但直到 1977 年，经液氮冻存后的卵母细胞才成功妊娠分娩产出小鼠。

1986 年，世界上首次应用慢速冷冻法冻存女性卵母细胞在复苏受精后成功妊娠，给予了人们无限的希望，但因为这项研究的有效性很低（在 10 年的实验研究中仅实现了 5 次妊娠），实验工作后来停止。

1991 年，布鲁塞尔大学开发了一种使用多个显微操作装置，在显微镜下将精子注射到卵母细胞的细胞质中的方法（ICSI），此方法于 1997 年开始用于解决卵母细胞冷冻后出现透明带硬化的问题，提高了解冻后卵母细胞的受精率。

世界上首次报道应用冷冻卵子的供卵周期移植后成功妊娠的案例在 1999 年。2004 年，我国首例应用冷冻卵子复苏的婴儿诞生。值得庆祝的是，2006 年后随着玻璃化冷冻技术的发展，卵子、胚胎及卵巢组织的冷冻结局均得到了质的提升。玻璃化冷冻卵母细胞的周期取消率、流产率均低于慢速冷冻，而着床率高于慢速冷冻。研究显示在非供卵的 < 35 岁不孕女性中，玻璃化冷冻卵子与新鲜卵子形成胚胎的非整倍体率及妊娠率无统计学差异，未发现卵母细胞冻存对减数分裂中染色体分离有不利影响，对囊胚的种植率也无影响。

美国生殖医学会在 2012 年提出，人类卵母细胞冻存已不再是一项实验性技术，成熟卵母细胞的冷冻已成为女性生育力保存的一种重要选择，卵子玻璃化冷冻技术被正式应用于临床。全球越来越多的生殖中心对不孕和需要生育力保存的患者开展了卵子冻存业务。

四、卵母细胞低温保存特点

有假说认为，冻存导致的卵母细胞损伤主要归于两方面因素。一是由于解冻期间的冰晶和重结晶过程中的冰晶作用；二是因为接触和去除冷冻保护溶液时发生的渗透应力。相对于卵裂期胚胎的卵裂球，卵母细胞体积更大，其中含有更多的水分，因此更可能受到结晶损伤，如果冰晶占据卵母细胞的 16%，则会导致卵母细胞死亡。此外，卵母细胞的相对稀缺性需要将冷冻解冻过程中的损伤最小化以降低此过程的失败率。

因此，为了确保卵母细胞在冷冻和解冻过程中存活，应考虑冷冻保护剂（CPA，在冷冻保存细胞或组织时加入，保护细胞抵抗低温损害的化合物）的渗透性和化学毒性。随着冷冻保护剂的发明，配子和胚胎冻存技术出现了巨大的进步。根据与生物样品的相互作用方式，冷冻保护剂可分为渗透性和非渗透性两种。渗透性冷冻保护剂可降低溶液的凝固点，与细胞膜结构相互作用，降低细胞内和细胞外电解质的较高浓度变化，并可以部分替代水。二甲基亚砜、乙二醇、甘油、甲酰胺、甲醇和丙二醇是最常用于冷冻人类生殖细胞和胚胎的渗透性冷冻保护剂。其他渗透性物质，如尿素、N- 甲基甲酰胺、二甘醇、三甘醇、正丙醇、异丙醇、1，3- 丙二醇、1，3- 丁二醇、2- 甲氧基乙醇和 3- 甲氧基 -1，2 丙二醇具有有限的冷冻保护特性。非渗透性冷冻保护剂的作用原理尚不完全清楚，可能是因为可以降低晶体的生长速率以保护细胞免受渗透性变化损伤。非渗透性冷冻保护剂主要包括低聚糖（最常用的是蔗糖和海藻糖）和高分子化合物（白蛋白、聚乙烯吡咯烷酮等）两组物质。蔗糖和海藻糖是最常见的用于人类胚胎和卵母细胞的非渗透性冷冻保护剂。蔗糖在溶剂中的存在降低了卵母细胞和胚胎对渗透压休克的敏感度。但随着渗透性冷冻保护剂浓度的增加，其胚胎毒性也越来越大。通过使用 CPA 的混合物可以减少对卵母细胞的毒性作用，其中每种保护剂的比例将减少，但总浓度将保持不变。为了在冷冻的玻璃化过程中实现卵母细胞的玻璃状态，可以使用高浓度的 CPA 和增加冷却速率以避免冰晶形成。严格遵守溶液暴露时间和增加解冻后洗涤步骤也可避免卵母细胞渗透压变化引起损伤。迄今为止，对于卵母细胞的通用冷冻保护剂的选择尚未达成共识。

用于冷冻保存的程序传统上根据生物材料的冷却速率分为几组，取决于生物材料的冷却速率，即程序化冷冻（0.1 ～ 5℃ /min）、快速玻璃化冷冻（10 ～ 100℃ /min）和超快速冷冻（超过 10 000℃ /min）。为了满足这些要求，有必要选择当它们浸入液氮中冷冻时能够提供如此高降温速率的载体。目前，冷冻载体可以分为开放式和封闭式两种。受程序控制的慢速冷冻通常使用封闭的载体（吸管、冷冻管）。开放性载体主要用于玻璃化冷冻。

解冻复苏过程对于卵母细胞的存活同样重要。冻存载体，冷冻方法和所用的冷冻保护剂对这一过程均有影响。解冻时，必须逐步降低冷冻保护剂的浓度，从而实现冷冻保护剂去除过程中卵母细胞渗透压的改变最小化。

总之，卵母细胞冻存要减少冻存过程中冰晶的损害及解冻时卵母细胞渗透压的显著下降这两个因素。

五、伦理和法律问题

根据我国发布的《人类辅助生殖技术管理办法》，人类辅助生殖技术应当在医疗机构中以医疗为目的进行，必须符合国家计划生育政策、伦理原则和有关法律规定。辅助生殖技术需要满足有利于患者和供受者的原则、知情同意和知情选择的原则、保护后代的原则、保证社会公益性的原则、保密和保护隐私的原则、严防商业化的原则、伦理监督和导向的原则等。

卵母细胞冻存目前公认仅可用于下列两种情况：一是在体外受精-胚胎移植助孕治疗时，男性在取卵日因各种原因不能及时提供精子，并且拒绝接受供精时，可将卵子冻存；另一种情况是在进行放疗、化疗等治疗前的肿瘤患者，可将卵母细胞冻存用于保留生育力。目前，因我国尚无法律、法规的依据，卵母细胞冻存仍是辅助生殖技术的"灰色地带"。所以，其也是当前生殖伦理中的最热点问题之一。

在法律上，对于冷冻卵子的属性具有巨大争议。冻存的卵母细胞是否属于冻存者的"私人物品"？冻存者可否对其冻存的卵母细胞进行买卖？如果卵母细胞冻存者不幸离世，那么冷冻卵子的处置权、继承权归谁所有？已完成生育意愿后的卵母细胞冻存者，其剩余卵子可否捐赠他人？总之，需要解决的敏感的伦理问题有很多，仍需要进一步的分析和讨论。

在医疗行为中，冻存卵子复苏受精后的活产率，促排卵、取卵过程中存在的医疗风险、后期胚胎可能存在的问题、解冻卵子所必需的条件等，应由相应的辅助生殖中心进行充分的知情告知，并由相应机构进行监管，管理办法可参照现有的器官捐赠管理办法。

制订卵母细胞冻存的政策和指南应以保护患者为前提，在生殖科、妇产科和肿瘤科的共同合作下，建立和制订了规范的女性生育力保存机构和操作流程，造福广大女性肿瘤患者。同时，制订一个明确的关于卵母细胞冻存的法律、法规程序，可以免除目前医师和患者的两难境地。

年轻女性肿瘤患者在经历了外科手术干预、癌症治疗、延迟妊娠后，卵母细胞的低温保存技术使其生育力得以保存。关于年轻女性肿瘤患者卵母细胞冻存的远期安全性，还需要大量的研究数据验证，其中存在的伦理与法律问题，还需要进一步地细化讨论。

（孔　琳　谭季春）

第二节　胚胎冻存

一、胚胎冷冻技术

（一）定义

胚胎冷冻即体外受精胚胎冷冻，是经阴道行超声下卵母细胞穿刺术将卵子从卵巢内取出，在体外同精子通过常规受精或单精子卵胞质内注射技术相结合，将受精后发育成的可利用胚胎（卵裂期或囊胚期）通过冷冻技术进行冷冻保存，后置于液氮环境中长期保存，择期行胚胎解冻复苏后移植入宫腔内。

胚胎冷冻的优点为技术成熟且可靠，妊娠率高，是开始肿瘤治疗前有足够时间的人的最佳选择；缺点为不适用于青春期前的女性，需要已婚（在我国）及药物刺激卵巢，费用高等。

（二）慢速冷冻技术

1. 定义　慢速冷冻技术是一种成熟的技术，指样品在添加低浓度的冷冻保护剂下以可控的降温速度对胚胎行缓慢冷冻，通过可编程冷冻机器以足够慢的速度使细胞脱水，同时尽量减少冰晶的形成。

当细胞内温度降到 0℃ 以下时，细胞会脱水，细胞中可溶性物质浓度升高，在细胞内形成冰晶。缓慢冷冻可使细胞逐步脱水，细胞内不致产生大的冰晶而造成细胞骨架结构受损。慢速降温冷冻和细胞脱水是避免细胞内冰晶形成的关键。在慢速冷冻过程中，冰晶的形成是无法避免的，因此选择最佳的冷冻方案可降低因冰晶造成的机械损伤。在慢速冷冻中，细胞需要最佳脱水过程，以避免细胞内冰晶的形成。一个冷冻周期需 3 ～ 4 小时。

2. 操作过程　慢速冷冻技术主要分为脱水、植冰、降温 3 个步骤，配制冷冻保护剂的溶液为含有 20% 人血清白蛋白的磷酸盐缓冲液。

（1）将胚胎放入含有 1.5mol/L 丙二醇的溶液中静置 15 分钟。

（2）后将胚胎放入含有 1.5mol/L 丙二醇和 0.1mol/L 蔗糖的混合溶液中静置 15 分钟，这一时间包括将胚胎放入麦管中，最后将麦管放入程序冷冻仪中开始降温过程。

（3）降温起始温度为 20℃，一般在温度降至 - 7 ～ - 3℃ 时进行人工植冰操作。

（4）以 - 0.3℃ /min 的速度继续降温至 - 30℃，后以 - 50℃ /min 的速度继续降温至 - 150℃，停留在 - 150℃ 2 小时。

（5）收集麦管，直接快速地放入液氮中保存。

3. 注意事项　慢速冷冻过程中冷冻速度会影响冰晶的形成速度和大小，也会影响后续的胚胎复苏效果。冷却的不均匀性体现在细胞脱水、细胞外可溶性物质浓度及冰晶形成的差异上，对细胞功能的影响很大。如果使用过快的冷却速度，细胞将没有充足时间脱水，细胞内的剩余水分就会形成冰晶。相比之下如果冷冻速度慢，细胞因接触高浓度渗透性保护剂将遭受不可逆转的伤害性脱水，这可能会破坏细胞存活所需的生化和物理条件，并且线粒体和内质网可能在结构上遭受损伤。

（三）玻璃化冷冻技术

1. 定义　玻璃化冷冻依赖于高浓度的冷冻保护剂使细胞快速脱水，将细胞凝固成一种玻璃状，整个操作都避免了细胞内冰晶的形成，并将胚胎投入液氮中迅速降温冷冻，整个冷冻过程没有冰晶形成。玻璃化冷冻技术是一种超快速的冷冻方式，可将悬浮液转变为玻璃状固体，从而防止冰晶和细胞损伤。特点为快速降温，操作简便，不需要专用设备，一个冷冻周期仅需约 10 分钟。

2. 操作过程　以日本 KITA ZATO 商品化试剂盒为例，与卵裂期胚胎冷冻相比，囊胚期胚胎冷冻前需进行人工皱缩，释放出囊胚液，选择 3 ～ 6 期的囊胚冷冻，于远离内细胞团且滋养层细胞连接薄弱处进行打孔：孔径 8 ～ 10μm，待囊腔完全皱缩便可进行冷冻。

（1）冷冻前先将冷冻液平衡至室温（22 ～ 25℃），每个胚胎在平衡液（equilibration solution，ES）中 5 ～ 15 分钟，可观察到胚胎先皱缩后复原的过程。

（2）转移至玻璃化冷冻液（vitrification solution，VS）中，1 分钟内将胚胎置于载杆上，迅速投入液氮中保存。

3. 注意事项　玻璃化冷冻过程中所涉及的高浓度冷冻保护剂和快速的人工降温可能会对胚胎细胞产生毒性，破坏 DNA 完整性，引起 DNA 甲基化等。此外，高浓度冷冻保护剂具有化学毒性，可对胚胎细胞造成渗透性损伤，安全性方面还缺少大数据的追踪报道。

（四）慢速冷冻与玻璃化冷冻的比较

1. 在形态动力学方面的比较　完整的胚胎复苏后存活率和有丝分裂恢复率是评估胚胎植入潜能的最重要的临床参数。比较体外培养的人类胚胎在慢速冷冻和玻璃化冷冻两种冷冻方式的形态计量学和形态动力学的研究中发现，玻璃化冷冻技术复苏的胚胎恢复有丝分裂，并开始致密化的时间要早于慢速冷冻的胚胎，玻璃化冷冻复苏胚胎的存活率及完整存活率高于慢速冷冻。研究数据显示，玻璃化冷冻复苏胚胎恢复有丝分裂的比例是 82%，慢速冷冻胚胎则为 63%，有丝分裂恢复中位时间分别为 7.6 小时和 13.1 小时，发生致密化率分别为 62% 和 23%，玻璃化冷冻复苏胚胎的致密化时间中位数为 18.1 小时，慢速冷冻因为只有不到 50% 的胚胎发生了致密化（致密化率 < 50%），因此不能计算出致密化的时间。在形态计量学方面，虽然有相似的卵裂球数目，但慢速冷冻整体细胞体积较小，卵裂球对称性较高；在慢速冷冻的胚胎中，种植率与超低温保存时的卵裂球数目有关，但玻璃化冷冻则与此无关。然而，这种形态动力学参数的临床应用仍有待于更大范围的研究。

2. 临床结局的比较　慢速冷冻和玻璃化冷冻都是常用的胚胎冷冻方式，慢速冷冻可以达到与玻璃化冷冻相同的种植率，玻璃化冷冻具有更高的胚胎复苏率、更好的临床妊娠率和活产率。在评估慢速冷冻与玻璃化冷冻的效果和优越性时，需要注意的是活产并不是唯一的评价标准，重要的是复苏移植后的围生期结局。

3. 新生儿出生结局的比较　复苏周期与新鲜周期胚胎移植的研究已经有一致性的临床观点，即复苏周期胚胎移植与新生儿出生体重增加有关。然而绝大部分研究并没有具体区分胚胎的冷冻方式，或是直接将两种冷冻方式混合在一起作为整体与新鲜周期进行比较。因此，出生体重的影响是单纯因为冷冻胚胎进行了复苏受到了影响还是与冷冻方式的选择有关，是个有待阐明的问题。与慢速冷冻相比，玻璃化冷冻并不会导致不良的出生结局，与新鲜周期胚胎移植相比，复苏周期不论是慢速冷冻还是玻璃化冷冻，均与增加的平均出生体重有关。

近 10 年来，人类辅助生殖技术（assisted eproductive technology，ART）研究中各项综述和 Meta 分析支持玻璃化冷冻对胚胎和卵子的冷冻效果优于慢速冷冻。玻璃化冷冻技术的引入及其广泛应用提高了人类卵母细胞和胚胎的冷冻存活率，以及不同发育阶段冷冻胚胎移植后的复苏率和临床结局。由于玻璃化冷冻胚胎提高了胚胎复苏率，现在许多实验室已经完全用玻璃化冷冻替代慢速冷冻。玻璃化冷冻对所达到的优化的卵母细胞、卵裂期或囊胚期胚胎冷冻复苏率和临床结局有重要的临床意义，从卵母细胞到卵裂期及囊胚阶段的所有发育时期来说，玻璃化冷冻是各种冷冻方法中最好的。因为与慢速冷冻技术相比，玻璃化冷冻技术显著增加了卵母细胞和胚胎冷冻存活率，提高了冷冻复苏周期的临床效果，也使生育力保存和创建卵子库成为一种可行的选择。

玻璃化冷冻在临床效果上的优越性，以及其对围生儿结局的安全性，支持玻璃化冷冻作为辅助生殖技术中一种高效、安全的冷冻方式，未来的研究也需大数据样本证明玻璃化冷冻技术对儿童长期健康的影响。低温冷冻保存的新进展应该致力于玻璃化冷冻的标准化，减少由于不同操作人员引起的变量，这些改进有可能会在提高妊娠率方面起到一定的作用。

二、胚胎冷冻技术在肿瘤疾病中的应用

（一）乳腺癌与胚胎冷冻

虽然乳腺癌多见于老年女性，但也是育龄女性最常见的恶性肿瘤之一。在疾病诊断后，约 50% 的年轻女性会考虑不孕的问题，但只有 10% 的人会考虑生育功能保存的问题，很多人不具有保存生育力的意识。最近的 Meta 分析显示，接受全身辅助治疗的乳腺癌幸存者妊娠的概率有 14%，妊娠率比一般人群低 40%。可供选择的生育功能保存方法有在化疗期间使用促性腺激素释放激素激动剂（GnRH-a）以尽量减少卵巢损伤及在化疗前进行卵母细胞或胚胎冷冻保存、卵母细胞体外成熟或卵巢组织冷冻保存。乳腺癌确诊后妊娠的安全性已在众多研究中得到证实。

面临性腺毒性治疗的乳腺癌患者治疗过程中需要讨论以下几点，如患者年龄、癌症类型、生育史、治疗后可能出现的并发症及其类型、所用药物剂量、预期效益和不良反应、是否需要内分泌治疗、不孕的风险、生育力保存的选择和肿瘤的延迟治疗等。化疗引起的卵巢损伤取决于诊断为乳腺癌患者的年龄、个体卵巢储备、计划化疗的类型和药物剂量等。40 岁以上的患者即使是在 GnRH-a 保护下化疗，仍伴有很高的卵巢衰竭的风险，主要是由于原始卵泡数量的自然减少，化疗药物会对正在发育的卵泡造成损害，从而可导致闭经。

控制性卵巢刺激似乎不会增加乳腺癌复发的风险，为了降低乳腺癌患者短期内暴露在高剂量雌激素水平下，可应用芳香化酶抑制剂来曲唑和雌激素受体调节剂他莫昔芬联合 GnRH-a 降低雌激素生成。对于激素受体阳性的乳腺癌患者应用芳香化酶抑制剂来曲唑和促性腺激素方案比他莫昔芬方案更有效，并能获取较多的卵子，应用这些方案可导致每次胚胎移植周期产生 45% 的总活产。

紧急保留生育力的随机卵巢刺激方案可开始于成熟卵泡期或黄体期，在月经周期的任何时候均可开始卵巢刺激。随机卵巢刺激方案已经证明对生育力保存是有效的，可获得相似的卵母细胞数、成熟卵母细胞数和受精率。随着这些方案的应用，无须再等待下一个月经周期的开始，这样就可以提前约 2 周获取卵子，也间接促使患者提前 2 周开始肿瘤性疾病的治疗。还可在一个月经周期内进行 2 次卵巢刺激（卵泡期和黄体期），从而增加卵子细胞的获得数量，以最大程度提高妊娠率。虽然乳腺癌患者的最佳妊娠时机目前还不清楚，但因为肿瘤疾病具有 2 年内的高复发风险，建议至少在诊断后推迟 2 年再妊娠。

临床确诊肿瘤后尽早将患者转诊给生殖专家，这对生育力保存是至关重要的，可以增加生殖功能保护的概率。胚胎冷冻与卵母细胞冷冻都是安全且有效的选择，其他方法（卵巢组织冷冻、应用 GnRH-a 进行卵巢抑制、新型辅助化疗方式等）虽然有效，但仍是实验性的、有争议的，需要进一步大样本研究。

（二）妇科肿瘤与胚胎冷冻

应用抗雌激素药物如来曲唑这种更安全的卵巢刺激方案，可提供高质量的卵母细胞和胚胎，可单独应用或联合较低剂量的促性腺激素。例如，在子宫内膜癌患者中成功应用来曲唑促排卵并行胚胎冷冻。另外也可以应用"随即启动卵巢刺激"方案，不受月经周期的影响，也不影响卵母细胞和胚胎的生成。

（三）血液系统疾病与胚胎冷冻

发生于年轻女性最常见的需要进行肿瘤生育功能保存治疗的血液系统恶性肿瘤有急性淋巴细胞白血病、急性髓细胞性白血病、非霍奇金淋巴瘤和霍奇金淋巴瘤。一些性腺毒性方案，如烷基化化疗和全身照射经常使用在治疗淋巴瘤和白血病，可导致随后的医源性早发性卵巢功能不全和生育力丧失。

应在化疗或放疗之前、其间和之后提供有效和全面的策略，从制订策略到实验策略整合不同的选择，避免或至少减轻由抗癌治疗引起的早发性卵巢功能不全。已确定的选择包括胚胎冷冻和卵子冷冻。有争议的选择包括卵巢保护技术，如促性腺激素释放激素激动剂与激素抑制、外科卵巢移位（卵巢切除术）、性腺保护和分次放疗。

胚胎冷冻是数十年来女性生育力保存的金标准选择。传统的卵巢刺激需要几周，不适用于高度恶性肿瘤需要积极抗癌治疗的疾病，如白血病。这种情况下，就需要一种可随机开始的卵巢刺激方案行紧急生育力保存。尽管罕见，但仍有在血液系统恶性肿瘤中行卵巢刺激进而冷冻卵子或胚胎的成功案例。女性恶性肿瘤患者的每个移植周期的活产率会降低，但不会增加先天畸形的风险。

为了节省时间，医师建议在诊断出淋巴瘤或白血病后，在抗癌治疗前立即咨询保留生育力的策略。紧急卵巢刺激方案的例子包括黄体期，或随机启动方案，或卵泡期使用来曲唑（芳香化酶抑制剂），或他莫昔芬（选择性雌激素受体调节剂）。使用来曲唑或他莫昔芬方案成功应用于乳腺癌患者，在血液系统疾病中还没有证实过这些方案的优势。当卵巢刺激不可行时，可以选择未成熟卵体外培养，后行体外受精及胚胎冷冻。

（四）甲状腺癌与胚胎冷冻

放射性碘的应用对生育功能的影响微乎其微，因此不需要生育力保存。

美国临床肿瘤学会（American Society of Clinical Oncology，ASCO）在 2018 年发表了最新的关于生育功能保存的临床实践指南，对于有生育需求的育龄女性，在开始治疗前行生育力保护，胚胎冷冻作为推荐之一，能有效减少反复应用激素促排卵助孕，且胚胎冷冻技术在临床广泛应用，已成为公认的肿瘤患者保存生育力的方式。Brown 等在 1996 年首次通过胚胎冷冻技术对女性乳腺癌患者进行生育功能保存。随着医学技术的不断发展，肿瘤医学与生殖医学的学科之间的相互合作与交流，生育力保存技术得以迅速发展。

患者需要清楚地知道，通过胚胎冷冻保存技术行生育功能保护这项操作既不能保证孩子出生，也不能保证孩子健康。胚胎的超低温冷冻保存技术并不是癌症治疗的一部分，但它与主要的治疗方法是平行的，根据患者的个人生活需求，这些治疗方法可能被接受或拒绝。不建议在化疗期间行胚胎冷冻，一方面是因为化疗期间产生的卵子数量少，另一方面是因为有增加出生缺陷的风险。除了少数遗传性癌症综合征外，癌症史或其治疗似乎不会增加后代先天畸形或癌症的发生率。一些类型的癌症会导致卵巢转移，如白血病和淋巴瘤，在进行治疗之前，必须向患者及其家属说明生殖道转移瘤的潜在风险。

总之，胚胎冷冻保存是育龄夫妇或肿瘤夫妇保护生育力最为可靠的方法，已经有 40 多年的实践证明其安全性。任何技术的应用都有利和弊，拟行生育力保存的夫妇应与医师充分讨论。

（周飞飞　谭季春）

第三节 卵巢组织冻存

一、概 述

超过 70% 的年轻癌症女性有生育要求。癌症生存率在大幅度提高，如 49 岁以下乳腺癌患者 5 年生存率可达 90%。然而，放疗、化疗对卵巢功能的损伤巨大。当卵巢受到放疗辐射（≥ 5Gy）或经造血干细胞移植前化疗，早绝经的风险升高 20 倍，早发性卵巢功能不全的发生率高达 70% ～ 100%。

卵巢组织冻存作为新兴的生育力保护方法，是癌症治疗无法延迟的患者及青春期前的患者唯一的选择，此外，女性生育力保护的方法还有卵母细胞冻存、胚胎冻存、卵巢移位手术、卵巢功能抑制等。

（一）卵母细胞或胚胎冻存

卵母细胞冻存与胚胎冻存是目前较为成熟且知晓度较高的生育力保护方法，需应用激素刺激卵巢，在 1 个周期内成熟多个卵泡，经阴道穿刺将卵母细胞取出、冷冻，或将取出的卵母细胞先进行体外受精，再冻存胚胎。整个过程需 2 周左右的时间，取卵数量也有限，取决于卵巢的反应性；若效果不佳，还需另择周期。再者，对于激素依赖性疾病，无法使用大剂量的激素刺激卵泡生长，风险极高。此外，我国法律规定不得对未婚女性实施辅助生殖技术。因此冻卵或冻胚胎无法用于青春期前患者，对于亟须治疗的癌症女性，也存在很大的局限性。

（二）卵巢移位手术

临床上还应用卵巢移位术，在肿瘤患者接受盆腔放疗前将卵巢悬吊至远离盆腔的位置，期待减少辐射对卵巢的损伤。然而越来越多的研究显示，卵巢移位的保护效果微乎其微，由于辐射具有分散性，卵巢难免受到射线的影响。当放射剂量超过 5Gy 时，早绝经的风险就会升高 20 倍；任何剂量的放射都会使卵巢发生功能衰退的概率大于 80%。再者，对于化疗带来的损伤，卵巢移位不会起到保护作用。

（三）卵巢功能抑制

还有一种方法，是在放疗、化疗前，经过十几天的时间注射大剂量药物抑制卵巢功能，让它们处于催眠状态，设想"枪打出头鸟"，如果卵巢一动不动，也许可以在一定程度上避免化疗药物和放射线的损伤。然而，体外研究显示，对于环磷酰胺、顺铂等产生的细胞毒性，给予 GnRH-a 既没有激活细胞的抗凋亡途径，也未阻止这些药物导致的卵泡丢失、DNA 损伤与细胞凋亡，因此 GnRH-a 并不能预防或改善化疗中卵巢损伤与卵泡丢失。

美国临床肿瘤学会（ASCO）2018 年更新的癌症患者生育力保护指南中强调，GnRH-a 及其他卵巢功能抑制方案的生育力保护作用存在很大的争议；只有当证实了卵母细胞冻存、胚胎冻存及卵巢组织冻存等生育力保护方法全都不适用的情况下，出于患者对 GnRH-a 抱有降低化疗所致卵巢功能不全可能性的主观期望，对于年轻乳腺癌患者可给予 GnRH-a，但 GnRH-a 绝不可取代其他生育力保护方法。

（四）卵巢组织冻存

卵巢组织冻存是最新的一种生育力保护方法。在放疗、化疗前，通过腹腔镜取出患者的一部分卵巢组织，然后进行处理、冷冻及冻存，当患者需要且身体情况允许时，再将卵巢组织复苏、移植回体内，可以实现卵巢生殖能力与内分泌功能的保存与恢复。

此外，卵巢组织冻存与移植技术还具备以下优势。

第一，生殖力储备巨大。与卵母细胞冻存技术一次只能冻存几个或十几个卵母细胞相比，卵巢组织冻存的生殖力储备巨大。一片卵巢组织即可储备数百或上千的原始卵泡，日后可以通过自体移植、卵泡分离后体外培养等方法获得成熟的卵母细胞。

第二，还能够恢复女性内分泌功能。卵巢分泌的雌孕激素对女性来说至关重要。卵巢组织冻存不仅保留了象征着女性生殖力的卵母细胞，还保存了具有内分泌功能的其他卵巢组织细胞，在组织移植回体内后，能够恢复女性的卵巢内分泌功能。

第三，不需要大剂量强刺激的促排卵治疗。卵巢组织取材仅需 1 ～ 2 天的准备时间，组织取出后可立即进行冻存。与卵母细胞或胚胎冻存技术相比，不需要进行为期 2 周的大剂量强刺激的促排卵治疗，也不会延误癌症的放疗、化疗。

第四，是青春期前癌症女性的唯一选择。青春期前的女性性腺轴还没有发育成熟，无法使用促排卵药物，所以卵巢组织冻存是目前青春期前癌症女性保护生殖力的唯一选择，甚至可用于几个月大的女婴。

第五，不受生理周期的影响，不受促排卵、取卵等相关的卵泡生长周期时间限制。

第六，自体组织移植，可避免伦理方面的问题。

2004 年，世界上首例经"冻存卵巢组织再移植"技术孕育的婴儿成功诞生，这一突破性成果被发表在 Lancet 杂志上，在国际学术领域引起了轰动。至 2018 年 6 月，世界上经此技术诞生的婴儿已超过 140 例。在我国，首都医科大学附属北京妇产医院 2012 年建立了我国首个卵巢组织冻存库，引进并实施卵巢组织冻存与移植技术，至 2019 年 12 月已冻存患者的卵巢组织近 300 例，并成功完成我国首例至第 10 例冻存卵巢组织移植。随着严格标准的制订，卵巢组织冻存移植技术将被更广泛地应用于临床。

二、卵巢组织冻存

首都医科大学附属北京妇产医院截至目前成功移植了 10 例冻存卵巢，移植后卵巢功能均得到了恢复，目前已诞生第 1 例卵巢组织冷冻后移植成功的婴儿。进行卵巢组织冻存的患者中约 50% 为宫颈癌患者，其次为乳腺癌、血液病患者等，国外冻存比例最高的是乳腺癌患者。目前，越来越多的证据表明卵巢组织冻存移植技术不再是试验性技术。

目前，国际上尚无统一的卵巢组织冻存筛选标准，常用的有爱丁堡筛选标准、欧洲 FertiPROTEKT 生育力保护网络实用指南等。目前较为统一的观点认为，患者具有一定的卵巢储备、原发疾病预后较好、早发性卵巢功能不全发生风险高是重要的筛选指标。国际妇科内分泌学会中国妇科内分泌学分会专家发布的《卵巢组织冻存与移植中国专家共识》中指出的遴选标准与主要适应证如下。

筛选标准：①年龄 ≤ 35 岁，且卵巢储备功能较好；也可以根据卵巢储备情况和个人意愿适当放宽年龄限制。②肿瘤患者必须排除卵巢恶性肿瘤或卵巢转移风险，转移风险高的患者慎用（表 18-1）。③原发疾病预后好。④由原发病及其治疗导致的早发性卵巢功能不全发生风险高。⑤能够耐受腹腔镜或开腹卵巢组织活检手术。⑥距放疗、化疗开始至少 3 天。

⑦患者本人或其监护人知情同意。

表 18-1　不同恶性肿瘤类型的卵巢转移风险

高风险	中风险	低风险
白血病	乳腺癌Ⅳ期，浸润性小叶型	乳腺癌Ⅰ～Ⅱ期，浸润性导管型
神经母细胞瘤	结肠癌	子宫颈鳞癌
伯基特淋巴瘤	子宫颈腺癌	霍奇金淋巴瘤
	非霍奇金淋巴瘤	成骨癌
	尤因肉瘤	非生殖器官横纹肌肉瘤
		肾母细胞瘤

　　卵巢组织冻存适用于肿瘤、非肿瘤疾病患者的生育力与卵巢内分泌功能的保护，最佳适应证是青春期前患者，放疗、化疗无法延迟的患者，以及患有激素敏感性肿瘤的患者。恶性疾病（需放疗、化疗或骨髓移植）：①血液系统疾病（白血病、霍奇金淋巴瘤、非霍奇金淋巴瘤等）；②乳腺癌；③肉瘤；④某些盆腔肿瘤。非恶性疾病：①需放疗、化疗或骨髓移植的自身免疫性疾病、血液等系统性疾病，如再生障碍性贫血、珠蛋白生成障碍性贫血、系统性红斑狼疮等；②卵巢疾病，交界性卵巢肿瘤、重度和复发性子宫内膜异位症；③早发性卵巢功能不全高危家族，家族史或基因检测显示有早发性卵巢功能不全高风险者，尚存卵巢功能的特纳综合征。

　　卵巢组织取材与转运也是卵巢组织冻存移植技术的一个重要环节，一般通过腹腔镜进行卵巢组织取材手术。如果患者原发疾病的手术需要开腹手术，也可在开腹手术过程中进行卵巢组织取材。取材过程中应尽量避开黄体，使用冷刀，一定避免使用任何能量器械，并且最好取一侧或双侧卵巢体积的 1/2 以上，根据患者个体情况制订取材量。如果患者需要进行大剂量的化疗及盆腔照射治疗，未来发生早发性卵巢功能不全的风险很高，也可以冻存单侧整个卵巢。离体卵巢组织应立即放入由冻存中心提供的无菌转移液中，并使用专用转运箱，必须保持低温（4～8℃）转运至卵巢组织冻存库，转运时间最好不要超过 24 小时，低温可以降低组织代谢率及缺血带来的组织损伤。卵巢组织转移到卵巢组织冻存库后必须在严格标准的实验室内进行处理和冷冻。

　　卵巢组织冻存方法目前常用的两种分别为慢速程序化冷冻及玻璃化冷冻。慢速程序化冷冻的原理是通过逐步降温实现细胞的逐步脱水，以达到避免或降低细胞内冰晶形成的目的。玻璃化冷冻是将高浓度的冷冻保护剂在超低温环境下由液态直接冻结为无结构的极黏稠玻璃状态或无冰晶结构的固态。慢速程序化冷冻方法是目前卵巢组织冻存的金标准，在卵母细胞冻存和胚胎冻存中玻璃化冷冻比较常用，而且效果优于慢速程序化冷冻，但对于卵巢组织的冻存，慢速程序化冷冻方法成熟、效果稳定。目前全球通过此技术出生的孩子几乎全部是应用慢速程序化冷冻方法，仅 2 例孩子的诞生是通过玻璃化冷冻方法。相比于玻璃化冻存，慢速程序化冻存方法冻存过程时间长，冷冻过程约需要 3 小时，冷冻保护剂浓度低，下降温度梯度小，需要冷冻仪冷冻。玻璃化冷冻过程中组织处理后直接接触液氮，温度快速下降至液氮温度，冷冻过程只需 5～10 分钟，冷冻保护剂浓度高，也意味着对组织的损伤较大，冷冻过程无须冷冻仪，并且玻璃化冷冻要求组织片的大小要足够小，能够在瞬间使冻存剂进入整片组织中。

关于慢速程序化冷冻过程，主要包括以下步骤：①预处理。处理过程中卵巢组织一直置于转移液中，保持湿润，用无菌手术刀、镊子小心去除髓质，保留皮质，处理后的卵巢皮质厚度约为 1mm，并切成 4mm×8mm 的组织片。②渗透平衡。将组织片转移至盛有冻存保护液的样本盒内，置于冰中平衡。③冻存。冻存管中加入一定量的冻存保护液，组织块放入冻存管中，然后逐步降温，进行冻存。

三、卵巢组织移植

（一）时机与指征

首都医科大学附属北京妇产医院卵巢组织冻存库现已成功冻存近 300 例卵巢组织，为什么只报道了 10 例卵巢组织移植？这是因为卵巢组织移植是要有时机的，特别是肿瘤患者，医师要等待她的肿瘤治疗完全结束。至少肿瘤治疗结束 3～6 个月或以上才考虑移植。同时还需要肿瘤专家评估患者的肿瘤已达到临床痊愈，不再进行抗肿瘤治疗。另外还要观察患者前面的抗肿瘤治疗是否已经导致患者卵巢功能衰竭，如促卵泡激素（FSH）≥ 25U/L，抗米勒管激素（AMH）< 0.6ng/ml 时才可以考虑移植。

（二）移植方法与过程

冻存卵巢组织复苏移植是一个关键的程序，卵巢组织经过复杂的程序冻存后，一直在 -196℃ 的液氮中储存。在患者计划移植前，我们会提前将患者的两小块组织（一般是直径为 2mm 的圆形组织片）复苏，并进行卵泡活性的检测，如果这块组织检测的活性与她冻存前基本一致，那就可以考虑进行移植，而移植的片数会根据患者的每 2mm 组织中的卵泡数，以及患者此次移植的目的来决定。

冻存的组织是如何被复苏的呢？①将患者冻存的卵巢组织从液氮罐中取出，核对信息；②在与人体体温一致的 37℃ 水浴箱中溶解冻存保护液；③将卵巢组织片从冻存管中取出，依次放入不同的复苏液中一步步复苏；④将完成复苏的卵巢组织以最快速度转运至手术室，移植回患者体内。

冻存卵巢组织移植手术也可以是微创的，如在全身麻醉下进行腹腔镜手术，手术规模较小。移植包括原位移植和异位移植两种，现在全球通过此技术出生的婴儿已超过 140 例。一般采用原位移植，而通过异位移植出生的婴儿只有 1 例。那么什么是原位移植呢？原位移植是指盆腔的移植，或者将其移植到患者原来残留卵巢的位置，或者是对应卵巢的腹膜位置，将腹膜开一个口，将复苏后的卵巢组织皮质放入其中，再连续缝合腹膜即可。复苏后的卵巢组织一般在非常快的时间内移植回患者体内。现在国际上没有明确多长时间是最好的选择，我们一般会在卵巢组织复苏后 20 分钟内将卵巢组织移植到患者的体内，这样能够保证卵巢组织中卵细胞的活性。

（三）用药及随访

在患者放疗、化疗结束之后，到冻存卵巢组织移植之前，还是有一段时间的。很多患者放疗、化疗结束之后卵巢功能立即衰退了，会出现很多更年期症状，使患者感到特别难受，这个时候还是要考虑给她干预，干预就要分析她可不可以进行激素替代治疗。例如乳腺癌患者，如果患者雌激素受体、孕激素受体是阳性的，她就不适合激素替代治疗，可选择中成药或植物药缓解患者的更年期症状。患者在冻存卵巢移植后，医师有时也建议她加一些中药或中成药，能够减缓移植的卵巢组织中卵细胞的凋亡。中药保护卵巢功能方面的潜力还需要进行深入的研究与探索。在移植后医师会建议患者于 1 个月、2 个月、3 个月到门诊进行卵巢功能监测。医师根据患者的症状、激素水平及 B 超检查结果等进行分析，评估其卵巢功能何时能够恢复正常。通常激素水平提示卵巢功能正常时开始做 B 超监测，观察有没有卵细胞生长，如果患者保留了子宫，再观察其月经是否恢复。

那么卵巢组织移植后需要监测哪些指标呢？为了监测移植后卵巢组织是否存活，并启动正常的激素调节及内分泌功能，患者需要在术后定期复查。移植术后每月跟踪随访，等卵巢功能恢复后可 3 ~ 6 个月随访 1 次。监测指标如下：①卵泡刺激素（FSH）、黄体生成素（LH）、雌二醇（E_2）、黄体酮（P）等；②对于有子宫的患者需要观察月经恢复情况；③超声监测卵巢内卵泡发育成熟情况及子宫内膜的变化；④患者的妊娠情况及结局。一般情况下卵巢功能在移植后 3 ~ 6 个月恢复，患者绝经症状明显缓解或消失，激素监测发现卵泡刺激素 < 25U/L，即可认为冻存卵巢组织移植成功，卵巢功能得到了恢复。

（四）卵巢组织移植后的功能及存活率

冻存、移植后的卵巢组织依然是患者自身组织的一部分，只是相当于在体外保存了一段时间后再次移植回患者体内，因此移植后的卵巢组织和正常的卵巢组织在功能上没有区别。移植后的卵巢组织不仅能够同正常的卵巢组织一样起到分泌各种女性激素的作用，并且还能够规律地募集卵泡生长、发育并排卵，患者将有妊娠的机会和希望。冻存卵巢移植后自然妊娠率可高达 50% 以上，因此移植后的卵巢组织和正常的卵巢组织在功能上是没有任何区别的。

截至目前，首都医科大学附属北京妇产医院已经进行了卵巢组织冻存复苏后移植手术，患者的内分泌功能均在一定程度上得到了恢复。据报道，冷冻卵巢组织一般在移植后 3 ~ 6 个月恢复其卵巢功能，90% 以上的患者移植后的卵巢组织能够监测到卵巢活性。移植后的卵巢组织一般可以持续存活 4 ~ 5 年，这与患者自身的情况密切相关，有报道移植后卵巢功能维持 11 年。总体来说，患者冻存时卵巢组织内所含的卵泡数目越多，移植后卵巢功能持续的时间越久。

（五）卵巢组织移植后备孕时机与安全性

卵巢组织移植成功后，理论上来说，一旦移植的卵巢组织功能恢复就可以开始备孕了。为了提高受孕概率，备孕方式建议采用辅助生殖助孕。移植后的卵巢组织实际上是患者自身组织的一部分，因此在功能上与正常的卵巢组织没有什么区别，借此技术，成功妊娠与正常妊娠在实质上没有什么区别。但是由于移植的卵巢组织仅为正常卵巢组织的一部分，因此一旦妊娠，需要密切监测患者是否存在黄体功能不足的情况，并给予及时补充。

卵巢组织再移植的风险与原发疾病的种类和病情密切相关。卵巢癌患者不适合冻存卵巢，因为卵巢组织内含有恶性细胞的风险较高。另外，对白血病患者进行冻存、再移植需要慎重。其他类型的疾病在进行卵巢组织取材术中也都会常规进行病理检查，以协助判断卵巢是否有肿瘤细胞转移。总体来说，卵巢组织冻存后再移植携入癌细胞的风险非常小。

四、卵巢组织冻存技术在几种（类）疾病中的应用

（一）乳腺癌

中国每年新增乳腺癌患者约 27.2 万例，尽管乳腺癌预后受肿瘤分期、亚型和基因分类的影响，乳腺癌患者的 10 年总体生存率高达 86%。50% 以上的年轻患者有生育需求，但妊娠率仅不到 5%。其原因主要是几乎所有治疗乳腺癌的化疗方案均包含有一种性腺毒性极强的烷化剂—环磷酰胺。经过 6 个周期的含有环磷酰胺的 CMF 方案化疗，40% ～ 60% 的 30 ～ 40 岁女性及超过 80% 的 40 岁以上女性有闭经的风险。此外，由于性激素受体阳性的乳腺癌患者通常需要 5 ～ 10 年的内分泌治疗，卵巢功能随时间自然衰退，内分泌治疗结束后患者的卵巢储备功能大部分丧失。

乳腺癌患者可以选择的生育力保存方法有卵母细胞冻存、胚胎冻存和卵巢组织冻存。其中，卵母细胞冻存和胚胎冻存都需要至少 10 ～ 12 天的控制性超促排卵以获取卵子，对于确立诊断后立即开始辅助化疗的患者，采取这两种方法有延误癌症治疗的风险。此外，超促排卵过程中的高雌激素暴露可能对激素敏感性乳腺癌有不利影响。

卵巢组织冻存对于乳腺癌患者，尤其是低级别肿瘤分期的患者是一种安全有效的生育力保护方法，但不宜应用于Ⅳ期乳腺癌患者。因 BRCA1/2 突变的乳腺癌患者有极大概率发展为卵巢癌，如果实施卵巢组织冻存，推荐在完成生育后移除卵巢移植物。

（二）血液系统疾病

霍奇金淋巴瘤患者的总体预后一般较好，18 ～ 49 岁霍奇金淋巴瘤女性患者中 15 年生存率高达 87% ～ 94%。霍奇金淋巴瘤患者在经过多个周期的标准化疗方案后，超过 50% 的 < 30 岁女性和超过 95% 的 30 岁以上女性将发生闭经。各肿瘤期别的霍奇金淋巴瘤的卵巢转移风险均较低，因此对于育龄期已婚的霍奇金淋巴瘤患者，可以考虑卵母细胞冻存或胚胎冻存；对于疾病进展较快、青春期前女性或未婚女性患者，卵巢组织冻存具有无须超促排卵及不会延误放疗、化疗时间的优点，是适宜此类人群生育力保护的方法。需要注意的是，如果霍奇金淋巴瘤侵犯纵隔，在卵巢组织取材手术插管过程中有出现并发症的风险。

非霍奇金淋巴瘤由于疾病的异质性，预后差异很大。一些高度恶性非霍奇金淋巴瘤或伯基特淋巴瘤中卵巢转移的风险较高（> 11%），其他类型的非霍奇金淋巴瘤风险相对较低（0.2% ～ 11%）。因此，对于这些患者，临床上不推荐通过卵巢超促排卵进行卵母细胞冻存，在卵巢组织冻存时需慎重考虑，卵巢组织自体移植前应通过组织学、免疫组织化学、聚合酶链反应及荧光原位杂交等技术手段充分排除卵巢转移的风险。

此外，再生障碍性贫血、珠蛋白生成障碍性贫血、骨髓增生异常综合征等需造血干细胞移植的血液系统疾病，在入仓进行超大剂量化疗前应进行生育力保护。

目前，急性淋巴细胞白血病和急性髓性白血病在儿童中的 5 年生存率分别为 80% ～ 90% 和 60%，在成人中的 5 年生存率分别为 20% ～ 45% 和 24% ～ 80%。这类患者在经标准方案化疗后，或自体或异体造血干细胞移植前大剂量化疗后，发生早发性卵巢功能不全的风险极高。这类患者通常一经诊断需立即进行治疗，且许多患者为青春期前女性，因此不适宜应用卵母细胞冻存或胚胎冻存。鉴于恶性细胞卵巢转移的风险较大，因此卵巢组织移植再引入癌细胞的风险很高，应慎用卵巢组织移植。但近期有报道称，在对白血病

患者应用最大限度的安全措施后进行冻融卵巢组织移植，患者内分泌功能恢复并成功妊娠，至今未出现恶性肿瘤复发。因此，建议充分权衡利弊后放宽白血病患者卵巢组织冻存与移植的指征。进行卵巢组织冻存后分离原始卵泡使其体外发育至成熟也是白血病患者生育力保护的策略之一，但该技术目前尚处于研究阶段。

（三）宫颈癌

目前，年轻女性宫颈癌发病率逐年升高，45 岁以下宫颈癌患者高达 38.5%。早期宫颈癌的预后一般较好，FIGO Ⅰ 期宫颈癌 5 年生存率达 93%。宫颈癌的治疗需联合盆腔放疗和化疗，其中盆腔放疗对卵巢功能的影响呈剂量 - 年龄依赖性，因此临床上常采用卵巢移位以减少放射线的损伤。实际情况中，由于放射线的发散性和移位卵巢的血供减少，采用这种方法保存生育力的效果非常有限。因此，对于需行盆腔放疗的宫颈癌患者，应考虑卵巢移位术同时进行卵巢组织冻存等更有效的生育力保护方法。

（四）类风湿疾病和自身免疫性疾病

尽管类风湿疾病或自身免疫性疾病不能治愈，但治疗得当能够显著提高患者预期寿命。其中烷化剂（如环磷酰胺）作为免疫抑制剂，在疾病处于活动期时需要间隔反复使用，而且可能在控制期内仍需循环使用，因此，患者在治疗过程中累积的烷化剂剂量与早绝经的风险呈正相关。此外，自身免疫性疾病本身也会影响卵巢储备功能。对于系统性红斑狼疮患者，采用胚胎冻存或卵子冻存所必需的卵巢刺激使静脉血栓发生风险升高 6 倍，导致病情加剧或恶化。因此不建议系统性红斑狼疮患者采取胚胎冻存或卵子冻存，或在静脉血栓预防措施充分时方可进行。对于这类患者，推荐在烷化剂治疗前进行卵巢组织冻存。

五、总结与展望

近年来由于患癌人群的逐年增长，肿瘤生殖学也越来越得到人们的关注。欧洲生育力保护网络及美国临床肿瘤学会都提出了"医疗工作人员（包括妇科肿瘤、儿科肿瘤、血液科医师等）在进行知情同意的过程中，应当向即将采取性腺毒性治疗的患者告知其治疗不孕的可能性，并为他们提供科学有效的生殖力保护方法指导"的建议。重视肿瘤患者的生殖力保护，对提高其病愈后的生活质量，给予他们生活的勇气，具有重要的意义。

卵巢组织冻存技术在德国、丹麦、比利时等欧洲发达国家已成为放疗、化疗前生育力保护的临床常规，迄今全球范围内已有超过 150 名婴儿出生。在我国，首都医科大学附属北京妇产医院于 2012 年建立了我国首个生育力保护中心——人卵巢组织冻存库，2015 年正式启动。2016 年 9 月 9 日为 1 名宫颈癌患者成功实施我国首例冻存卵巢组织自体移植手术，术后 3 个月该患者激素水平恢复至正常。但由于该技术在我国起步较晚，部分移植患者在治疗癌症时已切除子宫，或由于个人原因暂无生育需求，目前仅有一名婴儿经此技术诞生。

卵巢组织冻存除解决患者癌症痊愈后的生育要求外，还能够恢复卵巢的内分泌功能，对于治疗时间紧迫或不能接受超促排卵的患者，是最佳的生殖力保护选择，也是青春期前癌症生存者的唯一选择。现有的研究有足够的证据表明，卵巢组织冻存及移植技术，其具有广阔的应用前景，是保护女性生育力的理想选择。

（阮祥燕　杜　娟　李扬璐　程姣姣　谷牧青）

第一节 卵巢子宫内膜异位囊肿

子宫内膜异位症，简称内异症，是子宫内膜在子宫腔以外的生长所引起的疾病，在育龄期女性中多见，是引起不孕的重要原因之一。

卵巢子宫内膜异位囊肿是内异症最常见类型，由于子宫内膜组织异位于卵巢皮质内生长，形成单个或多个囊肿。这种组织具有随着月经发生周期性出血的特性，经过长期累积形成囊肿，其中的陈旧性血液变成了热巧克力样的咖啡色黏稠液体，故卵巢子宫内膜异位囊肿又称卵巢巧克力囊肿，简称巧囊。但巧囊不同于其他的卵巢囊肿，由于囊肿内周期性出血，压力增大而容易出现破裂，囊内"巧克力液"流出后，就像吃巧克力弄到衣服上留下污渍，它可以刺激腹膜引起局部炎性反应和组织纤维化，导致卵巢与邻近器官、组织紧密粘连，固定卵巢使其不活动。

有研究发现，巧囊一方面对卵巢的正常生理有负面影响，与正常卵巢相比，受侵犯的卵巢排卵率下降了50%，另一方面可以影响卵巢内卵母细胞的成熟与质量，从而降低卵巢储备功能。而且治疗巧囊的手术处理也会导致损伤卵巢组织，从而导致卵巢功能下降。这些改变均可影响生育力。

一、卵巢子宫内膜异位囊肿的早期诊断

卵巢子宫内膜异位病灶大者形成囊肿，妇科检查可及盆腔包块，或B超提示囊肿形成，囊肿容易破裂可出现反复腹痛与进行性痛经，囊肿常与周围组织粘连，发生蒂扭转的可能性较小。由于卵巢结构和功能被破坏及盆腔易发生粘连，患者可表现为不孕不育。该病如早期诊断及干预，有利于保存女性的生育力。

临床上结合患者的症状、体征、辅助检查（如抽血检查CA125、CA19-9等肿瘤标志物、B超、磁共振）等综合评估不难做出诊断。在进行子宫内膜异位囊肿的诊断时，还要注意生殖道畸形、创伤性操作等诱发子宫内膜异位症的高危因素。目前，EMS的诊断存在一定的延迟性。有研究发现，育龄期确诊为子宫内膜异位症的患者超过50%在20岁之前就已经有表现。与同龄人相比，患卵巢子宫内膜异位囊肿女性会表现出更低的生育力。早期诊断，

早做干预，有利于保存女性的生育力。

二、卵巢子宫内膜异位囊肿的处理

治疗需根据患者的年龄、症状、卵巢功能及生育需求选择合适的治疗方案。

（一）药物处理

对于卵巢异位病灶已形成囊肿而不愿手术或无须手术的患者，或是手术前后需辅助用药控制的，可选择药物治疗。目前使用最为广泛的药物有非甾体抗炎药（NSAID）、口服避孕药（OC）、高效孕激素、雄激素衍生物及促性腺激素释放激素激动剂（GnRH-a）等。目前一些新型药物如地诺孕素（DNG）、芳香化酶抑制剂等的出现有望减少传统药物的不良反应，改善临床效果。

（二）手术处理

轻症患者不需要为明确诊断而选择手术。一般来说，巧囊已形成的患者有手术指征。目前的手术方式主要有腹腔镜手术、开腹手术、经皮 / 经阴道囊肿穿刺抽液术等。囊肿 ≥ 4cm 首选腹腔镜手术。腹腔镜手术可以明确诊断，确定病变类型、程度，进行分期，去除病灶，纠正盆腔异常解剖关系，改善盆腔微环境，故而得到了广泛的应用。在一项纳入了 341 名女性的随机试验中，相较于对照组，切除或消融子宫内膜异位病灶的患者在随后 36 周的随访中，生育率得到了显著提高。

子宫内膜异位囊肿与正常卵巢组织间粘连致密，血管丰富，层次不清，行剥除术时极易损伤周围的卵巢皮质，从而使卵巢储备功能下降。研究发现，双侧卵巢内膜异位囊肿患者在囊肿剥除术后，反映卵巢功能的指标——抗米勒管激素（AMH）水平明显下降。另外，术后复发率高，多次手术进一步降低卵巢储备甚至引发卵巢功能衰竭。

因此，在手术前应该充分评估手术对卵巢的影响。为了保护患者的卵巢功能，手术需要由经验丰富的专科医师进行。术中的注意事项：①切口要远离输卵管系膜内血管和卵巢门；②尽量找到囊壁与正常组织间的界线，尽可能完整剥离囊肿；③剥离囊肿时不要过度牵拉，尽量保留更多的正常的卵巢组织；④尽量采用缝合或压迫止血，避免采用长时间的电凝止血损害卵巢功能，避免缝合过紧。

对于囊肿 < 4cm，达不到腹腔镜手术指征的患者，非手术治疗仍存在一定的风险，因为囊肿对卵巢有机械性压迫损害，同时囊液中存在的有毒、有害物质可以改变卵泡微环境，影响卵母细胞质量，对于这一类患者，可以考虑行囊肿穿刺以减轻囊液中的毒性物质对卵巢功能的损害。

三、辅助生育技术的应用

卵巢子宫内膜异位囊肿损害生育力的结果表现为不孕不育。如经药物和（或）手术处理后的患者仍未孕，可通过辅助生殖技术（ART）助孕。

（一）宫腔内人工授精

宫腔内人工授精（IUI）是指将男性精液用人工方法注入女性宫颈或宫腔内，以协助受孕的方法。控制性超促排卵（COH）＋宫腔内人工授精可以显著提高子宫内膜异位症患者的妊娠率。对于药物和手术治疗无效的患者，ART 助孕可以显著提高患者的妊娠率。

（二）体外受精胚胎移植

卵巢子宫内膜异位囊肿患者由于疾病或既往接受手术治疗等原因，其卵巢功能已经受到一定的损害。在体外受精胚胎移植(IVF-ET)中使用 GnRH-a，可能会进一步抑制卵巢功能。对于这一类患者，是否使用 GnRH-a 存在着较大争议。进行 GnRH-a 降调后，黄体生成素（LH）的过度抑制可能会降低卵巢反应性，对助孕结局产生不利影响。研究发现，与拮抗剂方案相比，子宫内膜异位囊肿患者在采用 GnRH-a 降调时可以获得更多的卵母细胞，但临床妊娠率差异不明显。因此，对于不同年龄、不同程度、不同类型的子宫内膜异位症患者，在选择促排方案及促性腺激素（Gn）使用剂量与时间时应个体化，根据患者的激素水平和卵泡大小决定，促进适量的卵泡同步发育，以最经济的治疗方法提高患者的妊娠结局。

（三）胚胎、卵母细胞冷冻

近年来，辅助生殖技术在生育力保存方面取得了极大的发展。其中，玻璃化胚胎冷冻技术是妇科恶性肿瘤生育力保存中成功率最高、技术最成熟的生育力保存方法。有研究通过比较胚胎冷冻移植的肿瘤患者与输卵管因素不孕行 IVF 治疗患者的妊娠结局，发现两者的妊娠率与活产率均无显著差异。但是胚胎冷冻技术存在一定的局限性：①该技术不适用于青春期前女性；②卵母细胞受精需要精子，患者需要有合适的男性伴侣或精子供体。对于未婚、无配偶，即无精子供体的年轻患者，对未成熟或成熟的卵母细胞进行冷冻保存是一种有效的方法。2009 年，卵母细胞冷冻保存首次应用于子宫内膜异位症患者的生育力保存。在该报道中，1 名深受盆腔痛困扰的女性在经历多次卵巢手术后，卵巢储备功能降低，为保存生育力接受了诱导排卵和卵母细胞冷冻保存。

与传统的慢速冷冻相比，玻璃化冻存和复苏时卵母细胞的存活率更高。有研究发现，通过冻存卵母细胞来实现成功活产的患者，< 38 岁患者至少需要 8 个卵母细胞。而每次取卵所获得卵母细胞是有限的，此方式不适用于青春期前的女性。

（四）卵巢组织冷冻与移植

卵巢组织冻存是青春期前女性唯一可保留生育力的选择。尽管目前已有不少卵巢组织冻存成功活产的案例，但目前该技术仍然需要进一步完善。

与胚胎或卵母细胞冷冻相比，卵巢组织冷冻存在着巨大的优势。该技术不需要性伴侣及精子供体，且卵巢组织保存着大量卵泡，重新植入后不仅可以恢复卵巢的激素分泌功能，而且可以恢复排卵功能。但此技术也有局限性，卵巢组织植入时，可能会导致异位内膜细胞再植入，从而造成子宫内膜异位症复发，但发生的概率很低，在癌症患者冻存卵巢的移植也存在着相同的风险。

（五）从冷冻保存的卵巢组织中分离原始卵泡

在卵巢组织移植时，若在镜下发现有明显的子宫内膜异位病灶，为了避免再次引入异位子宫内膜细胞，可以在体外进行原始卵泡的分离与成熟。原始卵泡占卵泡储备的 90%以上，这显然是一个有前景的研究方向，但是，分离的原始卵泡在培养液中并不能正常生长。有学者提出，可以对分离的卵泡进行移植。将人类卵巢活检标本酶解消化后获得纯化的卵泡，异种移植到免疫缺陷的小鼠体内 5 个月，4 个移植物回收了 84 个卵泡，说明冷冻卵巢组织中分离原始卵泡的模型是未来冷冻保存的关键，这其中也涉及复杂的伦理问题。

四、子宫内膜异位囊肿的恶变

相对于其他类型的卵巢囊肿，子宫内膜异位囊肿的恶变率较高。其机制尚不明确，高龄、超重及合并糖尿病的患者具有较高的囊肿恶变风险。因此，患有卵巢子宫内膜异位囊肿的女性一定要注意腹胀、不规则阴道出血等症状，定期随诊，长期监测。一旦卵巢子宫内膜异位囊肿发生恶变，不仅破坏生育力，更对生命有威胁。此外，手术、放疗、化疗、骨髓干细胞移植等抗肿瘤治疗对卵巢功能也有着不利的影响，造成医源性卵巢功能减退，从而影响生育力。有生育要求的患者可以行 ART 治疗，保存生育力。

总之，子宫内膜异位囊肿发病机制不明，应根据患者年龄、病情程度、生育要求等多方面进行综合评估，制订个性化的处理方案；早发现、早处理，合理用药并规范手术，术后长期管理，适时给予 ART 助孕。特别强调在子宫内膜异位症发展的各个时期均应对患者进行生育力保护。

（钟晨怡　吴　洁）

第二节　早发性卵巢功能不全

一、概　　述

早发性卵巢功能不全（POI），也称原发性卵巢功能不全或卵巢早衰，指女性在 40 岁之前发生卵巢功能衰竭、生殖功能终止。女性正常的自然绝经年龄为 40 ～ 50 岁，早发性卵巢功能不全可理解为过早发生的绝经，然而它又不仅仅是简单的自然绝经提前，而是一种疾病过程，其所带来的健康问题远大于正常的自然绝经。

既往的流行病学统计显示，早发性卵巢功能不全的发病率约为 1%，但近年来有明显增长的趋势。早发性卵巢功能不全的常见症状有月经紊乱、雌激素缺乏的相关症状（即类似于更年期的症状），且可能使骨质疏松、心血管疾病及老年痴呆风险增加，更重要的是卵巢功能衰竭会导致女性不孕，由此也会带来一些社会性问题，可能影响了家庭稳定性。所以，无论是早发性卵巢功能不全患者及其家属，或是她们的主诊医师，都应对此给予足够的重视与关心，并进行积极的干预治疗。

二、早发性卵巢功能不全的病因

早发性卵巢功能不全的病因至今未被完全阐述，目前已知的病因主要包括遗传因素、医源性因素、免疫因素、环境因素等。然而遗憾的是，大部分早发性卵巢功能不全患者并不能找到确切的病因，称为特发性早发性卵巢功能不全（图 19-1）。

遗传因素是早发性卵巢功能不全主要的病因之一，据报道约 25% 的患者存在染色体异常和基因变异，包括染色体数量或结构异常。人类有 46 条染色体，其中 22 对常染色，1 对性染色体（女性为 2 条 X 染色体），早发性卵巢功能不全患者最常见的染色体异常就是 X 染色体异常，如特纳综合征（缺少一条 X 染色体）、X 染色体部分缺失（染色体不完整）；常染色体的异常及染色体交叉异位，如 13 号及 18 号染色体三体综合征者被发现与卵巢生殖障碍有关等。染色体中有数以亿计的基因，某些基因突变可能导致一系列的症状，包括

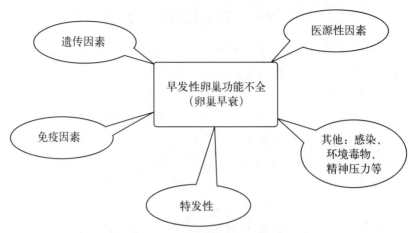

图 19-1 早发性卵巢功能不全的病因

卵巢功能衰竭，称为综合征性早发性卵巢功能不全，如睑裂狭小 - 上睑下垂 - 倒转型内眦赘皮综合征、脑白质发育不良等。

医源性因素，顾名思义就是由于医疗诊治手段所导致的卵巢功能损伤、衰竭，主要包括既往行卵巢手术、化疗或放疗。手术可能导致卵巢组织缺损或引起局部炎症，造成卵巢组织损伤及影响卵巢血液供应；化疗药物可以破坏卵巢中卵母细胞与颗粒细胞，其对卵巢功能的损害与药物种类、剂量及年龄有关；放疗对卵巢功能的损害程度取决于剂量、照射部位及患者的年龄等因素。

自身免疫功能失调也与卵巢功能损伤有关，可能是因为自身抗体产生并攻击卵巢所致。其中，与早发性卵巢功能不全的关系最为密切的疾病为自身免疫性甲状腺疾病、艾迪生病。

除此之外，一些不良的环境因素（包括环境内分泌干扰物，如双酚 A、全氟类化合物等）、不良生活方式（如吸烟、嗜酒、作息不规律）也可能与卵巢功能减退有关。

三、早发性卵巢功能不全的表现

自然绝经的定义为月经终止，出现卵子耗竭，伴随着内分泌变化，正常发生年龄为 50 岁左右。早发性卵巢功能不全是 40 岁之前发生的"绝经"，但有少数早发性卵巢功能不全患者可有间歇性排卵，5% ～ 10% 的患者可自然妊娠。

（一）临床症状

月经失调与雌激素缺乏症状（类似更年期症状）是早发性卵巢功能不全患者最常见的临床表现（图 19-2），也是她们就医的主要原因。

1. 月经改变 常最先发生，很多女性出现月经周期不规律、月经量减少甚至闭经（月经停止 3 个月以上），其中一部分为原发性闭经，即年龄超过 14 周岁无乳房发育、年龄超过 16 周岁无月经来潮。

2. 生育力下降或不孕 部分早发性卵巢功能不全女性由于受孕困难而就诊。

3. 雌激素缺乏的相关症状

（1）血管舒缩症状：有一些患者出现潮热出汗，表现为突发的胸背部与颈面部燥热继而大量出汗，这些症状可能出现于月经开始紊乱之前，并且易发生于月经即将来潮前，因

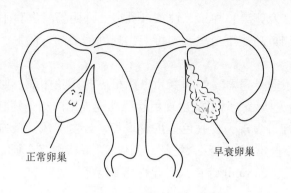

正常卵巢　　　　　　　　早衰卵巢

图 19-2　正常卵巢与早衰卵巢

为此时体内的雌激素水平最低，另一些女性可能无症状，尤其是年轻的女性，这种症状较少或轻微。

（2）泌尿生殖道症状：部分患者可出现萎缩性阴道炎、阴道干涩及性交痛等症状。

4. 对健康的远期影响

（1）骨量减少和骨质疏松（图 19-3）：骨量减少和骨质疏松是早发性卵巢功能不全严重的并发症，尤其是发病时年龄较小的患者，可导致骨量峰值累积不足，同时骨丢失加速，早发性卵巢功能不全女性骨质疏松性骨折（常没有明显外伤或仅轻微外伤就发生骨折）发生率较高。

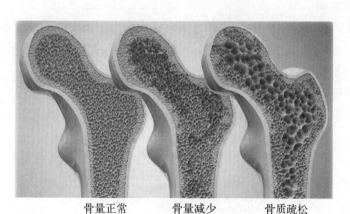

骨量正常　　　　　骨量减少　　　　　骨质疏松

图 19-3　不同骨量骨结构示意图

（2）心血管疾病：早发性卵巢功能不全与心血管疾病的风险升高有关，这是因为雌激素水平的低下可导致血管内皮受损，进而使冠心病、脑卒中等发病率增加。

（3）认知功能受损：认知功能受损的终末状态即为阿尔茨海默病（老年痴呆），现有的研究已证实雌激素的缺乏和认知受损密切相关。

5. 其他表现　其他伴随症状与早发性卵巢功能不全的病因有关，如智力障碍、肾上腺和甲状腺功能异常等。

（二）临床体征

医师为患者体检时，可发现一系列相应的体征，如原发性早发性卵巢功能不全患者常有性器官（阴道、子宫及卵巢）和第二性征（乳房、外阴等）发育不良、体态和身高发育异常，继发性早发性卵巢功能不全患者则可能出现乳房萎缩，阴毛、腋毛脱落，外阴、阴道萎缩等表现。

不同病因可导致不同受累器官的病变，出现相应的伴随体征，如自身免疫性甲状腺炎（桥本甲状腺炎或格雷夫斯病）时可能出现甲状腺功能异常的相关症状，自身免疫性原发性肾上腺皮质功能减退症可表现为皮肤色素沉着增加，或白癜风、低血压。此外，某些综合征性早发性卵巢功能不全常伴有该综合征特有的体征，如特纳综合征、睑裂狭小 - 上睑下垂 - 倒转型内眦赘皮综合征、Perrault 综合征、脆性 X 综合征。

（三）辅助检查

1. 性激素检查提示血清 FSH 浓度升高（＞ 25U/L），可伴雌激素水平下降，这项检查必须重复 2 次，且间隔至少 4 周以上。

2. 抗米勒管激素（AMH）明显降低（≤ 1.1ng/ml）。

3. 盆腔超声提示卵巢体积小于正常，卵巢内窦状卵泡明显减少或无卵泡。

4. 早发性卵巢功能不全是骨丢失和骨质疏松的一个重要危险因素，应进行骨密度检测，金标准为双能 X 射线吸收法（dual energy X-ray absorptiometry，DXA）。

5. 其他检查：染色体核型、免疫相关检查、代谢相关检查等。

四、临床诊断

（一）诊断标准

2016 年我国制订的《早发性卵巢功能不全临床诊疗中国专家共识》提出最新临床诊断标准：①年龄＜ 40 岁；②月经稀发或停经至少 4 个月以上；③至少 2 次血清基础 FSH ＞ 25U/L（间隔＞ 4 周）。

（二）鉴别诊断

明确早发性卵巢功能不全的诊断需要与其他相似的疾病进行鉴别，主要是导致月经紊乱的一些疾病。

1. 妊娠：对任何存在停经、月经紊乱情况的育龄期女性，均应排除妊娠。

2. 生殖道发育异常。

3. 雄激素不敏感综合征：这类患者的染色体核型为 46,XY。

4. 卵巢抵抗综合征：这类患者 FSH 水平也升高，但卵巢内有卵泡存在，AMH 水平与同龄女性接近，但对外源性促性腺激素呈低反应或无反应。

五、治　　疗

与正常年龄绝经的女性相比，早发性卵巢功能不全患者雌激素水平下降更早，因此更容易发生骨量减少及骨质疏松。同时，心血管疾病、认知功能减退及泌尿生殖道健康问题也应受到重视。美国妇产科学会（ACOG）提出，早发性卵巢功能不全是一种疾病状态，并非单纯的自然绝经提前。已有研究证实，未经治疗的早发性卵巢功能不全患者寿命缩短，其死因主要源于心血管疾病和肥胖等因素，且生活质量也明显下降。因此，为了提高早发性卵巢功能不全患者的生活质量，延长她们的生存期，适时给予正确的生活方式指导与临床治疗措施就显得尤为重要。

（一）生活方式调整

生活方式的调整是早发性卵巢功能不全治疗中非常重要的一部分，有许多高危因素可能增加年轻早发性卵巢功能不全患者骨折和心血管疾病发生风险，包括吸烟、缺乏锻炼、缺乏维生素 D 和钙、饮酒、低体重，这些因素都是可以通过生活方式调节而发生改变的。因此，平衡膳食、充分摄入维生素 D 和钙、适当负重锻炼、维持适宜的体重、戒烟都是重要的干预措施。

（二）激素补充治疗

激素补充治疗（HRT）是早发性卵巢功能不全最重要的治疗手段，其目的不仅是缓解低雌激素相关的症状，而且已被证实对心血管疾病和骨骼存在有益的作用。外源性雌孕激素的全身应用作为早发性卵巢功能不全患者的首选治疗方案，推荐采用周期序贯治疗（模拟月经周期），建议的使用剂量是可替代自体雌激素的水平，需要指出的是血清雌激素水平不推荐作为评估疗效的标准，因此不建议患者常规监测雌激素水平。早发性卵巢功能不全患者应用 HRT 获益更多，风险更小，只要没有禁忌证，均应给予 HRT，并且推荐至少应用至 50 岁（正常绝经年龄）。

由于早发性卵巢功能不全确诊后仍有小概率妊娠的可能，对于有避孕需求的年轻患者，可以考虑短期口服复方避孕药，但不宜长期应用，因为相较于口服避孕药，HRT 对骨骼及糖脂代谢更有利。

对于不适合进行全身 HRT 的患者，如某些恶性肿瘤患者治疗后出现泌尿生殖道萎缩的相关症状，推荐给予阴道局部用药；部分全身用药患者阴道局部症状缓解不满意的，也可以在全身用药时辅助阴道局部用药。

（三）青春期诱导

有些女性早发性卵巢功能不全发生于青春期之前（如特纳综合征），患者自始至终没有内源性雌激素的产生，从童年、青春期直至成年期，如果不能早期干预，可能导致第二性征发育不良、骨量积累不足。因此，在生命不同阶段给予相应的、适时的、持续治疗显得尤为重要。在青春期到来时，给予"青春期诱导"方案的雌激素补充治疗，可以促进女性第二性征发育、骨量积累，通过适时调整激素的剂量与方案，在达到预期最终身高时，促进骨骺闭合，避免身高过高，这样的治疗可显著改善患者的终身生命质量。

（四）生育力保存

对于中国传统家庭来说，生儿育女是一个家庭不可或缺的部分。因此，对于尚未生育的女性确诊早发性卵巢功能不全很可能是一个严重的打击，甚至可能影响家庭和睦与稳定。早发性卵巢功能不全患者并非一定不能生育，尤其是在早发性卵巢功能不全发生的早期，5% ～ 10% 的患者可能自然妊娠。但对于获知自己大概不孕的情况下，绝大多数希望生育的患者会更积极地寻求医学帮助。尽管辅助生殖技术不断发展，促排卵技术已被广泛应用，但由于早发性卵巢功能不全患者本身储备卵泡数量及质量低下，治疗效果并不明确；而对于应用 HRT 治疗的早发性卵巢功能不全患者，赠卵体外受精胚胎移植（IVF-ET）的妊娠成功率与常规 IVF 的不孕患者相似，然而目前国内的卵子库远远供不应求，因此探索新的更为可靠的治疗方法显得十分迫切。现已报道的新技术如下。

1. 干细胞治疗　近年来兴起了干细胞治疗，已有多种人体干细胞在临床早发性卵巢功能不全的治疗中进行探索，并取得了一些成功。干细胞的应用可一定程度上修复受损的卵巢组织，为早发性卵巢功能不全患者带来了希望，但要广泛应用到临床治疗中，还有待不断地探索与实践。

2. 特纳综合征患者的卵巢组织玻璃化冷冻时机　卵巢组织玻璃化冷冻技术目前已比较成熟，但对于特纳综合征这类特殊人群，最新的研究提出，推荐在青春期前就进行评估并采用卵巢组织的玻璃化冷冻技术保存生育力，后期可通过卵泡的体外成熟技术进行助孕治疗，并获得了较好的成效。但如果不能在青春期前进行评估，这类患者卵子的消耗过快，通常就会错过这个"窗口期"而失去生育力保存的机会。

3. 原始卵泡体外激活技术　为早发性卵巢功能不全患者带来了新的希望。由于目前的卵泡刺激技术针对的是窦状卵泡，早发性卵巢功能不全患者并不适用，因为她们的卵巢中通常没有窦状卵泡，但是通常还存在始基卵泡。这些未激活始基卵泡通过体外激活技术可以继续发育，成为优势卵泡，并形成成熟的卵子，进而通过 IVF-ET 助孕，临床已有成功案例。

4. 人工卵巢　另有学者提出"人工卵巢"，将卵巢组织或卵母细胞置于体外的"人工卵巢（通常是一种纤维蛋白支架）"中，模拟体内的卵巢环境，让卵巢组织或细胞在体外继续存活。当患者的身体状况允许或需要生育时，可再将卵巢组织或细胞移植回患者体内，目前已有临床成功案例，但技术的完善、优化及安全性评估还需进一步研究。

这些新的生殖技术使早发性卵巢功能不全患者的生育力保存充满了希望，需要强调的是，早期的风险评估与诊断，可能使早发性卵巢功能不全患者获得更多的机会，包括提前完成生育计划、通过生育力保存技术冻存或保存卵巢组织、细胞或胚胎。因此，对于存在早发性卵巢功能不全家族史、需要进行损伤生育力的治疗前，应积极地向生殖医学专家咨询，商讨生育力保存的方案。

（五）其他治疗

HRT 是早发性卵巢功能不全患者的首选治疗方法，但有一些不适宜进行 HRT 的恶性肿瘤患者，或不愿意接受 HRT，或存在 HRT 禁忌证的早发性卵巢功能不全女性，可选用非激素药物进行治疗，缓解低雌激素所致的相关症状，常用的包括植物类药物、中医药、选择性 5-羟色胺再摄取抑制剂、选择性 5-羟色胺和去甲肾上腺素双重再摄取抑制剂、可乐定等辅助和替代药物。此外，必须重视防治骨质疏松症，积极治疗可明显降低早发性卵巢功能不全患者骨质疏松性骨折的风险。

六、预　防

一旦确诊早发性卵巢功能不全，表示卵巢功能已经衰竭或接近衰竭，虽然确诊后少数患者仍有间歇性排卵，但最终卵巢功能只能走向衰竭，几乎没有逆转的可能。因此，保护卵巢功能，预防早发性卵巢功能不全的发生，或早期发现高危患者，早期干预，才能更有效地改善她们的生活质量与结局。

存在早发性卵巢功能不全家族史的女性，发生早发性卵巢功能不全的风险增加，属于高危人群，建议家属尽早关注家族中的女性儿童的生长发育，青春期开始就应对卵巢功能进行评估，如发现异常，通过早期干预，可有效改善生长发育的结局。对于预测可能发生早发性卵巢功能不全的患者，条件允许的情况下，尽早完成生育计划，或通过咨询生殖医学专家，必要时通过冻存卵巢组织、卵子或胚胎等技术进行生育力保存。卵巢功能下降后，早期启动 HRT 治疗，以期获得更好的生活质量。

对于需要进行盆腔手术的患者，手术时应尽可能保护卵巢组织，避免损伤卵巢血供；因恶性肿瘤需放疗、化疗的患者，如有生育要求，应在放疗、化疗前与生殖医学专家进行探讨，考虑生育力保存方案。

此外，保持健康的生活方式对维持女性身心健康非常重要，合理均衡的膳食、规律的运动、良好的作息、平和的心态、戒烟、戒酒，并尽量避免接触环境污染物，如杀虫剂、消毒剂、甲醛等。

（浦丹华　吴　洁）

第三节　高龄生育力减退

一、概　述

女性在 30 岁代以上，其卵巢功能即随着年龄增长而减退。现今社会，大龄未婚女性不少见甚至形成一种社会问题。单身女性的定义有狭义和广义之分。从狭义的角度，单身女性指年龄在 30 岁及以上，无婚史和无子女，并且没有处于稳定的同居关系之中的女性；从广义的角度，单身女性指所有不在婚姻状态、没有处于一种婚姻状态或没有处于一种具有与婚姻相似的经济及社会情境关系中的女性，该定义将离异、独居者等多种婚姻状态纳入单身范畴。界定大龄单身女性，研究者间未达到一致的结论，大龄单身女性的年龄范围，下限在 28 ～ 30 岁，上限在 45 ～ 49 岁。

从大龄未婚人口的性别自然属性分析，一般男性人数远多于女性，是女性的 16 倍；从文化程度分析，女性未婚人口文化水平相对高于男性未婚人口；从地域分布分析，大龄未婚男性人口主要集中在农村，而女性未婚人口则集中在城市。根据历次人口普查、抽样人口调查、中华人民共和国国民政部的数据及相关研究显示，我国人口的初婚年龄不断推迟。根据 2021 年 5 月发布的第七次全国人口普查数据，与 2010 年第六次全国人口普查相比，10 年增加 7206 万人，增长 5.38%，年平均增长 0.53%，比 2000—2010 年的年平均增长率 0.57% 下降 0.04 个百分点。数据表明，我国人口增长处于低生育水平阶段。同时显示，我国女性平均结婚年龄为 26 岁，比法定晚婚年龄（23 岁）还晚。

社会对女性的要求越来越高，女性承担的责任越来越大。但女性在生育这件事上付出的生理代价、时间和精力一直都被忽视。大多女性在完成高等教育后到了结婚及生育的适宜年龄，但是职业生涯却才刚刚开始。出于对生育会影响职业生涯发展的各种担忧，越来越多的女性推迟结婚和生育，选择先立业后生育。可是不论个人成就多么辉煌，"结婚生子"这件事似乎仍然"绑架着"女性。年龄大了未结婚、未生育的女性仍然逃不过周遭的各种质疑。爱情虽然不分年龄，但是生育可是有"最佳时间段"的。随着年龄的增长，受孕概率直线下降，未采取避孕措施而一直未妊娠女性的百分比随着女性年龄增长而逐渐升高，

20～24 岁为 6%，25～29 岁为 9%，30～34 岁为 15%，35～39 岁为 30%，40～44 岁为 64%。

二、高龄女性的生育力特点

生育权是一项基本人格权，包括生育知情权、生育决定权和生育健康权。《中华人民共和国妇女权益保护法》对女性的生育权也进行了解释：妇女有按照国家有关规定生育子女的权利，也有不生育的自由。但是生育年龄限制是女性追求婚姻自由、生育自由的一个巨大的障碍。

女性年龄对生育力的影响是不争的事实。随着年龄的增长，女性生育力也呈现出一个由盛至衰的过程。研究表明，女性的生育力在 37～38 岁开始明显下降，呈现"折棍"样改变，卵泡消耗在生育最后 10 年内明显加速。生育力下降的主要原因是卵巢功能降低和子宫内膜容受性下降。卵巢功能下降主要包括以下两个原因。

（一）卵子数目减少

卵巢的结构和功能在人类组织中最具时间性变化。如果我们把卵巢比作仓库，那么卵泡就好比仓存。而仓存量在女性还是胎儿时就已经达到了最高峰，共有 600 万～700 万个，此后随着时间的推移，仓存量呈现不可逆性减少，不再增加。胎儿娩出后减至 100 万个，第 1 次来月经时就已经消耗了过半，青春期时剩余 30 万～50 万个。女性每个月经周期，约有 1000 多个卵泡同时发育，而女性一生中真正仅有 400～500 个卵泡可发育成熟并排卵。因此，每来 1 次月经，卵泡数量就会减少很多。

研究结果显示，中国女性卵巢储备高峰为 18 岁，自 25 岁开始呈明显的逐年下降趋势，43 岁后急剧减少，50 岁则基本耗竭。

（二）卵子质量下降

1 个健康的卵子不仅提供了胚胎遗传物质的 50%，而且为早期胚胎发育提供了物质条件。因此，卵子的质量非常重要。但是，卵子的质量也随着年龄的增长而逐渐下降，其可能原因为卵母细胞的线粒体结构变异和功能减退。线粒体好比卵巢的"发电站"，是细胞能量生产和代谢中心，在卵母细胞成熟和胚胎发育过程中起关键作用。细胞能量产生不足，卵子内氧自由基等过氧化物积聚，氧化应激系统受损，氧自由基的攻击，破坏了卵子的第一次减数分裂，引起卵母细胞染色体非整倍体增加，降低卵子的受精能力及其胚胎的发育潜力。女性卵细胞功能减退，受精卵分裂过程中出现染色体异常分离及部分片段错配可能性增加，染色体异常疾病的发生率增加，大龄妊娠女性的胎儿畸形发生率明显增高。

随着年龄增长，子宫内膜血流和雌激素受体、孕激素受体减少，基质细胞中 DNA 含量降低，胶原含量增加，子宫发生器质性病变概率增加，如子宫内膜息肉、黏膜下肌瘤，导致子宫内膜容受性下降，影响受精卵着床。

妇科疾病、慢性内科疾病、妊娠期并发症等也与年龄密切相关，发生率随着年龄增长也显著增加。对胚胎着床和发育产生不良影响。年龄越大，卵子发生非整倍体的概率就更大，通常会带来高龄反复流产、胎儿畸形率增加等隐患（图 19-4）。

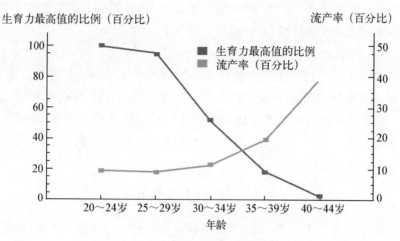

图 19-4　女性年龄与生育力的关系

三、生育力的评估

即使生活方式已经发生巨大改变，但女性最好的生育年龄仍在 35 岁前。尽管随着年龄增长，月经周期的长度开始仅发生细微变化并且规律性未受到明显影响，但此时卵泡数量和卵子质量已经发生明显变化。月经周期变得不规则是卵泡数量持续性减少的征象。因此，不能仅根据月经周期情况评价高龄女性的生育力。35 岁以上女性生育力低下的发生率可达 30% ～ 50%，但这些大龄女性月经周期大多仍正常，却尝试很多年都没有妊娠，主要原因可能是她们在生育力完全丧失之前都未能意识到生育力低下的发生，从而延误治疗。

女性生育力是指女性能够产生卵母细胞、受精并孕育胎儿的能力。女性生育的基本过程有卵泡发育及排出、输卵管内受精及受精后胚胎着床、发育至出生等主要环节。生育力受年龄、病理、环境、社会等因素影响。女性生育力的评估主要涉及对卵巢储备功能、子宫内膜容受性、全身因素等的评价。科学地评估生育力后，对目标人群提出合理实用的生育方法建议。

（一）卵巢储备功能评价

卵巢储备功能的评估是最为重要的内容。但是，目前一般临床上所进行的"卵巢储备功能"检测结果仅代表卵子的数量，尚不能预测卵子的质量。年龄仍然是预测卵子质量的最重要、最好的指标。

已有的卵巢储备检测的指标包括月经第 3 天的卵泡刺激素（FSH）、抑制素 B、抗米勒管激素（AMH）、早卵泡期窦卵泡计数（AFC）、氯米芬刺激试验（CCCT）及促性腺激素释放激素激动剂试验。经过大量的临床研究和筛选，目前临床上常用的卵巢储备检测有基础 FSH、AFC 和 AMH。

（二）子宫内膜容受性的评估

子宫内膜容受性是胚胎着床的重要因素。经阴道超声是最常用的检查方法，宫腔镜检查为诊断的金标准。经阴道超声可用于检查子宫内膜形态、厚度、容积、子宫动脉、内膜与内膜下动脉血流参数、子宫收缩频率及子宫肌瘤和子宫内膜息肉等疾病。宫腔镜检查是评价子宫腔情况最直接而准确的方法,在做好手术准备时,可同时对发现的子宫黏膜下肌瘤、内膜息肉、粘连、部分子宫畸形进行处理。

(三) 全身因素的评价

高龄患者既往可伴有流产史、宫腔或者盆腔手术史、妇科炎症史等。部分患者还合并肥胖、糖尿病、高血脂、高血压等代谢异常。妇科内分泌与代谢关系密切,代谢异常对常规助孕治疗、激素应用方面造成诸多限制。因此,对高龄患者,最基本的病史采集需详细、谨慎,切忌遗漏、疏忽。特别是孕产史,包括流产史、手术史等,以便对子宫内膜、炎症、妇科疾病等情况进行初步估计。

四、生育力的保护

虽然现代女性通过保养,外观上越来越不容易看出实际年龄,但卵巢衰退的过程与既往没有多大区别,女性的生殖年限并未随着人们的保养手段升级而延长。女性的平均绝经年龄仍旧是 49 ~ 50 岁。卵子是不可再生的,一旦失去就不能恢复。

(一) 专业医疗机构评估卵巢功能

计划晚婚或者晚育的女性,建议尽量去专业的医疗机构评估一下自己的卵巢功能。这样就可以了解到自己的"生育资本",更好地计划结婚、生育和安排生活。尤其是对于大龄未生育或者仍有生育要求的女性,强烈建议尽早评估生育力,根据评估结果,看"生育资本"是否允许自己先追求生育之外的事情。如果家中有人在 45 岁前"早绝经",或者 40 岁之前绝经,更应该尽早评估卵巢功能。

(二) 保持健康的饮食习惯

膳食要均衡,避免高脂肪和高糖的食物,避免暴饮、暴食,营养失衡。可以尝试营养学家推荐的地中海式膳食模式:以水果、蔬菜、坚果、五谷杂粮、鱼和橄榄油为主,少量摄入红肉。地中海饮食不仅可以有效预防心脏病,还可以促进脂肪燃烧,改善大脑功能,增强记忆力。控制精制的糖类摄入,主要是糖和谷物,包括白糖、面包、精米和意大利面等。过量的糖类会导致线粒体产生更多的氧自由基,改变激素的分泌和调节。

此外,尽量食用新鲜食物,避免食用包装食物,少食速食和快餐。已知被广泛应用于聚碳酸酯塑料制品、饮料和罐头食品内部保护层等的合成化学品双酚 A 具有生殖毒性。一般人群接触双酚 A 是通过饮食摄取,包括从食品包装和重复使用的聚碳酸酯容器等。美国健康与营养调查(NHANES)及加拿大第 4 次环境污染监测报告均显示,超过 90% 的参与者尿液样本中双酚 A 浓度高于检测限。体外和动物毒理学实验有关报道,双酚 A 的暴露会使得卵母细胞成熟受阻,卵巢雌激素合成下降,从而降低女性生育力。

(三) 保持健康体型

体育锻炼是增加氧气摄入量、训练身体尽可能有效利用氧气、清除氧自由基的最好方法。推荐采用"三三制"运动方案:每周至少运动 3 天,每天不少于 30 分钟,运动时心搏保持在 130 次/分左右。脂肪对于女性非常重要,既不能无所顾忌放飞自我,也不能一味追求骨感。女性体内的脂肪量,会直接影响体内控制月经周期的内分泌调节。脂肪水平会影响卵巢分泌雌激素的功能,雌激素对促进第二性征的出现、生殖器官的发育和完善、生育力的具备和保持等,具有非常重要的作用。

（四）平时生活规律，按时作息

熬夜导致性腺轴功能紊乱，短期熬夜，女性激素分泌紊乱，会造成月经不调、免疫力下降，引发各种妇科炎症。长期熬夜会发生不可逆的早衰症状，尤其是早发性卵巢功能不全，导致不孕。目前有两个公认的调节睡眠的影响因子，一个是生物钟，另一个是睡眠自我平衡。简单地说，睡眠的一个重点是"要睡规律"，另一个则是"要睡够"。

（五）戒烟、戒酒

调查发现，我国女性居民被动吸烟率高达 54.6%（尚婕等，2018）。烟草烟雾中含有4000 余种有害物质，如多环芳香烃、苯并芘、尼古丁、醇类、醛类、生物碱类等。这些有害物质大多数是氧化剂或自由基，会诱导氧化应激发生，还可导致卵巢卵泡储存量下降，影响卵泡的生长和发育。此外，烟草烟雾化合物中的有害物质还可影响卵巢类固醇激素生成。动物实验研究发现，无论是主动吸烟还是被动吸烟，严重影响雌性大鼠卵巢的卵泡发育和胚胎发育。研究还表明，烟雾化合物中的尼古丁会导致雌性大鼠子宫组织结构发生改变。

（六）抗氧化剂的应用

由于高水平的氧自由基可导致卵子质量下降，日常可以辅助使用抗氧化剂，如维生素 C、维生素 E、维生素 D、辅酶 Q10 等，以及在动物研究上取得一定效果的褪黑素、白藜芦醇等。但是这些抗氧化剂并没有临床随机对照试验的证据支持，只能从原理和机制上推测可能有效，目前不能作为药品使用。

（七）心理健康

研究表明，长期的压力会破坏神经心理系统稳态，导致下丘脑-垂体-肾上腺轴分泌紊乱。心理压力会改变月经周期中的皮质醇释放模式，从而影响受精过程中激素曲线，进而导致不孕。

（八）做好职业防护

越来越多的文献报道多种环境污染物、重金属累积、暴露因子等对女性生殖功能造成不良影响。例如，广泛用于制造印刷油墨、清洗剂及涂料等的乙二醇甲醚；含有氯化物类的除草剂；染色剂、除污剂、清洁剂等各种日常用品在生产过程中产生的全氟类化合物，以及家具厂等使用大量含有甲醛等原料。女性应该远离这样的职业或做好职业防护，避免自己的卵巢受损。

（九）选择生育

经过自己的独立思考选择结不结婚、什么时候结婚，而不是屈服于外界的压力。选择生育是量体裁衣，而不是削足适履。因此，找到"对的""有爱"的结婚对象更利于身心健康。

（十）合理避孕

不想生育时采取可靠的、合适的避孕措施，避免反复流产导致子宫内膜的损伤。因为如果子宫环境不好，就像"贫瘠的土壤"，可怜的"种子"（受精卵）很难找到适合的地方着床。

（十一）卵子冷冻

卵子冷冻这项科学技术让女性在生育自由方面向前迈了一大步，但是能否成功，在很大程度上仍然取决于女性接受手术的年龄，也就是要在最佳的生育年龄冻卵。目前在我国，冷冻卵子主要应用于患恶性肿瘤的女性进行生育力保存及捐赠卵子的辅助生育技术治疗。

(十二) 卵巢组织冻存

卵巢组织冻存是一项非常有价值的生育力保存方法，主要适用于肿瘤患者，因为行卵巢组织冻存不需要促排卵，不会延误癌症治疗。冻融卵巢组织移植的主要问题是卵子存活率较低，移植后自然妊娠率较低，一般建议治疗后尽快实施辅助生育助孕。我国的《人类辅助生殖技术规范》规定，禁止给不符合国家人口和计划生育法规和条例规定的夫妇和单身妇女实施人类辅助生殖技术。

尽管生育被看作是一种延续，但这也意味着更多的付出和责任。没有谁能为结婚、生育提前做好全面的准备，但是基于生育时限的限制，建议女性朋友平素注重关爱自身的生殖健康，适应自然界生命繁衍的规律，平衡学业、职业的发展与结婚、生育的关系。

（谭容容　吴　洁）

第 20 章

男性生殖系统疾病的生殖保存

第一节　精　子　库

一、精子库定义

精子库是以治疗不育症及预防遗传病等为目的，利用超低温冷冻技术，采集、检测、保存和提供精子的机构，是由国家卫生部门批准设立在医疗机构内的精子银行。

二、精子库的历史

每个机构的产生并不是一蹴而就的，是需要时间和技术的见证，一步一步发展起来的。追溯精子库的历史那就要从 1776 年，意大利生物学家 Spallanani 首次报道可用雪冷冻保存精子活性说起。然而当时并没有提出精子库的概念，直到 1866 年，Montegazza 首先提出"精子库"的概念。他发现人类精子经过 − 15℃环境后仍有部分存活，设想利用低温冻储士兵的精液，这样可以为战场上牺牲的士兵保留亲生后代，同时提出利用低温冻储家畜精液，以促进畜牧业的发展。技术的发展促使学科发展，20 世纪 30 年代晚期至 40 年代早期，许多研究发现精子可冷冻保存于 − 160℃以下的低温环境中，后又发现甘油是良好的冷冻保护剂，复苏后精子的存活率有了很大提高，当时这些技术很快就在动物育种领域得到了飞速发展。1953 年，世界上首次运用人类冷冻精液成功受孕，而它是使用干冰（− 78℃）对精子进行冷冻。但随之而来的人工授精在伦理和法律方面所引发的争论使得该技术的使用一度被搁浅。直到 19 世纪 60 年代，人类精子库的建立逐渐被人们关注。1960 年，美国建立了世界上首个人类精子库，此后很多国家也相继建立了人类精子库。1981 年，湖南医科大学建立了我国首家人类精子库。

三、精子库的功能

既然我们知道了精子库的概念和历史发展，那么现代的精子库到底为人类生殖健康提供哪些功能呢？其实精子库并不只是让"精子活力强"的男性进行捐精为不孕夫妇提供合法的精子，它还可以为部分"精子活力较弱"的男性提前保存比较好的精子以备未来需要。

精子库的主要功能为提供生殖保险、利于人类优生、为部分男性不育患者提供有效的治疗手段和开展相关科学研究等。

（一）提供生殖保险

肿瘤患者或者其他疾病患者因应用某些药物、放疗或手术治疗而产生无精子症或者精液质量下降，面对这种情况需要在治疗之前将精液冷冻于精子库中，以备未来生育需求。

（二）利于人类优生

生育一个健康、聪明的宝宝是每一个家庭的心愿，但是对于男性有遗传病及家族史的夫妇来说这个心愿就难以实现，精子库为这部分男性人群提供供精冷冻精液，为其生育提供了可选择的优生方法，这样可以避免将严重遗传病传给下一代。

（三）为部分男性不育提供有效治疗手段

对于无精子症患者，对其配偶可进行志愿供精者的冷冻精液人工授精，满足无精子症夫妇生育一个孩子的愿望；对于少弱精子症患者，也可预先多次收集精液，经实验室处理后进行夫精人工授精。

（四）开展相关科学研究

通过精液的冻存，有助于冷藏技术的研究，同时进行人类精子库计算机管理系统的研究。

四、人类精子库基本任务和职责

人类精子库是一个真正的社会公益性机构，不以营利为目的。国家卫生部门指定卫生技术评估机构，对人类精子库进行技术质量监测和定期检查，以保证人类精子库严格按照国家卫生部门的技术规范正常运行。这区别于"地下"提供精子服务的交易买卖。

人类精子库精液的采集和提供必须遵守当事人自愿和符合社会伦理的原则；捐精者只能在一个人类精子库中捐献；捐献的每份精液进入计算机管理系统后，只有密码代号，隐匿姓名和其他身份资料，精子库将为每一位捐精者严格保密，受精者不会知道捐精者的个人信息；精子库绝对不能向未经批准开展人类辅助生殖技术的医疗机构提供精液；一个捐精者的精液最多只能提供给 5 名女性受孕；人类精子库对捐精者的详细资料和精液使用情况进行计算机管理并永久保存，为捐精者和受精者严格保密。

第二节　男性生育力保护

一、男性生育力保护的概念

什么是男性生育力？男性生育力就是男性生育自己遗传学后代的能力。那么所谓的男性生育力保护是指通过种种措施来保护男性生育能力的过程。哪些人需要进行男性生育力保护？首先，患有不育症的男性患者在可以达到生育力保护的条件下，强烈建议进行男性生育力保护。其次，有些年轻的男性肿瘤患者以后想拥有自己的孩子，在进行肿瘤治疗之前也应该进行生育力保护；因为许多肿瘤治疗手段都会损伤男性的生育力。还有一些男性觉得自己现在身体健康，产生的精子活力很强，是不是就大可不必考虑生育力保护了呢？

男性生育力保护不光针对身体状况不佳的患者，男性生育力保护更像是一份"生育保险"。一些生活及工作环境也可能会对男性生殖健康造成损害，所以未来有生育需求的健康男性同样也需要保护生育能力。

二、男性生育力保护的方法

（一）早期的预防措施

当今社会，男性的生活和工作压力巨大，久坐于计算机前、熬夜，以及吸烟、喝酒成为许多人的家常便饭，而这些都可能会导致男性生育力的下降。俗话说预防重于治疗。所以在生活中适当地锻炼、戒烟、戒酒，忌熬夜，以及避免接触有毒有害的物质，都是防止男性生育力下降的有效预防措施。

（二）精液的冷冻保存

男性的精子与其他细胞在构造上有一定的区别，它含有较少的细胞质与水分，这种特殊性就使得它在冷冻至极低温的条件下也不易形成过多的细胞内小冰晶，从而导致细胞结构被破坏，在进行冷冻复苏后它仍然可以存活并具备良好的活力。

冷冻保存精子是男性生育力保护的首选方法。特别是对于即将接受放疗、化疗的男性肿瘤患者，可将精子寄存于精子库，等到以后治疗结束并且有生育需求时借助辅助生殖技术获得自己的后代。

（三）睾丸组织的冷冻保存

对于有些由于身体或者心理原因，以及运输精子管道阻塞而无法取出精液的患者，冷冻保存精子比较困难，这时就可以选择冷冻保存睾丸组织。

睾丸组织的获取主要通过一些手术方式来实现，如"睾丸活检术""睾丸细针抽吸术"等。将手术获得的睾丸组织剪碎后获得细胞悬液再进行冷冻保存。冷冻复苏后的细胞悬液中选出合适的精子用于辅助生殖，同样可以达到生育自己后代的目的。

（四）男性生育力保存方法的展望

目前对于男性生育力保存主要是以冷冻精子为主，但相信在不久的将来，可以将冷冻的睾丸组织进行自体移植，从而重建男性患者被破坏的生精功能，使患者重新具备生育的能力而进行自然生育。

第三节　冷冻保护剂

人们对于冷冻保护并不陌生，普遍存在于我们的生活中，起到冷冻保护作用的就是冷冻保护剂。冷冻保护剂正广泛应用于方便食品、汤料加工、速溶饮品、营养保健品及军需、野外作业、登山和航天等特殊行业。随着生活水平的不断提高，除了追求食品基本的色、香、味等感官需求之外，更加注重营养和安全。冷冻保护可以防止食品不良收缩及表面硬化，形成高空隙度，获得优越的口感、风味和色泽，以及更好的复水性能，几乎不对营养价值造成损害。

冷冻保护剂也广泛使用于医疗科研领域，保存生物活性，以备未来使用，如组织、细胞、精子、卵子和胚胎等。

人类精子作为一种特殊的组织细胞，具有细胞冷冻的全部特点，与冷冻其他组织细胞一样，在一定的低温条件下，让细胞降温、凝固、非损伤性结冰，促使细胞代谢降低，处于休眠状态，从而达到储存细胞的目的。精子的冷冻保存为存在生育风险的患者实现了生育力保护。冷冻保护剂的使用降低了精子冷冻损伤，保护精子质量，保障临床使用。那么什么是冷冻保护剂呢？冷冻保护剂有哪些成分，起什么作用呢？

一、冷冻保护剂的含义

研究表明，未添加冷冻保护剂的精子在冷冻储存并复温后，仅有 0.1% 的精子具有一定程度的运动能力。在精子冷冻之前，为了减轻精子冷冻及复温过程中细胞的损伤，获得理想的冷冻复苏率，必须加入一些具有保护作用的物质，这些物质统称为冷冻保护剂。冷冻保护剂需具备如下两个条件：第一，对被冷冻细胞无毒性或很低毒性；第二，具有高的水溶性，在冷冻过程中，渗透性保护剂渗入细胞内，减轻细胞皱缩的程度，保护细胞顺利通过冰晶形成阶段。

二、冷冻保护剂的分类

（一）根据化学结构分类

基分为醇类、单糖类、高分子多糖类、蛋白质类、酰胺类、无机盐类等。

（二）根据冷冻保护剂的作用机制分类

其分为渗透性冷冻保护剂和非渗透性冷冻保护剂。

1. 渗透性冷冻保护剂 也称膜内保护剂，如甘油、二甲亚砜（DMSO）、丙二醇、葡萄糖等，均为小分子化合物。这类保护剂极易通过细胞膜进入细胞内，减轻冷冻及复温过程中细胞渗透性肿胀，减缓细胞皱缩的程度，有效降低细胞内冰晶形成的温度，阻止或减少冰晶的形成。其中甘油发现最早，也是迄今为止应用最为广泛的精液冷冻保护剂。甘油具有高渗透性，可与水以任何比例混合，能起到稳定细胞内电解质的浓度，防止蛋白质变性的作用，同时也可使细胞内冰晶形成的温度显著降低，减少或阻止细胞内冰晶形成。

2. 非渗透性冷冻保护剂 也称膜外保护剂，如果糖、蔗糖和一些高分子化合物（如卵黄、白蛋白）等，这类物质不能穿过精子细胞膜，其是通过维持细胞膜的稳定来保护精子。在冷冻过程中使细胞内的水分快速向细胞外渗出，减少细胞内水分，从而减少细胞内冰晶形成，保护细胞免遭因冰晶形成而造成的机械损伤。冷冻精液复温时，由于非渗透性保护剂在细胞外液形成的高渗浓度，可以有效防止水分快速进入细胞引起肿胀破坏。

目前，精子冷冻保护剂结合了渗透性冷冻保护剂和非渗透性保护剂的优势，最大程度减少精子冷冻损伤，达到有效的长期储存精子的目的。

第四节 生育力保护适用人群

理论上，精子可以在液氮中长期保存，但是目前并不能确定经过十几年或者几十年后精子自身或者环境中的一些并不确定的因素是否会对所生育的孩子产生远期的隐患。所以，并不推荐每一个男性都进行生育力保存。但是，如果属于以下几种情况时，建议进行生育力保存。

一、放化疗的肿瘤患者

肿瘤患者推荐放疗、化疗前进行生育力保存。随着医疗技术的提高,各类型的肿瘤患者,如睾丸肿瘤、白血病、淋巴瘤、脑恶性肿瘤、骨恶性肿瘤等治愈率不断提高,但相关的治疗(如放疗、化疗)会对男性生育力造成很大损伤。2018 年,美国临床肿瘤学会(ASCO)发表的《癌症患者保留生育能力临床实践指南更新》中明确指出,强烈建议肿瘤患者在治疗前进行精子冻存。对于因各种原因未在治疗前进行生育力保存的患者,仍建议尽早到精子库进行生育力保存,因为其精子质量有可能呈现进行性下降的趋势。

二、高危职业人群

高危职业人群包括军人、消防员、运动员,以及生活中长期接触放射线、电磁辐射或从事高温环境作业的,如放射科医师、司机、厨师等。这些行业随着从业时间延长,精子质量有下降的风险,应尽早行生育力保存。

三、具有生育力降低风险的人群

(一)少弱精子症患者

此类患者的精子质量会呈进行性下降的趋势,应尽早行生育力保存。

(二)长期两地分居者

两地分居的夫妻,男性可先行生育力保存,待女方进入辅助生殖周期时,可使用提前预存的冻存精子。

(三)拟行辅助生殖治疗取精困难患者

男方取精困难,可提前于精子库行生育力保存,待女方进入辅助生殖周期时,可使用冻存精子受精。

(四)无精子症患者经手术取精获得的睾丸或附睾精子

睾丸穿刺或附睾穿刺的成功率并非 100%。因此,当无精子症患者经手术取精获得睾丸或附睾精子时应及时保存,以备后续女方在辅助生殖周期时使用。同时,使用冻存的睾丸精子或附睾精子可避免患者因反复的睾丸穿刺而增加睾丸功能下降的风险,减轻患者精神上、身体上、经济上的负担。

(五)有生育力保存需求的健康人群

暂时不准备生育或者为预防精液质量进行性下降的健康人群,均可到精子库进行生育力保存。

第五节　自精冻存

一、自精冻存的概念

自精冻存是指对未来有生育需求的青春期或育龄期男性的精液进行特殊处理,保存在超低温环境,以备日后通过辅助生殖技术达到生育目的。随着时代的发展,人们的健康意识在不断提升，自体精液冷冻保存这种防患于未然的做法，得到了越来越多人的接受与认可。另外，随着辅助生殖技术的不断发展，使得更少的精子用于辅助助孕变成可能。相对于女性生殖保存技术，男性在保留精子方面有更大的优势，精子本身因为含水量少，通过程序化的降温过程，就可以得到很好的保存。因此，精子冷冻保存作为一项日益成熟的技术，越来越多地用于临床。

二、自精冻存的基本原理

精液的冷冻过程跟我们平时用冰箱冷冻肉食的过程是不一样的，精液的冷冻过程要复杂得多。精液在冷冻过程中，会在精子细胞外形成冰晶，如果快速冷冻，则在细胞内也会产生冰晶，从而对精子细胞造成冰晶损伤；如果慢速冷冻，则会使细胞脱水，从而造成溶质损伤。因此，应在两种损伤中寻找一个平衡点，使冷冻过程达到一个最佳的降温速度。另外，在冷冻精液时，我们还会添加冷冻保护剂，可以防止精子细胞内的水分结冰，减少冰晶形成，以保护细胞不受损害或者减少损害，达到最佳的冷冻效果。

既然精子进行了冷冻，那就必然存在使用时的复温。复温过程也不同于冷冻食品的解冻。文献报道，精子在冻存过程中的损伤大多数是发生在复温期。如果缓慢复温，细胞内的小冰晶会融合为大冰晶，对细胞造成损伤；当降温时，胞外溶质浓度升高导致精子细胞脱水，此时如果快速复温，则会使细胞外的水分来不及回渗，形成溶质损伤。

三、自精冻存的冷冻程序

精液在冷冻的过程中，会经过以下5个温度阶段。在各温度阶段，根据精子在该阶段理化性质的变化，采取不同的降温速率，可获得理想的精子冷冻复苏率。

（一）温度休克阶段

温度休克阶段是室温至5℃。精子在此阶段中，由于温度的急剧变化而对细胞造成的损伤称为温度休克，其他种属的细胞，在冰晶形成之前，都会由于温度的突然下降而死亡，相对于其他种属的细胞而言，人类精子细胞对于温度休克的抵抗力较强。在此阶段，以1～1.2℃/min的降温速度通过较好。

（二）潜热扩散阶段

潜热扩散阶段是－5～5℃。在此阶段，精液成分由液相转为固相。随着精液冷冻过程的继续，精浆内形成冰晶，释放出大量热量，突然升高的温度会对精子造成损伤。为减少潜热释放对精液的损伤，此阶段以5～7℃/min的降温速度通过较好。

（三）冰晶形成阶段

冰晶形成阶段是－15～－5℃。在这一温度阶段，会伴有大量冰晶形成。在此过程中，如果降温速度缓慢，冰晶形成过程会由开始的小冰晶逐渐变为大冰晶，对精子细胞造成不可逆的损伤。因此，应快速通过此阶段，以5～7℃/min的降温速度最好。

（四）再结晶阶段

再结晶阶段是－80～－15℃。在此阶段，形成的冰晶具有较高的表面能量，因此有发生再结晶的趋势。此阶段由于冰晶的生长和相互作用，温度波动增加，细胞内电解质平衡被打破和重建，会造成精子进一步损伤，通过提高降温速度，可避免这种损伤。此阶段以

30 ～ 50℃ /min 的速率为宜。

（五）保存阶段

保存阶段 － 196 ～ － 80℃。在此阶段中，精子的新陈代谢降低，精子处于休眠状态。以 30 ～ 50℃ /min 的降温速度为好，待温度降至 － 130℃ 再直接投入至液氮中储存。

四、自精冻存的方法

近来关于精子的冷冻方法进行了大量的研究，冷冻时间从最初慢速冷冻的 10 小时改进到仅需 10 秒左右的玻璃化冷冻。近年来，越来越多的有关精子玻璃化冷冻技术相继出现。玻璃化冷冻较传统的冷冻方法有较大的优势，它操作简单，耗时短，冷冻效果好，损伤少。

（一）慢速冷冻法

将精液与冷冻保护剂充分混合分装后，使用程序降温仪将精液标本以不同的降温速度通过各个阶段，最终放入液氮中储存。

（二）快速冷冻法

将精液与冷冻保护剂充分混合分装后，在 4℃ 冰箱中放置 15 分钟，再将精液标本放置液氮面上 2 ～ 5cm 处约 10 分钟后浸入液氮中储存。

（三）微量精子冷冻法

微量精子冷冻法是指一些严重少精子症或无精子症的男性患者经过治疗或手术后取出的数量极少的精子逐个挑选出来，将质量优良的精子加载在特殊的载体上，放入到液氮中进行保存。

（四）玻璃化冷冻法

将精子细胞与高渗透性冷冻保护剂混匀后以足够快的降温速度直接将精子从液相固化为玻璃态，并且以这种玻璃态在液氮中长期储存，在此过程中，没有冰晶形成，避免了冰晶对精子细胞的物理化学损伤。

第六节　睾丸组织冻存

精子和睾丸组织冷冻保存是目前男性生育力保护的主要方法。睾丸组织冷冻保存主要适用于无法获取精液或无精子症患者，取出的精子需要经过特殊的处理，用于卵胞质内单精子注射（ICSI）技术助孕。

通常来说，男性在进入青春期后身体的激素会出现显著变化，而性发育中最重要的就是睾酮，在此期间睾酮会迅速升高。睾丸组织中的干细胞接收到激素信号后，便会开始分化成精子。如果是成年男性，医师通常可以将精子或睾丸组织取出进行冷冻，再通过辅助生殖的方式来进行生育。但对于儿童来说，睾丸还没有开始分泌精子，如果在此时罹患肿瘤等疾病，在治疗过程中他们需要经历大量的化疗和放疗，睾丸的这部分干细胞可能会丢失，当这些男性被治愈后，有的会因为化疗药物或辐射损伤造成生育力丧失。2019 年发表在 Science 上的一项研究，成功地使用幼年猕猴的冷冻睾丸组织获得了一只新生的猕猴，为随后的人类试验打开了大门。

一、睾丸或附睾精子的来源

（一）显微镜下附睾精子抽吸术

显微镜下附睾精子抽吸术指开放阴囊后在手术显微镜下显露附睾管，用特殊玻璃吸管穿刺附睾，获取精子后进行冷冻。

（二）睾丸精子抽吸术

睾丸精子抽吸术指通过睾丸部位的精子抽吸，如使用穿刺针刺入睾丸后将精子吸取出来，从而进行冷冻保存。

（三）显微切割睾丸取精术

显微切割睾丸取精术指切取小块睾丸组织，然后将精子从睾丸组织中分离出来，从而进行冷冻保存。

（四）经皮附睾穿刺取精术

经皮附睾穿刺取精术指通过睾丸部位的皮肤用针刺入附睾中，然后吸取精子，从而进行冷冻保存。

二、睾丸组织冻存方法

1. 睾丸组织块冷冻　获取到睾丸组织后，将睾丸组织使用组织剪剪成 $1 \sim 3mm^3$ 的组织块，与冷冻保护剂充分混合后，通过慢速冷冻方法进行冷冻，最后保存至液氮中。

2. 睾丸组织悬液冷冻　获取睾丸组织后，将睾丸组织放入培养液中，使用组织剪将睾丸组织剪碎，直到产生均匀的组织匀浆，若睾丸悬液中有较多红细胞，则先使用红细胞裂解液进行洗涤，然后将睾丸悬液与冷冻保护剂充分混匀后使用快速冷冻法进行冷冻，最后保存至液氮中。

（李福平　张欣宗）

第 21 章

肿瘤放、化疗对生育力的影响及保护措施

第一节 肿瘤放、化疗对女性生育力的影响及保护措施

一、卵巢的作用

生儿育女，拥有一个圆满的家庭对每个女性的重要性不言而喻。而对不幸患上肿瘤的育龄女性来说，生育更是希望所托，能拥有自己的孩子是最大的慰藉。众所周知，在治疗肿瘤的过程中要经常使用放疗和化疗，而这些治疗方式通常在消灭肿瘤的同时也给自己身体正常的器官和细胞带来损伤，其中就包含和生育密切相关的卵巢。那么卵巢的作用到底有哪些呢?

卵巢为女性性腺，具有生殖和内分泌双重功能，即产生卵子并排卵和分泌女性激素，对女性生活质量意义重大。也就是说，女性如果失去了正常的卵巢功能，不仅会极大影响生育力，让想要拥有孩子的家庭失去希望，同时还会引起内分泌失调，影响女性的方方面面。具体来说，卵巢分泌的激素能维持女性外观体态和第二性征，对脂肪分布有导向作用。用通俗易懂的话来说，卵巢分泌的激素可以让女性保持青春美丽，脸色红润，以及身材匀称，有曲线美，因此一旦失去这些功能，对于爱美的女性来说无疑是非常大的打击。

二、放、化疗对卵巢功能的损害

首先我们需要了解一下放疗、化疗对于卵巢功能是如何影响的。放疗、化疗或放疗、化疗结合是目前肿瘤治疗的主要措施之一，然而放射线与化疗药物的细胞毒性可严重影响卵巢功能。卵巢对放射敏感，低至 2～20Gy 的暴露量就可能导致卵巢功能丧失。经常需要骨盆或下腹部放疗的女性接受 42Gy 或更高的剂量有丧失卵巢功能的风险。因此，在治疗过程中，医师应向患者说明这一风险，并提供生育咨询。而目前化疗药物对卵巢的损伤机制尚未完全清楚，已经提出的有激活休眠卵泡并诱导卵泡凋亡，破坏卵巢血供等。药物对卵巢功能的影响与药物种类、患者年龄、用药剂量及用药时间等密切相关。化疗药物中烷化剂如环磷酰胺（CTX）、氮芥、白消安等具有明显性腺毒性，所以患者在接受化疗前，医师必须将相关风险充分告知。

　　如何保护接受放疗患者的卵巢功能呢？实际上，放疗中保留卵巢功能的非手术技术非常有限。一种替代卵巢转位的方法是卵巢屏蔽。但是这种技术有局限性，如屏蔽不准确、骨性标志模糊、影响放疗在目标区域的实施等。因此，一般来说，卵巢屏蔽不是一种可取的方法。另一个简单的已经报道过的方法是在放疗时填充膀胱。充盈的膀胱可将卵巢移出骨盆，从而减少辐射照射。虽然疗效不可预测，但这是一种廉价而简单的技术，因此可以考虑。还有一种方法，是使用放射防护剂。其中一个保护剂是鞘氨醇 -1- 磷酸（SIP）。

三、放、化疗期间保护卵巢的药物

　　既然卵巢功能如此重要，而接受放疗、化疗对卵巢又会产生一定的损伤，那么有没有两全其美的办法，在接受放疗、化疗的同时保护好卵巢呢？答案是肯定的，毕竟医学是以人为本，虽然肿瘤的放疗、化疗可以提高患者的长期生存率，但不能捡了芝麻丢了西瓜，生活质量同样是要保证的。所以这个问题也是当前医疗工作者相当重视的问题，在科研上已经取得了一定成果。目前卵巢保护的方法有卵母细胞冻存、卵巢组织冻存、卵巢移位手术、卵巢屏蔽、药物干预等。根据患者年龄、生育需求及肿瘤类型、部位、恶性程度等的不同，合适的治疗方案也不同。本文主要探讨卵巢的药物保护。

　　接下来我们再来看有哪些药物可以预防化疗过程中对卵巢的损伤，做女性的"保护伞"。

　　1. 促性腺激素释放激素激动剂（GnRH-a）　常见药物有戈舍瑞林、曲普瑞林和亮丙瑞林。这些也是目前临床最常见的药物。据推测 GnRH-a 可能通过持续刺激垂体，下调垂体 - 性腺轴和诱导卵巢静止减少性腺损伤。其作用如下：使卵巢处于静止状态，一方面抑制卵泡聚集，使卵巢避开化疗敏感期，以保护更多的原始卵泡；另一方面，减少局部血流，从而减少局部药物浓度等，而 GnRH-a 就是让卵泡沉睡，不被唤醒，从而避免伤亡。最初的动物研究表明，服用 GnRH-a 能减少化疗后原始卵泡丢失，然而随后的临床试验结果却出现悖论。早期临床试验的结果表明 GnRH-a 有预防卵巢损伤的作用，但由于缺乏随机和适当的对照等方法论问题而受到批评与质疑。因此，在此之后不同的研究团队分别进行了几项大规模的前瞻性随机对照试验，结果不尽相同。这些试验结果的不一致可能是由于研究设计中的许多差异，如类型和治疗方案的持续时间，癌症诊断，以及不同的结果定义。特别是大多数患者接受的放疗、化疗方案有很大差异，这使得很难界定 GnRH-a 治疗的影响。另一个困难在于，虽然早发性卵巢功能不全是一个全有或全无的决定因素，但是放疗、化疗对卵巢的影响通常是影响卵巢储备，导致生育力低下和更年期提前。这样的结果需要对卵巢储备进行更加详细的评估，如通过抗米勒管激素（AMH）水平和窦卵泡数计数等判断，增加了研究的难度。我们需要更多大规模随访期较长的随机试验，以及卵巢储备而非卵巢功能的评估方法进一步验证 GnRH-a 的作用。

　　值得注意的是，经过约 20 年的临床试验，已证明 GnRH-a 不会影响抗肿瘤药物的有效性。接受 10 天至 3 周的 GnRH-a 治疗可以达到完全的卵巢抑制，因此临床应用需要先进行预处理，然后在化疗期间继续使用 GnRH-a。长期使用 GnRH-a 的不良反应包括更年期症状、骨质疏松症。

　　2. 免疫调节剂 AS101　是一种有效的体内、体外免疫调节剂，是新型的 IL-1β 转化酶抑制剂，作用于 PI3K/PTEN/Akt 通路。小鼠体内实验表明 AS101 通过调节 PI3K/PTEN/

Akt 通路减少化疗引起的原始卵泡丢失和生长期卵泡颗粒细胞凋亡。在接受化疗的同时接受 AS101 的小鼠与没有接受过化疗的小鼠相比有着类似的妊娠数和产下的幼崽数。同时在用 AS101 治疗保护生育力的小鼠中观察到的胎儿畸形并没有增加，表明这些获救卵母细胞的功能和遗传完整性并没有明显受损。之前的研究也表明，AS101 不干扰环磷酰胺（一种常见的化疗药物）在体内的主要抗肿瘤活性，也不干扰环磷酰胺代谢产物。在阻断化疗药物对卵巢的破坏性影响的同时，AS101 似乎也具有抗癌功效，并能让肿瘤细胞对化疗药物变得敏感。当然，AS101 用于人体卵巢功能保护仍需要更多临床试验的支持。

3. 伊马替尼　是一种竞争性酪氨酸激酶抑制剂，临床用于治疗癌症，尤其是慢性粒细胞白血病。根据其作为非受体酪氨酸激酶（c-Abl 激酶）抑制剂的作用，有实验研究了其作为预防化疗药物顺铂和阿霉素（DXR）引起的原始卵泡丢失的可能性。c-Abl 蛋白酪氨酸激酶被证明是在化疗药物顺铂和 DXR 的作用下作为 Tap63 转录和凋亡途径的开关。早期动物实验提出伊马替尼与顺铂合用能减少小鼠原始卵泡丧失，提高生育力。然而，随后的一项研究质疑这些结果，发现伊马替尼不能保护原始卵泡卵母细胞免受顺铂诱导的凋亡或防止两个独立品系小鼠的生育力丧失。冲突的结果可能是由于研究设计上的差异。一个体外研究表明，伊马替尼能降低顺铂对体外培养卵泡健康的影响。同样，需要进一步研究伊马替尼具体的机制与作用，并探讨其是否影响治疗方案本身的效果。

4. 鞘氨醇 -1- 磷酸（sphingosine-1-phosphate，SIP）　神经酰胺是神经鞘磷脂信号途径的重要第二信使，在细胞增殖、分化、生长抑制和细胞凋亡等细胞活动中发挥调节作用。SIP 是神经酰胺促进凋亡途径的抑制剂。放疗、化疗后卵泡细胞内的神经酰胺生成，增加诱导细胞凋亡。SIP 是其分解并磷酸化的产物，其可阻断神经酰胺的诱导作用。烷化剂是常见的化疗药物，其诱导卵巢功能损害与卵母细胞及颗粒细胞凋亡密切相关，进一步卵泡也随之消失，导致卵巢生殖与内分泌功能丧失。作为一种放射保护剂，辐射暴露前体内注射 SIP 可使小鼠卵泡数量的剂量依赖性保存，高剂量注射 SIP 可使原始卵泡和生长卵泡几乎完全保存。在类似的研究中，SIP 预处理被证明可以减少大鼠、灵长类动物和异种移植的人类卵巢组织中辐射诱导的原始卵泡耗竭。虽然研究显示细胞凋亡抑制剂可保护卵巢功能，但鉴于其是一种新开展的研究药物，具体效果有待进一步临床试验研究，尤其是大样本随机双盲试验的研究。

5. 粒细胞集落刺激因子（G-CSF）　已被证明能显著减少环磷酰胺（Cy）、马里兰和顺铂等对原始卵泡的破坏，防止微血管损伤，并将早期生长卵泡卵母细胞 DNA 损伤标志物降至控制水平。一项交配研究进一步证明，接受 G-CSF 的小鼠在治疗时每窝幼崽生产数量明显多于只接受化疗的幼崽。G-CSF 对血管的保护作用有可能减少化疗相关的血管丢失和相关的局灶性缺血、纤维化和梗死，这是导致卵泡丢失的一个原因，但 G-CSF 也有抗凋亡的作用。G-CSF 的作用机制有待进一步阐明。它目前在临床上用于预防癌症患者化疗引起的中性粒细胞减少，并且已被证明不会降低化疗药物的疗效。

以上药物中，GnRH-a 是唯一有临床试验表明在大多数治疗方案中不会产生额外风险的药物。尽管它们的有效性仍存在争议，但越来越多的证据表明它们确实具有某种保护作用。在用药前，可以结合自身情况向医师咨询用药计划。这里讨论的大多数药物都处于非常初级的研究阶段，从实验室到临床可能有很长的路要走，这些初步研究继续推进我们对细胞毒性卵巢损伤的机制和途径的理解，从而使我们更好地预防放疗、化疗对卵巢的损伤。我们相信科学，让我们给科学时间，终有一天广大肿瘤女性患者可以享受更完美的人生。

（李静仪　汤惠茹）

第二节　肿瘤放、化疗对男性生育力的影响及保护措施

近年来，由于肿瘤早期诊断方法和肿瘤治疗技术的不断提升，近80%的青少年肿瘤患者可以长期生存，50%以上经治疗的年轻男性肿瘤患者有生育后代的意愿，但其中未能生育者占较大比例（75%）。年轻人常见的肿瘤疾病有白血病、淋巴瘤、脑恶性肿瘤、胃肠道恶性肿瘤、睾丸肿瘤等。肿瘤本身是会影响男性生育力的，甚至有可能造成无精子症。肿瘤本身所导致的激素分泌及代谢异常可能会影响男性精液质量，另外肿瘤导致的营养不良、高热、疼痛等症状均可导致男性生育力降低。对后期生育小孩会有一定的影响。虽然放疗、化疗可对患者产生一系列不良反应，甚至造成男性生精功能"一过性"或永久性的损伤，如少精子症甚至无精子症，但是目前却是治疗肿瘤最安全有效的一种手段。

多数化疗药物对生殖系统存在药物毒性作用。例如，睾丸组织易受化疗药物的干扰，进而导致男性肿瘤患者精液质量降低，出现少精子症或无精子症。化疗对生殖功能的影响主要取决于化疗药物的类别、药物剂量、使用周期及患者年龄等因素。目前，虽然放疗的安全性、有效性和耐受性得到了很大提升，但放疗仍旧是青少年生育力损伤的危险因素。放疗对男性生殖功能的影响主要取决于放射野的大小、放射总剂量及放疗频率。睾丸肿瘤最基本的治疗是根治性睾丸切除术，但目前放疗也为最有成效的治疗方法，而睾丸组织对放疗十分敏感，0.1Gy的直接照射剂量就可能导致生精功能降低，超过2Gy的照射剂量就可能导致无精子症，当放射剂量大于20Gy时，儿童睾丸间质细胞将会受到损伤，20.3Gy时可使新生儿成年后彻底绝育。

靶向与免疫类抗癌药物近年来成为抗肿瘤治疗领域的关注热点。例如临床中使用伊马替尼可导致男性肿瘤患者精液质量降低，但对睾丸结构及性激素水平没有明显影响。再例如使用硼替佐米可导致男性肿瘤患者睾丸功能损伤，如促进生精细胞的凋亡，改变性激素，生精阻滞，改变睾丸重量，生精小管长度减少，精子浓度减少等。据了解，48%的男性肿瘤患者经达沙替尼治疗后可保持生育力，且治疗后91%的患者未见子代出生异常。免疫抑制剂类单克隆抗体治疗通过解除免疫抑制达到免疫系统激活进而达到消灭癌细胞的目的，但同时会破坏机体的免疫系统平衡。美国有机构指出，贝伐单抗的使用可能导致女性卵巢功能衰竭；在动物实验中程序性死亡配体-1（PD-L1）抗体的使用会导致妊娠期胎儿的死亡。目前我国绝大部分肿瘤患者及其家属由于缺乏生育力保护意识，在疾病发生过程中，往往只关注疾病本身和患者的生存情况，忽视了生育力保护的重要性。因此，男性肿瘤患者特别是有生育愿望的年轻男性肿瘤患者应在治疗前选择最直接有效的生育力保护方法，从而避免生殖系统严重损伤。自精保存是目前最成熟有效的保存生育功能的方法。它是以生殖

保险为目的，预先将精液取出体外，经处理后，采用超低温冷冻方法保存，当需要时再进行复苏供临床使用。国外有报道指出，通过对冻存长达 14 年的精液分析发现，长时间的冷冻保存并未降低精子活力和潜在的受孕能力，有较好的安全性、有效性及复苏率。虽然，部分抗肿瘤治疗后幸存男性患者精液质量可恢复并自然受孕生育子代，但精子的安全性和出生子代的健康问题仍值得重视，在生育前应进行遗传风险评估和相关医学检查。

（杨继高）

第一节　卵巢恶性肿瘤保留生育力手术后续治疗及生育管理

卵巢恶性肿瘤是危害女性健康的"头号杀手"（图 22-1）。不同病理类型的卵巢恶性肿瘤治疗方法和预后也不相同。卵巢癌的特点是很难早期发现，等到有症状时再就诊，通常已是晚期。因此晚期卵巢恶性肿瘤的治疗一直是医学上的困惑，很棘手，最直接的后果为治愈率低、容易复发、预后差、死亡率很高。早期的卵巢恶性肿瘤根据分期和不同病理分类，可以行保留生育力的治疗。肿瘤本身的侵袭，肿瘤的放疗、化疗，手术破坏卵巢组织等，都不同程度地损伤卵泡，引起卵巢功能减退甚至丧失。卵巢肿瘤治疗后近 50% 的女性患者会面临早发性卵巢功能不全的风险。对于年轻甚至未生育的女性，卵巢肿瘤影响女性生育力及生活质量，保护卵巢功能刻不容缓。卵巢恶性肿

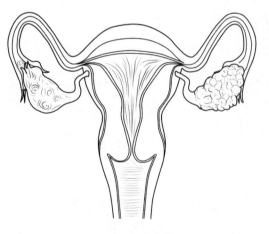

图 22-1　卵巢癌

瘤保留生育手术在全面分期的基础上切除卵巢肿瘤组织或切除一侧卵巢和输卵管，保留正常卵巢组织或对侧卵巢和输卵管，保留子宫。卵巢恶性肿瘤保留生育手术能达到治疗肿瘤的效果，又能保留生育力和内分泌功能，即我们说的既能生孩子，又能保持年轻，避免过早进入绝经期。如何使年轻女性肿瘤患者的生育力得到有效保存、卵巢恶性肿瘤保留生育手术后如何治疗及生育助孕管理是一个比较疑难的问题。需要患者与妇科肿瘤医师、生殖医学医师紧密沟通，共同商定。

一、卵巢恶性肿瘤保留生育手术治疗原则

针对卵巢恶性肿瘤的患者，首要原则是生命健康优先。肿瘤的病理分类很多，不同类型和肿瘤期别，决定手术切除的范围和影响复发及预后。在这个前提下结合患者的生育要求，

如果是患者年轻、肿瘤病理类型相对治愈率高、手术病理分期较理想，那就可以实施保留生育功能的手术治疗。一般来说年轻的患者需要保留生育力的意义更大，早期肿瘤及交界性卵巢肿瘤保留生育力的效果更理想。针对不同病理类型的肿瘤，手术切除范围及原则各不一样。

（一）卵巢上皮性癌

上皮性卵巢癌在卵巢恶性肿瘤组织分类中最常见，预后较差，杀伤力强，常见于绝经后女性，近年来在年轻女性的发病率逐年升高。肿瘤的治疗基本都需要手术或化疗，往往造成卵巢功能的巨大破坏。上皮性卵巢癌保留生育功能的手术有风险，治疗比较棘手。年轻同时有强烈生育要求的女性，通过个体化、充分理解利弊和风险综合评估后，可行保留生育功能治疗。这些人需要满足以下条件：①年龄＜ 35 岁，渴望生育；②卵巢的病理及期别为 I A 期（低级别浆液性癌、G_1 级子宫内膜样癌）；③对侧卵巢外观正常并给予取组织检查表明没有病灶；④抽取腹腔液检查没有癌细胞；⑤肿瘤存在的"危险区域"（包括子宫直肠陷凹、结肠侧沟、肠系膜、大网膜和腹膜后淋巴结）检查表明不存在肿瘤病灶。手术中保留子宫和对侧卵巢，患者可以生育。术后需要密切随访，完成生育后再次评估，视情况再行子宫及对侧卵巢和输卵管切除术。

（二）卵巢恶性生殖细胞肿瘤

卵巢恶性生殖细胞肿瘤多发于青少年女性，生长迅速，恶性程度高。但也具有利于治疗的特点：多数肿瘤为单侧；复发病灶很少在对侧卵巢和子宫；目前有些化疗方案很有效；即使切除对侧卵巢和子宫并不改善预后，因此主张保留对侧卵巢和子宫；肿瘤的期别不影响保留生育功能手术治疗。因此针对有生育需求的女性，可考虑保守性及个体化的保留生育力的治疗模式。医师在手术时，会充分考虑这些特点，选择切除患侧卵巢和输卵管，保留另一侧正常的卵巢和未受侵犯的子宫。术中尽最大可能将转移病灶切除干净，术后辅以化疗。化疗时根据药物对卵巢的毒性作用，进行卵巢保护。但有些肿瘤不需要化疗，如早期卵巢无性细胞瘤和 I 级未成熟畸胎瘤，除了需行患侧输卵管和卵巢切除外，给予行大网膜切除和腹膜后淋巴结清扫的全面分期手术后，如证实其手术病理分期为 I a_1 期，术后可不给予化疗。

（三）性索间质恶性肿瘤

性索间质恶性肿瘤很少见，多发生于儿童或年轻人群，诊断时多处于肿瘤早期。肿瘤的病理分型包括颗粒细胞瘤、颗粒卵泡膜细胞瘤和支持 - 间质细胞瘤。肿瘤双侧发生率低，多为恶性度较低的肿瘤。治疗后复发较少，预后较好，病变局限于一侧卵巢的 I 期患者可以考虑保留生育手术治疗。

（四）卵巢交界性肿瘤

卵巢交界性肿瘤患者年龄较轻，手术后有复发可能，在明白利弊和风险后也可选择保留生育功能治疗，是目前研究中可实施保留生育力手术人群最多的类型。其手术的方式各不相同：①单侧卵巢交界性肿瘤。对于年龄＜ 40 岁的年轻患者，行患侧输卵管卵巢切除术，保留生育功能。②双侧卵巢交界性肿瘤。其发生率为 38%，只要有正常卵巢组织存在，也可仅行肿瘤剔除术，保留生育功能。③期别较晚的卵巢交界性肿瘤。只要对侧卵巢和子宫未受累，无肿瘤的外生型乳头结构及浸润性种植，也可考虑进行保留生育功能治疗。

二、生育力评估

卵巢恶性肿瘤生育力评估极其重要。生育力评估由生殖科医师在术前、术中及术后进行评估。生育力评估内容需全面而仔细。术前详细询问女方生育史，了解年龄、卵巢储备功能（手术前后检查抗米勒管激素水平及在月经期第2～5天超声检查窦状卵泡数量）、输卵管通畅度、男方年龄、精液质量等。术中行输卵管通畅度检查，再次评估输卵管、卵巢情况，结合患者的意愿可行术中生育力保存技术。术中有输卵管积水（图22-2）者，医师应选择合适的输卵管处理方式，结合输卵管周围粘连及积水的程度可选择输卵管造口术或结扎术，必要时行输卵管切除术。术

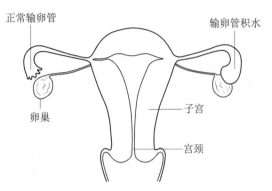

图 22-2　输卵管积水

后综合考虑各方面的因素，若卵巢储备好、输卵管通畅、男方正常等各方面生育力良好可选择自然妊娠。若术中输卵管存在积水、梗阻或已切除，卵巢储备低下、男方精液异常等生育力欠佳，则可选择积极辅助生育助孕。

三、卵巢恶性肿瘤保留生育手术后妊娠时机选择

卵巢恶性肿瘤保留生育手术后选择备孕的最佳时间没有统一标准。很多人担心术后立刻妊娠会增加肿瘤复发风险，延迟妊娠会影响妊娠机会和母胎安全，生育后需再次手术将卵巢子宫根治性切除等，这些问题还需个体化解决。并且妊娠率与手术方法及切除范围、患者年龄状态、肿瘤组织类型等密切相关。因此生殖科、肿瘤科医师及患者根据不同肿瘤组织类型，需共同参与讨论制订个体方案。目前现有的研究数据，大多数是针对卵巢交界性肿瘤保留生育手术后妊娠情况的统计。大部分卵巢交界性肿瘤术后是自然受孕的，少部分通过人类辅助生殖技术受孕；早期卵巢交界性肿瘤自然妊娠率可达54%，致死性复发率为0.5%；晚期卵巢交界性肿瘤自然妊娠率也可达34%；即使晚期卵巢交界性肿瘤也可选择多种方法保存生育力而不影响预后。目前研究支持早期卵巢交界性肿瘤自然试孕时间越早越好，术后3～6个月就可尝试妊娠。对于一些已经诊断不孕症的人群，建议不要等待，术后尽早自然试孕。医师评估卵巢交界性肿瘤预计术后肿瘤复发风险不高者且已是不孕症，权衡相关风险后，也可推荐考虑辅助生育，如行试管婴儿助孕。通过辅助生育手段，不仅可以尽快争取时间妊娠，也可以在辅助生育过程中储存卵母细胞或胚胎，供将来生育二孩使用。未婚或近期没有生育要求的人群，术后应立即行生育力评估，并建议尽早考虑妊娠。

四、卵巢恶性肿瘤保留生育手术后助孕策略

卵巢恶性肿瘤保留生育手术后助孕手段有多种选择，包括胚胎冷冻、卵母细胞冷冻、卵巢组织冷冻和移植、卵巢移位、卵巢抑制等。

具体要选择哪种方法，要结合年龄、肿瘤的病理类别、治疗方法（手术切除的范围及

是否放疗、化疗)、婚育情况，患者经济条件及个人情况选择综合考虑。

(一)胚胎冷冻保存

胚胎冷冻是最为成熟、成功率最高的保留生育功能方法，适用于青春期后的女性患者。肿瘤患者可以通过体外受精和胚胎冷冻而保存生育力。与正常女性相比，肿瘤术后患者获取卵母细胞的数量、受精率、胎儿活产数及妊娠并发症等方面无明显差别。建议肿瘤患者尽早治疗，可以在自然月经周期中，不用任何药物刺激卵巢，等待自然成熟的卵子，取出卵子后行人工授精，并冻存胚胎保存，适时进行胚胎移植。有些情况需要争取时间，积极使用药物促进排卵以获得成熟的卵子。目前没有证据表明促排卵治疗会增加肿瘤术后复发率或引起其他部位的恶性肿瘤，如诊断不孕者；术中病理提示肿瘤无危险信号者(如无肿瘤的侵犯种植、无微乳头、无残留病灶等)；一侧卵巢已经切除或已行肿瘤剥除术，卵巢功能检查相对较差者需要积极干预，尽早妊娠。促排卵药物可根据具体人群做出合适的选择：激素敏感型肿瘤患者首选来曲唑促排卵治疗。来曲唑不会引起雌激素升高，可降低肿瘤复发的风险；同时来曲唑可用于不孕患者的诱导排卵，刺激卵巢获得冻卵或胚胎冷冻保存。促排卵也应尽早开始，并且促排卵需要一定时间，最好是化疗前以获得更多的卵子。文献研究认为如果要缩短肿瘤从诊断到治疗的时间，可采用随机启动的促排卵方案。生殖科医师根据早、中、晚不同卵泡期，会相应采取不同的促排卵方案，获卵后体外培养受精卵及胚胎行胚胎冷冻保存。需要化疗的患者，待化疗结束后进行胚胎移植。与自然妊娠相比，胚胎冷冻妊娠并不增加新生儿先天性疾病缺陷的风险。

(二)卵母细胞冷冻保存

实施该技术不需要精子，适用于更多的人群，给未婚或职业女性等暂时不考虑生育的人群带来了新的技术选择。卵母细胞冷冻包括未成熟卵母细胞冷冻保存和成熟卵母细胞冷冻保存 2 种。未成熟卵母细胞冷冻保存技术在月经周期任何时间都可以进行，无须药物刺激卵巢。通过超声引导下穿刺获取不成熟卵母细胞，或在行卵巢手术切除时于卵巢组织寻找不成熟卵母细胞，经过体外培养成熟后冷冻保存。针对不能使用激素刺激卵巢和不能推迟治疗的癌症患者，在肿瘤治疗开始前进行。有些患者需要化疗或放疗，那么在治疗前 10 ~ 14 天取出未成熟卵母细胞，在体外模拟体内成熟的微环境，进行卵母细胞体外成熟培养，其可发育为成熟卵母细胞。其优点是用于肿瘤患者，不耽误肿瘤相关治疗，没有肿瘤播散的风险，是肿瘤患者保护生育力可选的有效途径。目前该技术获卵数目较多，但临床妊娠率仍较低，临床实施不是很普遍，有待于未来技术的推动。相对于未成熟卵母细胞冷冻保存技术，近年来成熟卵母细胞冷冻保存技术突飞猛进，成功率有很大提高，使更多的人获益。成熟卵母细胞冷冻保存技术需要通过药物刺激卵巢，雌激素敏感性肿瘤患者是不能选择的。卵巢刺激根据卵泡发育时机可以随时开始，待卵泡成熟后在超声引导下取卵即可(图 22-3)。也有学者担心使用卵母细胞冷冻技术获得的新生儿会对孩子健康有影响。目前研究认为，与自然妊娠或使用新鲜卵母细胞妊娠生下的孩子相比，使

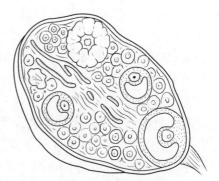

图 22-3　成熟卵母细胞

用此卵线细胞妊娠生下孩子的先天性疾病患病率没有明显区别。目前研究数据显示用冻存的成熟卵母细胞行辅助生殖，胚胎移植的活产率与非肿瘤患者结果相近。有关低温对卵母细胞的损伤、防冻保护剂的毒性等方面影响，有待进一步研究。

（三）卵巢组织冻存及移植

随着胚胎冷冻技术的发展，近几年的研究发现卵巢组织冻存解冻后可恢复正常卵泡形态。卵巢组织冻存移植技术开始应用于临床。卵巢组织冷冻也是保护生育力的一种选择。对于已婚和未婚的女性都适用，并且不受排卵周期的限制。其适用于肿瘤患者的生育力与卵巢内分泌功能的保护，特别适合青春期前，以及不能延迟放疗、化疗及激素敏感性肿瘤的患者。该技术的优势在于不需要卵巢刺激，不需要推迟患者肿瘤治疗时间，也可保存大量的卵子。2016 年 9 月我国完成了首例卵巢冻存组织移植手术。对于需要卵巢组织冷冻的患者，在放疗、化疗前至少 3 天内进行，先采用腹腔镜进行卵巢组织取材，主要是获得富含卵母细胞的卵巢皮质，然后在体外冷冻保存。等肿瘤治疗结束后，再移植到体内。移植时首先选择原位移植，其次也可移植到腹壁、乳腺等部位。卵巢恢复内分泌功能的平均时间是移植后 5 年。该技术是目前保存和恢复青春期前女性生育力的唯一方法。人类卵巢组织移植取得了令人鼓舞的成绩，至今已有 100 多例活产记录。卵巢移植是否成功，关键在于血管能否再生。像一粒种子播种在土壤里，通过种子的根来吸收所需营养物质。卵巢的营养物质通过血管这些"根"来提供。如果移植部位血管再生缓慢和缺血，就可能导致"果实"的凋零——卵泡的丢失。改善移植卵巢组织血供，卵巢有丰富的营养，自然就长得好，获得卵子数也会增加。这是卵巢移植术的关键，也是医学研究的重点。卵巢组织移植另外一个风险是移回癌细胞，这种风险主要出现在血液病肿瘤、卵巢肿瘤中，是卵巢移植的关注点，移植前要判断卵巢组织有无受累，应该尽量避免肿瘤播散。

（四）卵巢移位

卵巢移植特别适合需要盆腔放射性治疗的卵巢恶性肿瘤女性。卵巢要尽可能远离放射部位，如前腹壁或者两侧结肠周围，可避免放疗的射线对卵巢组织细胞功能的杀伤损害。和卵巢移植一样，移位后卵巢的血供发生变化，卵巢营养物质减少，会影响卵巢功能。所以保证卵巢血管的再生是保护生育力的关键。另外移位后卵巢有可能自行改变位置，所以需要定期复查。因此卵巢移位后要尽快放疗并定期监测卵巢的激素水平，判断内分泌功能。

（五）卵巢抑制

卵巢恶性肿瘤保留生育力手术后需要化疗时，要充分考虑进行卵巢保护，获得保留生育力的收益。化疗药物对生长分裂活跃细胞表现出强大的毒性作用。目前，在化疗期间保护卵巢的唯一药物是促性腺激素释放激素激动剂（GnRH-a），GnRH-a 通过抑制黄体生成激素（LH）和卵泡刺激素（FSH）的分泌，降低血清中促性腺的水平。这样一来，阻止卵巢内的原始卵泡募集及一系列的生长发育成熟。通过抑制卵泡生长，卵泡就处于休眠状态，一方面，减少卵泡被化疗药物破坏，降低对卵巢的损伤作用。另一方面，因激素水平的降低，机体处于低激素状态，盆腔及卵巢内的血供也相应减少，化疗药物随着血液进入卵巢的作用量也减少，降低了对卵巢内结构的损伤，因此使用 GnRH-a 药物可保护卵巢功能。GnRH-a 可用于保护化疗的绝经前恶性肿瘤患者的卵巢功能。GnRH-a 对"卵巢保护"已被推荐用于化疗过程中保护卵巢功能的策略之一，但美国临床肿瘤学会不推荐 GnRH-a 作为生育力保护的标准治疗方式。目前鼓励患者积极参与化疗期间使用 GnRH-a。具体的过程：在化疗前 1～2 周开始应用 GnRH-a。并在化疗前检测血清激素（FSH、LH）水平，以确定卵巢功能得到抑制。每 4 周注射 1 次，根据疗程决定 GnRH-a 使用时间，一般为 3～6 个月。最后一剂 GnRH-a 需在最后一次化疗后的 2 周给药。

（六）其他考虑

对于有家族遗传性肿瘤的患者行辅助生育时，可考虑第三代试管婴儿技术助孕。即采用卵母细胞或胚胎冷冻保存后，在移植前进行基因诊断，筛查出未带相应致病基因的胚胎后再移植，这样获益更大。另外，基因突变如 BRCA 基因突变携带者，尤其是 BRCA1 基因突变者，需要高度重视化疗导致的不育。随着基因技术的不断发展，对生育力保护的影响也会带来更多收益。

综上所述，卵巢恶性肿瘤治疗后的生育和助孕管理是一个疑难问题，需结合肿瘤解剖部位、病理类型、分期、生育状态、生活方式、治疗后不育的风险和肿瘤复发的概率等因素多方面综合考虑。应充分考虑女性生育力评估结果和意愿，如有条件，则建议先尝试自然试孕，如需辅助生育助孕，策略应个体化。充分沟通，行全面风险评估和规范操作，也要充分考虑费用、肿瘤复发及辅助生育技术不确定带来的困惑，制订个体化的诊疗方案。生育力保存随着技术和研究的深入，未来将会有更多、更明确的选择，给未孕女性带来新的希望。

（吴淑花　姚吉龙）

第二节　子宫内膜癌保留生育力药物逆转后的生育管理

子宫内膜癌是一种来源于子宫内膜的常见恶性肿瘤，它的标准治疗方案是全子宫切除及双侧卵巢切除，必要时需清扫盆腹腔淋巴结。子宫内膜癌发病的平均年龄为 61 岁，其中有 4%～5% 的子宫内膜癌患者年龄＜ 40 岁，也就是正处于生育年龄。如果尚有生育要求，符合以下条件者，可以实施保留生育功能的治疗：①诊刮后病理诊断是子宫内膜样癌Ⅰa 期、G1；②有强烈保留生育功能的要求；③年龄不能太大，为 40 岁及以下，最大不超过 45 岁；④子宫内膜样癌病灶在子宫所占的范围不大，也就是癌灶局限于子宫，影像学检查（最好是 MRI 检查）无肌层浸润、附件累及或远处转移证据；⑤保留生育功能的治疗方案是使用药物，所以采用这种方案治疗，不能有药物治疗或妊娠禁忌证；⑥要想将子宫内膜癌逆转，并且能够进一步生育，不是一朝一夕的，需要一定的时间，所以在治疗期间必须要保证遵照医嘱，能够按医师的要求进行治疗及复诊。

满足了上面的 6 个标准，可给予孕激素类药物逆转病变，进行保留生育功能的治疗。例如，口服醋酸甲地孕酮（megestrol acetate，MA），并定期行子宫内膜病理检查。病理检查的结果分为 5 种：①完全缓解。即未发现异常增生性改变的子宫内膜。②部分缓解。经治疗后病理检查结果为子宫内膜增生过长不伴非典型性增生。③疾病稳定。治疗后病理检查结果与治疗前相同。④疾病进展。治疗后病理检查结果提示病变程度重于治疗前。⑤复发。完全缓解后，病例标本中再次出现治疗前的子宫内膜样腺癌病灶，或影像学检查提示子宫内膜和（或）肌层再次出现病灶。

子宫内膜癌的发生大部分与高水平雌激素单独长期作用有关。各种原因的无排卵、多囊卵巢综合征、胰岛素抵抗均为高发因素。有研究报道，子宫内膜癌合并胰岛素抵抗的患者，内膜孕激素受体减少或缺乏，口服二甲双胍可提高孕激素受体水平，增加子宫内膜对孕激素的敏感性，改善孕激素药物逆转病灶的效果。治疗 9～12 个月没有达到完全缓解甚至发生癌症进展，需要放弃保留生育的药物治疗，实施标准的子宫内膜癌手术。虽然，药物治疗使癌灶逆转，可以保留患者的生育功能。但长期大剂量使用孕激素类药物，会增加血栓性疾病风险及增加肝肾负担。用药期间需注意血脂与凝功能指标，定期复查肝肾功能，避免发生严重并发症。

保留生育功能的治疗，癌症病灶逆转后，要积极监测排卵，指导妊娠。对于无排卵患者，可给予促排卵治疗，必要时采取辅助生育措施帮助患者尽快妊娠。需要特别注意的是，这期间若有无排卵的周期，每个周期均需给予足量的孕激素转化与保护子宫内膜。子宫内膜癌是恶性疾病，其病情呈逐渐进展的趋势，如果不采用有效的预防措施，逆转后患者的复发率可以达 20%～50%。

尝试 6 个月妊娠未成功，或者在备孕过程中出现了异常出血、B 超提示子宫内膜异常增厚等情况，要进行子宫内膜活检，监测病情变化。如果内膜病变进展，需要停止备孕计划，再次进行针对子宫内膜癌的治疗。

成功妊娠者，因内膜病变在妊娠早期出现先兆流产可能性更高，必要时给予保胎治疗。由于妊娠前曾行多次宫腔操作，子宫内膜受损，并发前置胎盘或胎盘植入概率也高，需提起注意。

妊娠足月时，分娩方式的选择主要依据产科情况，无需因为患子宫内膜癌而采用剖宫产，但根据情况可适当放宽剖宫产的指征。

在剖宫产手术或分娩后，要行子宫内膜活检，并将胎盘送病理检查。在完成生育后，宜采用子宫内膜癌的标准术式进行手术治疗。

（张　薇　曾荔苹）

第三节　宫颈肿瘤保留生育力手术后随访及生育管理

一、概　　述

宫颈恶性肿瘤包括宫颈鳞癌、宫颈腺癌、宫颈小细胞癌、宫颈恶性黑素瘤、宫颈肉瘤。上述生涩的医学名词也许让读者觉得陌生，但是提到"宫颈癌"这个名词，相信大家一定相当熟悉，著名演员梅艳芳就是因为宫颈癌去世。宫颈癌是导致女性死亡的第二大肿瘤，严重威胁女性健康，2018 年全球范围内宫颈癌的新发病例约 570 000 人，死亡病例约 311 000 人。其中最常见的是宫颈鳞癌，其次是宫颈腺癌。近年来，宫颈癌的发病年龄趋于年轻化，由于宫颈癌筛查的普及，早期发现的患者增多。据统计，42% 的患者年龄 < 45 岁，40% 的患者在癌症早期阶段被发现。现代社会，女性晚婚、晚育增多，随着三孩政策的开放，大多数育龄期的宫颈癌患者强烈希望能保留生育功能，因此，宫颈癌保留生育功能的手术逐渐增多（图 22-4）。

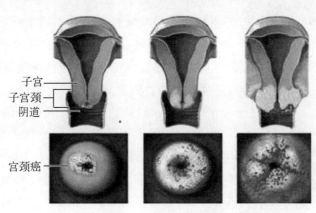

子宫————

子宫颈————

阴道————

宫颈癌————

图 22-4　宫颈癌示意图

　　由于宫颈癌的生长特点，早期的宫颈癌多向宫颈两侧横向生长，局限于宫颈局部，垂直向宫体蔓延的比较少见，发生其他组织器官远处转移的更少见；另外，早期宫颈癌的宫旁组织浸润的概率低于 1%；宫颈癌的淋巴转移有一定的规律性，一般是由近至远，很少出现跳跃性转移，而且发生淋巴转移的概率比较低，预后较好。由于上述特点，对于早期宫颈癌的患者，手术切除宫颈，保留子宫体，从而保留患者的生育功能，存留生育的希望，是可行的。但是，并不是所有的早期宫颈癌患者都适合这种手术。在保证患者生命安全、治愈疾病的前提下，才能考虑进行保留生育功能的治疗。

　　根据 2018 年国际妇产科联盟（FIGO）宫颈癌分期的新标准，以及《2019NCCN 宫颈癌临床实践指南》，保留生育功能的适应证仅限于 I A 期、 I B$_1$ 期和 I B$_2$ 期（肿瘤最大径≤ 2cm）有强烈保留生育功能愿望的年轻患者。近年来，也有一些学者指出，肿瘤最大径＞ 2cm 的患者，在手术前先进行新辅助化疗（neoadjuvant chemotherapy，NACT），使肿瘤的体积缩小，再进行保留生育功能的手术，成功保留了患者的子宫。但是，NACT 的疗效和安全性还需要进一步的大样本的临床试验进行验证和探索。宫颈癌手术中一个重要环节是盆腔淋巴结的切除。人体的淋巴网络是"单行线"，外周各个组织器官的淋巴液，从淋巴网络单向回流至右心。盆腔淋巴结切除后，由于淋巴网络中断，下肢淋巴液回流障碍，术后可能出现淋巴囊肿、淋巴水肿等并发症，患者会有外阴水肿、象皮腿等表现，而淋巴切除术后也有可能发生盆腔粘连、肠粘连，患者出现慢性腹痛甚至肠梗阻等表现，严重影响生活质量。前哨淋巴结显影切除术是近年来开展的新技术，利用特殊的淋巴显影剂及先进的荧光腹腔镜技术，寻找宫颈癌的前哨淋巴结，单独进行切除，而不需要像过去那样，对盆腔淋巴结进行整体切除。这是技术上的一大进步，极大缩小了盆腔淋巴结的切除范围，从而减少手术损伤，降低手术风险，也减少了淋巴囊肿、淋巴水肿、术后盆腹腔粘连等并发症的发生，也更有利于改善患者术后的妊娠预后。

　　宫颈腺癌通常生长于宫颈管内，有一定的隐匿性，预后比鳞癌差，但是宫颈腺癌也不是保留生育手术的禁忌证，在严格掌握适应证的条件下，还是可以考虑保留生育功能的。但是，其他一些特殊类型的宫颈癌，包括宫颈小细胞神经内分泌癌、肠型腺癌和微偏腺癌，是不适合保留生育功能的。不孕症也不是宫颈癌保留生育手术的绝对禁忌，在手术前，医师应该对夫妻双方的生育力进行综合评估，并向患者及其家属详细交代术后妊娠的概率，在减少患者及其家属顾虑的同时，也让患者及其家属对治疗后的生育有一个客观的、适度的期待，这样更有利于患者术后的生育。患者应该充分信任医师，积极配合治疗，保持乐观，这样更有利于疾病的康复和术后的生育。肿瘤治疗结束后，妇科肿瘤科医师应该与辅助生殖医师一起对患者进行联合诊治与管理，使患者能更好地妊娠及生育。

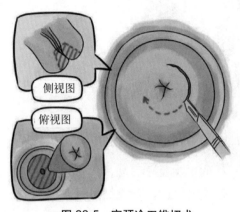

图 22-5 宫颈冷刀锥切术

早期宫颈癌保留生育功能的手术治疗方式包括宫颈锥切术（cervical conization）、单纯性宫颈切除（simple trachelectomy）和广泛性宫颈切除术（radical trachelectomy，RT）。宫颈锥切术包括宫颈冷刀锥切术（图 22-5）和宫颈环电切术（loop eelectrosurgical excision procedure，LEEP）。RT 手术可以经阴道、开腹或在腹腔镜下进行。

具体的治疗方案：① FIGO ⅠA$_1$ 期，淋巴脉管间隙（LVSI）无浸润。选择宫颈锥切术，尽量整块切除，保持标本的完整性，切缘至少有 3mm 的阴性距离，切缘阳性者可行再次锥切或宫颈切除。② FIGO ⅠA$_1$ 期伴淋巴脉管浸润或ⅠA$_2$ 期，可选择，其一，宫颈锥切 + 盆腔淋巴结切除术，也可考虑行前哨淋巴结显影切除。锥切切缘阴性者术后随访观察，切缘阳性者，再次锥切或行宫颈切除术，其二，广泛性宫颈切除术 + 盆腔淋巴结切除术，可考虑行前哨淋巴结显影。③ FIGO ⅠB$_1$ ～ⅠB$_2$ 期（肿瘤最大径≤ 2cm），广泛性宫颈切除术 + 盆腔淋巴结切除术 ± 腹主动脉旁淋巴结切除，可考虑前哨淋巴结显影。宫颈肿瘤最大径< 2cm 时，前哨淋巴结的检测率和显影效果最好。术前妇科肿瘤科医师应对患者的病情进行详细、客观的评估，并与患者、家属进行充分的沟通与交流。

注意人文关怀，增强患者对抗疾病的信心，取得患者的理解与配合，从而更好地实施治疗措施。术前进行盆腔 MRI 检查，可以更准确地评估肿瘤的大小和浸润转移的情况。早期宫颈癌，只要得到及时规范的治疗，一般预后良好，治愈率达 90% 以上。患者应建立战胜疾病的信心，积极配合治疗，以达到最好的治疗效果。

二、宫颈癌保留生育治疗后的随访

对早期宫颈癌的患者，进行保留生育功能的手术，只是治疗的第一步，术后的随访和管理尤其重要。患者术后应遵从医嘱，定期进行回访和检查。对于每一位宫颈癌患者，治疗机构都应该建立完整病案和相关资料档案，并进行治疗后的定期随访监测。根据系统性回顾研究的结果，宫颈癌第一次治疗后，中位复发时间是 7 ～ 36 个月。因此，治疗后 2 ～ 3 年密切随访非常重要。关于治疗后的随访间隔，建议治疗后 2 年内，每 3 ～ 4 个月随访 1 次；第 3 ～ 5 年，每 6 个月随访 1 次；第 6 年开始，每年随访 1 次，终身随访。随访内容包括病史采集、妇科检查、B 超、宫颈 / 阴道细胞学检测、HPV 检测、阴道镜检查、血清鳞状上皮细胞癌抗原（SCC-Ag）水平检测等，术后 6 个月进行盆腔 MRI 平扫 + 增强检查，必要时可行 CT、MRI 和正电子发射体层摄影（PET-CT）检查。通过上述随访，妇科肿瘤科医师能及时发现肿瘤的复发及其他的异常情况，并给予积极处理。同时，保留生育治疗的目的是让患者术后能正常生育，因此，医师也应该对生育问题进行专业的指导。患者应了解肿瘤复发可能出现的症状，包括不规则的阴道出血、同房后出血、阴道排液等，如果出现上述异常情况，应及时就医。手术后每 3 个月进行 1 次子宫颈 / 阴道细胞学检查，如果两次细胞学检查结果阴性，无其他异常情况，可考虑生育。在上述 2 次细胞学检查阴性后，至少每年进行 1 次宫颈 / 阴道细胞学检查。对于宫颈广泛切除术后的患者，病理学医师在分析细胞学检查结果的过程中，要注意细胞来源的多样化，容易被误诊为不典型腺细胞，细胞的管状化生也容易被误诊。宫颈腺癌的患者，术后细胞学检查需区分良性反应性腺细胞和肿瘤复发。

那么，宫颈癌保留生育功能的手术后，什么时候受孕最合适呢？关于这个问题，目前没有肯定答案，但是大多数专家建议在术后 6～12 个月后可以妊娠，如自然受孕失败，可考虑采用辅助生殖技术。

美国国家综合癌症网络指南建议，宫颈癌患者完成生育后，如果 HPV 病毒检测持续阳性，或细胞学检测结果异常，或患者有切除子宫的意愿，可以考虑子宫切除术；年龄 45 岁以下的鳞癌患者可以保留卵巢。宫颈广泛切除后，出现肿瘤复发的患者，可以选择再次手术切除子宫，术后根据是否存在高危因素，决定是否进行辅助放疗、化疗，也可以选择不手术，直接选择放疗、化疗。

三、宫颈癌保留生育手术后的妊娠结局与生育管理

（一）宫颈锥切术后的妊娠结局与生育管理

宫颈锥切术是早期宫颈癌保留生育功能的常用术式。正常女性在妊娠后为适应胎儿的生长，子宫不断增大，但子宫颈仍保持关闭状态，保证了胎儿在子宫内安全生长，直到妊娠足月。分娩期的宫颈逐渐变软，开始扩张，子宫口由 0.5cm 开大至 10cm，为胎儿顺利娩出打开第一道大门。因此，宫颈结构和功能的完整性，是妊娠维持至足月、避免流产和早产发生的重要因素。一方面，由于宫颈锥切术切除了部分宫颈结缔组织，使宫颈的弹性不足，影响宫颈的伸展功能，导致宫颈狭窄；另一方面，手术切除了宫颈分泌黏液的组织，造成宫颈黏液分泌减少，病原微生物容易侵入而导致宫内感染，引起胎膜早破和早产。最重要的是宫颈锥切术切除了部分宫颈，破坏了宫颈解剖和功能的完整性，引起宫颈功能不全，最终导致妊娠女性流产、早产及急产等。因此，手术医师应精确把握手术切除范围，手术需要在尽可能完全切除病灶的同时，尽可能保留宫颈组织与解剖结构，尽量减少患者因宫颈组织缺失、解剖结构破坏而存在流产、早产、急产等不良产科结局的风险。

宫颈锥切术包括冷刀锥切和 LEEP 术。那么，这两种术式对于患者日后妊娠的产科结局的影响有区别吗？有研究表明冷刀锥切和 LEEP 这两种术式均会增加早产的风险，而冷刀锥切比 LEEP 术后发生早产的风险更高。对于部分锥切术后病灶残留的患者，医师会重复实施锥切术。与单次锥切比较，重复锥切发生早产的风险更大。另有研究表明，宫颈锥切术不会对患者的妊娠能力造成影响，但会增加流产和早产的风险。宫颈锥切手术切除的范围大小与早产的发生有密切的相关性。宫颈切除深度 > 2cm 或体积 > 2.5cm³ 的患者，比切除深度 1.5～1.9cm 或体积 2.0～2.4cm³ 的患者，更容易发生早产。因此，再次强调，

对于需要保留生育功能的患者，术者应在尽可能切除病灶的前提下，尽量控制切除的体积 < 2.0cm3，深度 < 1.5cm，从而降低宫颈功能不全导致流产和早产等不良妊娠结局的发生。

研究发现，锥切术后宫颈组织修复需要 6 个月的时间，如果在术后 12 个月后妊娠，早产的发生率会降低。因此，大多数学者建议，术后 6 ～ 12 个月妊娠比较合适。

关于宫颈功能不全的诊断，可以在患者孕前进行宫颈功能检查，包括：在黄体期进行宫颈 8 号 Hegar 扩张试验；子宫输卵管碘油造影测量宫颈内口水平的宫颈管宽度；Foley 导管水囊牵拉试验等。但是这些检查只适用于以往发生过 1 ～ 2 次流产的患者，对于从没发生过流产的患者，这些检查并不适用。因此，对宫颈锥切术后的患者，不应该常规进行上述检查。相对而言，妊娠期超声测量宫颈长度是评估妊娠期宫颈功能的可靠方法，如果在妊娠 24 周前，超声检测宫颈长度 < 2.5cm，则提示有发生宫颈功能不全与流产、早产的风险（图 22-6）。因此，宫颈锥切术后的患者，妊娠后应定期超声监测宫颈长度，从妊娠 13 周开始，每间隔 1 ～ 2 周，阴道超声检测宫颈长度，以便及时发现宫颈缩短，及时进行治疗干预，从而降低早产和流产的发生率，改善妊娠结局。也有学者提出，进行预防性宫颈环扎，从而预防宫颈锥切术后宫颈功能不全导致的流产和早产，但是目前尚无定论。

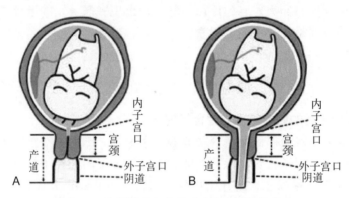

图 22-6　宫颈功能不全导致流产和早产的发生
A. 正常宫颈；B. 宫颈功能不全导致羊膜囊凸出

（二）RT 术后的妊娠结局与生育管理

RT 手术的切除范围包括 80% 及以上的宫颈、部分阴道和阴道穹与一定范围的宫旁组织，保留子宫体，吻合阴道上段与子宫峡部断端。手术虽保留了生育功能，由于宫颈解剖结构与功能的丧失，对术后妊娠还是会造成一系列的不利影响：①宫颈管口狭窄甚至完全闭锁，阻碍精子进入子宫，经血排出不畅，影响后续妊娠；②阴道缩短及狭窄，患者出现性交痛，影响性生活质量甚至惧怕性交，影响受孕；③切除大部分宫颈组织，宫颈黏液分泌减少，影响精子移动和获能，不利于受精；④宫颈对逆行感染的屏障作用减弱，增加上行性感染的概率，宫内感染和胎膜早破的风险增加，从而增加流产和早产的风险；⑤手术切断了供应子宫的一些血管分支，血供缺乏导致子宫内膜异常，不利于术后的妊娠。目前文献报道，RT 术后的妊娠率为 20% ～ 74%，早产率为 5% ～ 57%，自然流产率为 15% ～ 24%，活产率为 67% ～ 78%，结果差异较大，这些差异可能与手术切除的范围不同有关（图 22-7）。

目前多数研究认为，RT 术后进行预防性宫颈环扎术，可降低因为宫颈切除术后宫颈功

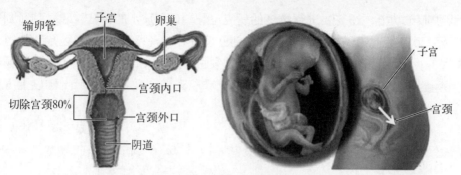

图 22-7　宫颈广泛切除术后宫颈解剖与功能的丧失导致流产和早产的发生

能不全导致的流产、胎膜早破、早产的发生，有效改善妊娠结局。但是预防性宫颈环扎应该在妊娠前或妊娠早期进行比较合适。也有学者建议，在实施 RT 术的同时进行预防性宫颈环扎手术，以降低宫颈扩张导致的流产和早产的发生率（图 22-8）。但是，也有学者持相反的观点，他们认为预防性宫颈环扎术可导致宫颈狭窄、宫颈糜烂等，影响妊娠结局。文献报道，经腹 RT 术中行宫颈环扎的患者术后宫颈狭窄的发生率可达 21%，而术中未行宫颈环扎的患者宫颈狭窄发生率仅为 2%。

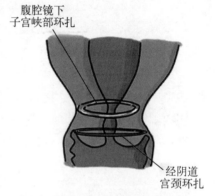

图 22-8　宫颈环扎术

　　预防性宫颈环扎可能导致宫颈狭窄，而不环扎又可能导致宫颈功能不全，对于 RT 术后是否行预防性宫颈环扎术，确实需要更多的研究进行论证，医师应根据患者的病情，决定是否进行预防性宫颈环扎手术，同时应该与患者进行详细的沟通。患者在理解病情和手术风险的前提下，可以向医师提出自己的想法。总之，在充分知情同意、医患合作的前提下，根据具体情况酌情实施手术。

　　关于 RT 术后的妊娠间隔时间，有学者建议术后 6 个月以上妊娠，也有学者建议 1 年内不要妊娠，医师应根据患者手术情况及妊娠需求等酌情决定时间间隔。由于 RT 术后的短小宫颈不能正常扩张，阴道分娩过程中有撕裂风险，因此，无论采用何种宫颈环扎术，都强烈建议给予剖宫产分娩。

（三）新辅助化疗后的生育力保护与生育管理

　　如前所述，新辅助化疗用于早期宫颈癌保留生育治疗的疗效和安全性目前仍存在争议，需要大样本进一步研究。研究显示，NACT 对降低临床分期、改善肿瘤预后及妊娠结局有重要意义。但是，化疗药物会损害原始卵泡，造成卵巢组织不可逆损伤，导致卵巢功能早衰、闭经，从而增加不孕的风险。化疗药物对卵巢功能的影响与患者年龄、药物种类、用药剂量及用药时间等因素相关，其中年龄是最重要的相关因素。促性腺激素释放激素激动剂（GnRH-a）是合成的多肽样物质，是天然的促性腺激素释放激素的激动剂，临床上常用于治疗子宫内膜异位症。目前有研究显示，化疗期间使用 GnRH-a，可保护卵巢功能，有效预防卵巢早衰发生，但是也有研究得出相反的结果。对 NACT 患者，是否使用

GnRH-a 保护卵巢功能，还需要进行更多的研究论证。GnRH-a 的用法：化疗前 1 周开始使用，每 28 天 1 次，至化疗结束。用药期间，部分患者会出现严重的围绝经期症状，如潮热、出汗、失眠等，可以使用莉芙敏进行治疗。需要强调的是，由于化疗药物的细胞毒性作用，患者在化疗期间及化疗结束后至少 1 年内需严格避孕，化疗结束后 1 年以上方可考虑妊娠。

（黄卓敏　姚吉龙）

第 23 章

展　望

第一节　干细胞技术在人类生育力损害
相关疾病中的应用及前景

一、干细胞治疗

（一）基本概念

干细胞是一类具有多向分化潜能，并且能够自我更新的细胞，在组织修复及再生过程中发挥重要作用。干细胞技术应用于人类疾病的治疗包括直接治疗和间接治疗两个方面。直接治疗是指体外制备自体或异体来源的干细胞输入人体用于治疗疾病；间接治疗则是将体外制备的干细胞用于疾病的药物递送或药物筛选。本节着重探讨干细胞的直接治疗应用。根据来源不同，用于临床治疗研究的干细胞包括胚胎干细胞、诱导的多能性干细胞及成体干细胞。

胚胎干细胞（embryonic stem cell，ESC））是来源于第 5 ～ 7 天囊胚内细胞团的未分化细胞，具有无限的自我更新能力，以及向 3 个胚层所有细胞分化的潜能，但其缺点在于存在免疫排斥、肿瘤形成和伦理局限性，并且分离提取需要破坏人类胚胎，从而临床应用较为局限。

诱导的多能性干细胞（induced pluripotent stem cell，iPSC）是通过人工细胞重编程技术诱导获得的，具有类似于 ESC 多能性分化潜力的干细胞，可通过基因编辑技术靶向治疗修复细胞的遗传缺陷后诱导分化为目标功能细胞，也可进行体外目标组织的三维重建，移植后用于目标组织修复，iPSC 突破了 ESC 的免疫排斥和伦理问题等应用限制。但是，细胞重编程过程的安全性、目标组织细胞分化的有效性还有待持续研究。

成体干细胞（adult stem cell，ASC）是来源于各种分化组织中未分化的干细胞，具有有限的自我更新和分化潜力，现已在多种组织器官中被发现，包括胎儿或成年人不同分化组织，以及发育伴随的组织（如胎盘、脐带、羊膜等）来源的造血干细胞、间充质干细胞和其他多能性细胞。与 ESC 及 iPSC 相比，ASC 的优点在于来源广泛、致瘤性弱，而且更趋向于目标功能细胞的基因表达模式，因此广泛用于包括生殖组织在内的多器官系统的功能修复。

（二）干细胞重塑生育力的研究进展

目前，在生育力损害疾病治疗研究中采用的成体干细胞可以大体分为两类：生殖干细胞和间充质干细胞。哺乳类动物的生殖干细胞分化而来的卵母细胞和精子在受精后形成受精卵并发育为完整的个体，生殖干细胞作为生殖系统的种子细胞是体内、外诱导卵母细胞样细胞，以及精子样细胞分化的最佳来源，为生育力保护提供了新的方向。

在小鼠，卵原干细胞在移植至卵巢后可以发育为子代小鼠。而在人类，从卵巢皮质层分离的雌性生殖干细胞（female germline stem cell，FGSC）可在体外分化成卵细胞样细胞，将其植入小鼠体内也能产生卵母细胞。早期动物研究发现，精原干细胞移植能够使生殖细胞缺陷的小鼠重新产生成熟的精子，而人类精原干细胞的研究尚处于表面标志的鉴定和培养体系的建立阶段。精原干细胞的冷冻和移植作为一项新技术，已经在动物实验中成功，但在人类生育力保护中应用的可行性和安全性有待深入研究。虽然越来越多的研究证实其他多种不同来源的干细胞也可诱导定向分化为生殖细胞，但诱导分化过程的稳定性和安全性有待研究，并且分化后的细胞作为治疗来源的有效性仍需阐明。不过随着研究的不断深入，干细胞定向分化在未来有可能成为修复人类生育力受损的重要手段。

间充质干细胞（mesenchymal stem cell，MSC）可以从多种组织及体液中分离获得，具有弱免疫原性、成瘤性低、迁移能力强及免疫调节等特点。间充质干细胞移植可以从改善组织的血管形成、调节局部免疫微环境、促进组织残存干细胞的增殖分化等多方面恢复受损的组织功能，是目前干细胞治疗的基础及临床研究最为常见的干细胞来源。

多项研究表明，间充质干细胞移植能够改善动物的生育功能。在雌性动物中，移植人类月经血来源的子宫内膜间充质干细胞能够显著改善化疗药物导致的小鼠卵巢功能降低，从而恢复小鼠的生育力。更多研究表明，骨髓、脂肪、羊水、羊膜和绒毛膜等组织来源的间充质干细胞移植都可以使雌鼠生育力恢复。此外，通过尾静脉注射骨髓来源的间充质干细胞不仅延缓了年龄相关性小鼠卵巢功能衰竭，同时提高了后代的存活率，表明卵母细胞的质量得到提高。在雄性动物中，间充质干细胞分泌多种在精子发生、迁移和归巢中发挥重要作用的细胞因子，包括粒细胞集落刺激因子、血管内皮生长因子、胶质细胞源性神经营养因子和基质细胞衍生因子等。此外，间充质干细胞还能够促进减数分裂相关基因的表达，注入动物睾丸的间充质干细胞不仅能使生殖细胞免于凋亡，还能提高睾丸的激素水平，显著促进精子发生。因此，治疗间充质干细胞在生育力修复的临床研究中正处于蓬勃发展之势。

（三）伦理原则及相关法规

干细胞作为一种新型的生物治疗产品，所有临床研究都可包括从干细胞的制备、体外实验、动物实验到植入人体的临床试验过程。整个过程的每一阶段都必须遵守相关的伦理指导原则和法规要求，这样才能保证干细胞治疗产业的健康发展。由于干细胞治疗技术的应用具有多样性、复杂性和特殊性，我国干细胞治疗的基础研究和临床试验开展经历了多个阶段、多种模式的探索。

1993 年卫生部公布了《人的体细胞治疗及基因治疗临床研究质控要点》，成为首部细胞治疗产品临床研究的指导原则。2002 年国家食品药品监督管理总局发布《药品注册管理办法（试行）》，将细胞治疗和基因治疗产品作为治疗性生物制品 3 类进行管理。国家人类基因组南方研究中心发布《人类成体干细胞临床试验和应用的伦理准则》，要求坚持科学性、无伤害 / 有益、知情同意、公益、公正性、非商业性等原则。2009 年卫生部发文，将细胞治疗作为第三类医疗技术进行管理，允许临床应用和收费。2015 年"魏则西"事件后，国家卫生和计划生育委员会禁止造血干细胞和免疫细胞等第三类医疗技术应用于临床。同年，国家卫生和计划生育委员会和国家食品药品监督管理总局颁布了《干细胞制剂质量控制及临床前研究指导原则（试行）》《干细胞临床研究管理办法（试行）》等指导原则，针对干细胞临床研究进行"双轨制"监管。

根据最新的指导原则，一方面以科学探索为目标的干细胞临床研究由医疗机构承担主体责任，进行研究机构和研究项目的"双备案"，由国家食品药品监督管理总局和国家卫生和健康委员会联合管理。截至 2019 年 9 月，完成干细胞临床研究机构备案的总计 106 家，临床研究项目备案的共计 62 项。另一方面以产品注册为目标的干细胞临床试验需向国家食品药品监督管理总局药品审评中心进行药品临床试验申请，申请受理后进行多专业技术审评，技术审评通过后可开展临床研究。此外，干细胞临床研究在获得医疗机构伦理委员会批准后，实施前还需在美国临床试验数据库或中国临床试验注册中心登记预注册，公开研究数据，从而获得同行认可。目前在干细胞临床研究领域，公开注册的间充质干细胞临床试验数量最多。

然而，由于干细胞种类、细胞来源及治疗疾病的多样性，针对干细胞产品的特定细胞类型、组织操作规范及临床评价机制等，应制定更加细化的指导原则；建立干细胞新药、特药绿色通道，在保证严格、规范的同时提高审批效率；公开评审过程接受社会了解监督，从而既能做到安全生产，又能加快干细胞产业的发展。

二、干细胞治疗与女性生育力损害修复

（一）卵巢功能修复

1. 卵巢的基本功能　卵巢的基本功能单位是卵泡，卵泡由卵母细胞及围绕在其周围的颗粒细胞组成，卵母细胞成熟后可从卵巢排出并受精，从而发育为胎儿，颗粒细胞则通过产生性激素参与调节卵泡发育。由于疾病危害，手术及放疗、化疗损伤，环境污染物暴露或年龄增长等病理状况，都有可能导致卵巢生育力受损，出现早发性卵巢功能不全等疾病表现。当这些患者计划妊娠时，目前唯一的选择是接受供卵辅助生殖助孕。而事实上，如果有可能，她们仍然希望使用自己的卵母细胞进行生育。随着干细胞疗法的深入研究，有望为卵巢功能受损的女性实现生育亲源后代的愿望。

2. 干细胞治疗修复受损卵巢功能的应用及前景

（1）临床前研究

1）研究概况：目前在细胞模型和动物模型中，已经有大量采用干细胞向卵母细胞诱导分化或移植修复卵巢功能的相关研究，并且探讨了相关分子机制，为卵巢生育力恢复的临床治疗奠定了基础。不同类型的干细胞，包括 MSC、ESC 和 iPSC 等被用于上述研究，它们对卵巢功能的恢复均有一定的作用，如恢复卵巢性激素分泌功能、减少卵巢细胞凋亡和增加卵泡数量。

2）MSC 相关研究：近年来大量研究表明，各种组织来源的 MSC 通过改善卵巢组织微环境、调节免疫稳态、促进卵泡发育或分化为颗粒细胞，恢复卵巢功能不全动物模型的生育力。其中，骨髓来源 MSC 静脉移植后可快速迁移、归巢到受损的动物卵巢，促进卵巢血管再生、减少卵巢颗粒细胞凋亡并增强卵巢组织抗氧化应激能力，作用机制涉及 miR-21/PTEN/PI3K/Akt 和 miR-21/IL-10/NF-κB 信号途径；羊水来源 MSC 在小鼠的卵巢组织中可

长期稳定定植并促进抗米勒管激素（AMH）水平，通过其外泌体中丰富的 microRNA 抑制卵巢颗粒细胞凋亡，预防卵泡闭锁，恢复卵巢功能；羊膜来源 MSC 高表达转录因子 Oct4 和 Nanog，可启动 JAK/STAT 信号，促进多种细胞生长因子表达、调节促凋亡或抗凋亡相关分子的表达，从而促进颗粒细胞增殖并抑制其凋亡，恢复损伤卵巢功能；脐带来源 MSC 的作用机制主要为旁分泌多种细胞因子及外泌体，调节凋亡相关分子的表达，促进 DNA 修复酶表达，以及卵泡发育成熟；胎盘来源 MSC 的作用与 PI3K/Akt 信号通路激活、调节免疫细胞比例和细胞因子分泌、提高线粒体功能和抑制氧化应激有关；脂肪来源 MSC 也可以旁分泌多种细胞因子抑制颗粒细胞凋亡，促进卵泡数增加；经血来源 MSC 可以分化为卵巢颗粒样细胞，改善卵巢微环境，从而抑制颗粒细胞凋亡和卵泡闭锁，并促进颗粒细胞增殖和卵泡发育；皮肤来源 MSC 可抑制促炎因子表达，减轻卵巢炎症反应，改善卵巢局部微环境；脐血和绒毛膜来源 MSC 同样也可以恢复受损的小鼠卵巢功能。

3）ESC 和 iPSC 相关研究：ESC 和 iPSC 具有分化的全能性。一方面，雌鼠 ESC 和 iPSC 可分化为原始生殖细胞样细胞（PGCLC），并表现出减数分裂的潜力。诱导 PGCLC 与卵巢体细胞聚合后能够重建卵巢结构，移植到小鼠体内后可进一步发育，并在体外成熟后成功受精，这些受精卵在代孕母鼠体内可以形成子代，而目前人类 ESC 可以最多诱导分化为原始卵泡样结构，另一方面，这些干细胞也可以分化为其他卵巢体细胞。人类 iPSC 可被 miR-17-3p 诱导分化为激素敏感性卵巢上皮（OSE）样细胞，OSE 样细胞移植到早发性卵巢功能不全小鼠体内可以使卵巢波形蛋白和纤连蛋白表达降低，雌激素水平和卵巢重量增加，人类 ESC 在体外能够被诱导分化为具有活性功能的卵巢颗粒细胞样细胞（OGLC）。人类 iPSC 也可被诱导分化为 OGLC，并在移植后刺激受损的小鼠卵巢生长、颗粒细胞标志物表达和雌激素水平增加及闭锁卵泡数目减少。然而，正是由于干细胞全能性导致畸胎瘤产生的风险增加，限制了 ESC 和 iPSC 用于临床研究。

（2）临床研究：基于安全性考虑，目前全世界范围内干细胞移植修复卵巢功能的临床研究报道较少，并且仅限于采用自体骨髓干细胞移植的观察性研究和病例报道。21 世纪初，人们发现对放疗、化疗导致的卵巢功能受损患者进行骨髓移植可使患者卵巢功能恢复及自然妊娠，提示骨髓中的某些细胞，尤其是干细胞可能迁移到受损的卵巢中修复生殖功能。为了更直观地分析干细胞治疗效果，一个研究小组通过腹腔镜将体外分离的患者自体骨髓间充质干细胞移植到 10 名被诊断为早发性卵巢功能不全的女性卵巢中，移植 3 个月后 2 名女性月经恢复，11 个月后其中 1 名女性成功妊娠并足月分娩健康婴儿，同时，另一项研究对 30 名早发性卵巢功能不全的女性实施单侧卵巢自体骨髓间充质干细胞移植，但采用的手术方式为腹腔镜和动脉导管联合移植，4 周后 26 名患者激素水平均得到改善，18 名患者恢复排卵，1 名患者自发妊娠，进一步表明自体骨髓干细胞可以恢复患者的生育力，还有研究针对 17 名卵巢功能极差的女性，分离自体外周血中富含 CD133$^+$ 骨髓干细胞的血细胞注入单侧卵巢动脉导管内，2 周后移植侧卵巢窦状卵泡计数明显增加，80% 以上的女性卵巢功能得到改善，并且在随后的控制性超排卵过程中，获卵数增加，一部分患者成功妊娠。分析表明，移植干细胞的治疗作用可能与血清成纤维细胞生长因子和血小板反应蛋白水平升高有关。除了疾病因素，年龄衰老也是导致女性卵巢生育力下降的不可抗力。通常到 40 岁，女性的成熟卵子已基本耗竭，而 45 岁以上的女性能够生育的可能性极低，但是在印度有 1 名 45 岁的围绝经期卵巢功能衰竭的女性强烈要求生育并且拒绝接受供卵,因此在充分知情同意的前提下,医师对她进行自体骨髓干细胞分离,然后经腹腔镜注射至双侧卵巢内,8 周后卵巢发育出 4 枚成熟卵泡,最终经辅助生殖助孕后,这名女性足月分娩 1 名健康女婴。虽然自体骨髓干细胞移植为这些卵巢功能受损的患者带来了希望,但是细胞移植的剂量和注射途径仍需优化,并且进一步开展更加严格的随机对照临床试验,才能保证未来临床应用的安全性和有效性。

(二) 子宫功能修复

1. **子宫的基本功能**　子宫是胚胎发育的温床,在胚胎着床时子宫内膜发生一系列适应性变化以满足胚胎定位、黏附、侵入的需要。健康女性子宫内膜有着强大的再生修复能力,是维持月经周期和生育力的主要组织器官。研究表明,内膜基底层中的 $CD34^+KLF4^+$ 基质干细胞可增殖分化为子宫内膜上皮介导内膜再生及修复。由于创伤、炎症、内分泌紊乱、年龄增长、慢性疾病等因素造成子宫内膜基底层受损,子宫内膜干细胞减少甚至缺失,导致子宫内膜发育不良,再生修复障碍,其病理表现为腺上皮生长缓慢、厚度 < 7mm 的薄型子宫内膜;严重者子宫内膜前后壁产生大量瘢痕组织造成宫腔粘连 (intrauterine adhesion, IUA),最后导致子宫失去正常形态和功能。近年来,随着再生医学领域干细胞基础研究的深入,干细胞在子宫内膜损伤修复中的应用受到广泛的关注且相关研究取得了较大的进展,为难治性患者带来了新的希望。

2. **干细胞治疗修复**　子宫内膜功能的应用及前景。

(1) 临床前研究

1) 研究概况:目前在子宫内膜损伤的动物模型中,大量研究发现移植不同来源的干细胞对子宫内膜损伤修复均具有积极的影响,包括促进子宫内膜增厚和腺体生长、改善内膜血管生成、抑制组织纤维化水平、调节组织免疫稳态,最终增加动物产崽数。干细胞的移植途径包括静脉注射或宫腔注射,而生物支架如胶原或水凝胶及生长因子等辅剂的应用成为提高治疗效率的引申研究方向。

2) MSC 相关研究:骨髓来源 MSC 移植到薄型子宫内膜或 IUA 大鼠模型体内,结果发现受损的子宫内膜得到有效修复,内膜容受性增加,并且尾静脉注射与宫腔注射的治疗效果相当,作用机制涉及干细胞向子宫内膜损伤部位的迁移并调节激素受体表达、调节促炎-抑炎细胞因子平衡;羊膜来源 MSC 移植可以促进 IUA 大鼠子宫内膜再生、减少纤维化面积,组织学结果显示促炎因子肿瘤坏死因子和白细胞介素 (interleukin, IL) -1β 表达下调,而抑炎因子碱性成纤维细胞生长因子和 IL-6 表达上调,提示免疫调节功能在干细胞促进子宫内膜再生的过程中发挥了重要作用;脐带来源 MSC 与人子宫内膜细胞损伤模型共培养,能够促进子宫内膜细胞增殖,抑制细胞凋亡,将生物支架复合脐带来源 MSC 置入瘢痕子宫后,促进瘢痕处内膜、肌层及血管再生,内膜功能性恢复甚至可正常妊娠,作用机制主要为通过上调基质金属蛋白酶从而降解瘢痕处的胶原组织、上调血管内皮生长因子和 Ki-67 表达,下调纤维化相关的转化生长因子和结缔组织生长因子表达;胎盘来源 MSC 注射至大鼠模型促进受损子宫内膜的腺体生长、内膜容受性标志整合素表达,提示干细胞对子宫内膜具有一定的修复和再生作用;脂肪来源 MSC 移植后能定植于 IUA 模型鼠子宫内膜中,降低子宫内膜纤维化水平,且联合雌激素效果更佳,主要通过上调血管内皮生长因子、促进细胞增殖相关因子表达发挥效应；经血来源 MSC 可以在体外分化为子宫内膜细胞，在小鼠体内能形成子宫内膜组织，子宫注射经血来源 MSC 可有效促进内膜细胞增殖，显著加速 IUA 大鼠子宫内膜损伤修复并促进生育力恢复，同时联合应用含有多种活性细胞因子的富血小板血浆能增强细胞移植的治疗效果，转录组分析提示干细胞通过旁分泌因子调节 Hippo 信号发挥内膜修复作用。

3）ESC 和 iPSC 相关研究：ESC 能够被诱导分化为子宫内膜样细胞，将后者负载于胶原支架移植至全层受损的雌鼠子宫后可分化成子宫内膜腺体和子宫内膜组织，交配后的胎囊数和妊娠率显著增加，修复后的子宫内膜可以维持胚胎生长直至分娩。iPSC 可在特定激素处理的条件下，在体外培养的胚胎组织中分化为内膜基质成纤维细胞，有望成为内膜再生治疗新的细胞来源。

（2）临床研究：宫腔粘连患者通常有月经减少、闭经、反复流产、不孕及胎盘形成异常等一系列并发症状，因此又称子宫腔粘连综合征，严重威胁女性身心健康。近 10 年来，干细胞治疗宫腔粘连的临床疗效得到确认，相关研究日益增多。最早在印度，自体骨髓干细胞移植被用于治疗 1 名难治性 IUA 患者，刮宫后将这些细胞注入宫腔能促进子宫内膜再生并对患者的生育力产生积极的影响。随后有研究人员证实通过自体骨髓干细胞移植，显著促进了 6 例难治性患者的子宫内膜增厚。Santamaria 等分离患者自体 CD133 阳性的骨髓来源干细胞，并分析其移植治疗 16 例难治性 IUA 和薄型子宫内膜的疗效，结果显示移植 2 个月后，11 例 IUA 患者子宫内膜厚度从平均 4.3mm 增至 6.7mm，4 例薄型子宫内膜患者子宫内膜厚度从平均 4.2mm 增至 5.7mm，其中 3 例患者自然妊娠（包括 1 例男婴出生、1 例持续妊娠和 1 例流产）；另外 7 人次胚胎移植后妊娠。该研究样本量虽少，但治疗后子宫内膜显著增厚、月经改善及部分患者生育力恢复，说明骨髓来源干细胞可刺激子宫内膜增生修复。由于骨髓干细胞不易获得，所以研究人员也尝试探索其他无创来源干细胞修复内膜损伤的疗效。国内团队针对 26 例复发性 IUA 不孕患者开展了胶原支架负载脐带来源 MSC 宫腔移植的 I 期临床试验，术后 3 个月，患者平均最大子宫内膜厚度增加，IUA 评分较治疗前降低。组织学研究显示雌激素受体 α、波形蛋白、Ki-67 和 von Willebrand 因子表达水平上调，而 ΔNP63 表达水平下调，提示治疗后子宫内膜增殖、分化和新血管形成得到改善。至 30 个月的随访期结束时，26 例患者中有 10 例已妊娠，其中 8 例分娩的婴儿没有明显的先天缺陷且无胎盘并发症，1 例在妊娠中期，1 例妊娠 7 周时自然流产，未出现严重不良反应。相比于异体移植，自体干细胞移植的安全性更加有保障，而经血来源 MSC 包含脱落的子宫内膜干细胞和循环中的骨髓干细胞，作为内膜修复的种子细胞更具应用前景。因此，谭季春教授团队针对 7 例重度难治性 IUA 患者进行了自体经血来源 MSC 宫腔移植，结果发现所有患者移植后子宫内膜显著增厚，其中 5 例患者内膜增厚至 7mm，达到胚胎植入的要求，3 例患者治疗后成功妊娠，从而证实自体经血来源 MSC 移植治疗 IUA 是可行且有效的。目前看来，虽然多项研究证实自体骨髓干细胞移植能够修复受损的子宫内膜功能，但是骨髓干细胞获得的有创性等风险限制了其应用，而经血、脐带等来源干细胞的疗效确认使得细胞移植的来源有了更多选择，尤其是经血干细胞的自体移植显著降低干细胞治疗的风险，随着进一步开展更加严格的随机对照临床试验，可能成为未来医用干细胞治疗子宫内膜损伤的首选。

三、干细胞治疗与男性生育力损害修复

（一）男性生育力损害及保存策略

男性不育症是一种多因素导致的综合征，手术损伤、有性腺毒性的药物治疗、环境毒物暴露及遗传因素（如克兰费尔持综合征）都可能影响男性配子-精子的发生过程，从而导致不育症的发生。正常成人睾丸中存在一群具有自我更新和多向分化能力的精原干细胞（spermatogonial stem cell，SSC），SSC 是成体雄性唯一的生殖干细胞，在睾丸支持细胞、管周肌样细胞、睾丸间质细胞和其他间质细胞共同构成的生精微环境中不断更新和分化，从而每天可产生数以亿计的成熟精子。

生精过程中 SSC 功能异常或生精微环境缺陷都可能导致男性生育力受损。目前对于育龄男性及青春期少年，在预知损伤性腺的治疗之前可进行冷冻保存射精或手术取到的精子，从而保存生育力，而对于青春期前男性，冷冻保存包含 SSC 的睾丸活检组织，可能是保存生育力的唯一策略，已在部分国家开展实施。然而，由于保持睾丸组织内干细胞与生精微环境的活性对干细胞生精能力的恢复至关重要，青春期前人睾丸组织的冻存方案仍处于研究当中，保存的睾丸组织尚未进行自体移植。灵长类动物研究表明，未成熟睾丸组织自体移植后，获精率很低并且尚未能生育亲源后代。

（二）干细胞修复男性生育力的应用及前景

1. 临床前研究

（1）研究概况：精原干细胞的自我更新和分化是整个生精过程的中心环节，因此自体或异体 SSC 移植可预见为未来治疗男性不育的有效方法，但其距离临床应用仍有较多困难需要克服。目前基于干细胞修复男性生育力的研究重点聚焦于两个方面：①分离和体外培养 SSC，用于自体移植或体外诱导精子发生；②体外诱导其他类型的自体干细胞（如 ESC、iPSC 或 MSC）向生殖细胞和睾丸体细胞分化，促进生精微环境再生。

（2）SSC 相关研究

1）SSC 培养：目前，SSC 的关键性表面标志仍处于探索阶段，已发现 $GFR\alpha_1$、GPR125、SSEA-4、TSPY、MAGE-A4、CD9、$ITG\alpha_6$、THY1、EPCAM、FGFR3 和 KIT-/$ITG\beta_1^-$ 等多种标记可用于鉴定人 SSC。Kanatsu-Shinohara 等于 2003 年首次报道了在含有胶质细胞源性神经营养因子、表皮生长因子、碱性成纤维细胞生长因子和白血病抑制因子的特定培养基中，小鼠 SSC 可以增殖长达 5 个月。Sadri-Ardekani 等将上述培养方案用于人类的睾丸细胞培养，成功在体外扩增了成年和青春期前 SSC，并且在异种移植的动物模型中，证明了 SSC 的扩增。但是，其他几个采用相同培养方案的研究小组无法重复该结果。已有研究发现，培养体系中生殖细胞与体细胞的比例变化会影响 SSC 增殖，细胞培养基的选择也很重要，当使用 DMEM/F12 代替 StemPro-34 时，会促进干细胞集落的形成。此外，为了探索在培养前进行细胞富集对 SSC 增殖的作用，不同的表面标记被用来分选原代 SSC。基于 $HLA^-/EPCAM^+$ 表型的流式分选 SSC，并未提高细胞的增殖水平，Lim 等在层粘连蛋白包被的平板上成功地培养 $CD9^+$ 的精原细胞，但是细胞增殖率很低。而使用 GPR125 从诊断梗阻性无精子症患者的睾丸组织中分选精原细胞后，细胞增殖率显著增加。SSEA-4 作为分选人类 SSC 的标志，对细胞培养结果的作用仍有争议。分选 $ITG\alpha6^+SSC$ 与

支持细胞共培养后，细胞集落数显著增加。而培养一段时间后再分选 ITGα6⁺SSC，在相同的培养条件下 SSC 增殖率增加了 6 倍。如何在体外高效培养人 SSC 是目前存在的最大障碍。尽管 Sadri-Ardekani 等实现了人 SSC 在体外长期培养，但目前研究进展仍非常缓慢，其最大原因是 SSC 在脱离了生精微环境单独培养后，表型会很快丢失，无法进一步研究。

2）SSC 体内移植：最早研究证实，SSC 移植成功恢复不育小鼠精子生成和生育后代的能力。进一步，该项技术使大鼠、山羊、鸡和绵羊成功恢复生育力，而在非人灵长类动物，已实现供体 SSC 来源的胚胎发育。在牛、猪和犬体内，移植的 SSC 可恢复生精过程。

SSC 移植的安全性在小鼠得到证实，子代的基因组并未发生改变，既不会增加癌症的发生率，也不会降低受体的存活率。目前一般通过显微手术将 SSC 注入鼠睾丸网。然而，人类的睾丸组织更大，生精小管的结构和分布与动物不同，因此目前人类 SSC 移植技术仍在探索阶段。对于体积比较大的睾丸组织，目前认为最佳的移植途径是超声引导下睾丸网内注射。将造影剂和印度墨汁的混合物注入离体的成年睾丸的不同部位，结果发现在睾丸网注射的印度墨汁颗粒能够到达生精小管，证实 B 超引导下睾丸网注射可能作为人类 SSC 移植的有效方法。SSC 体外生精：对于肿瘤患者在接受性腺毒性治疗后的生育力修复，应用治疗前保存的 SSC 体外分化为能够使卵母细胞受精的精子，可以避免混有残存肿瘤细胞 SSC 移植带来的疾病复发风险。在猴子和人类 SSC 体外分化过程中，比较软琼脂和甲基纤维素培养系统的差异发现，生殖细胞的体外分化需要三维环境。但是人 SSC 体外分化的结果不尽如人意，培养体系仍在摸索当中。最近发现，人 GPR125⁺SSC 体外培养产生的圆形精子具有使用小鼠卵母细胞受精并发育至 8 细胞阶段胚胎的能力。

（3）ESC 和 iPSC 相关研究

1）诱导分化为生殖细胞：虽然对 SSC 的研究取得了一定突破，但其数量极少，仅占生精细胞的 0.02%～0.04%，分离纯化的方式较为复杂，人 SSC 培养体系仍不稳定，而且对于缺乏 SSC 的患者，难以实现以 SSC 治疗不育。因此，其他来源的干细胞也被考虑用来诱导分化为精子。2004 年首次报道了人 ESC 向生殖细胞诱导分化。在小鼠中，通过近 10 年的研究探索，已实现了 ESC 可分化为成熟精子，并在受精后产生具有正常核型和甲基化状态的健康子代。但 ESC 来源有限，且临床应用仍存在伦理争议。于是皮肤和脐带血等组织来源的人类诱导的多能干细胞（hiPSC）也被用来分化为单倍体生殖细胞。目前多项研究报道 hESC 或 hiPSC 可被成功诱导为生殖细胞，但大多数分化的细胞仍处于早期阶段，表明该分化过程的效率较低。尽管研究人员目前正在积极研究这些方法，这些 ESC 和 iPSC 体外分化的人源精子的受精能力尚未得到确认。

2）修复生精微环境：除了精子，iPSC 也可被诱导分化为支持细胞、睾丸间质细胞等睾丸体细胞，它们可以在体内恢复睾丸激素水平，促进精子发生。值得注意的是，细胞重编程和增殖过程中带来的遗传和表观遗传突变的累积是局限 hESC 和 hiPSC 临床应用的关键原因，采用非整合、无病毒的方法重编程干细胞，可以减轻 hiPSC 的局限性。hESC 和 hiPSC 治疗疾病的几项早期临床试验已经在公共平台进行了注册。但 hiPSC 诱导分化的配子和体细胞对生育力修复的安全性需要进行更多的研究。近年来，基于 ESC 或 iPSC 结合组织工程技术在体外构建的类器官和器官芯片成为其应用的新领域。这种三维结构既能维持 ESC 或 iPSC 的干细胞特性，又能将 ESC 或 iPSC 诱导成睾丸的主要功能细胞后同时模拟生精微环境，是理想的研究模型及培养载体。然而，这一领域的研究才刚起步，加之睾丸独特的解剖结构和生理功能，现阶段只能培养出睾丸三维细胞球，尚不能完整地模拟睾丸精细结构与功能。未来，以 ESC 或 iPSC 为核心构建人造"睾丸"将有助于研究生精过程，并为治疗男性不育提供新思路。

(4) MSC 相关研究

1) 诱导分化为生殖细胞：研究表明，MSC 可以在体外诱导分化为生殖细胞谱系的细胞。

2006 年报道，小鼠骨髓来源 MSC 可诱导表达了减数分裂前生殖细胞表面标记，将其移植至受体鼠生精小管可以产生供体细胞来源的生殖细胞，但不能进一步减数分裂为精子。研究也发现，人脐带来源 MSC 和其他来源的 MSC 可以在特定培养条件下，上调与精子相关的基因、蛋白质及减数分裂后的标志物表达。然而，这些 MSC 来源的精子样细胞的遗传和表观遗传的稳定性及功能仍需深入研究。

2) 修复生精微环境：由于在性腺毒性治疗同时损伤了生精微环境，因此针对这类病因导致的生育力损害，仅仅 SSC 移植不一定能够恢复生育力。越来越多的证据表明，MSC 移植通过分泌生物活性分子和细胞外囊泡发挥免疫调节、抗纤维化、促血管生成、促存活和促有丝分裂等作用，改善生精微环境，从而提高雄性的生育力。研究发现，脐带来源的 MSC 分泌多种已知在精子发生中起重要作用的因子，包括粒细胞集落刺激因子、血管内皮生长因子和胶质细胞源性神经营养因子，并促进减数分裂相关基因表达。动物研究证实，将脂肪来源的 MSC 移植到不育仓鼠体内可以恢复精子的生成。在大鼠睾丸扭转模型中，将人脂肪来源的 MSC 注入动物的睾丸不仅能使生殖细胞免于凋亡，还能提高睾丸激素水平，提示 MSC 也可能促进睾丸间质细胞功能。此外，MSC 还能分泌趋化因子 SDF-1，参与 SSC 迁移和归巢。将 MSC 与荧光标记的 SSC 的共移植至无菌小鼠的睾丸中，可以观察到含有供体来源精子的生精小管比例显著增高，提示 MSC 与 SSC 的共移植可以提高后者的定植效率。最新的研究发现，在人和小鼠的睾丸中还存在一群非常小的胚胎干细胞样细胞（VSEL），能够逃避化疗损伤，MSC 移植可能促进这群原始生精祖细胞的募集并分化为 SSC 甚至精子。

2. 临床研究展望 目前尚未有干细胞移植成功修复男性生育力的临床研究报道。随着培养体系和冻存方法的稳定建立，睾丸 SSC 移植已被证实能够恢复小鼠生育力，产生健康子代。然而，由于发育成熟的周期比小鼠更长，调控机制更复杂，人类 SSC 的培养体系仍处于摸索当中。虽然人源 ESC 或 iPSC 体外诱导生精已经成功，但是这些细胞用于临床治疗的安全性悬而未决。MSC 无法完成有效的减数分裂，所以并不适用于体外生精。此外，最关键问题在于，即使成功诱导这些人类干细胞体外产生"人造精子"，若要验证其是否具备恢复生育力的功能，就必须进行人体外受精及胚胎移植，这一伦理或法律问题也极大阻碍了干细胞诱导生精的相关临床研究进展。不过，干细胞还可以通过分泌生物活性因子或者分化为有功能的睾丸支持细胞，恢复残存的内源性生精干细胞的增殖分化过程，从而修复生育力，因此干细胞用于修复生精微环境的应用前景看好。在干细胞治疗用于临床之前，必须深入研究其有效性，同时确保安全性。基于干细胞强大的生物学功能，可预期成为男性生育力修复的重要手段。

（李萍萍　谭季春）

第二节　早发性卵巢功能不全患者的生育力保存策略

早发性卵巢功能不全（POI）指女性 40 岁前出现卵巢功能不足、促性腺激素性闭经和雌激素减少，是导致女性不孕的原因之一。大数据调查后发现，在全球范围内，< 40 岁女性早发性卵巢功能不全发病率为 1%，< 30 岁女性发病率为 0.1%。目前，早发性卵巢功能不全还没有国际统一的诊断标准，通常认为 40 岁以下月经减少或闭经至少 4 个月并且连续 2 个月经周期卵泡刺激素（FSH）水平超过 25U/L 的不孕女性可诊断为早发性卵巢功能不全。

一、早发性卵巢功能不全的病因及临床表现

早发性卵巢功能不全的病因较为复杂，医源性因素如放疗、化疗、卵巢手术，以及自身免疫性疾病是早发性卵巢功能不全的常见病因，此外，遗传因素如染色体排列异常、染色体缺失和单基因突变也是早发性卵巢功能不全发生的潜在因素。

早发性卵巢功能不全的主要临床症状表现为闭经、卵泡缺乏和无排卵，同时伴有卵巢萎缩等器质性病理表现。也就是说早发性卵巢功能不全患者很难像正常人一样每月排卵，自然怀孕概率也就显著下降。早发性卵巢功能不全患者卵巢功能急速下降，绝大部分患者在确诊时已经出现严重的卵巢储备减少，卵子库存不足。仅 25% ～ 50% 的早发性卵巢功能不全患者存在少量卵泡或仍存在月经周期，然而这些卵泡大多处于休眠期，无法发育成熟或产生足够的雌孕激素调节子宫功能。

二、早发性卵巢功能不全的治疗展望

目前尚无改善卵巢功能的有效治疗手段，一般采用激素替代治疗维持女性生活质量和生理功能，约 24% 的早发性卵巢功能不全女性在接受常规激素治疗后能够部分恢复卵巢功能，活产率约 4%；大部分早发性卵巢功能不全患者通常只能选择接受供卵完成生育愿望。但也因此使得这部分早发性卵巢功能不全患者无法生育自己的生物学孩子，存在一定的社会和伦理问题。由于 4% 的女性激素替代治疗后，有生育的机会，这表明早发性卵巢功能不全患者萎缩的卵巢仍残留可发育且具有生育功能的卵泡，因此恢复卵巢储备和激活休眠卵泡是未来早发性卵巢功能不全的治疗策略。

（一）卵巢体外激活

Kawamura 等研究发现，将小鼠卵巢切割后进行体外培养能够增加卵巢组织的体积和重量，促进卵泡生成，并将此方法命名为卵巢体外激活（in vitro activation，IVA）（图 23-1）。

IVA 的简要操作过程：早发性卵巢功能不全患者经过腹腔镜获取卵巢皮质组织，进行玻璃化冷冻保存，随后复苏卵巢组织，体外切割后与 PTEN 抑制剂和 PI3K 激动剂体外培养 24 小时，回植于输卵管浆膜下。临床前研究结果显示，20 名接受 IVA 的患者有 9 名检测到卵泡再生，4 名接受 IVF，随后 3 名妊娠，其中 2 名成功分娩。

2016 年，郑州大学附属第一医院生殖中心首次报道了利用新鲜卵巢进行 IVA 的临床研究。14 名患者中 6 名恢复卵泡发育，共获得 4 枚受精卵，1 名成功分娩。2018 年，Fabregues 等报道无额外添加 PTEN/PI3K/AKT 通路调节剂的 IVA 方法也能帮助早发性卵巢功能不全患者获得妊娠。

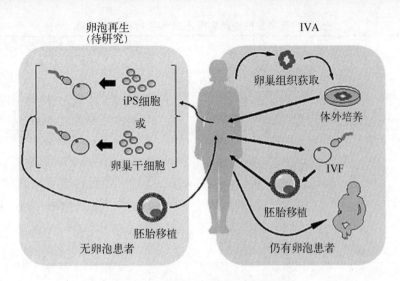

卵泡再生
（待研究）

IVA

iPS 细胞

或

卵巢干细胞

卵巢组织获取

体外培养

IVF

胚胎移植

胚胎移植

无卵泡患者

仍有卵泡患者

图 23-1　卵巢体外激活 IVA 示意图

截至 2018 年，全球共报道了 10 例早发性卵巢功能不全患者接受 IVA 后成功分娩（表 23-1），表明 IVA 可能是早发性卵巢功能不全患者改善生育力的有效方案。

IVA 是一项早发性卵巢功能不全的创新疗法，仍存在很大的提高空间。首先，IVA 是一项有创治疗，需要切取卵巢组织并进行体外操作，具有手术风险及术后感染风险。也有研究显示，单纯的卵巢搔刮也可以改善早发性卵巢功能不全患者的卵巢储备，表明单纯机械活检或刮擦刺激可能是潜在有效的卵泡活化的方法。相比于 IVA，卵巢刮擦只需一次腹腔镜手术过程，手术风险更低，对卵巢的破坏也更小，同时避免了 IVA 技术中化学试剂应用对卵巢功能的潜在不良影响。

然而，卵巢刮擦和卵巢切割等机械刺激对于没有残留卵泡的早发性卵巢功能不全患者治疗效果甚微，对染色体异常及基因突变的早发性卵巢功能不全患者可能也没有治疗效果。将体外活化的卵巢组织移植回这些患者体内，也未发现卵泡生长。因此，早发性卵巢功能不全确诊后短期内尝试 IVA 治疗可能会提高患者获得生育力的概率，但不适用于所有早发性卵巢功能不全患者。

除了给早发性卵巢功能不全患者带来希望外，IVA 也是癌症患者和青春期前女性的生育保护的新选择。对于不适合卵母细胞和胚胎冷冻保存的患者，IVA 可能会增加原始卵泡的激活效率，最大程度增加卵巢组织冷冻的有效性。此外，IVA 也能促进卵泡募集，有助于获得更多辅助生殖技术的卵母细胞，增加妊娠的概率。

（二）卵母细胞体外成熟（IVM）

卵母细胞体外成熟（IVM）是指体外促进卵母细胞发育成熟。该技术通过人工操作去除窦状卵泡中的颗粒细胞，并将它们与卵细胞条件培养基一起孵育 12 ～ 48 小时，直到达到 M Ⅱ 阶段。IVM 卵母细胞冷冻保存涉及在最小促性腺激素促发素启动后从卵巢中取出未成熟细胞，然后在 IVM 的未成熟阶段或成熟阶段进行冷冻保存。IVM 简化了治疗流程，降低了成本并避免卵巢过度刺激综合征（OHSS）等潜在的并发症，同样适用于多囊卵巢综合征（PCOS）的患者（图 23-2）。

表 23-1　早发性卵巢功能不全患者 IVA 案例汇总

研究单位	年份（年）	流程类型	患者数	纳入标准	可见残存卵泡患者例数 / 总例数	可见发育卵泡患者例数 / 总例数	可见成熟卵泡患者例数 / 总例数	妊娠患者数 / 总数（方法）	产率
圣玛丽安娜医科大学妇产科 美国加利福尼亚州斯坦福大学医学院妇产科	2016	IVA	27	POI 闭经＞ 1 年 FSH ＞ 40mIU/ml	13/27	8/27	5/27	2/27（IVF）	1:27
圣玛丽安娜医科大学妇产科 日本大阪难波 IVF 诊所	2015	IVA	10	POI 闭经＞ 4 个月 FSH ＞ 35mIU/ml	7/10	1/10	1/10	1/10（IVF）	1:10
郑州大学附属第一医院生殖医学中心 美国加利福尼亚州斯坦福大学医学院妇产科 日本圣玛丽安娜医科大学	2016	新鲜组织移植 IVA	14	POI 闭经＞ 1 年 FSH ＞ 35mIU/ml	7/14	6/14	4/14	1/14（IVF）	1:14
西班牙巴塞罗那妇科产科新生儿科研究诊所 西班牙巴塞罗那医院诊所 西班牙巴塞罗那 IDIBAPS 研究所	2018	IVA（无药物干预）	1	POI 闭经＞ 2 年 FSH 89.9mIU/ml	1/1	3/ 未知	2/ 未知	1/1（IVF）	待观察 24 周
Pellker 等（非官方数据）	2017	OFFA	14	POI	未知	未知	未知	3/14（自然）	3:14
Kawamura 等（非官方数据）	2018		＞100	POI	未知	10（IVF）	6	6（IVF）	6:＞100

POI. 早发性卵巢功能不全；IVA. 卵细胞体外激活技术；FSH. 卵泡刺激素；IVF. 体外受精；OFFA. 卵巢组织激活卵细胞技术（非官方数据，来源于科学家的会议报告）。

尽管哺乳类动物卵母细胞的 IVM 对进行辅助生殖的患者具有潜在的健康益处，但是具有 IVM 的卵母细胞的质量比体内成熟的卵母细胞低得多。因此，妊娠和活产的成功率较低。尽管临床结果不理想，但一些中心最近报道显示，PCOS 患者接受 IVM 后妊娠率有所提高，每个胚胎移植的妊娠率为 32.4% 和 46.7%。基于这些结果，目前，IVM 技术也已应用于对卵巢刺激反应较差的女性和急需保留生育力的女性。然而，由于拮抗剂周期，GnRH-a 触发和选择性冷冻保存策略已得到改善，IVM 仍被认为是一项实验性治疗方案，不属于常规 ART 方案。

（三）iPS 诱导生成卵母细胞及原始卵泡体外培养

为了让早发性卵巢功能不全患者生育带有自己遗传基因的后代，卵母细胞再生是一种潜在的方法。目前，生殖细胞发育相关的大多数科学依据均来自鼠类研究，人类生殖细胞发育生理研究相对较少。

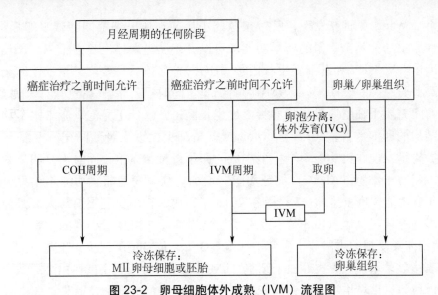

图 23-2 卵母细胞体外成熟（IVM）流程图
女性癌症患者的生育力保存策略取决于其临床情况。COH. 控制性卵巢过度刺激

有研究表明，八聚体结合转录因子 4（OCT4），lin-28 同系物 A（LIN28），性别决定区 Y-box2（SOX2h 或 SRY）和 Nanog Homeobox（NANOG）在重编程诱导体细胞分化为多能干细胞中具有重要作用。Liu 等研究发现 miR-17-3p 能够通过抑制波蛋白表达诱导人类多能干（hiPS）细胞分化为激素敏感性卵巢上皮（OSE）样细胞。将 OSE 样细胞移植到早发性卵巢功能不全小鼠模型中，卵巢组织中纤连蛋白水平、雌二醇和卵巢重量均增加。2016 年一项研究表明，使用人源诱导多能干细胞（iPS）能够在体外培养条件下转化卵巢颗粒细胞样细胞（OGLC）将其移植到早发性卵巢功能不全小鼠的卵巢组织中发现卵巢颗粒细胞标志物表达增高，血清雌二醇的增加同时闭锁性卵泡数目减少。

最近一项研究表明，鼠胚胎干细胞（embryo stem cell，ESC）来源的 iPS 细胞能够成功转化为卵母细胞。研究人员从鼠类 ESC/iPS 细胞诱导了原始生殖细胞样细胞（PGCLC），然后将 PGCLC 与鼠类胎儿卵巢体细胞共培养，形成了具有卵巢形态的细胞团结构。在聚集的卵巢中，PGCLC 恢复减数分裂并形成卵泡，发育为有受精能力的卵母细胞并最终发育为健康的幼崽。尽管此方法对于使用 iPS 细胞从早发性卵巢功能不全患者中再生卵母细胞很有吸引力，但是在将该技术应用于人类之前存在的一些技术和伦理问题不容忽视。该技术中从人胎儿卵巢获得卵巢体细胞的要求是目前最大的障碍。此外，现有条件下，iPS 细胞分化为成熟卵母细胞的效率极低。

（四）干细胞治疗

间充质干细胞（mesenchymal stem cell，MSC）是多能干细胞，再生医学研究表明 MSC 移植可修复卵巢损伤并改善早发性卵巢功能不全模型动物的卵巢功能，可能是有效的治疗方法。间充质干细胞是一种成体干细胞，广泛分布于多种组织器官，具有快速增殖、自我更新、低免疫原性及多向分化潜能的特点，普遍应用于损伤修复研究。目前，骨髓 MSC、羊膜 MSC、脐带 MSC 和子宫内膜 MSC 等多器官来源的 MSC 均证实具有卵巢修复功能。

2013 年，Wang 等研究发现，脐带来源的小鼠间充质干细胞能够减少卵丘细胞凋亡，恢复早发性卵巢功能不全小鼠的卵巢功能，可以分泌胰岛素样生长因子 -1（IGF-1）、血管内皮生长因子（VEGF）和肝细胞生长因子（HGF），移植后有效改善早发性卵巢功能不全大鼠的激素水平，降低 FSH，升高 AMH 和雌二醇，同时提高卵巢储备功能，增加卵泡数目。骨髓来源的间充质干细胞通过释放血管内皮生长因子，降低了卵泡刺激素水平，并增加了具有正常结构的卵泡数目。2017 年，Mohamed 等研究发现人骨髓间充质干细胞（BMSC）移植能够提高早发性卵巢功能不全模型小鼠的卵巢重量和体重，同时恢复卵巢激素水平及卵泡数量。脂肪干细胞（ADSC）被证实能够增加化疗早发性卵巢功能不全小鼠的卵泡数量，改善卵巢功能并恢复排卵。Lai 等在 2015 年完成的一项研究报道从人类月经血中分离的子宫内膜间充质干细胞（EnSC），改善了发情周期，并恢复了小鼠的生育力。同样，将 EnSC 移植到卵巢受损的小鼠后，生殖干细胞（GSC）储备消耗减少，生殖干细胞相关标志物 DDX4 表达显著增加。人类经血干细胞（hMensSCs）移植到小鼠体内会导致更高水平的卵巢标志物和卵巢重量增加，血浆雌二醇水平和正常卵泡数增加。此外，人类月经来源干细胞（MenSC）移植能够抑制颗粒细胞凋亡并逆转卵巢间质纤维化，由此改善卵巢微环境，促进卵泡正常发育。另外，MenSC 分泌成纤维细胞生长因子 2（FGF2）对受损卵巢具有保护作用。Liu 等发现，羊膜 MSC 移植可以改善氧化应激导致的小鼠卵巢损伤，改善卵泡的局部微环境，促进卵泡发育和内分泌功能。

动物实验结果表明，MSC 能够主动迁移至损伤卵巢，具有损伤趋向性。然而，MSC 大部分定植于卵巢间质区，且不表达卵母细胞标志物，推测 MSC 并非通过转化为卵细胞起到治疗作用。多项研究表明，MSC 移植对早发性卵巢功能不全的治疗作用可能主要归因于旁分泌机制。MSC 分泌的各种因子，如生长因子、趋化因子和集落刺激因子（称为分泌素），具有调节靶细胞功能、减轻组织损伤抑制细胞凋亡、促进血管生成等作用。微囊泡（MV）是直径小于 $1\mu m$ 的带有膜的小囊泡，能够通过转运包含的细胞质成分如蛋白质、mRNA 和生物活性脂质等，调控靶细胞的生物学功能。研究表明，MSC 释放的 MV 具有组织保护作用，能够促进损伤修复治疗退行性疾病，是一种新型的无细胞治疗策略。2019 年，Yang 等研究发现，脐带间充质干细胞释放的微囊泡能够增加早发性卵巢功能不全小鼠的卵泡数量，促进卵巢血管生成，调节卵巢 AKT 信号通路。

因此，间充质干细胞移植可能是治疗 POI 的新方法，如何提高其在卵巢内的作用效率和作用时间是未来研究的方向。

（张斯文　谭季春）

第三节　精原干细胞和睾丸组织移植

随着近年来肿瘤发病率逐年升高，青少年肿瘤患者发病率也呈上升趋势。由于肿瘤治疗技术的提高，青少年肿瘤患者的生存率和生存时间逐渐提高。但是，肿瘤本身及其治疗方式如手术、放疗、化疗都可能引起睾丸产生精子的功能下降，甚至不能产生精子，导致不育。如何在治疗前就保护好生育力已成为大家关注的焦点。美国临床肿瘤学会指出，男性肿瘤患者在接受治疗前到人类精子库进行精液保存是目前最可靠的生育力保存方法。但青春期前的男性肿瘤患者，其睾丸的生精功能尚未启动，无成熟精子的产生，只有含精原干细胞的睾丸组织。如何将含有精原干细胞的睾丸组织冷冻保存，后期再进行睾丸组织移植，获得可以用于生育的精子一直是科学家研究的方向。

虽然目前女性癌症患者采用冷冻的卵巢组织进行移植在临床上已经获得成功。但令人遗憾的是，男性肿瘤患者的睾丸组织移植仍在动物实验阶段，还未应用于临床。

睾丸组织移植分为异种移植、同种移植和自体移植。

一、睾丸组织的异种移植

异种移植指将一个物种的组织移植到另一个物种身上。举例来说，就是把人的组织移植到猴子或猪身上。这是目前睾丸组织移植动物实验采用最多的方式。2002 年 *Nature* 就报道了把猪和山羊睾丸组织移植在小鼠背部皮下一定时间后，产生了具有功能的精子。

二、睾丸组织的同种移植

同种移植指相同物种不同个体之间的移植，是临床最常见的移植类型，如大家常听说的肾移植等就是同种移植。有研究者把新生小鼠的睾丸组织移植到同种的小鼠身上，观察到了精子的生成过程。

三、睾丸组织的自体移植

自体移植是把自己的组织再移植到自己的身上。令人兴奋的是，睾丸组织的自体移植在 2019 年有了突破。2019 年 3 月 Science 就报道了肿瘤治疗前冷冻猴子的睾丸组织，治疗后他们将此组织解冻并移植回同一猴子的背部皮下，等猴子进入青春期后，研究者在移植的睾丸组织内发现了大量精子，这些精子后来与卵子成功结合，生下了一个健康的雌性后代，将其命名为 Grady。研究者认为 Grady 的出生证实我们能够冷冻保存青春期前的睾丸组织，在之后用它来恢复成年时的生育力。研究者还认为这种技术未来可能是一种可以应用于临床试验的技术。

尽管睾丸组织移植已经在动物身上实现了重大突破，但是关于其安全性和伦理问题也同样值得我们思考。例如异种移植时供体基因安全性的问题，自体移植是否会存在肿瘤细胞残留的问题等都值得我们进一步的研究。尽管存在这些问题，精原干细胞与睾丸组织移植技术的前景还是比较乐观的，如果进一步研究，将动物研究成果转化并用于人类睾丸组织，并与辅助生殖技术相结合，将会给青春期前经历癌症治疗的男性保存生育力带来希望。

（杨继高）

参 考 文 献

第一篇　生殖健康与生育力保护的概念与伦理原则

龚向东，岳晓丽，滕菲，等，2014. 2000-2013 年中国梅毒流行特征与趋势分析 [J]. 中华皮肤科杂志，47(5): 310-315.

任泽平，熊柴，周哲，2019. 中国生育报告 2019[J]. 发展研究，(6): 20-40.

王丽艳，秦倩倩，丁正伟，等，2017. 中国艾滋病全国疫情数据分析 [J]. 中国艾滋病性病，23(4): 330-333.

王金营，翟振武，杨江澜，等，2007. 亚洲发展中国家和地区妇女实际生育水平与更替生育水平的评估 [J]. 人口研究，31(4): 20-26.

中华人民共和国国家卫生健康委员会，2019. 中国妇幼健康事业发展报告 (2019)[EB/OL].[2019-5-27] http://www.nhc.gov.cn/fys/jdt/201905/bbd8e2134a7e47958c5c9ef032e1dfa2.shtml.

Berglund A, Lindmark G, 2016.Preconception health and care (PHC)—a strategy for improved maternal and child health[J]. Upsala Journal of Medical Sciences, 121(4): 216-221.

Cui WY, Phillips KA, 2019. Conservative management of reproductive cancers. Ovarian protection during treatment[J]. Best Practice & Research Clinical Obstetrics & Gynaecology, 55: 49-58.

Edmonds SW, Ayres L, 2017. Evolutionary concept analysis of reproductive life planning[J]. Journal of Obstetric Gynecologic & Neonatal Nursing, 46(1): 78-90.

Friedman HL, 1994. Reproductive health in adolescence[J]. World Health Statistics Quarterly Rapport Trimestriel De Statistiques Sanitaires Mondiales, 47(1):31-35.

Hammer K, Kahan A, Fogg L, et al, 2018. Knowledge about age-related decline in fertility and oocyte cryopreservation: a national survey[J]. Journal of Human Reproductive Sciences, 11(4): 359.

Solo J, Festin M, 2019. Provider bias in family planning services: a review of its meaning and manifestations[J]. Global Health, Science and Practice, 7(3): 371-385.

Li HT, Luo S, Trasande L, et al, 2017. Geographic variations and temporal trends in cesarean delivery rates in China, 2008-2014[J]. JAMA, 317(1): 69-76.

Li HT, Xue M, Hellerstein S, et al, 2019. Association of China's universal two child policy with changes in births and birth related health factors: national, descriptive comparative study[J]. BMJ Clinical Research, 366: l4680.

Rodgers RJ, Reid GD, Juliette K, et al, 2017. The safety and efficacy of controlled ovarian hyperstimulation for fertility preservation in women with early breast cancer: a systematic review[J]. Human Reproduction (Oxford, England), 32(5): 1033-1045.

Sadik N, 1997.Reproductive health/family planning and the health of infants, girls and women[J]. The Indian Journal of Pediatrics,64(6): 739-744.

Salama M, Isachenko V, Isachenko E, et al, 2016. Updates in preserving reproductive potential of prepubertal girls with cancer: Systematic review[J]. Critical Reviews in Oncology/Hematology, 103: 10-21.

Salama M, Mallmann P, 2015. Emergency fertility preservation for female patients with cancer: clinical perspectives[J]. Anticancer Research, 35(6): 3117-3127.

Senapati S, 2018. Infertility: a marker of future health risk in women?[J]. Fertility and Sterility, 110(5): 783-789.

Shenfield F, de Mouzon J, Scaravelli G, et al, 2017. Oocyte and ovarian tissue cryopreservation in European countries: statutory background, practice, storage and use[J]. Human Reproduction Open, (1): hox 003.

Snowden JM, Bovbjerg ML, Dissanayake M, et al, 2018. The curse of the perinatal epidemiologist: inferring causation amidst selection[J]. Current Epidemiology Reports, 5(4): 379-387.

Zamboni K, Schellenberg J, Hanson C, et al, 2019. Assessing scalability of an intervention: why, how and who?[J]. Health Policy and Planning, 34(7): 544-552.

Zeng Y, Hesketh T, 2016. The effects of China's universal two-child policy[J]. The Lancet, 388(10054): 1930-1938.

第二篇　生殖系统解剖与生理

陈子江, 2016. 生殖内分泌学 [M]. 北京：人民卫生出版社：3-22

谢幸, 孔北华, 2018. 妇产科学 [M]. 9 版. 北京：人民卫生出版社：16-29.

徐丛剑, 华克勤, 2018. 实用妇产科学 [M]. 4 版. 北京：人民卫生出版社：22-31.

庄光伦, 2005. 现代辅助生殖技术 [M]. 北京：人民卫生出版社：9-23.

Hoffma BL, Schorge JO, Schaffer JI, et al, 2012. Williams Gynecology[M]. 2th edition. New York: McGraw-Hill: 423-434.

Jerome FS, Robert LB, Gargiulo AR, et al, 2018. Yen & Jaffe's reproductive endocrinology: physiology, pathophysiology, and clinical management[M]. 8th ed. Philadelphia: Elsevier: 98-108.

第三篇　人类生殖力的损伤与生育力评估

陈士岭, 2009. 卵巢储备功能的评价 [J]. 国际生殖健康 / 计划生育杂志, 28(5): 281-286.

乔杰, 2013. 生育力保护与生殖储备 [M]. 北京：北京大学医学出版社有限公司：90.

伊丽莎白·斯图尔特, 贾尼·延森, 2018. 梅奥备孕全书 [M]. 乔杰, 译. 北京：北京科学技术出版社：38.

American College of Obstetricians and Gynecologists Committee on Gynecologic Practice and Practice Committee, 2014. Female age-related fertility decline[J]. Obstetrics & Gynecdogy, 101(3): 633-634.

Dechanet C, Anahory T, Daude JCM, et al, 2011. Effects of cigarette smoking on reproduction[J]. Human Reproduction Update, 17(1): 76-95.

Jackson S, Hong C, Wang ET,et al, 2015. Pregnancy outcomes in very advanced maternal age pregnancies: the impact of assisted reproductive technology[J]. Fertility and Sterility, 103(1): 76-80.

Lass A, Akagbosu F, Abusheikha N, et al, 1998. A programme of semen cryopreservation for patients with malignant disease in a tertiary infertility centre: lessons from 8 years' experience[J]. Human Reproduction (Oxford, England), 13(11): 3256-3261.

Li HT, Hellerstein S, Kang C, et al, 2018. The number of births in China in 2015: policy meets superstition[J]. Science Bulletin, 63(19): 5-7.

Menken J, Trussell J, Larsen U, 1987. Age and infertility[J]. Studies in Family Planning, 18(3): 177.

Park J, Stanford JB, Porucznik CA, et al, 2019. Daily perceived stress and time to pregnancy: a prospective cohort study of women trying to conceive[J]. Psychoneuroendocrinology, 110: 104446.

Practice Committee of the American Society for Reproductive Medicine, 2015. Testing and interpreting measures of ovarian reserve: a committee opinion[J]. Fertility and Sterility, 98(6): 1407-1415.

第四篇　影响生育力的常见疾病及处理

黄禾, 田秦杰, 2016. 性发育异常女性表型患者的生殖潜力及相关诊治 [J]. 生殖医学杂志, 25(12): 1116-1121.

康佳, 朱兰, 2019. 先天性子宫颈发育异常的分类和手术治疗 [J]. 中华妇产科杂志, 54(10): 701-705.

李宏军, 2018. 男性不育伴精索静脉曲张的治疗策略 [J]. 中华男科学杂志, 24(3): 195-198.

李军, 房爱玲, 2019. 达芬奇智能手术机器人的概况及临床应用 [J]. 中国医疗器械信息, 25(16): 32-33.

刘瑞华, 陶晓海, 马毅敏, 等, 2014. 输精管结扎术后近期附睾改变的超声观察 [J]. 中国计划生育学杂志, 22(2): 118-120.

谈雯, 王少璐, 2019. 超声对附睾异常所致的男性不育症的诊断价值 [J]. 临床超声医学杂志, 21(8): 638-640.

王月爱，阳力，余习蛟，等，2017. 高频超声在附睾梗阻性无精症诊断中的应用 [J]. 中国中西医结合影像学杂志，15(6): 741-742.

朱兰，王姝，郎景和，2015. 女性生殖器官畸形诊治的中国专家共识 [J]. 中华妇产科杂志，50(10): 729-733.

吴洁，陈蓉，2016. 早发性卵巢功能不全的激素补充治疗专家共识 [J]. 中华妇产科杂志，51(12): 881-886.

中华医学会妇产科学分会内分泌学组及指南专家组，2018. 多囊卵巢综合征中国诊疗指南 [J]. 中华妇产科杂志，53(1): 2-6.

中华医学会妇产科学分会子宫内膜异位症协作组，2015. 子宫内膜异位症的诊治指南 [J]. 中华妇产科杂志，50(3): 161-169.

林小娜，黄国宁，孙海翔，等，2018. 输卵管性不孕诊治的中国专家共识 [J]. 生殖医学杂志，27(11):1048-1056.

周颖，2010. 附睾淤积症的超声诊断 [J]. 医学影像学杂志，20(2): 197, 201.

朱兰，郎景和，宋磊，等，2018. 关于阴道斜隔综合征、MRKH 综合征和阴道闭锁诊治的中国专家共识 [J]. 中华妇产科杂志，53(1): 35-42.

郎景和，2017. 子宫肌瘤的诊治中国专家共识 [J]. 中华妇产科杂志，52(12): 793-800.

Adamson GD, 2013. Endometriosis Fertility Index: is it better than the present staging systems?[J]. Current Opinion in Obstetrics & Gynecology, 25(3): 186-192.

Chan PT, 2013. The evolution and refinement of vasoepididymostomy techniques[J]. Asian Journal of Andrology, 15(1): 49-55.

Chu J, Harb HM, Gallos ID, et al, 2015. Salpingostomy in the treatment of hydrosalpinx: a systematic review and meta-analysis[J]. Human Reproduction (Oxford, England), 30(8): 1882-1895.

El Hachem L, Andikyan V, Mathews S, et al, 2016. Robotic single-site and conventional laparoscopic surgery in gynecology: clinical outcomes and cost analysis of a matched case-control study[J]. Journal of Minimally Invasive Gynecology, 23(5): 760-768.

Guercio G, Rey RA, 2014. Fertility issues in the management of patients with disorders of sex development[J]. Endocrine Development, 27: 87-98.

Kitaya K, Takeuchi T, Mizuta S, et al, 2018. Endometritis: new time, new concepts[J]. Fertility and Sterility, 110(3): 344-350.

Luyckx M, Squifflet JL, Jadoul P, et al, 2014. First series of 18 pregnancies after ulipristal acetate treatment for uterine fibroids[J]. Fertility and Sterility, 102(5): 1404-1409.

Mehta A, Li PS, 2013. Male infertility microsurgical training[J]. Asian Journal of Andrology, 15(1): 61-66.

Munro MG, Critchley HOD, Fraser IS, 2011. The FIGO classification of causes of abnormal uterine bleeding in the reproductive years[J]. Fertility and Sterility, 95(7): 2204-2208.

Paul C, Murray AA, Spears N, et al, 2008. A single, mild, transient scrotal heat stress causes DNA damage, subfertility and impairs formation of blastocysts in mice[J]. Reproduction, 136(1): 73-84.

Penzias A, Bendikson K, Butts S, et al, 2017. Removal of myomas in asymptomatic patients to improve fertility and/or reduce miscarriage rate: a guideline[J]. Fertility and Sterility, 108(3): 416-425.

Practice Committee of the American Society for Reproductive Medicine, 2012. Endometriosis and infertility: a committee opinion[J]. Fertility and Sterility, 98(3):591-598.

Schenken R, Rock J, Guzick D, et al, 1997. Revised American society for reproductive medicine classification of endometriosis: 1996[J]. Fertility and Sterility, 67(5): 817-821.

Tonutti M, Elson DS, Yang GZ, et al, 2017. The role of technology in minimally invasive surgery: state of the art, recent developments and future directions[J]. Postgraduate Medical Journal, 93(1097): 159-167.

van Seeters JAH, Chua SJ, Mol BWJ, et al, 2017. Tubal anastomosis after previous sterilization: a systematic review[J]. Human Reproduction Update, 23(3): 358-370.

WHO, 2010. Treatment of tuberculosis Guidelines[M]. 4th ed. Geneva: World Health Organization.

Wiser A, Raviv G, Weissenberg R, et al, 2009. Does age at orchidopexy impact on the results of testicular sperm extraction?[J]. Reproductive BioMedicine Online, 19(6): 778-783.

Yu XM, Cai H, Zheng XB, et al, 2018. Tubal restorative surgery for hydrosalpinges in women due to in vitro fertilization[J]. Archives of Gynecology and Obstetrics, 297(5): 1169-1173.

Zhang ZX, Liu H, Tang YG, et al, 2013. High-frequency ultrasonography for epididymal stasis after vasectomy[J]. National Journal of Andrology, 19(3): 232-235.

第五篇　相关疾病患者的生殖保存与生育管理

傅龙龙, 张开舒, 谷翊群, 2017. 男性青少年肿瘤患者的生育力保护 [J]. 中华男科学杂志, 23(3): 262-266.

刘晓华, 伍嘉宝, 唐运革, 2018. 肿瘤及其治疗对男性患者生育力的影响及遗传风险分析 [J]. 中国计划生育学杂志, 26(5): 415-419.

孙可欣, 郑荣寿, 张思维, 等, 2019. 2015 年中国分地区恶性肿瘤发病和死亡分析 [J]. 中国肿瘤, 28(1): 1-11.

颜磊, 陈子江, 2016. 卵巢恶性肿瘤治疗后的生育和助孕策略 [J]. 实用妇产科杂志, 32(11): 809-811.

杨孝明, 李玉宏, 王玉东, 2019. 宫颈癌保留生育功能的现状及反思 [J]. 中国实用妇科与产科杂志, 35(10): 1098-1105.

吴洁, 陈蓉, 2016. 早发性卵巢功能不全的激素补充治疗专家共识 [J]. 中华妇产科杂志, 51(12): 881-886.

中华医学会妇产科学分会子宫内膜异位症协作组, 2015. 子宫内膜异位症的诊治指南 [J]. 中华妇产科杂志, 50(3): 161-169.

沈铿, 郎景和, 杨佳欣, 等. 2014. 妇科恶性肿瘤保留生育功能临床诊治指南 [J]. 中华妇产科杂志, 49(4): 243-248.

Anderson C, Engel SM, Weaver MA, et al, 2017. Birth rates after radioactive iodine treatment for differentiated thyroid cancer[J]. International Journal of Cancer, 141(11): 2291-2295.

Azim A, Oktay K, 2007. Letrozole for ovulation induction and fertility preservation by embryo cryopreservation in young women with endometrial carcinoma[J]. Fertility and Sterility, 88(3): 657-664.

Bhatla N, Denny L, 2018. FIGO cancer report 2018[J]. International Journal of Gynecology & Obstetrics, 143(Suppl 2): 2-3.

Colombo N, Creutzberg C, Amant F, et al, 2016. ESMO-ESGO-ESTRO consensus conference on endometrial cancer: Diagnosis, treatment and follow-up[J]. Annals of Oncology, 27(1): 16-41.

Campion EW, Donnez J, Dolmans MM, 2017. Fertility preservation in women[J]. The New England Journal of Medicine, 377(17): 1657-1665.

Donnez J, Squifflet J, Jadoul P, et al, 2012. Fertility preservation in women with ovarian endometriosis[J]. Frontiers in Bioscience, 4: 1654-1662.

Faddy MJ, 2000. Follicle dynamics during ovarian ageing[J]. Molecular and Cellular Endocrinology, 163(1-2): 43-48.

Fayomi AP, Peters K, Sukhwani M, et al, 2019. Autologous grafting of cryopreserved prepubertal rhesus testis produces sperm and offspring[J]. Science, 363(6433): 1314-1319.

Gonfloni S, Di Tella L, Caldarola S, et al, 2009. Inhibition of the c-Abl-TAp63 pathway protects mouse oocytes from chemotherapy-induced death[J]. Nature Medicine, 15(10): 1179-1185.

Gupta S, Lodha P, Karthick MS, et al, 2018. Role of autologous bone marrow-derived stem cell therapy for follicular recruitment in premature ovarian insufficiency: Review of literature and a case report of world's first baby with ovarian autologous stem cell therapy in a perimenopausal woman of age 45 year[J]. Journal of Human Reproductive Sciences, 11(2): 125-130.

Honaramooz A, Snedaker A, Boiani M, et al, 2002. Sperm from neonatal mammalian testes grafted in mice[J].

Nature, 418(6899): 778-781.

Kalogera E, Dowdy SC, Bakkum-Gamez JN, 2014. Preserving fertility in young patients with endometrial cancer: current perspectives[J]. International Journal of Women's Health, 6: 691-701.

Kessous R, Davidson E, Meirovitz M, et al, 2016. The risk of female malignancies after fertility treatments: a cohort study with 25-year follow-up[J]. Journal of Cancer Research and Clinical Oncology, 142(1): 287-293.

Li F, Turan V, Lierman S, et al, 2014. Sphingosine-1-phosphate prevents chemotherapy-induced human primordial follicle death[J]. Human Reproduction (Oxford, England), 29(1): 107-113.

Meistrich ML, 2013. Effects of chemotherapy and radiotherapy on spermatogenesis in humans[J]. Fertility and Sterility, 100(5): 1180-1186.

Monzo C, Haouzi D, Roman K, et al, 2012. Slow freezing and vitrification differentially modify the gene expression profile of human metaphase Ⅱ oocytes[J]. Human Reproduction, 27(7): 2160-2168.

National Comprehensive Cancer Network, 2018. Clinical practice guidelines in oncology: uterine neoplasms (2019 version 1) [EB/OL]. [2021-04-05]. https://www.nccn.org/professionals/physician_gls/pdf/ uterine.pdf.

Oktay K, Harvey BE, Partridge AH, et al, 2018. Fertility preservation in patients with cancer: ASCO clinical practice guideline update[J]. Journal of Clinical Oncology, 36(19): 1994-2001.

Rienzi L, Gracia C, Maggiulli R, et al, 2017. Oocyte, embryo and blastocyst cryopreservation in ART: systematic review and meta-analysis comparing slow-freezing versus vitrification to produce evidence for the development of global guidance[J]. Human Reproduction Update, 23(2): 139-155.

Ruan XY, 2018. Chinese society of gynecological endocrinology affiliated to the international society of gynecological endocrinology guideline for ovarian tissue cryopreservation and transplantation[J]. Gynecological Endocrinology, 34(12): 1005-1010.

Tomlinson MJ, 2018. Safe storage of gametes and embryos: No time for complacency[J]. Seminars in Reproductive Medicine, 36(5): 289-298.

von Wolff M, S.nger N, Liebenthron J, 2018. Is ovarian tissue cryopreservation and transplantation still experimental? it is a matter of female age and type of cancer[J]. Journal of Clinical Oncology, 36(33): 3340-3341.

Webber L, Davies M, Anderson R, et al, 2016. ESHRE Guideline: management of women with premature ovarian insufficiency[J]. Human Reproduction, 31(5): 926-937.

Zhang SW, Li PP, Yuan ZW, et al, 2019. Platelet-rich plasma improves therapeutic effects of menstrual blood-derived stromal cells in rat model of intrauterine adhesion[J]. Stem Cell Research & Therapy, 10(1): 61.